U0347334

重庆市精神卫生中心支持出版

The Massachusetts General Hospital Guide to Depression

New Treatment Insights and Options

麻省总医院抑郁症诊疗指南

治疗新见解和新选择

[美] Benjamin G. Shapero　著
[美] David Mischoulon
[美] Cristina Cusin

黄明贵　译

罗　捷　审

中国科学技术出版社
·北京·

图书在版编目（CIP）数据

麻省总医院抑郁症诊疗指南：治疗新见解和新选择 /(美) 本杰明·G. 沙佩罗 (Benjamin G. Shapero)，(美) 大卫·米苏隆 (David Mischoulon)，(美) 克里斯蒂娜·库辛 (Cristina Cusin) 著；黄明贵译 . — 北京：中国科学技术出版社，2020.7

ISBN 978-7-5046-8627-5

Ⅰ . ①麻… Ⅱ . ①本… ②大… ③克… ④黄… Ⅲ . ①抑郁症—诊疗 Ⅳ . ① R749.4

中国版本图书馆 CIP 数据核字 (2020) 第 057672 号

著作权合同登记号：01-2020-1114

First published in English under the title
The Massachusetts General Hospital Guide to Depression: New Treatment Insights and Options
edited by Benjamin G. Shapero, David Mischoulon, Cristina Cusin
Copyright © SPRINGER NATURE Switzerland AG,2019
This edition has been translated and published under licence from Springer Nature Switzerland AG.
All rights reserved.

策划编辑	王久红	焦健姿
责任编辑	王久红	
装帧设计	佳木水轩	
责任印制	李晓霖	

出　　版	中国科学技术出版社
发　　行	中国科学技术出版社有限公司发行部
地　　址	北京市海淀区中关村南大街 16 号
邮　　编	100081
发行电话	010-62173865
传　　真	010-62179148
网　　址	http://www.cspbooks.com.cn

开　　本	787mm×1092mm　1/16
字　　数	592 千字
印　　张	20.75
版　　次	2020 年 7 月第 1 版
印　　次	2020 年 7 月第 1 次印刷
印　　刷	北京威远印刷有限公司
书　　号	ISBN 978-7-5046-8627-5 / R·2522
定　　价	168.00 元

（凡购买本社图书，如有缺页、倒页、脱页者，本社发行部负责调换）

黄明贵，生于四川泸州。国家二级心理咨询师，现为中国抗癌协会肿瘤心理专业委员会、癌症康复与姑息治疗专业委员会会员。应用心理学硕士研究生毕业，研究方向为心理咨询与心理测量。翻译《抑郁症与癌症》《癌症患者心理健康指要》等著作。

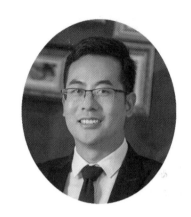

罗捷，教授，主任医师，高级心理咨询师，重庆市精神卫生中心副院长。自1983年开始从事精神医学医、教、研工作，有丰富的临床工作经验，尤其擅长情绪障碍、性格障碍、精神病治疗与康复，对心理咨询、心理治疗有较深造诣，曾赴日本留学深造灾后心理危机干预。现任重庆市医学心理咨询中心常务副主任、重庆市心理危机干预中心常务副主任、重庆市心理卫生协会副理事长、重庆市医学会精神科专委会委员、重庆市精神疾病残疾鉴定专家组成员、国家突发公共卫生事件应急

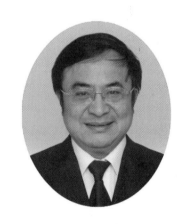

专家库成员、重庆市突发事件卫生应急专家咨询委员会心理援助组组长、第三军医大学客座教授、《四川精神卫生杂志》编委。完成市级科研课题6项，发表学术论文60多篇，主编《重庆市残疾人家长学校康复知识手册丛书：精神残疾康复分册》《精神医学临床基本技能》，参编《临床实习指导与病例辨析系列：内科分册》《中国女性医学》《市民健康手册》《精神医学临床工作指南》《社区精神病康复指南》等。

Abstract
内容提要

　　本书引进自世界知名的 Springer 出版社，就重度抑郁症和并发症、特殊人群的抑郁症、精神药物治疗、心理治疗和替代疗法等进行了详细阐述，为不同种族、年龄及合并其他疾病的难治性抑郁症等提供了最先进、最前沿的药物治疗、非药物治疗、躯体治疗和心理治疗等干预措施，且治疗方法新颖、多样。相信即使是经验最丰富的精神科医师也能从中获益，本书特别适合各年资临床精神科医师学习参考。

我为这本优秀的 *The Massachusetts General Hospital Guide to Depression: New Treatment Insights and Options* 感到自豪，展示了麻省总医院抑郁症临床和研究项目（Depression Clinical and Research Program，DCRP）教员所做的重要工作。作为该项目的创始人，我深刻见证了它多年来的发展，我将简要介绍其历史，并对这些年来我们所做的一些关键决策和重要研究进行评论。当我在 1990 年创立 DCRP 时，这个领域对一类新型的抗抑郁药物，选择性 5- 羟色胺再摄取抑制药（selective serotonin reuptake inhibitors，SSRIs）治疗抑郁症有很大的热情。经过几十年的三环类抗抑郁药和单胺氧化酶抑制药的使用，这些药物当然是有效的，但同时也有烦人的不良反应和过量服用的致死风险，临床医师认为，从风险 / 效益比来看，更安全的 SSRIs 类药物似乎更容易被患者接受。将这些新化合物引入市场引起了人们对重度抑郁症（major depressive disorder，MDD）生物学的极大兴趣和关注，这可能是由于过度简化了 5- 羟色胺能系统在这种疾病中的作用。我的导师 Jerry Rosenbaum 和我从礼来（Eli Lilly）公司获得了一份相当大的行业合同，让麻省总医院成为实施这项名为"氟西汀 vs 安慰剂：重度抑郁症的长期治疗"的多中心研究的五个中心之一，该研究采用一种相当新颖的设计，采用交叉随机退出。行业资助提供了资金，我们招募了 2 名精神科医师（Mary McCarthy 博士和 Ron Steingard 博士）、1 名心理学家（Joel Pava 博士）及 4 名研究助理。我们的团队非常努力地从 839 名 MDD 患者中招募了约 1/5，这些患者接受氟西汀 20mg/d 的开放标签治疗 12 周，随后将那些 MDD 缓解的患者随机分为在不同时间点服用氟西汀组或继续服用安慰剂组[1]。由于为招募和与随机退出研究相关的所有程序支付了补助金，我很清楚，不仅可以利用这项研究在麻省总医院创建抑郁症研究中心，而且还可以支持多项辅助研究，从而提高研究本身的价值。这种"使用水牛的所有部分"的原则一直吸引着我，因为它最大限度地提高了效率，降低了总体成本，并且在 DCRP 的第一项大型研究中被明确采用。

特别值得一提的是，这项名为"重度抑郁症反应和复发的生物学和心理学预测因子"（biological and psychological predictors of response and relapse in major depression disorder）的辅助研究，获得了赞助机构的额外资助。在 DCRP 的这项研究中，我们通过一系列心理测试和生物标志物研究，来评估患者在氟西汀开放标签治疗前和治疗后的情况。仅通过这项辅助研究，我们就进行了大量的分析，发表了 20 篇原创论文。例如，其中一项心理评估是我开发的一份问卷——愤怒攻击问卷（anger attacks questionnaire）[2]，旨在发现那些有易怒和愤怒爆发（即所谓的愤怒攻击）的重度抑郁症患者。我们在治疗前和治疗后对患者进行了这项问卷调查，证实了与没有愤怒攻击的重度抑郁症患者相比，有愤怒攻击的重度抑郁症患者具有明显的临床和生物标志物特征，并且使用 SSRI 氟西汀治疗后大多数患者的愤怒攻击消失。这些结果后来被我们的研究小组在不同的患者队列中得到重复验证。

另一项有趣的辅助研究项目"氟西汀 vs 安慰剂：重度抑郁症的长期治疗"，评估了服用 20mg/d 氟西汀的重度抑郁症复发患者，在增加剂量后的疗效[3]。该研究是开放标签和非对照的，研究结果显示了剂量增加的益处，这后来在每周服用氟西汀的双盲研究中得到证实。

"氟西汀 vs 安慰剂：重度抑郁症的长期治疗"研究本身产生了一大批氟西汀无应答者，按照研究方案终止了对这些患者的研究。我认为，这些患者可以进入所需费用相对较少的"下一步治疗策略"的随机研究，于是我说服了纽约和费城这两个精神病研究中心加入了这项研究。这就是 1994 年发表在《美国精神病学杂志》（*American Journal of Psychiatry*）上的那项三中心合作研究[4]，这项研究显示，比起低剂量锂盐或低剂量地昔帕明（Desipramine）外加氟西汀增强剂，增加氟西汀的剂量疗效更优。有趣的是，这项研究设计独特——对那些抗抑郁治疗无应答的重度抑郁症患者有前瞻性识别作用，然后随机选择下一步治疗策略，后来被抑郁症的序贯治疗（sequenced treatment alternatives to relieve depression，STAR*D）研究和第三阶段研究接收[5]，这些研究使得阿立哌唑（Aripiprazole）和依匹哌唑（Brexpiprazole）被批准作为抗抑郁药物治疗无效的重度抑郁症患者的增强治疗策略。

我开发的前瞻性导入设计和这项三中心合作辅助研究得到的试验数据，在 1992 年获得了美国国家精神卫生研究院（National Institute of Mental Health，NIMH）向 DCRP 提供的第一项 R01 资助。这项为期 5 年的资助，除了支持进行其他行业的研究，还让我从麦克莱恩医院招聘了两名精神科医师担任副主任，分别是 Andrew Nierenberg 和 Jonathan Alpert。这次招聘结果非常关键，因为他们都非常有才华，并且多年来一直都是我的合作伙伴，促进了 DCRP 的发展和进步。Jonathan 从 1992 年到 2014 年 4 月担任 DCRP 的副主任，当我辞去 DCRP 主任的职务，担任麻省总医院研究所临床研究部主任后，Jonathan 开始担任 DCRP 主任。2017 年 3 月，Jonathan 被纽约 Dorothy 和 Marty Silverman 大学 Montefiore Health System 和 Albert Einstein 医学院精神病学和行为科学系聘为系主任和精神病学、神经科学和儿科学教授。Jonathan 在担任 DCRP 领导人的 24 年间，作为多位研究员和初级教师的导师和顾问，发挥了至关重要的作用，他是非常值得怀念的。在麻省总医院期间，他还曾担任门诊、住院和急诊服务的精神科副主任，并且是哈佛医学院抑郁症研究所 Joyce R. Tedlow 主席之后的首任领导（Tedlow 博士是名杰出的研究人员，后来从 1994 年开始在 DCRP 兼任研究和临床工作人员，直到 2003 年去世。）

Andrew Nierenberg 在 2008 年成为双相情感诊所和研究项目负责人后，还承担了与 DCRP 领导相关的新职责，他目前担任 Dauten 家族双相情感治疗创新中心（Dauten Family Center for Bipolar Treatment Innovation）的负责人，是麻省总医院精神科 Thomas P.Hackett 主席之后的首任领导。Andrew 继续担任 DCRP 副主任，而且还是 DCRP 多位研究员和教员的导师和顾问。

1997 年，我从美国国家精神卫生研究院获得了另一项 R01 资助，用于"氟西汀持续治疗的结果预测"的研究，这使我能够招聘当时即将毕业的麻省总医院精神药理学首席住院医师 David Mischoulon 作为青年人才。这也是 DCRP 的一次重要招聘，因为 David 表现出了出色的领导能力，他在 2017 年 3 月之前担任了 10 年的研究部主任，之后成为 DCRP 主任，并成为哈佛医学院精神科 Joyce R. Tedlow 教授后的第二任领导。他是这本优秀指南的合著者，这并非巧合。

1999 年，我与 A.John Rush 博士和 Madhukar Trivedi 博士成为抑郁症研究史上的最大临床试验 STAR*D 的联合首席研究员，研究结果发表在《新英格兰医学杂志》(*The New England Journal of Medicine*，NEJM）[6, 7] 和 *JAMA*[8] 等期刊上。DCRP 是这项试验的其中一个研究新资料，参与这项研究使得我们的许多教员在众多研究论文中处于领先。DCRP 还对有愤怒攻击的重度抑郁症患者进行了创新性的研究，发现这些患者对芬氟拉明（Fenfluramine）治疗表现出迟钝的催乳素反应，更有可能出现脑白质的异常高信号，并且可能选择性地对 5- 羟色胺能药物起反应[9]。此外，DCRP 还对叶酸缺乏症在抑郁症中的作用进行了重要研究[10, 11]，而且还研究了推定具有抗抑郁作用的 S- 腺苷基甲硫氨酸（S-adenosylmethionine，SAMe）和甲基叶酸等单碳循环元素的疗效[12]。该领域的这一开创性研究获得了 R01 资助，用于研究 S- 腺苷基甲硫氨酸对重度抑郁症的疗效[13] 和难治性抑郁症的 S- 腺苷基甲硫氨酸增强治疗——这项成功试验已由 George Papakostas 发表在了《美国精神病学杂志》[14]。DCRP 对新型抗抑郁药物的停药紧急不良事件进行了前瞻性的安慰剂对照研究，并发表了相关的研究成果；并设计开发了关于突然中断选择性 5- 羟色胺再摄取抑制药（SSRIs）影响的首个大型多中心研究方案。DCRP 完成了一项针对抑郁吸烟者尼古丁贴片的安非他酮增强治疗的大型单点研究（由 R01 资助）[15]，并利用一种新的研究设计（序贯平行比较设计，sequential parallel comparison design，SPCD）进行了第一项研究，旨在减少安慰剂反应和样本量需求[16]。我和 David Schoenfeld 在 2002 年共同开发了这个设计[17]，并获得了 6 项美国专利，但我们需要证明它的实用性，这在几项 DCRP 研究中得到了证明。DCRP 也非常积极地开发了新工具来测量抗抑郁治疗的效果，而且还开发了几种经过验证的量表 [如抗抑郁治疗反应问卷（antidepressant treatment response questionnaire，ATRQ）[18] 来了解抑郁症的治疗耐药程度、停药后体征和症状量表（discontinuation-emergent signs and symptoms，DESS）[19] 确定停用抗抑郁药的情况下出现的症状和体征、性功能问卷（sexual functioning questionnaire，SFQ）评估服用抗抑郁药前后的性功能情况 [20]、认知和躯体功能问卷（cognitive and physical functioning questionnaire，CPFQ）测量抑郁患者认知和身体功能 [21] 和抑郁症状调查表（symptoms of depression questionnaire，SDQ）[22] 非常全面地测量抑郁症的严重程度]，世界各地的临床研究人员都在使用这些工具。关于出版物，DCRP 研究组在全球发行的医学期刊上发表了 800 多篇原创文章，研究论文被引用超过 6 万余次。

多年来，DCRP 聘请了一批在麻省总医院接受过精神病学或心理学培训的非常有才华的青年人才。1997 年，曾在麻省总医院担任初级保健精神科首席住院医师的 Albert Yeung 加入了 DCRP，并从此担任哈佛医学院精神病学副教授和麻省总医院 DCRP 初级保健研究所主任。2000 年，Dan Iosifescu 加入了 DCRP，后来一直担任 DCRP 转化神经科主任，直到 2010 年他成为西奈山伊坎医学院的情绪和焦虑障碍项目主任，他现在是纽约大学内森·克莱恩（Nathan Kline）精神疾病研究所临床研究室主任。在同一年（2000），心理学家 Amy Farabaugh 加入进来扩大该项目的研究活动范围，包括认知行为研究。她在哈佛医学院担任心理学助理教授和麻省总医院 DCRP 心理治疗研究室主任多年。2001 年，前精神药理学首席住院医师 Roy Perlis 加入 DCRP，担任药物基因组学研究室主任，直到成为双相情感障碍临床和科研项目的医学主任，他现在是哈佛医学院的精神病学教授，麻省总医院研究所临床研究部量化健康中心主任，麻省总医院实验药品和诊断中心主任。2002 年，精神病学家 George Papakostas 也作为青年人才加入进来，担任 DCRP 难治性抑郁症研究室主任，现在担任哈佛医学院精神病学助理教授，麻省总医院临床试验网络和研究所（CTNI，这是成立于 2007 年的一个学术合同研究组织）科学主任。在同一年（2007），精神病学家 Nhi-Ha Trinh 作为青年人才加入 DCRP，并担任 DCRP 的临床服务和多文化研究室主任、精神病学多样性中心主任和哈佛医学院精神病学助理教授。2008 年，精神病学家 Trina Chang 加入了 DCRP，现在担任 DCRP 社区研究室主任和哈佛医学院精神病学助理教授。在过去的 5 年里，有 2 名精神病学家（Simmie Foster 和 Felipe Jain）和 3 名心理学家（Lauren Fisher、Kate Bentley 及本书主编 Benjamin G. Shapero）加入我们的研究团队。其他著名的 DCRP 前学员和青年人才包括心理学家 Timothy Petersen，他于 1999 年加入我们的研究团队，目前是麻省总医院布芬其（Bulfinch）项目总监和助理教授；精神病学家 John Denninger 于 2003 年加入 DCRP，现在是本森 - 亨利（Benson-Henry）身心医学研究所的研究主任；精神病学家 Janet Witte，在 2006 年加入我们，现在是麻省总医院临床试验网络和研究所的质量保证总监；精神病学家 Justin Chen 在 2013 年加入 DCRP，最近成为门诊精神病学的医学主任和麻省总医院精神病学部初级护理精神病学项目的联合主任。他们的个人成就展示了这个研究项目的生命力和这个研究团队的才华。

许多美国和国际的 DCRP 前研究人员，后来成为心境障碍研究的领导者，并继续留在了麻省总医院。1994 年 DCRP 研究员 Nassir Ghaemi 成为塔夫茨大学医学院的精神病学教授，现任诺华公司的转化医学、神经科学主任。Ari Zaretsky 在 1994 年是 DCRP 的研究人员，现为辛尼布鲁克（Sunnybrook）健康科学中心精神病学首席专家，加拿大多伦多大学精神病学教授。Shamsah Sonawalla 于 1997 年开始担任研究人员，并在 DCRP 工作了 10 年，成为助理教授，之后回到印度，现任贾斯洛克（Jaslok）医院精神病学研究室副主任，并在孟买运营一项经颅磁刺激（TMS）项目。在 1999 年，Christina Dording 被马萨诸塞大学医学中心聘为 DCRP 研究人员，现任 DCRP 性行为研究室主任，哈佛医学院精神病学助理教授。我们还从意大利招募了两名国际精神科医师作为研究人员：2001 年的 Paolo Cassano 和 2004 年的 Cristina Cusin。他们两人后来都在麻省总医院完成了成人精神科住院医师培训项目，并被聘为 DCRP 的青年人才。Paolo Cassano 现任 DCRP 光生物调节项目主任，哈佛医学院精神病学助理教授。Cristina Cusin 是本书的高级编辑，现任 DCRP 翻译研究室主任，哈佛医学院精神病学助理教授，并负责 DCRP 的氯胺酮项目。在 2005 年，曾在美国接受培训的意大利心理科医师 Paola Pedrelli 被我们招募为研究人员。她现在担任 DCRP 的双重诊断研究室主任和哈佛医学院的心理学助理教授。在 2008 年，DCRP 聘请精神科医师 Nadia Iovieno 为研究人员，她现在担任麻省总医院临床试验网络和研究所（欧洲）的医学总监。

在 2009 年，以色列精神科医师 Yechiel Levkovitz 以 DCRP 研究员的身份来到麻省总医院，现在是以色列的霍德夏沙隆市沙尔维特（Shalvata）精神卫生保健中心情绪认知研究中心的精神病学副教授。在 2010 年，我们招募了 3 名新成员，其中包括意大利精神科医师 Ottavio Vitolo，他曾在华盛顿大学接受过培训，现在担任 Relmada Therapeutics 公司的高级副总裁、研发主管和首席医疗官；心理科医师 Maren Nyer，现任 DCRP 瑜伽研究室主任和哈佛医学院心理学助理教授；以及比利时精神科医师 Martin Desseilles，他现在担任比利时那慕尔大学（University of Namur）和列日大学（University of Liège）的教授。在 2011 年，澳大利亚自然疗法医师和针灸科医师 Jerome Sarris 在 DCRP 获得了一个小型奖学金，现任西悉尼大学综合心理健康教授和补充医学研究所（NICM）综合医学研究室副主任。同样在 2011 年，荷兰精神科医师和 DCRP 研究员 Marasha De Jong 开展了一项针对抑郁症和慢性疼痛的正念认知治疗的研究，其结果为她 2018 年在荷兰马斯特里赫特大学（Maastricht University）撰写的博士论文奠定了基础。在 2012 年，韩国精神科医师 Hong Jin Jeon 在 DCRP 担任了 2 年研究人员，现任韩国成均馆大学（Sungkyunkwan University）医学院三星医学中心副教授，三星医学中心抑郁症中心执行主任。最后，在 2013 年，丹麦医师 Soren Ostergaard 在 DCRP 做了 1 年的研究人员，现在是丹麦里斯考的奥尔胡斯大学（Aarhus University）和奥尔胡斯大学医院的教授。这些来自世界各地的成功的和有成就的学术型精神科医师和心理科医师，反映了 DCRP 自成立以来所提供培训的国际影响和贡献。最后，在过去的 30 年里，已有众多研究助理在我们的研究项目中获得了初步培训，然后他们去医学院继续深造、攻读临床心理学博士课程或其他相关学科的高级学位，继续在这些领域发光发热，这些都是该研究项目的价值和才能的体现。

凭借 DCRP 教员的所有才能、技能和临床专业知识，这本 *The Massachusetts General Hospital Guide to Depression: New Treatment Insights and Options* 对抑郁症这种高度流行和致残的疾病及其治疗方法，提供了如此出色的介绍，我并不感到惊讶。将床边研究与临床研究和转化研究联系起来，这一直是 DCRP 的一个显著特征，本书再次证明了这点。

Maurizio Fava

于美国波士顿

参考文献

[1] Fava M, Rosenbaum JF, Cohen L, Reiter S, McCarthy M, Steingard R, Clancy K. High-dose fluoxetine in the treatment of depressed patients not responsive to a standard dose of fluoxetine. J Affect Disord. 1992;25:229–34.

[2] Fava M, Rosenbaum JF, McCarthy M, Pava J, Steingard R, Bless E. Anger attacks in depressed outpatients and their response to fluoxetine. Psychopharmacol Bull. 1991;27:275–9.

[3] Fava M, Rappe SM, Pava JA, Nierenberg AA, Alpert JE, Rosenbaum JF. Relapse in patients on long-term fluoxetine treatment: response to increased fluoxetine dose. J Clin Psychiatry. 1995;56:52–5.

[4] Fava M, Rosenbaum JF, McGrath PJ, Stewart JW, Amsterdam JD, Quitkin FM. Lithium and tricyclic augmentation of fluoxetine treatment for resistant major depression: a double-blind, controlled study. Am J Psychiatry. 1994;151:1372–4.

[5] Rush AJ, Trivedi M, Fava M. Depression, IV: STAR*D treatment trial for depression. Am J Psychiatry. 2003;160:237.

[6] Rush AJ, Trivedi MH, Wisniewski SR, et al. Bupropion-SR, sertraline, or venlafaxine-XR after failure of SSRIs for depression. N Engl J Med. 2006;354:1231–42.

[7] Trivedi MH, Fava M, Wisniewski SR, et al. Medication augmentation after the failure of SSRIs for depression.

N Engl J Med. 2006;354:1243–52.

[8] Weissman MM, Pilowsky DJ, Wickramaratne PJ, et al. Remissions in maternal depression and child psychopathology: a STAR*D-child report. JAMA. 2006;295:1389–98.

[9] Iosifescu DV, Renshaw PF, Dougherty DD, Lyoo IK, Lee HK, Fraguas R, et al. Major depressive disorder with anger attacks and subcortical MRI white matter hyperintensities. J Nerv Ment Dis. 2007;195:175–8.

[10] Mischoulon D, Burger JK, Spillmann MK, Worthington JJ, Fava M, Alpert JE. Anemia and macrocytosis in the prediction of serum folate and vitamin B12 status, and treatment outcome in major depression. J Psychosom Res. 2000;49:183–7.

[11] Fava M, Mischoulon D Folate in depression: efficacy, safety, differences in formulations, and clinical issues. J Clin Psychiatry. 2009;70 Suppl 5:12–7.

[12] Alpert JE, Mischoulon D, Rubenstein GEF, Bottonari K, Nierenberg AA, Fava M. Folinic acid (Leucovorin) as an adjunctive treatment for SSRI-refractory depression. Ann Clin Psychiatry. 2002;14:33–8.

[13] Mischoulon D, Price LH, Carpenter LL, et al. A double-blind, randomized, placebo-controlled clinical trial of S-adenosyl-L-methionine (SAMe) versus escitalopram in major depressive disorder. J Clin Psychiatry. 2014;75:370–6.

[14] Papakostas GI, Mischoulon D, Shyu I, Alpert

JE, Fava M. S-adenosyl methionine (SAMe) augmentation of serotonin reuptake inhibitors for antidepressant nonresponders with major depressive disorder: a double-blind, randomized clinical trial. Am J Psychiatry. 2010;167:942–8.

[15] Evins AE, Culhane MA, Alpert JE, Pava J, Liese BS, Farabaugh A, Fava M. A controlled trial of bupropion added to nicotine patch and behavioral therapy for smoking cessation in adults with unipolar depressive disorders. J Clin Psychopharmacol. 2008;28:660–6.

[16] Fava M, Mischoulon D, Iosifescu D, Witte J, Pencina M, Flynn M, et al. A double-blind, placebo-controlled study of aripiprazole adjunctive to antidepressant therapy among depressed outpatients with inadequate response to prior antidepressant therapy (ADAPT-A Study). Psychother Psychosom. 2012;81:87–97.

[17] Fava M, Evins AE, Dorer DJ, Schoenfeld DA. The problem of the placebo response in clinical trials for psychiatric disorders: culprits, possible remedies, and a novel study design approach. Psychother Psychosom. 2003;72:115–27.

[18] Desseilles M, Witte J, Chang TE, Iovieno N, Dording CM, Ashih H, et al. Assessing the adequacy of past antidepressant trials: a clinician's guide to the antidepressant treatment response questionnaire. J Clin Psychiatry. 2011;72:1152–4.

[19] Rosenbaum JF, Fava M, Hoog SL, Ascroft RC, Krebs WB. Selective serotonin reuptake inhibitor discontinuation syndrome: a randomized clinical trial. Biol Psychiatry. 1998;44:77–87.

[20] Fava M, Rankin MA, Alpert JE, Nierenberg AA, Worthington JJ. An open trial of oral sildenafil in antidepressant-induced sexual dysfunction. Psychother Psychosom. 1998;67:328–31.

[21] Fava M, Graves LM, Benazzi F, Scalia MJ, Iosifescu DV, Alpert JE, Papakostas GI. A cross-sectional study of the prevalence of cognitive and physical symptoms during long-term antidepressant treatment. J Clin Psychiatry. 2006;67:1754–9.

[22] Pedrelli P, Blais MA, Alpert JE, Shelton RC, Walker RSW, Fava M. Reliability and validity of the Symptoms of Depression Questionnaire (SDQ). CNS Spectr. 2014;19:535–46.

Preface II
序 二

    抑郁症是一种不可避免的痛苦形式，伴随着情感、认知和行为上的折磨，笼罩着家人和朋友，使快乐变得遥远，让日常生活难以忍受，这是一种丧失兴趣和动力的苦闷状态，有失能和致命的危险。抑郁症是一种源于大脑的全身处于痛苦状态的疾病，对身体健康、情绪状态、认知和动机行为有着深远的影响。抑郁症非常普遍。2015 年，美国有 6.7% 的人口（1610 万人）患有重度抑郁症。在人的一生中，1/4 的女性和 1/10 的男性会遭受这种疾病的折磨。

    但是，抑郁症不是单一疾病，而是异质多样的。抑郁症或重度抑郁症的诊断，有一系列的 9 种诊断症状，必须要有其中 5 种症状和两种核心症状中的一种，才能得到正式诊断。这样的诊断标准不足以说明抑郁症的复杂性和异质性。这些标准不一定能反映出抑郁症最痛苦的特征（如注意力的认知损害、烦躁和愤怒、绝望感、无助感和无价值感、躯体疼痛、胃肠道功能障碍、焦虑，以及常见的严重思维反刍特征），并且往往即使接受治疗也不能得到完全解决。

    有些人的抑郁症一次次地反复发作；有些人记不起自己上次感觉良好是在什么时候；有些人的抑郁症多年来多次复发；有些人是儿童时期发病，有些人是老年发病；有些人的抑郁症与丧失、创伤、疾病、癌症或脑卒中有关；有些人在最幸福灿烂的日子里突然发病；有些人有丰富的家族疾病史；有些人则没有明显的遗传影响。有些人能够使用复杂药物，而有些人则可能会出现精神病。而且，有些人对一线治疗反应强烈，有些人则难以找到能带来缓解的疗法。

    1/3 的抑郁症患者曾想过自杀，但打算或计划自杀的人数较小。2% ～ 9% 的抑郁症确诊患者最终死于自杀。自杀是大学生和 25—34 岁人群的第二大死亡原因。而且，在每年死于自杀的 14 000 名美国人中，70% 的人患有抑郁症。

    抑郁症会以其他方式导致死亡。抑郁症与一系列炎症标志物（inflammatory marker）有关，如 IL-6 和 TNF-α 等细胞因子。目前尚不清楚抑郁症患者的身体炎症（bodily inflammation）是起因还是结果；但是，流行性感冒的感觉像抑郁症，抑郁症就像流行性感冒，这并不奇怪。有证据表明，治疗炎症对某些抑郁症患者有直接益处。但炎症和抑郁症之间的联系，可能解释了抑郁症如何缩短人的寿命。在养老院里，患有抑郁症老人的死亡率是其同龄人的 4 倍。抑郁症患者的糖尿病控制情况更糟。而且，那些心肌梗死后患上抑郁症的患者，其心脏病死亡率要高出 4 倍。

除了感觉不舒服，大脑的生物学变化还会消耗你对抗疾病所需的资源，比如动力和认知功能。这就不奇怪，对于那些对治疗产生了耐药反应的抑郁症，治疗的一个关键因素是附加能增强大脑使用多巴胺的治疗方法，因为多巴胺是大脑奖励系统中必不可少的神经递质。

目前尚不清楚为什么抑郁症如此常见，因为这种情况意味着疾病为了我们生存的某种目的而进化。有些进化生物学家推测，它反映了一种防御状态，旨在使我们退避、隐藏和撤退；而且那些准备面对失败和威胁情景的个体，"保护性撤退"更为常见。另外，炎症可以抵抗伤口感染和应激反应。抑郁症这种疾病最有可能发生在那些最近失业、失去亲人或处于贫困等长期失败状态（chronic defeat）的个体身上，或者特别是那些大脑天生就认为这个世界充满创伤和失败的人身上，就像那些早年遭受虐待的人一样。压力系统的反应性更强，遭受过这类伤害的个体的大脑被调节去预期威胁和损失。

当一个人长期承受压力时，大脑就会发生变化。大脑中有一个叫海马体的区域，与我们的记忆和认知至关重要，确切地说，它是我们对外界的感知和体验集成。大脑健康需要不断融入新的神经元、新生神经元，或我们所说的神经再生。当一个人遭受压力时，随着时间的推移，这种活动就会停止，神经元、轴突和树突看起来像冬天（而不是春天）的树枝：枯萎、稀薄，没有新芽、没有生长、没有连接。抑郁症也有同样的变化。抑郁症的成功治疗逆转了这些效应，神经再生恢复，伴随着萌芽、分枝和新的突触形成。观察到的这些现象让人怀疑，抗抑郁药是否真的"抗抑郁"，或者说，是神经保护剂，使神经再生的正常恢复力增强，使大脑有可能够自己从抑郁状态中恢复过来。

有些人的基因组比其他人的具有更多风险。有 1/3 抑郁症是遗传性的，这是最大的风险因素。抑郁症患者的一级亲属的风险大约是普通人群的 3 倍。其他已明确的危险因素有幼年父母离世、被忽视或受到虐待、持续的压力、丧失（包括丧失社会支持）、患医学疾病、内分泌变化以及物质滥用。那么，如何避免抑郁症或防止抑郁症复发呢？

– 祈祷出生到健康父母家。

– 童年有健康多彩的成长经历。

– 避免早期的创伤和丧失。

– 管理压力：通过认知工具、冥想、正念和注意营养（避免促炎饮食）。

– 保证睡眠。

– 坚持运动：在动物模型中，运动与抗抑郁药一样能促进神经再生。

– 维持一个支持性的社交网络。

– 坚持自己喜欢的活动时间安排："幸福疗法"（well-being therapy）。

– 如果是季节性抑郁症，早上要经常使用全光谱灯光。

– 治疗物质使用问题。

• 如果得了抑郁症，该怎么办?

 – 首先，做好上述预防工作。

 – 尽早寻求评估和治疗。

 – 抑郁症时间越长，越难逆转治愈。

 – 确定正确的诊断：看初级保健医师、心理学家或精神科医师。

 – 治疗选择很多，但患者该以何种顺序进行何种治疗，还缺乏科学预测。

 – 1/3 的患者对第一次标准治疗反应良好，但治疗是个持久过程，因为有效治疗抑郁症的方法有很多。

 – 对某些人来说，他们的抑郁症很容易治疗，但对其他人来说，这是个漫长过程，需要坚持。

 – 考虑药物治疗、心理治疗、神经调控技术、脑皮质刺激技术、替代医学疗法、药物联合治疗及光线疗法等手段。

 – 告诉患者，60% 的患者会得到康复，90% 的患者会有所改善，但复发是很常见的，通常情况下都需要改变治疗方法。

 – 10% 的患者对治疗无应答。

正如在这本优秀全面的关于抑郁症治疗前沿策略的新书中所显示的，我们正在寻找新的治疗方法并引入新的策略，研究新的作用机制，并达到目标和治疗的新高度。但我们对当前疾病的诊断界限与生物学界限并不一致，使得这一过程更加艰难。虽然存在这些限制，但一些优良的新工具（包括深度表型分析、大数据、人工智能和网络分析等方法）将引导我们前进。

正如经验丰富的临床医师在孜孜追求有效治疗方法的过程中学到的那样，在这个领域中，永远不要放弃。本书是这个旅程的里程碑。

Jerrold F. Rosenbaum

于美国波士顿

Foreword by Translators
写在前面

近年来，抑郁症患者的自杀事件经常见诸报端，不禁让我们扼腕叹息，也让更多人知道患上抑郁症对普通人来说就是遇上了"灰色杀手"。

抑郁症是 21 世纪最流行的严重精神疾病之一。根据世界卫生组织（WHO）2017年的报告，全球约有 3.5 亿人饱受抑郁症的困扰。2019 年，北京大学第六医院黄悦勤教授进行的流行病学调查显示，在我国，抑郁症的终身患病率为 6.9%，12 个月患病率为 3.6%；根据这一数据估算，我国目前约有 9000 多万的抑郁症患者，这使中国成为全球抑郁症疾病负担较为严重的国家之一。因此，我们必须重视抑郁症的诊断治疗。这需要心理科、心身医学、精神医学等多学科医师共同合作，一起努力战胜抑郁症。

然而，出于诸多原因，抑郁症的未诊、误诊、治疗不充分及中断治疗的发生率很高。对于抑郁症患者来说，目前的就诊率为 60% ～ 70%，其中 30% ～ 35% 在首次就诊时就能得到正确诊断，但能得到充分治疗者不足 10%，而治疗依从性非常高者更少。大部分抑郁症患者所面临的问题有二，一是在疾病早期没有得到准确的识别，二是没有得到规范的全病程治疗。因此，有相当多的抑郁症患者可能会反复发作、病程迁延，给个人、家庭及社会带来巨大痛苦。所以，无论是专科医师还是综合科医师，都有必要、有责任在疾病早期快速准确识别抑郁症，制订合适的治疗策略，提高患者的治疗依从性，使其精神症状得到改善和功能恢复。

抑郁症有很多有效的治疗手段，包括药物治疗、心理治疗、物理治疗及神经调控治疗等，但抗抑郁药物治疗的实际疗效不高。目前有 30% 的患者能够得到有效治疗，有不到 50% 的患者能达到治愈。根据 STAR*D 研究，累计有效治疗率不到 70%，即相当多患者得不到有效治疗。一方面，由于我们对抑郁症的发病机制认识不够充分，目前的单一假说不足以解释抑郁症的所有症状；另一方面，由于患者对疾病的认知、医生对疾病的识别及最初治疗方式的选择等诸多原因，导致症状未能得到有效控制，从而降低了治愈率。此外，抑郁症往往会伴有不同程度的焦虑，甚至其他心理疾病和躯体疾病，这也增加了抑郁症的临床治愈难度。

本书著者均为美国麻省总医院从事多年抑郁症研究和临床工作的专家，他们针对抑郁症提出特定、规范的诊疗细则和方法，较为系统全面地总结了当前抑郁症的有效治疗方法，从重度抑郁症和并发症、特殊人群的抑郁症出发，分别介绍了最新的精神药物治疗、心理治疗和替代治疗方法，且就传统中医学——太极拳和气功对抑郁症的疗效进行了详细阐述。此外，书中还介绍了氯胺酮快速治疗抑郁症的研究热点问题，以及远程治疗、移动 App、光生物调节疗法等在抑郁症治疗中的应用。著者通过介绍这些新的治疗见解和选择，为精神科临床医师和专业人员提供了更广阔的视角，从而帮助他们在临床实践中提高抑郁症治疗的可及性，在疾病早期快速准确识别抑郁症，并制订合适的治疗策略，进而提高患者的治疗依从性和治愈率。本书确实是一部非常全面的抑郁症治疗指南。

随着健康中国战略的实施，习近平总书记指出，在医疗资源日益丰富、人们对情感交流需求不断提高的今天，健康保障"要加大心理健康问题基础性研究，做好心理健康知识和心理疾病科普工作，规范发展心理治疗、心理咨询等心理健康服务"。鉴于国内尚没有全面介绍抑郁症诊疗方面的著作，在中国科学技术出版社的支持下，我们将这本 *The Massachusetts General Hospital Guide to Depression: New Treatment Insights and Options* 翻译引进国内，以期与广大同道分享。在本书翻译过程中，我们诚惶诚恐，多方求证，希望能够准确表述著者本意，但由于中外语言表达习惯有所差别，中文翻译版中可能存在一些表述不妥或失当，恳请各位专家和读者多提宝贵意见。

感谢在本书翻译过程中给予我们支持与帮助的各位专家。感谢美国哈佛大学麻省总医院杨世贤教授，校订了中文翻译版第 16 章中部分术语的中文名称，同时还给予了很多帮助。感谢重庆市精神卫生中心李小兵院长给予的大力支持。感谢全英心理学会特许心理学专家、研究员 Mark J. Stein 博士帮忙解答了不少疑惑。同时还要感谢中国科学技术出版社编辑团队的辛勤付出，才促成本书的最终出版。

黄明贵　罗　捷
于山城重庆

Foreword by Authors
原书前言

在撰写这本关于抑郁症治疗的专著时，我们是想为这一复杂疾病提供一种以学术为导向，但又与临床相关的最新综合治疗方法。鉴于经美国食品药品管理局批准的抗抑郁药物（截至本文撰写时已超过 40 种）、躯体疗法和心理疗法的数量众多，而且其疗效有充分的证据支持；因此从许多方面来说，这都是成为抑郁症领域的精神科医师或心理科医师的绝佳时机。但是，抑郁症的治疗管理仍然是一项很具挑战性和困难的工作。现有的治疗方法只能做这么多，在过去的十多年里做的 Meta 分析和重新分析，对现有抗抑郁治疗方法的有效性提出了一些质疑。虽然这些分析存在争议，也有其自身的局限性，但临床医师不能否认他们每天都能看到的事实：尽管进行了积极的治疗，但许多患者仍处于抑郁状态，而且在那些对治疗做出反应的患者中，许多人将来也会出现抑郁症复发。

许多优秀的教科书和治疗手册都涵盖了著名的、历史悠久的抑郁症治疗方法，我们的目标不是与这些书中的任何一本竞争。同样，我们也不是要批判那些公认的抑郁症一线治疗指南，如美国精神病学会的治疗指南[1]，加拿大情绪和焦虑症治疗网络（CANMAT）的指南[2]，或英国国家健康与临床卓越研究所（NICE）的指南[3]，仅举几例。相反，我们只是向你（像我们一样在专业临床和研究项目中工作）提出我们自己对抑郁症治疗的一些看法。麻省总医院的抑郁症临床和研究项目（DCRP）由 Maurizio Fava 博士于 1990 年创立，现已发展成为世界一流的抑郁症治疗和研究中心。我们的团队由 15 名精神病学家和心理学家，以及 8 ～ 10 名研究协调员和临床工作人员组成，这些研究协调员和临床工作人员为我们和患者提供便利，他们一直秉持"如果与抑郁症有关，我们就研究；如果这种方法有效，我们就使用"的理念，这反映在我们的团队在过去 30 年里在临床护理领域进行的广泛研究和应用。

因此，本书旨在简要介绍我们目前在临床和研究中的努力和取得的成果。我们将本书分为五个部分，包括重度抑郁症和并发症、特殊人群的抑郁症、精神药物治疗、心理治疗和替代疗法。每一章都是由 DCRP 成员和一些长期合作者编写的，他们都对我们领域不断扩展的知识体系做出了贡献，而且仍在积极地做着贡献。这些章节旨在综合介绍各种前沿的和实验性的抑郁症治疗方法的有效性和安全性的研究证据,以及临床小插图,以说明它们在实际治疗中的适用性。最后,每章结尾都有一个"常见问题"部分,帮助读者将本章所介绍的知识整合成问答形式,临床医师在诊疗室与患者讨论这些治疗方法的时候可以使用。

我们希望本书能吸引那些希望更多地了解抑郁症治疗方面最先进技术的研究人员,以及寻求在实践中容易实施的方法的临床医师;本书还提供了一个将这些复杂知识以清晰易懂的方式呈现给患者的沟通框架。此外,我们希望本书能引起那些正在考虑从事抑郁症领域工作及希望自学抑郁症管理要点的精神病学和心理学学员的兴趣。

再次强调,本书并不是一本全面的抑郁症指南,也不会告诉你关于这种复杂疾病的所有治疗方法。*The Massachusetts General Hospital Guide to Depression: New Treatment Insights and Options* 是我们在精神病学临床实践中的一个指引和参考。

Benjamin G. Shapero

David Mischoulon

Cristina Cusin

于美国波士顿

参考文献

[1] Gelenberg AJ, Freeman MP, Markowitz JC, Rosenbaum JF, Thase ME, Trivedi MH, Van Rhoads RS. Practice guidelines for the treatment of patients with major depressive disorder. 2010. https://psychiatryonline.org/pb/assets/raw/sitewide/practice_guidelines/guidelines/mdd.pdf.

[2] Lam RW, Kennedy SH, Parikh SV, MacQueen GM, Milev RV, Ravindran AV; CANMAT Depression Work Group. Canadian Network for Mood and Anxiety Treatments (CANMAT) 2016 Clinical Guidelines for the Management of Adults with Major Depressive Disorder. 2016. http://canmat.org/canmatpub.html#Guidelines.

[3] National Institute for Health and Care Excellence. Depression in adults: recognition and management. Clinical guidelines. 2009. https://www.nice.org.uk/guidance/cg90.

Contents
目　录

第三篇　药物治疗方法

第四篇　心理治疗方法

第五篇　其他治疗方法

第一篇
重度抑郁症和并发症
Part I Severe and Comorbid Conditions

第1章　难治性抑郁症
Treatment-Resistant Depression

Cristina Cusin　Stefan Peyda　著

案例

Jenny 是一名 26 岁的研究生，她的处方医师把她转诊到抑郁症诊所治疗"难治性抑郁症"。她说自己感到绝望，因为医师告诉她"已经尝试了所有方法"，她正在寻找另一种治疗方法。

在深入的诊断评估过程中，她报告了持续 7 年的重度抑郁症发作症状和童年期虐待造成的严重创伤后应激障碍（PTSD），但她尚未向目前的处方医师说明这些症状。在门诊咨询中，她被要求把记录了每次药物试验的剂量和持续时间的所有药房记录都带来。从记录和处方医师的备注来看，她接受了两种 SSRIs 类药物（舍曲林和氟西汀）的充分试验（对于剂量和持续时间）和一种 SNRI 类药物（文拉法辛），耐受性不超过 75mg，安非他酮从 300mg 开始，也不耐受，并在几天后停用。当她服用 5mg 剂量的阿立哌唑作为 SSRIs 的增强剂时，她的情绪确实得到了轻微改善，但出现了静坐不能，因此停用了。

当患者被告知还有许多其他治疗方法［包括其他种类的药物、抗抑郁药物联合治疗，以及非药物治疗，如重复经颅磁刺激（repetitive transcranial magnetic stimulation，rTMS）和电休克疗法（electroconvulsive therapy，ECT）］可供选择时，她如释重负。她同意在非常低剂量下开始一种新型抗抑郁药物，并对抑郁症和创伤后应激障碍进行单独治疗。

一、概述

重度抑郁症（major depressive disorder，MDD）是一种常见的疾病，估计终身患病率高达 16.6%[1]。近 1/3 的重度抑郁症患者在接受足够的治疗后没有改善，他们被认为是患有难治性抑郁症（treatment-resistant depression，TRD）[2]，这是一种与慢性残疾和自杀风险增加相关的疾病。即使对经验丰富的精神科医师，难治性抑郁症的诊断和治疗都很有挑战性[3]。在这一章里，我们将回顾难治性抑郁症的定义、诊断和流行病学，然后介绍不同的治疗策略。

二、定义

重度抑郁症是指出现抑郁情绪或对日常活动失去快乐或兴趣，并出现九种症状中的至少五种症状，至少连续持续两周，并对社会、工作或学习功能造成显著影响[4]。

对于如何将重度抑郁症患者定义为"难治性"[5]，目前尚无共识，但最普遍接受的定义之一是"在发作期间，至少对两种不同的足够剂量且足够疗程的抗抑郁药物缺乏应答"。然而，这一定义在临床上没有帮助，因为它会将病情严重程度各异的患者归为一组，例如，那些使用同一类别的两种药物（即两种选择性 5- 羟色胺再摄取抑制药或 SSRIs）未改善的患者，和那些使用不同类别的药物进行多次试验失败且电休克治疗失败的患者。

在本章的后面，我们将回顾几种分期模型的优缺点，这些模型已被提议用于抗抑郁药"缺乏应答"患者的更准确地分类[6]。

三、流行病学

据估计，世界范围内的重度抑郁症患者在 2.16 亿[7] ～ 3.22 亿[8]。在美国，据报道 12 岁及以上的美国人中有 6.6% ～ 7.6% 患有重度抑郁症[9, 10]，约 3% 患有难治性抑郁症[11]。对中至长期（6 个月至 10 年）的住院患者和门诊患者进行系统回顾后发现，不到一半的难治性抑郁症患者恢复健康或病情有效控制在轻度抑郁，而 28% ～ 68% 患者复发而再次住院或因各种原因而过早死亡[12]。患有难治性抑郁症的患者住院（出于精神和医学方面的原因）的可能性至少是非难治性抑郁症患者的两倍，门诊就诊次数更多，与抑郁症相关的费用比后者高出 20 倍。最重要的是，难治性抑郁症患者因各种原因的总死亡率更高，自杀企图的风险也更大[13-17]。经济负担方面，在美国，每名难治性抑郁症患者的估计总花费超过 20 000 美元 / 年[18]，几乎是非难治性重度抑郁症患者花费的 2 倍[18, 19]。难治性抑郁症每年的直接（医疗）和间接（生产力损失）成本可能高达 480 亿美元[18]，低于心脏病 1300 亿美元[20]，低于糖尿病 2450 亿美元[21]，但对社会和经济仍然具有重大的影响。

四、难治性抑郁症的分期模型

尽管很多人认为"重度抑郁症"一词表示的是一个单一性疾病，但它更可能包括一组高度异质性的疾病，具有不同的病程和治疗反应。对首次发作的重度抑郁症患者的研究表明，他们的预后从 3 个月内康复（50%）到持续抑郁超过 2 年不等，60% 得到缓减的患者最终出现了随后发作[22, 23]。Gonnella 等认为，"分期定义了个体疾病过程中临床可检测到的不连续的点，反映了死亡风险或剩余损害的严重程度，并对预后和治疗方式的选择具有临床意义"[24]。分期已成功地应用于各种医学疾病，特别是在癌症中，为特定的疾病阶段设计特定的治疗方法是至关重要的。理想情况下，难治性抑郁症的分期模型应该能够根据患者的治疗耐药程度对其进行分类，并应该允许临床医师预测未来缓解的可能性，从而指导治疗选择。

对于重度抑郁症，已经为不同的目的开发了不同的分期模型，例如疾病进展分期[25-27]和治疗耐药性分期[6, 28]。

难治性抑郁症通常是回顾性评估（基于患者的回忆），偶尔通过有效的评定量表和药房记录来确证以前的无应答。值得注意的是，大多数已报道的对难治性抑郁症的定义，只关注既往的药物治疗，而没有包括心理治疗，如认知行为治疗（cognitive behavioral therapy，CBT）或人际关系治疗（interpersonal therapy，IPT）。因此，难治性抑郁症的一个更恰当的常用定义应该是抗抑郁药物治疗耐药（antidepressant treatment-resistant）。更重要的是，难治性抑郁症的这些分期模型的可靠性和预测效用，都没有经过独立检验。

Ruhé 等对难治性抑郁症的五种不同分期模型进行了详尽的综述[6]，这里不作详细讨论。随着时间的推移，分期的尝试从当时的考虑单一抗抑郁药物，演变成一个多维的、更连续评分的分期模型，还引入了难治性抑郁症特征（疾病的严重程度和持续时间）。此外，操作标准得到了改善，并通过纳入临床试验结果，来改进对不同治疗策略（同类/跨类换药，增强/联合治疗）的评分。总的来说，只有一些分类涉及不同类型的重度抑郁症（有或没有精神病特征）；通常他们会将治疗无应答定义为"在有效的量表上，抑郁得分下降不超过50%"；单独评估每种治疗方法（忽略联合治疗的协同效应）；不假定抗抑郁药物治疗的等级［即，如果一种 SSRIs 药物的失败，就相当于一种单胺氧化酶抑制药（monoamine oxidase inhibitor，MAOI）的失败］。

我们将在单独的章节中讨论临床因素（如共病性焦虑、创伤史、虐待或忽视、诊断为人格障碍、抑郁严重程度、抑郁特征、发病早期、第一种终身抗抑郁药物无反应等）如何独立地与更糟的治疗结果和对抗抑郁药物的无反应相关[29]。迄今为止，还没有发现与特定治疗的不同阶段或治疗耐药性水平相关的重度抑郁症生物标志物（参见第 8 章"个体化药物治疗"）。

五、难治性抑郁症相关的临床特征

虽然有许多研究试图确定哪些患者可能对治疗有较强的应答或无应答，但这些研究大多是回顾性关联研究，尚未在独立样本或前瞻性样本中得到重复。这些患者的特征多数是严重程度和慢性程度的替代性指标，包括疾病持续时间长、抑郁发作次数、住院次数、对以往治疗缺乏反应。这些不能"从技术上"被认为是预测因素，因为它们在疾病的晚期才表现出来。

最近的一篇综述包括 51 篇关于成人抗抑郁治疗的论文，研究了可能的预测因素，如发病年龄，目前的疾病严重程度，抑郁症的亚型，早期改善，绝经状态，疲乏，绝望，并发症（医学和精神病学的）的存在，人格障碍诊断，心理社会和环境预测因素（如就业，教育状况，婚姻状况，家庭和社会支持，居住地，生活事件，财务状况和生活质量），整体功能，精神病并发症家族史，以及自杀行为[30]。他们发现年龄越大，药物治疗反应较差，而性别似乎并未影响整体治疗改善的可能性。如前所述，较高的抑郁严重程度基线，较早的发病年龄和较长的疾病持续时间被认为是较差的治疗反应预测因子。与抑郁症和其他精神疾病家族史相似，共病轴Ⅰ障碍，特别是焦虑障碍，似乎都降低了抗抑郁药的反应可能。相反，人格障碍诊断的存在与治疗结果并不一致。与失业、单身、教育水平较低或社会经济地位较低等不良生活环境一样，医学共病症或慢性疼痛的存在似乎也会对药物应答的机会产生负面影响。其他变量的证据水平非常有限，他们的考虑虽然有助于在临床实践中制定一个全面的治疗计划，但对于预测谁会或不会对特定的抗抑郁药物作出应答却没有帮助，因此它们作为治疗指南的价值是有限的。

六、给医师的建议

（一）难治性抑郁症的评估和诊断（参见 APA、NICE 和 CANMAT 指南）

如何定义难治性抑郁症还缺乏共识[5]，这可能会放缓新药的开发，因为它允许临床试验招募对新药物干预的应答具有非常不同的先验概率的患者。临床医师和研究人员都认为，抗抑郁药物试验失败超过两次，将证明抑郁症具有治疗耐受性。虽然还不清楚在第四次抗抑郁药物试验失败后，对新疗法产生应答的可能性是否会进一步继续下降；但随着既往试验失败次数的增加，对新疗法产生应答的可能性似乎在下降[31]。

从临床的角度来看，当患者对治疗无应答时，第一步是通过获得当前和过去抑郁发作的详细历史记录，并通过回顾环境压力源和生活事件，来确认重度抑郁症的诊断是正确的[32]。重要的是进行半结构式访谈，以检测双相抑郁症，并确定可能的共病[1, 33, 34]，并将重度抑郁症与其他抑郁症（如继发于药物使用障碍或创伤后应激障碍的抑郁症）区分开来。此外，详细的病史还有助于检测与重度抑郁症的症状部分重叠的疾病，如阻塞性睡眠呼吸暂停（导致疲劳和认知障碍）、甲状腺功能减退（导致情绪低落、易怒、体重增加和嗜睡）以及帕金森病的早期表现（快感缺乏、冷漠、精力缺乏）等。

在诊断难治性抑郁症之前，应进行全面的身体和神经学检查，以及基本的实验室检查（TSH、CBC、电解质、葡萄糖、肝功能测试，如果怀疑维生素缺乏，还应检测维生素 B_{12} 和叶酸）。有必要检查患者的药物和补充剂清单，以发现可能对情绪有负面影响的药物，或可能与抗抑郁药物相互作用的药物。最后，询问患者对药物本身的依从性是很重要的。

（二）最优化

"假性耐药"（pseudo-resistance）是新造的一个词，用来描述治疗试验由于没有达到治疗持续时间或剂量而导致的缺乏临床改善[35]。事实上，在临床实践中经常出现重度抑郁症的治疗不足[36]，治疗难治性抑郁症的第一步建议是优化[37]。"优化"治疗就是增加当前抗抑郁药物的剂量[38]，增加到标准剂量间隔的上限，或达到个体患者的耐受点，同时仔细监测不良反应[39]。一旦达到足够的剂量，应持续 6 ~ 12 周[40]。采用这种方法，在 5 ~ 8 周内观察到约 1/5 既往无应答的患者产生应答反应，或比基线改善 50%[41]。重要的是改善依从性（例如，通过协作护理干预），这在临床上是有益的[42]，因为患者可能会自发停止治疗，这些患者通常不会告诉他们的医师[43]，大约 25% 过早停止治疗的初级护理患者在 9 个月内就需要重新开始治疗[44]。重要的是在每次就诊时使用临床医师管理的或自我评定的抑郁量表（如HAM-D[45]、MADRS[46]或QIDS[47]）对症状的变化进行评估，因为个体偏差可能导致重度抑郁症患者不准确报告其症状。当针对剂量、时间和确定依从性对治疗试验进行了优化后，可以将其标记为不能成功诱导应答[48]。

（三）增强治疗

"增强"（augmentation）指的是在抗抑郁药物中添加精神药物〔无论美国食品药品监督管理局（Food and Drug Administration，FDA）有没有明确说明该药物适用于重度抑郁症〕，以增强其疗效[49]。在初始治疗耐受性良好但仅部分有效的患者中，增强治疗可能是一种有效的策略[50]，因为联合使用具有不同作用机制的药物可扩大治疗效果。已经研究了几种增强剂[51]，最常见和最有效的是非典型抗精神病药、锂盐和甲状腺激素[52]。

1. 非典型抗精神病药物

有很强的科学证据表明第二代或非典型抗精神病药物（atypical antipsychotic drugs，AAPs）可用于难治性抑郁症的增强治疗[53]。与安慰剂相比，非典型抗精神病药物更有效[54]，缓解率更高[55-57]，需要治疗的患者数（number needed to treat，NNT；与对照组相比，需要接受非典型抗精神病药物治疗以获得益处的平均患者数量）从4～19人不等；而需要治疗的患者数为6人或更少就已经是让人满意的了。目前，美国FDA批准了四种用于难治性抑郁症的增强治疗或作为辅助治疗的非典型抗精神病药物：阿立哌唑（Aripiprazole）、喹硫平缓释剂（Quetiapine Extended Release）、奥氮平联合氟西汀（Olanzapine in Combination with Fluoxetine，OFC）和依匹哌唑（Brexpiprazole）[59, 60]。与抗抑郁药加安慰剂相比，所有这些药物（与抗抑郁药物联合使用）的缓解优势比（odds ratio）都有增加，阿立哌唑的优势比最高，其次是喹硫平和奥氮平联合氟西汀[57]。

然而，当使用非典型抗精神病药物治疗患者时，存在很大的不良反应风险。非典型抗精神病药物的长期使用与心血管疾病、代谢异常（如体重增加、血脂异常、高血糖、糖尿病）、高泌乳素血症（导致男性女乳症、女性月经不调、性功能障碍）、锥体外系不良反应（如静坐不能和迟发性运动障碍）和神经认知症状[58, 60, 61]。因此，对于有更严重抑郁症状或迫切需要快速临床改善的患者，应考虑使用非典型抗精神病药物进行增强治疗。对于非典型抗精神病药物增强治疗的理想持续时间没有明确的指南；一般来说，在无不良反应的情况下，非典型抗精神病药物不应持续使用超过6周，如果成功了，则应逐渐减少剂量，以防止复发[60]。与用于治疗原发性精神病的剂量相比，难治性抑郁症的辅助性非典型抗精神病药物的每日剂量通常较低[53, 62]，但剂量应根据观察到的疗效和不良反应进行调整。

阿立哌唑是首个获得FDA批准的用于难治性抑郁症增强的非典型抗精神病药[51]，其作用机制相当复杂，包括对多巴胺受体、5-羟色胺受体和肾上腺素受体的影响。一些研究支持阿立哌唑在难治性抑郁症中的应用[54, 63-69]，该药物被广泛认为是一种有效的增强策略。其最常见的不良反应之一是静坐不能，这往往导致早期停药；与其他非典型抗精神病药相比，体重增加似乎不那么常见[60]。

大量随机临床试验（randomized clinical trials，RCTs）发现，喹硫平是难治性抑郁症的有效辅助治疗[54]，该药物已获得 FDA 批准。一项针对近 500 名患者的随机临床试验发现，与安慰剂相比，每日添加 300mg 缓释喹硫平作为增强剂，可以显著提高缓解的优势比[70]。喹硫平的作用机制也很复杂，对 5- 羟色胺受体、多巴胺受体、去甲肾上腺素受体和毒蕈碱受体都有影响。与老一代抗精神病药物相比，喹硫平的锥体外系不良反应风险相对较低，但主要缺点包括镇静、口干和代谢综合征风险增加[60]。

对奥氮平的研究，主要与氟西汀联合使用作为难治性抑郁症的辅助治疗[54, 56]。比起单药治疗，奥氮平联合氟西汀治疗的诱导缓解更有效[71]，尽管证据有限[72]。此外，Meta 分析表明，奥氮平可能不如阿立哌唑或喹硫平的增强治疗那么有效[56]，需要进行头对头比较研究（head to head comparative trial）来确定一种非典型抗精神病药相对于其他非典型抗精神病药的优越性。Thase 及其同事在一项随机临床试验研究中发现，仅在治疗 1 周后，在缓减难治性抑郁症患者的抑郁程度方面，奥氮平联合氟西汀优于氟西汀单药治疗，而且这种效果持续 8 周[73]。另一个大型随机临床试验没有发现剂量 – 反应模式；事实上，低剂量的奥氮平和氟西汀明显比高剂量的更有效[74]。与其他非典型抗精神病药物一样，奥氮平具有广泛的受体谱，与 5- 羟色胺受体、多巴胺能受体、肾上腺素受体、毒蕈碱能受体和组胺能受体具有亲和力。一项关于奥氮平联合氟西汀作用机制的动物研究发现，它抑制 γ – 氨基丁酸能神经元，从而增加突触间隙的 5- 羟色胺水平[75]。体重增加和食欲增加是奥氮平联合氟西汀比其他非典型抗精神病药增强剂的更常见的两种不良反应[57, 72, 73]。与阿立哌唑相比，接受奥氮平联合氟西汀治疗的患者中，因不良反应而停药的患者明显更多[56, 76]，但与氟西汀单药治疗相比，奥氮平联合氟西汀治疗并不会增加锥体外系症状的风险[77]。

最近的两项 Meta 分析评估了依匹哌唑对难治性抑郁症的疗效，发现增强治疗在诱导缓解方面优于安慰剂[78, 79]，尽管在抑郁评分方面只是略有改善（同时使用 MADRS 和 17 个项目的 HAM–D）[78]。首次使用非典型抗精神病药增强治疗无效的患者，可能会受益于改用辅助的依匹哌唑治疗；为期 6 周的开放标签试验显示，依匹哌唑加上当前的抗抑郁药物治疗，其中超过一半的患者在研究结束时已经得到缓解[80]。另一项研究发现，比起每日 1mg 的剂量，3mg 剂量的依匹哌唑辅助治疗可以更大幅度地降低 MADRS 评分，这表明较高的剂量会产生更大的改善[61]。体重增加、静坐不能和烦躁不安，是与依匹哌唑有关的最常见的不良反应[60, 81]。

其他二代抗精神病药物［包括齐拉西酮（Ziprasidone）[82, 83] 和利培酮（Risperidone）[84]］也进行了研究，但其研究程度还没有 FDA 批准的非典型抗精神病药那么深入。总的来说，有很强的数据支持非典型抗精神病药的增强疗效[51]，这些药物通常被作为一线和二线增强剂使用，尽管缺乏关于有效预防抑郁症复发和并发症（如糖尿病、心血管疾病和迟发性运动障碍）风险的长期研究[52, 85, 86]。

2. 锂盐

半个世纪以来，锂盐增强（Lithium augmentation）在精神病学中广泛应用[87]，用于治疗难治性抑郁症[88-90]，近半数的患者在 2 ～ 6 周内有应答[91]，与安慰剂相比，锂盐增强应答的综合优势比为 3.31[92]。此外，锂盐与重度抑郁症患者的自杀风险和总体死亡风险（所有原因）的降低显著相关[93]。虽然证据水平较低，但临床因素（包括有抑郁症或双相情感障碍的家族史、严重的抑郁症症状，或有 4 次或 4 次以上的重度抑郁症发作史）可预测锂盐增强治疗的应答[89]。经验滴定法是目前最广泛应用来确定锂盐初始剂量的方法[94]，目标血清锂浓度为 0.5 ～ 0.8mmol/L[95]，虽然这些数值来自双相情感障碍的研究，但较低的浓度可能对重度抑郁症有效且耐受性更好。

锂盐增强剂的评估至少应在 2 周后进行（尽管可能需要更长的时间），如果发现有应答，应至少维持治疗 12 个月[95]。由于锂盐很快就会达到毒性水平，而且锂盐的治疗窗口狭窄，不同个体对锂盐的肾清除率也不一样[96]，因此，需要定期监测血液中锂盐的浓度水平。锂盐中毒的症状从轻度（包括震颤[97]、恶心或腹泻[98]、多尿和烦渴）到更严重（包括认知障碍和死亡[99]）。此外，长期使用锂盐治疗会提高体重增加的风险，并与较高的甲状腺功能减退、甲状旁腺功能亢进和肾功能下降的患病率相关。因此，至少每 12 个月就应该检查一次血清甲状腺水平、钙浓度、肌酐和体重指数（body mass index，BMI）[100]。

一项系统性综述发现，比较 SSRIs 类药物加锂盐的增强，与非典型抗精神病药物加锂盐的增强，二者的增强效果没有统计学上的显著差异，但前者的成本效益更好[90]。

3. 甲状腺激素

甲状腺功能减退和甲状腺功能亢进与情绪症状相关[101]。然而，抑郁症门诊患者的甲状腺功能减退和甲状腺功能亢进并不常见，甲状腺疾病的诊断或甲状腺激素水平本身对治疗结果的应答或缓解率没有显著影响[101, 102]。然而，添加甲状腺激素［如三碘甲腺原氨酸（Triiodothyronine，T_3）或左甲状腺素（Levothyroxine，T_4）］作为抗抑郁药物的辅助剂，是另一个研究治疗难治性抑郁症的良好策略。与对照组相比，T_3 增强剂使应答的可能性增加了一倍多，应答率绝对提高了 23%[103]。此外，当开始治疗时服用 T_3 增强剂，可以加速那些接受某些抗抑郁药物（如三环类药物）治疗的抑郁症患者的临床反应，而接受其他药物（如帕罗西汀或舍曲林）治疗的患者则没有[104-107]。在 "40 ～ 50μg 的 T_3+ 舍曲林 vs 安慰剂 + 舍曲林" 的双盲随机临床试验中，同时治疗 8 周，产生了不同的结果；一项大型随机临床试验的结果是，70% 的病例有应答（OR 2.9，95% CI 1.23 ～ 7.35）[108]，而在另一项研究发现治疗组之间没有差异[109]。一项开放标签研究发现，对患有非典型重度抑郁症的难治性抑郁症住院患者（特征是睡眠过度和摄食过多，而不是在忧郁的重度抑郁症中出现的失眠和食欲不振）而言，SSRIs 的 T_3 增强剂可能有效[110]。在另一项研究中，比较 T_3 与锂盐对难治性抑郁症的增强效应，T_3 的临床缓解率是适度的，与锂相比没有统计学上的差异[111]。对 T_4 的增效效应的研究较少。给予正在接受抗抑郁药物治疗的严重抑郁症患者，平均每日 400 ～ 550μg 的高剂量 T_4 辅助治疗；虽然这是一项非常小的研究，但在 8 周内，5 名患者中有 3 名出现了应答[112]。

4. 其他增强剂

已经研究了几种标签外用作潜在辅助治疗的药物[113]。普拉克索（Pramipexole）[114]、丁螺环酮（Buspirone）[115, 116]、莫达非尼（Modafinil）[113, 117] 和吲哚洛尔（Pindolol）[113, 118]。在研究中都显示出了有希望的结果，但需要更多的试验来提高证据支持。拉莫三嗪（Lamotrigine）[119-121]、美金刚（Memantine）[113, 122, 123] 和哌甲酯（Methylphenidate）[113] 的研究显示结果不明确或阴性结果。

七、换药

对于难治性抑郁症，另一种常见的治疗方法是切换使用抗抑郁药物[124]。考虑到可用的抗抑郁药物超过 30 种，来自不同的药理学类别，因此有很多转换排列。最常用的策略如下。

1. 直接换药，即直接停用当前的抗抑郁药，第二天开始服用新的抗抑郁药。

2. 减量后立即换药，也就是说，逐渐减少第一种抗抑郁药，停药后立即开始使用新的抗抑郁药。

3. 逐渐减少抗抑郁药的用量，经过一段时间的清除期，然后进行换药。

4. 交叉滴定法，即第一种抗抑郁药的剂量逐渐减少，同时增加新药物的剂量。

换药的决定应该根据患者的耐受性、安全性、共病性和药物间的相互作用，是患者对一种药物无应答、部分应答或耐受性差的一种可能策略。最合适的方法取决于换药前和（或）换药后所服用的是何种抗抑郁药物。例如，从不可逆转的单胺氧化酶抑制药到另一种抗抑郁药，或者从氟西汀到单胺氧化酶抑制药的快速转换，会使患者面临 5- 羟色胺综合征的风险；因此，药物之间必须有一段冲洗期。其他需要考虑的因素包括既往药物试验的总持续时间、药物的药物代谢动力学特性（特别是半衰期）、当前症状的严重程度、患者对不良反应的敏感性和患者的偏好。例如，对于严重抑郁的患者，在开始使用新的抗抑郁药物之前，长时间的减量会显著推迟治疗，然而快速的减量会导致抑郁症的突然恶化。相反，对于老年人或有疾病的患者，使用更长的锥度来防止并发症［如戒断和（或）相互作用］可能是合理的。临床医师必须谨慎地平衡锥度的长短及随后出现中断症状的风险与任何治疗延迟之间的关系。

其他因素也可能有助于转换的成功，例如，改进的时机。一项研究发现，两周内换药可能对难治性抑郁症快速带来益处[125]。此外，在某些亚型的抑郁症中，跨类换药可能更有效，从而引发对治疗更明显的应答[126]。然而，有研究报告称，与增强治疗相比，换药治疗的缓解率或缓解时间方面的效果较低[127]，这与另一项为期 12 周的增强治疗试验的结果相矛盾，这项研究表明，与改用安非他酮相比，阿立哌唑的增强治疗只是略微提高了缓解率[128]。至于耐受性，舍曲林[129, 130]、西酞普兰（Citalopram）、依他普仑（Escitalopram）、氟西汀和沃替西汀（Vortioxetine）[130] 这些药物，中途退出治疗的情况较少。

在第一次试验失败后，抗抑郁药的跨类或同类换药都是有效的策略[131]。跨类换药是否优于同类换药一直存在争议。换成同类的另一种抗抑郁药物，可能与换成另一类的另一种抗抑郁药一样有效[132]，因为它们的受体可能并不完全相同，而且耐受性可能更好[133]。此外，同类换药的一个优点是它可以更快地完成。此外，根据最近的 Meta 分析发现，跨类换药并不比同类换药带来更明显的好处[131, 134]。然而，ARGOS 研究[135]——最大型的换药研究，针对 3000 多名门诊患者进行的，这些患者对 4 周的优化治疗没有应答，该研究比较了换用 5- 羟色胺 – 去甲肾上腺素再摄取抑制药（serotonin–norepinephrine reuptake inhibitor，SNRI；在本病例中，用的是缓释文拉法辛）与换用另一种 SSRI（最常见的是氟西汀、帕罗西汀、舍曲林或西酞普兰），结果发现跨类换药产生了稍微更高但统计学上显著的缓解率。不过，两者的差别不大，分别为 59% 和 52%。Papakostas 及其同事的另一项研究也发现，跨类换药可能会略微提高缓解率，从 SSRIs 类药物换为非 SSRIs 类药物（如安非他酮、米氮平或文拉法辛）时，每 22 名患者中有一名患者症状得到缓减[136]。STAR*D 研究中，1/4 的患者从西酞普兰换成舍曲林、SNRI（缓释文拉法辛）或去甲肾上腺素 – 多巴胺再摄取抑制药（norepinephrine–dopamine reuptake inhibitor，NDRI；本病例中为缓释安非他酮），研究结果显示，跨类换药和同类换药对难治性抑郁症都同样有效[137]。此外，在一项针对 8 周 SSRIs 无应答的儿童和青少年进行的大型随机对照试验风险，与换用 SNRI 相比，换用另一种 SSRIs 的效果一样，且耐受性更好[138]。

米氮平是一种非典型抗抑郁药[139]，其作用速度可能更快[140]，不良反应的特征也不同；相较于 SSRIs 或 SNRIs 类药物，米氮平的胃肠道不良反应或性功能障碍的发生率较低，但体重增加、食欲增加或嗜睡的发生率较高[141]，而其长期疗效与典型的抗抑郁药物相当[142]。因此，对于耐受性差或对 SSRIs 应答不足的患者，米氮平可能是一种有效的治疗选择[143]。

三环类抗抑郁药物（tricyclic antidepressant drugs，TCAs）是 20 世纪 50 年代中期开发的抗抑郁药物[144]，目前仍在临床实践中使用。三环类抗抑郁药物可能通过作用于细胞质膜中的转运体来抑制 5- 羟色胺（serotonin，5–HT）和去甲肾上腺素（norepinephrine，NA）的再摄取[145]。虽然三环类抗抑郁药物有效，但与更现代的抗抑郁药（如 SSRIs[146] 或 SNRIs[147]）相比，三环类抗抑郁药物没有提供辅助疗效，而在 MDD 住院患者中[152]，三环类抗抑郁药物的耐受性比单胺氧化酶抑制药更低[148–151]。有趣的是，一项研究报告显示，男性比女性更容易对三环类抗抑郁药物产生应答[153]。

单胺氧化酶抑制药（monoamine oxidase inhibitors，MAOIs）的作用机制被认为涉及增加 5- 羟色胺能和去甲肾上腺素能系统的信号，继发于这些神经递质的酶促分解[145]。单胺氧化酶抑制药具有强效的抗抑郁作用，并具有额外的抗焦虑作用，但由于安全问题和饮食限制，较少使用[154, 155]。需要注意的是，单胺氧化酶抑制药不应与抑制 5- 羟色胺再摄取的抗抑郁药物（如 SSRIs、SNRIs、NRIs、NDRI 和 TCAs）联合使用，因为它会增加 5- 羟色胺综合征的风险。同样，单胺氧化酶抑制药不应与其他可能导致危险高血压的药物（如曲马多、中枢兴奋药、食欲抑制药或减充血药）联合使用[154]。因此，当考虑单胺氧化酶抑制药的换药时，在开始和停用时都必须经过 2 周的清除期，以避免这些不利影响。此外，使用单胺氧化酶抑制药的患者需要注意不要摄入某些富含酪胺（tyramine）的食物，如陈年奶酪、豆制品、蚕豆和桶装啤酒等，以防止酪胺反应（tyramine reaction）产生严重甚至致命的不良反应 [154]。经皮给药的单胺氧化酶抑制药司来吉兰（Selegiline）的耐受性，可能比口服形式更好 [156]，但其价格昂贵，而且司来吉兰的缓解率并没有直接与其他抗抑郁药物相比较。

沃替西汀（Vortioxetine）是一种新近开发的抗抑郁药物，对不同的 5-HT 受体具有调节作用，同时起激动药和拮抗药的作用 [157]。研究发现，沃替西汀在治疗重度抑郁症方面优于安慰剂 [158, 159]，可能与某些 SSRIs（如氟西汀 [160]）一样有效，但不如 SNRIs；沃替西汀的耐受性比 SNRIs（如度洛西汀或文拉法辛 [159, 161, 162]）更好 [130, 162]。接受沃替西汀治疗的患者最常见的不良反应是恶心 [159, 162]、呕吐 [162] 和头痛 [163]。沃替西汀也被认为对重度抑郁症患者的认知功能有积极作用 [164]。在平衡不良反应和疗效方面，10mg/d 的剂量可能是最佳的 [165]。然而，目前将沃替西汀与其他第二代抗抑郁药进行头对头比较研究的数量较少，这一课题还没得到充分的研究。沃替西汀的换药研究也很少，REVIVE 研究 [163] 是一项双盲随机对照研究（*n*=252），发现沃替西汀对 SSRIs 或 SNRIs 无应答的住院患者和门诊患者的抑郁症状都有显著改善，约有 50% 患者在 12 周时得到缓解 [166]。另一种抗抑郁药维拉佐酮（Vilazodone）的应答率与 SSRIs [160, 167] 和 SNRIs [160] 相当，它的常见不良反应是腹泻、恶心、头晕和失眠 [168]。

对于难治性抑郁症的换药选择，还有很多问题。目前正在进行一项大型的多中心有效性研究（"ASCERTAIN"），以解决那些对一线抗抑郁药物无响应的患者，在换用文拉法辛和阿立哌唑增强剂或重复经颅磁刺激的不同益处（临床试验编号 NCT02977299）。

八、联合治疗

将两种药效学特征不同的抗抑郁药物联合使用，曾被认为是不良心理药理学实践的表现，现在是治疗难治性抑郁症的常用策略，其目的是产生协同效应 [169]，然而，与其他策略相比，其相对有效性在文献中尚未得到很好的证实 [170-172]。最近的一项 Meta 分析确定了将突触前肾上腺素能 α_2 受体拮抗药 [173]（如米氮平 [139-174]）添加到单胺再摄取抑制药中的可能益处。目前，只有米氮平被 FDA 批准用于联合治疗。

CO-MED 研究 [175] 发现，与依他普仑加安慰剂相比，665 名门诊中度至重度抑郁症患者在使用"依他普仑加安非他酮"或"文拉法辛加米氮平"治疗 12 周后，缓解率和应答率没有差异。虽然规模较小，但其他研究发现，接受氟西汀联合曲唑酮（Trazodone）治疗的抑郁症患者的缓解率有所提高 [176, 177]。当考虑多药治疗时，应始终牢记药物与药物的相互作用和不良反应 [178, 179]，特别是 SSRIs 与 MAOIs 联合使用可能导致严重的 5- 羟色胺综合征 [180] 或死亡。然而，大多数新型抗抑郁药物的联合使用被认为是安全的。最近的一项研究比较了"抗抑郁药物联合用药 vs 非典型抗精神病药物增强剂"治疗难治性抑郁症的效果，发现后一种治疗策略可以更大幅度地降低抑郁症的严重程度，而前者的患者缓解率较高，但这些差异没有统计学意义。在 3 个月的随访中，这两种方法都显著降低了抑郁症状 [181]。总之，虽然换药、增强治疗和联合治疗是常用的治疗策略，但是对于难治性抑郁症患者，要在抗抑郁药单药疗法中推荐一种治疗方法，目前的科学知识还缺乏力度[182]。

另一种有希望的治疗难治性抑郁症的药物是氯胺酮（Ketamine），我们将在后面单独讨论这种治疗方法（见第 10 章）。

（一）躯体疗法

神经刺激或神经调节是研究和临床兴趣的一个扩展领域，部分原因是对抑郁症神经回路的理解不断加深[183-185]。神经刺激治疗指针对特定大脑区域施以电刺激或磁刺激，采用非侵入性技术，如经颅直流电刺激（transcranial direct current stimulation，tDCS）、重复经颅磁刺激（repetitive transcranial magnetic stimulation，rTMS）、电休克疗法（electroconvulsive therapy，ECT）和磁惊厥疗法（magnetic seizure therapy，MST），或侵入性技术，如迷走神经刺激（vagus nerve stimulation，VNS）和脑深部电刺激（deep brain stimulation，DBS）。这些基于设备的干预措施大多已得到研究，通常用于对五种或五种以上标准治疗无应答的难治性抑郁症患者[186]。

虽然对神经疗法的详尽综述[187, 188]超出了本章的范围，但我们认为临床医师必须牢记这些选择，并在重度抑郁症进程的任何特定时间，在决定该推荐另一种药物试验还是推荐基于设备的治疗的时候，权衡它们之间的利弊。这里只是对这些治疗方法做了简要回顾。

（二）电休克疗法

电休克治疗（ECT）包括在全身麻醉和服用肌肉松弛药后，通过与颅骨接触的两个电极施加电流。电休克治疗被认为是治疗难治性抑郁症的"黄金标准"，因为它几十年来的有效性[189]和安全性[190]的记录。在过去 30 年中，电休克治疗技术逐渐完善，在保留疗效的同时降低认知不良反应[191]。其目的是给大脑施加一个足够强大的电刺激，以诱发短暂的癫痫发作。实现这一结果所需要的参数是因人而异的，可以通过刺激的频率、脉宽、振幅和持续时间的不同组合来调整[187, 192]。电休克治疗每周使用 2～3 次[193, 194]。由于不良反应大多是短暂的，如认知障碍、顺行或逆行性遗忘、头痛、心律失常或肌痛[195, 196]，电休克疗法只适用于患有严重难治性抑郁症或表现出精神病特征、急性自杀意念或紧张症的患者[187]。虽然临床反应可能较差或延迟，但开始时通过右单侧放置的电极施以超短脉冲可以提高耐受性[195, 197]。

电休克治疗被认为优于其他所有的抑郁症治疗方法[189, 198]，临床试验报告的缓解率为 60%～90%，这取决于患者人群和使用的刺激类型[189, 195, 199, 200]。然而，对于抑郁发作时间较长和（或）对许多药物没有应答的患者，电休克治疗的应答概率可能较低[201]。很难预测哪些患者会有应答；初步结果表明，电休克治疗前使用功能性磁共振成像（functional magnetic resonance imaging，fMRI）可能是有用的，因为确定某一静息状态网络（包括背外侧前额叶皮质、眶额皮质和后扣带皮质）的功能水平，可以预测患者是否会从抑郁症中缓解[202]。

为了提高成功率，可以通过让患者避免服用任何抗惊厥药物或苯二氮䓬类药物，并确保患者在治疗前适当补充水分，从而优化电休克治疗的条件 [197]。在电休克治疗成功的患者中，超过 50% 的患者会在 12 个月内复发 [203]。在一项对照研究中，对比了接受"去甲替林 – 锂盐联合用药 vs 单用去甲替林 vs 安慰剂"来维持电休克治疗后的反应，第一组在复发时具有明显优势，优于安慰剂组和单用去甲替林组。在为期 24 周的试验中，安慰剂组的复发率为 84%，去甲替林组的复发率为 60%，去甲替林 – 锂盐联合用药组的复发率为 39%[204]。因此，电休克治疗后持续积极、充分的治疗对预防复发很重要。虽然在电休克治疗之前应该对既存的严重疾病进行筛查和管理 [200]，但电休克治疗并没有绝对的禁忌证 [189]。电休克治疗之前的相关检查工作的综述，可以参见其他研究文献 [194, 194, 195]。治疗前评估的重点应该是检测心血管、肺部或神经系统疾病，如近期脑出血、脑卒中或心肌梗死、缺血、心律失常或心房颤动、不稳定心绞痛、主动脉狭窄、未控制的高血压或嗜铬细胞瘤、次优抗凝、未控制的糖尿病、哮喘或慢性阻塞性肺病、脑动脉瘤、颅内压升高或占位性脑损伤——如果不加以治疗，可能会增加不良事件的风险 [186, 190]。

（三）重复经颅磁刺激

重复经颅磁刺激（rTMS）现已获得 FDA 批准，是那些至少一种抗抑郁药物失败的重度抑郁症患者的一线治疗方法 [186]。重复经颅磁刺激利用聚焦磁场脉冲在大脑表面的一个小区域内感应出电流，从而影响更深的区域。重复经颅磁刺激通常由经过训练的技术人员或护士在医师的监督下进行，与电休克治疗不同，它不需要麻醉，也没有预期的认知不良反应。

标准重复经颅磁刺激治疗每日一次，每周 5 天。建议在宣布治疗失败前进行 20 次治疗，如果出现改善，则延长至 25 ～ 30 次。对抑郁症患者的重复经颅磁刺激进行了 30 多个系统性回顾和 Meta 分析，其中大多数研究的对象是具有一定程度治疗耐受性的患者（即至少曾有 1 次或 2 次抗抑郁药物试验失败）。现已发现，重复经颅磁刺激对较年轻的成年患者和难治性较低的患者有更好的治疗效果 [205]。与电休克治疗相比，重复经颅磁刺激的疗效较差，尤其是作为维持治疗，对电休克治疗无应答的患者，也不太可能对重复经颅磁刺激有应答 [186]。尽管如此，对于至少有过一次抗抑郁治疗失败的重度抑郁症患者，重复经颅磁刺激被认为是其一线治疗方法 [186]，双侧和低频的重复经颅磁刺激是最有效和最耐受的治疗策略 [206]。

（四）迷走神经刺激

迷走神经刺激器（VNS）是一种植入式神经刺激装置，由脉冲发生器组成，该脉冲发生器通过外科手术置于胸部皮肤下方，并与放置在颈部迷走神经周围的一根导线相连。迷走神经刺激器最初于 1997 年被批准用于治疗药物依赖性癫痫，2005 年获得 FDA 批准用于对四种或四种以上抗抑郁药物治疗无效的成年重度抑郁症患者的慢性或复发性抑郁症的辅助长期治疗。对 7 项开放标签研究（n=426）的 Meta 分析发现，总体应答率为 31.8%[207]。然而，只有一项随机临床试验（n=235）评估了"迷走神经刺激 vs 假手术"的疗效，12 周时二者的疗效无显著差异 [208]。一项对 795 名接受了迷走神经刺激辅助治疗的患者进行的长期随访研究显示，迷走神经刺激组的临床疗效优于常规治疗（treatment as usual，TAU）组，其 5 年累计应答率（67.6%）显著高于常规治疗组（40.9%），首次缓解者累计缓解率（43.3%）也显著高于常规治疗组（25.7%）[209]。

（五）经颅直流电刺激

经颅直流电刺激（tDCS）是一种大脑刺激，通过头皮电极向特定的皮质区域施以连续的低幅电流。该装置使用方便，价格便宜，安全可靠，不良反应小。评估经颅直流电刺激疗效的研究结果喜忧参半。一项 Meta 分析（6 项试验，$n=200$）发现，经颅直流电刺激与假手术治疗之间没有显著的疗效差异[210]；而随后的一项 Meta 分析（7 项试验，$n=269$）显示，经颅直流电刺激与假手术之间存在适度差异，但其效应量较小，为 0.37[211]。最近的一项 Meta 分析（10 项试验，$n=393$）也发现，经颅直流电刺激优于假手术，其效应量（$g=0.30$）虽小但显著[212]。目前还没有关于经颅直流电刺激维持治疗或复发预防的对照研究。由于采用异质方法的研究较少，且 Meta 分析结果不一致，需要进一步研究以确定经颅直流电刺激作为重度抑郁症急性治疗的单一治疗或联合治疗的疗效。

（六）脑深部刺激

脑深部刺激（DBS）涉及一种可逆的神经外科手术，将电极植入特定的大脑位置，传导强度和频率可变的电脉冲。研究认为，脑深部刺激可以诱导电场改变周围神经元的放电模式，从而改变神经元回路的活动。脑深部刺激已被用于治疗难治性震颤，并被批准用于帕金森病和肌张力障碍。2009 年，在欧洲和美国，脑深部刺激已获批用于治疗顽固性强迫症（obsessive-compulsive disorder，OCD）。脑深部刺激电极和电池的植入是一项复杂的神经外科手术，涉及全身麻醉下大脑靶点的立体定位和胸部区域的电池植入。有必要对刺激参数（主动刺激、振幅、持续时间和频率）进行系统的门诊调整并经常随访，特别是植入后的前 6 ~ 12 个月。手术并发症的发生率变化很大，包括颅内出血、感染，很少脑卒中、铅侵蚀和铅迁移。对于抑郁症的治疗，已经研究了许多靶点，包括下扣带皮质 25 区、腹侧前内囊 / 腹侧纹状体、内侧前脑束，以及程度较轻的伏隔核、外侧缰核和下丘脑脚。对难治性抑郁症治疗的初步研究表明，脑深部刺激具有安全性和有效性，但大多数研究规模较小，且属于开放性标签治疗[213]。

两项针对脑深部刺激靶点（VC/VS）[214] 和一项针对 Brodmann 下扣带皮质 25 区[215] 的假性对照研究表明，在抗抑郁药物疗效方面，主动刺激和假刺激之间没有区别。必须强调的是，脑深部刺激仍是一种研究和实验程序，不能用于难治性抑郁症患者的临床护理。关于重度抑郁症的脑深部刺激的临床前和临床研究，超出了本章的范围，可参见相关的最近详细综述[216]。

九、结论

本章对难治性抑郁症的研究现状进行了总结。临床医师在面对"疑似难治性抑郁症"

的时候，第一步应从精神病学和医学两个方面进行全面评估。重要的是这样可以排除一些可能导致疾病负担的最常见因素，例如共病的严重焦虑或物质使用障碍、创伤性脑损伤（traumatic brain injury，TBI）或阻塞性睡眠呼吸暂停。然后，临床医师需要查明患者是否遵守规定的治疗方案，以及药物试验的既往史，尽可能详细地了解剂量、持续时间、疗效和不良反应。只有这样，才有可能确定患者尚未尝试的策略，例如不同抗抑郁药的组合或与其他精神药物的增强。临床医师必须牢记的不仅是药物疗法，还有其他类型的经证实对重度抑郁症有效的干预措施，如基于设备的治疗、心理治疗，以及与自然或替代疗法结合，以改善患者的症状，并尽可能的恢复适当的功能水平。

十、常见问题及解答

Q1：抑郁症患者在什么情况下可以诊断为难治性抑郁症？

A1：根据临床试验，难治性抑郁症最常见的定义要求，对当前发作的抑郁症至少对两种适当的抑郁症治疗（包括药物治疗、谈话治疗或 ECT）缺乏应答。然而，这一定义在临床环境中的价值有限，因为它没有考虑到在既往发作中对抗抑郁药物治疗缺乏响应，或出现过速现象；在初始获益持续一段时间后药物的效果丧失，这可能具有不同的潜在机制。

Q2：当抑郁症患者对一线治疗没有应答时，接下来最好怎么办？

A2：第一个建议仍然是要评估可能影响情绪或改变抗抑郁药代谢的伴随药物，而且还要从医学和精神病学的角度，重新评估主要的诊断和所有的共病。双相抑郁症、合并酒精或物质使用障碍、严重焦虑障碍、创伤后应激障碍或强迫症，以及自身免疫性疾病，都可能会显著影响治疗反应。在量化抑郁症症状的严重性方面（如使用自评量表或临床管理的量表来帮助临床决策），精神病学落后于其他学科。

Q3：抗抑郁药物应该尝试多长时间，才改变治疗方案？

A3：大多数用于确定某种药物疗效的临床试验要持续 8 周，但如果患者在足够剂量下 4～6 周后没有表现出任何临床改善，则可以通过增强剂或联合用药来修改治疗方案。

Q4：难治性抑郁症患者什么时候可以考虑进行电休克治疗？

A4：临床医师应考虑多种因素，包括抑郁发作的严重程度和持续时间、自杀意念或行为的存在情况、既往治疗失败的次数、药物的不可忍受不良反应的存在情况、潜在的医学禁忌证和患者意愿。在严重情况下，如果患者有严重的伤害自我或他人的风险，需要身体约束，并且是急性精神病或紧张性精神症，或者当症状危及生命时（例如拒绝进食和喝水），则应在提前考虑电休克治疗。

Q5："难治性抑郁症"的标签是否会影响后续的应答？我们应该告诉患者他们被诊断出患有难治性抑郁症吗？

A5：我们从研究和临床实践中知道，对治疗结果的预期可能直接影响结果本身（例如，热情支持的临床医师，甚至是安慰剂，可以提高治疗的应答率；相反，不冷不热的支持可能会降低应答率）；然而，没有研究专门调查"难治性抑郁症"标签是否可能对后续结果产生负面影响。考虑到难治性抑郁症患者经常感到绝望，临床医师必须意识到存在多种治疗方式，在提供干预时，表达积极的期望，最后，考虑通过专家咨询来帮助患者。

Q6： 在难治性抑郁症分级中，我们应该如何考虑非药物和非器械治疗？

A6： 目前可用的难治性抑郁症分级不包括其他有效的治疗方法。在定义标准中排除非药物和非设备干预的部分原因，可能是难以定义失败的试验。例如，如何定义"未能对适当的认知行为治疗做出反应"（疗程持续时间足够，且患者有足够的护理和参与）？这是一个重要的考虑因素，因为在对照研究中，没有任何一种抗抑郁药物治疗被证实明显优于另一种，即使不同的患者可能对一种药物有反应而对另一种药物没有反应。同样，患者可能对药物反应较差，但对个别治疗反应良好。临床医师的目标是将最佳治疗方法与患者相匹配。对于一线治疗没有改善的患者，随着可供选择的不同方案的增多，成功的机会也会增加。

参考文献

[1] Kessler RC, Chiu WT, Demler O, Merikangas KR, Walters EE. Prevalence, severity, and comorbidity of 12-month DSM-IV disorders in the National Comorbidity Survey Replication. Arch Gen Psychiatry. 2005;62(6):617–27.

[2] Trivedi MH, Rush AJ, Wisniewski SR, Nierenberg AA, Warden D, Ritz L, et al. Evaluation of outcomes with citalopram for depression using measurement-based care in STAR*D: implications for clinical practice. Am J Psychiatry. 2006;163(1):28–40.

[3] Simon GE, Von Korff M, Rutter CM, Peterson DA. Treatment process and outcomes for managed care patients receiving new antidepressant prescriptions from psychiatrists and primary care physicians. Arch Gen Psychiatry. 2001;58(4):395–401.

[4] American Psychiatric Association, American Psychiatric Association, DSM-5 Task Force. Diagnostic and statistical manual of mental disorders: DSM-5. Washington, DC: American Psychiatric Association; 2013.

[5] Trevino K, McClintock SM, McDonald Fischer N, Vora A, Husain MM. Defining treatment-resistant depression: a comprehensive review of the literature. Ann Clin Psychiatry. 2014;26(3):222–32.

[6] Ruhé HG, van Rooijen G, Spijker J, Peeters FPML, Schene AH. Staging methods for treatment resistant depression. A systematic review. J Affect Disord. 2012;137(1–3):35–45.

[7] GBD 2015 Disease and Injury Incidence and Prevalence Collaborators. Global, regional, and national incidence, prevalence, and years lived with disability for 310 diseases and injuries, 1990–2015: a systematic analysis for the Global Burden of Disease Study 2015. Lancet Lond Engl. 2016;388(10053):1545–602.

[8] WHO|Depression and Other Common Mental Disorders [Internet]. WHO. [Cited 2018 Mar 14]. Available from: http://www.who.int/mental_health/management/depression/ prevalence_global_health_estimates/en/.

[9] Kessler RC, Berglund P, Demler O, Jin R, Koretz D, Merikangas KR, et al. The epidemiology of major depressive disorder: results from the National Comorbidity Survey Replication (NCS-R). JAMA. 2003;289(23):3095–105.

[10] Pratt LA, Brody DJ. Depression in the U.S. household population, 2009–2012. NCHS Data Brief. 2014;(172):1–8.

[11] Nemeroff CB. Prevalence and management of treatment-resistant depression. J Clin Psychiatry. 2007;68(Suppl 8):17–25.

[12] Fekadu A, Wooderson SC, Markopoulou K, Donaldson C, Papadopoulos A, Cleare AJ. What happens to patients with treatment- resistant depression? A systematic review of medium to long term outcome studies. J Affect Disord. 2009;116(1–2):4–11.

[13] Osby U, Brandt L, Correia N, Ekbom A, Sparén P. Excess mortality in bipolar and unipolar disorder in Sweden. Arch Gen Psychiatry. 2001;58(9):844–50.

[14] Crown WH, Finkelstein S, Berndt ER, Ling D, Poret AW, Rush AJ, et al. The impact of treatment-resistant depression on health care utilization and costs. J Clin Psychiatry. 2002;63(11):963–71.

[15] Olchanski N, McInnis Myers M, Halseth M, Cyr PL, Bockstedt L, Goss TF, et al. The economic burden of treatment-resistant depression. Clin Ther.

2013;35(4):512–22.

[16] McCrone P, Rost F, Koeser L, Koutoufa I, Stephanou S, Knapp M, et al. The economic cost of treatment-resistant depression in patients referred to a specialist service. J Ment Health Abingdon Engl. 2017;23:1–7.

[17] Amos TB, Tandon N, Lefebvre P, Pilon D, Kamstra R, Pivneva I, et al. Direct and indirect cost burden and change of employment status in treatment-resistant depression: a matched-cohort study using a US commercial claims database. J Clin Psychiatry. 2018;79(2):17m11725.

[18] Mrazek DA, Hornberger JC, Altar CA, Degtiar I. A review of the clinical, economic, and societal burden of treatmentresistant depression: 1996–2013. Psychiatr Serv Wash DC. 2014;65(8):977–87.

[19] Greenberg PE, Fournier A-A, Sisitsky T, Pike CT, Kessler RC. The economic burden of adults with major depressive disorder in the United States (2005 and 2010). J Clin Psychiatry. 2015;76(2):155–62.

[20] Heidenreich PA, Trogdon JG, Khavjou OA, Butler J, Dracup K, Ezekowitz MD, et al. Forecasting the future of cardiovascular disease in the United States: a policy statement from the American Heart Association. Circulation. 2011;123(8):933–44.

[21] American Diabetes Association. Economic costs of diabetes in the U.S. in 2012. Diabetes Care. 2013;36(4):1033–46.

[22] Solomon DA, Keller MB, Leon AC, Mueller TI, Lavori PW, Shea MT, et al. Multiple recurrences of major depressive disorder. Am J Psychiatry. 2000;157(2):229–33.

[23] Spijker J, de Graaf R, Bijl RV, Beekman ATF, Ormel J, Nolen WA. Duration of major depressive episodes in the general population: results from The Netherlands Mental Health Survey and Incidence Study (NEMESIS). Br J Psychiatry J Ment Sci. 2002;181:208–13.

[24] Gonnella JS, Hornbrook MC, Louis DZ. Staging of disease. A case-mix measurement. JAMA. 1984;251(5):637–44.

[25] Fava GA, Tossani E. Prodromal stage of major depression. Early Interv Psychiatry. 2007;1(1):9–18.

[26] Hetrick SE, Parker AG, Hickie IB, Purcell R, Yung AR, McGorry PD. Early identification and intervention in depressive disorders: towards a clinical staging model. Psychother Psychosom. 2008;77(5):263–70.

[27] Cosci F, Fava GA. Staging of mental disorders: systematic review. Psychother Psychosom. 2013;82(1):20–34.

[28] Fekadu A, Wooderson S, Donaldson C, Markopoulou K, Masterson B, Poon L, et al. A multidimensional tool to quantify treatment resistance in depression: the Maudsley staging method. J Clin Psychiatry. 2009;70(2):177–84.

[29] Souery D, Oswald P, Massat I, Bailer U, Bollen J, Demyttenaere K, et al. Clinical factors associated with treatment resistance in major depressive disorder: results from a European multicenter study. J Clin Psychiatry. 2007;68(7):1062–70.

[30] De Carlo V, Calati R, Serretti A. Socio-demographic and clinical predictors of non-response/non-remission in treatment resistant depressed patients: a systematic review. Psychiatry Res. 2016;30(240):421–30.

[31] McGrath PJ, Stewart JW, Fava M, Trivedi MH, Wisniewski SR, Nierenberg AA, et al. Tranylcypromine versus venlafaxine plus mirtazapine following three failed antidepressant medication trials for depression: a STAR*D report. Am J Psychiatry. 2006;163(9):1531–41. quiz 1666.

[32] Mitchell AJ, Vaze A, Rao S. Clinical diagnosis of depression in primary care: a meta-analysis. Lancet Lond Engl. 2009;374(9690):609–19.

[33] Melartin TK, Rytsälä HJ, Leskelä US, Lestelä-Mielonen PS, Sokero TP, Isometsä ET. Current comorbidity of psychiatric disorders among DSM-IV major depressive disorder patients in psychiatric care in the Vantaa Depression Study. J Clin Psychiatry. 2002;63(2):126–34.

[34] Schmitt A, Falkai P. Differential diagnosis of major depression and bipolar disorder. Eur Arch Psychiatry Clin Neurosci. 2013;263(2):83–4.

[35] Nierenberg AA, Amsterdam JD. Treatment-resistant depression: definition and treatment approaches. J Clin Psychiatry. 1990;51(Suppl):39–47. discussion 48–50.

[36] Hirschfeld RM, Keller MB, Panico S, Arons BS, Barlow D, Davidoff F, et al. The National Depressive and Manic-Depressive Association consensus statement on the undertreatment of depression. JAMA. 1997;277(4):333–40.

[37] Ionescu DF, Rosenbaum JF, Alpert JE. Pharmacological approaches to the challenge of treatment-resistant depression. Dialogues Clin Neurosci. 2015;17(2):111–26.

[38] Cipriani A, Furukawa TA, Salanti G, Geddes JR, Higgins JP, Churchill R, et al. Comparative efficacy and acceptability of 12 new-generation antidepressants: a multiple-treatments meta- analysis. Lancet Lond Engl. 2009;373(9665):746–58.

[39] Kelly K, Posternak M, Alpert JE. Toward achieving optimal response: understanding and managing antidepressant side effects. Dialogues Clin Neurosci. 2008;10(4):409–18.

[40] Rush AJ. STAR*D: what have we learned? Am J Psychiatry. 2007;164(2):201–4.

[41] Henssler J, Kurschus M, Franklin J, Bschor T, Baethge C. Trajectories of acute antidepressant efficacy: how long to wait for response? A systematic review and meta-analysis of long- term, placebo-controlled acute treatment trials. J Clin Psychiatry. 2018;79(3):0–0.

[42] Vergouwen ACM, Bakker A, Katon WJ, Verheij TJ, Koerselman F. Improving adherence to antidepressants: a systematic review of interventions. J Clin Psychiatry. 2003;64(12):1415–20.

[43] Maddox JC, Levi M, Thompson C. The compliance with anti-depressants in general practice. J Psychopharmacol Oxf Engl. 1994;8(1):48–52.

[44] Burton C, Cochran AJ, Cameron IM. Restarting antidepressant treatment following early discontinuation – a primary care data-base study. Fam

Pract. 2015;32(5):520–4.

[45] Hamilton M. A rating scale for depression. J Neurol Neurosurg Psychiatry. 1960;23:56–62.

[46] Montgomery SA, Asberg M. A new depression scale designed to be sensitive to change. Br J Psychiatry J Ment Sci. 1979;134:382–9.

[47] Rush AJ, Trivedi MH, Ibrahim HM, Carmody TJ, Arnow B, Klein DN, et al. The 16-item Quick Inventory of Depressive Symptomatology (QIDS), clinician rating (QIDS-C), and self- report (QIDS-SR): a psychometric evaluation in patients with chronic major depression. Biol Psychiatry. 2003;54(5):573–83.

[48] Fava M. Diagnosis and definition of treatment-resistant depression. Biol Psychiatry. 2003;53(8):649–59.

[49] Trivedi MH, Fava M, Wisniewski SR, Thase ME, Quitkin F, Warden D, et al. Medication augmentation after the failure of SSRIs for depression. N Engl J Med. 2006;354(12):1243–52.

[50] Thase ME. Treatment-resistant depression: prevalence, risk factors, and treatment strategies. J Clin Psychiatry. 2011;72(5):e18.

[51] Connolly KR, Thase ME. If at first you don't succeed: a review of the evidence for antidepressant augmentation, combination and switching strategies. Drugs. 2011;71(1):43–64.

[52] Zhou X, Ravindran AV, Qin B, Del Giovane C, Li Q, Bauer M, et al. Comparative efficacy, acceptability, and tolerability of augmentation agents in treatment-resistant depression: systematic review and network meta-analysis. J Clin Psychiatry. 2015;76(4):e487–98.

[53] Cowen PJ. Backing the future: pharmacological approaches to the management of resistant depression. Psychol Med. 2017;47(15):2569–77.

[54] Zhou X, Keitner GI, Qin B, Ravindran AV, Bauer M, Del Giovane C, et al. Atypical antipsychotic augmentation for treatment- resistant depression: a systematic review and network meta- analysis. Int J Neuropsychopharmacol. 2015;18(11):pyv060.

[55] Papakostas GI, Shelton RC, Smith J, Fava M. Augmentation of antidepressants with atypical antipsychotic medications for treatment- resistant major depressive disorder: a meta-analysis. J Clin Psychiatry. 2007;68(6):826–31.

[56] Nelson JC, Papakostas GI. Atypical antipsychotic augmentation in major depressive disorder: a meta-analysis of placebo-controlled randomized trials. Am J Psychiatry. 2009;166(9):980–91.

[57] Spielmans GI, Berman MI, Linardatos E, Rosenlicht NZ, Perry A, Tsai AC. Adjunctive atypical antipsychotic treatment for major depressive disorder: a meta-analysis of depression, quality of life, and safety outcomes. PLoS Med. 2013;10(3):e1001403.

[58] Goodwin G, Fleischhacker W, Arango C, Baumann P, Davidson M, de Hert M, et al. Advantages and disadvantages of combination treatment with antipsychotics ECNP Consensus Meeting, March 2008, Nice. Eur Neuropsychopharmacol J Eur Coll Neuropsychopharmacol. 2009;19(7):520–32.

[59] Wang S-M, Han C, Lee S-J, Jun T-Y, Patkar AA,

Masand PS, et al. Second generation antipsychotics in the treatment of major depressive disorder: an update. Chonnam Med J. 2016;52(3):159–72.

[60] Thase ME. Adverse effects of second-generation antipsychotics as adjuncts to antidepressants: are the risks worth the benefits? Psychiatr Clin N Am. 2016;39(3):477–86.

[61] Thase ME, Youakim JM, Skuban A, Hobart M, Zhang P, McQuade RD, et al. Adjunctive brexpiprazole 1 and 3 mg for patients with major depressive disorder following inadequate response to anti-depressants: a phase 3, randomized, double-blind study. J Clin Psychiatry. 2015;76(9):1232–40.

[62] McIntyre RS, Filteau M-J, Martin L, Patry S, Carvalho A, Cha DS, et al. Treatment-resistant depression: definitions, review of the evidence, and algorithmic approach. J Affect Disord. 2014;156: 1–7.

[63] Berman RM, Marcus RN, Swanink R, McQuade RD, Carson WH, Corey-Lisle PK, et al. The efficacy and safety of aripiprazole as adjunctive therapy in major depressive disorder: a multi-center, randomized, double-blind, placebo-controlled study. J Clin Psychiatry. 2007;68(6):843–53.

[64] Marcus RN, McQuade RD, Carson WH, Hennicken D, Fava M, Simon JS, et al. The efficacy and safety of aripiprazole as adjunctive therapy in major depressive disorder: a second multicenter, randomized, double-blind, placebo-controlled study. J Clin Psychopharmacol. 2008;28(2):156–65.

[65] Thase ME, Trivedi MH, Nelson JC, Fava M, Swanink R, Tran Q-V, et al. Examining the efficacy of adjunctive aripiprazole in major depressive disorder: a pooled analysis of 2 studies. Prim Care Companion J Clin Psychiatry. 2008;10(6):440–7.

[66] Nelson JC, Pikalov A, Berman RM. Augmentation treatment in major depressive disorder: focus on aripiprazole. Neuropsychiatr Dis Treat. 2008;4(5): 937–48.

[67] Kamijima K, Higuchi T, Ishigooka J, Ohmori T, Ozaki N, Kanba S, et al. Aripiprazole augmentation to antidepressant therapy in Japanese patients with major depressive disorder: a randomized, double-blind, placebo-controlled study (ADMIRE study). J Affect Disord. 2013;151(3):899–905.

[68] Kaneriya SH, Robbins-Welty GA, Smagula SF, Karp JF, Butters MA, Lenze EJ, et al. Predictors and moderators of remission with aripiprazole augmentation in treatment-resistant late-life depression: an analysis of the IRL-GRey randomized clinical trial. JAMA Psychiat. 2016;73(4):329–36.

[69] Han C, Wang S-M, Kwak K-P, Won W-Y, Lee H, Chang CM, et al. Aripiprazole augmentation versus antidepressant switching for patients with major depressive disorder: a 6-week, randomized, rater-blinded, prospective study. J Psychiatr Res. 2015;66–67:84–94.

[70] Bauer M, Pretorius HW, Constant EL, Earley WR, Szamosi J, Brecher M. Extended-release quetiapine as adjunct to an antidepressant in patients with major depressive disorder: results of a randomized, placebo-controlled, double-blind study. J Clin Psychiatry.

2009;70(4):540–9.

[71] Shelton RC, Tollefson GD, Tohen M, Stahl S, Gannon KS, Jacobs TG, et al. A novel augmentation strategy for treating resistant major depression. Am J Psychiatry. 2001;158(1):131–4.

[72] Komossa K, Depping AM, Gaudchau A, Kissling W, Leucht S. Second-generation antipsychotics for major depressive disorder and dysthymia. Cochrane Database Syst Rev. 2010;(12):CD008121.

[73] Thase ME, Corya SA, Osuntokun O, Case M, Henley DB, Sanger TM, et al. A randomized, double-blind comparison of olanzapine/fluoxetine combination, olanzapine, and fluoxetine in treatment-resistant major depressive disorder. J Clin Psychiatry. 2007;68(2):224–36.

[74] Corya SA, Williamson D, Sanger TM, Briggs SD, Case M, Tollefson G. A randomized, double-blind comparison of olanzapine/ fluoxetine combination, olanzapine, fluoxetine, and venlafaxine in treatment-resistant depression. Depress Anxiety. 2006;23(6):364–72.

[75] Asaoka N, Nagayasu K, Nishitani N, Yamashiro M, Shirakawa H, Nakagawa T, et al. Olanzapine augments the effect of selective serotonin reuptake inhibitors by suppressing GABAergic inhibition via antagonism of 5-HT6 receptors in the dorsal raphe nucleus. Neuropharmacology. 2015;95:261–8.

[76] Gao K, Kemp DE, Fein E, Wang Z, Fang Y, Ganocy SJ, et al. Number needed to treat to harm for discontinuation due to adverse events in the treatment of bipolar depression, major depressive disorder, and generalized anxiety disorder with atypical antipsychotics. J Clin Psychiatry. 2011;72(8):1063–71.

[77] Brunner E, Tohen M, Osuntokun O, Landry J, Thase ME. Efficacy and safety of olanzapine/ fluoxetine combination vs fluoxetine monotherapy following successful combination therapy of treatment-resistant major depressive disorder. Neuropsychopharmacology. 2014;39(11):2549–59.

[78] Yoon S, Jeon SW, Ko Y-H, Patkar AA, Masand PS, Pae C-U, et al. Adjunctive brexpiprazole as a novel effective strategy for treating major depressive disorder: a systematic review and meta-analysis. J Clin Psychopharmacol. 2017;37(1):46–53.

[79] Romeo B, Blecha L, Locatelli K, Benyamina A, Martelli C. Metaanalysis and review of dopamine agonists in acute episodes of mood disorder: efficacy and safety. J Psychopharmacol Oxf Engl. 2018;32(4):385–96.

[80] Fava M, Okame T, Matsushima Y, Perry P, Weiller E, Baker RA. Switching from inadequate adjunctive or combination treatment options to brexpiprazole adjunctive to antidepressant: an open-label study on the effects on depressive symptoms and cognitive and physical functioning. Int J Neuropsychopharmacol. 2017;20(1):22–30.

[81] Thase ME, Youakim JM, Skuban A, Hobart M, Augustine C, Zhang P, et al. Efficacy and safety of adjunctive brexpiprazole 2 mg in major depressive disorder: a phase 3, randomized, placebo- controlled study in patients with inadequate response to antidepressants. J Clin Psychiatry. 2015;76(9):1224–31.

[82] Papakostas GI, Fava M, Baer L, Swee MB, Jaeger A, Bobo WV, et al. Ziprasidone augmentation of escitalopram for major depressive disorder: efficacy results from a randomized, doubleblind, placebo-controlled study. Am J Psychiatry. 2015;172(12): 1251–8.

[83] Iovieno N, Shelton RC, Petrie SR, Cusin C, Fava M, Papakostas GI. Efficacy of ziprasidone augmentation of escitalopram for cognitive symptoms of major depressive disorder. J Clin Psychiatry. 2018;79(1):16m10920.

[84] Keitner GI, Garlow SJ, Ryan CE, Ninan PT, Solomon DA, Nemeroff CB, et al. A randomized, placebo-controlled trial of risperidone augmentation for patients with difficult-to-treat unipolar, non-psychotic major depression. J Psychiatr Res. 2009;43(3):205–14.

[85] Berman RM, Thase ME, Trivedi MH, Hazel JA, Marler SV, McQuade RD, et al. Long-term safety and tolerability of openlabel aripiprazole augmentation of antidepressant therapy in major depressive disorder. Neuropsychiatr Dis Treat. 2011;7:303–12.

[86] Lenze EJ, Mulsant BH, Blumberger DM, Karp JF, Newcomer JW, Anderson SJ, et al. Efficacy, safety, and tolerability of augmentation pharmacotherapy with aripiprazole for treatment-resistant depression in late life: a randomised, double-blind, placebocontrolled trial. Lancet Lond Engl. 2015;386(10011):2404–12.

[87] Zall H, Therman PG, Myers JM. Lithium carbonate: a clinical study. Am J Psychiatry. 1968;125(4):549–55.

[88] Nelson JC, Baumann P, Delucchi K, Joffe R, Katona C. A systematic review and meta-analysis of lithium augmentation of tricyclic and second generation antidepressants in major depression. J Affect Disord. 2014;168:269–75.

[89] Bauer M, Adli M, Ricken R, Severus E, Pilhatsch M. Role of lithium augmentation in the management of major depressive disorder. CNS Drugs. 2014; 28(4):331–42.

[90] Edwards SJ, Hamilton V, Nherera L, Trevor N. Lithium or an atypical antipsychotic drug in the management of treatment-resistant depression: a systematic review and economic evaluation. Health Technol Assess Winch Engl. 2013;17(54):1–190.

[91] Bauer M, Adli M, Baethge C, Berghöfer A, Sasse J, Heinz A, et al. Lithium augmentation therapy in refractory depression: clinical evidence and neurobiological mechanisms. Can J Psychiatry Rev Can Psychiatr. 2003;48(7):440–8.

[92] Bauer M, Dopfmer S. Lithium augmentation in treatment- resistant depression: meta-analysis of placebo-controlled studies. J Clin Psychopharmacol. 1999;19(5):427–34.

[93] Cipriani A, Hawton K, Stockton S, Geddes JR. Lithium in the prevention of suicide in mood disorders: updated systematic review and meta-analysis. BMJ. 2013;346:f3646.

[94] Sienaert P, Geeraerts I, Wyckaert S. How to initiate lithium therapy: a systematic review of dose estimation and level prediction methods. J Affect

Disord. 2013;146(1):15–33.

[95] Bschor T, Lewitzka U, Sasse J, Adli M, Köberle U, Bauer M. Lithium augmentation in treatment-resistant depression: clinical evidence, serotonergic and endocrine mechanisms. Pharmacopsychiatry. 2003;36(Suppl 3):S230–4.

[96] Grandjean EM, Aubry J-M. Lithium: updated human knowledge using an evidence-based approach. Part II: clinical pharmacology and therapeutic monitoring. CNS Drugs. 2009;23(4):331–49.

[97] Baek JH, Kinrys G, Nierenberg AA. Lithium tremor revisited: pathophysiology and treatment. Acta Psychiatr Scand. 2014;129(1):17–23.

[98] Dols A, Sienaert P, van Gerven H, Schouws S, Stevens A, Kupka R, et al. The prevalence and management of side effects of lithium and anticonvulsants as mood stabilizers in bipolar disorder from a clinical perspective: a review. Int Clin Psychopharmacol. 2013;28(6):287–96.

[99] Gitlin M. Lithium side effects and toxicity: prevalence and management strategies. Int J Bipolar Disord. 2016;4(1):27.

[100] McKnight RF, Adida M, Budge K, Stockton S, Goodwin GM, Geddes JR. Lithium toxicity profile: a systematic review and meta-analysis. Lancet Lond Engl. 2012;379(9817):721–8.

[101] Ittermann T, Völzke H, Baumeister SE, Appel K, Grabe HJ. Diagnosed thyroid disorders are associated with depression and anxiety. Soc Psychiatry Psychiatr Epidemiol. 2015;50(9):1417–25.

[102] Fava M, Labbate LA, Abraham ME, Rosenbaum JF. Hypothyroidism and hyperthyroidism in major depression revisited. J Clin Psychiatry. 1995;56(5):186–92.

[103] Aronson R, Offman HJ, Joffe RT, Naylor CD. Triiodothyronine augmentation in the treatment of refractory depression. A meta-analysis. Arch Gen Psychiatry. 1996;53(9):842–8.

[104] Appelhof BC, Brouwer JP, van Dyck R, Fliers E, Hoogendijk WJG, Huyser J, et al. Triiodothyronine addition to paroxetine in the treatment of major depressive disorder. J Clin Endocrinol Metab. 2004;89(12):6271–6.

[105] Posternak M, Novak S, Stern R, Hennessey J, Joffe R, Prange A, et al. A pilot effectiveness study: placebo-controlled trial of adjunctive L-triiodothyronine (T3) used to accelerate and potentiate the antidepressant response. Int J Neuropsychopharmacol. 2008;11(1):15–25.

[106] Altshuler LL, Bauer M, Frye MA, Gitlin MJ, Mintz J, Szuba MP, et al. Does thyroid supplementation accelerate tricyclic antide-pressant response? A review and meta-analysis of the literature. Am J Psychiatry. 2001;158(10):1617–22.

[107] Rosenthal LJ, Goldner WS, O'Reardon JP. T3 augmentation in major depressive disorder: safety considerations. Am J Psychiatry. 2011;168(10):1035–40.

[108] Cooper-Kazaz R, Apter JT, Cohen R, Karagichev L, Muhammed-Moussa S, Grupper D, et al. Combined treatment with sertraline and liothyronine in major depression: a randomized, double-blind, placebo-controlled trial. Arch Gen Psychiatry. 2007;64(6):679–88.

[109] Garlow SJ, Dunlop BW, Ninan PT, Nemeroff CB. The combination of triiodothyronine (T3) and sertraline is not superior to sertraline monotherapy in the treatment of major depressive disorder. J Psychiatr Res. 2012;46(11):1406–13.

[110] Iosifescu DV, Nierenberg AA, Mischoulon D, Perlis RH, Papakostas GI, Ryan JL, et al. An open study of triiodothyronine augmentation of selective serotonin reuptake inhibitors in treatment-resistant major depressive disorder. J Clin Psychiatry. 2005;66(8):1038–42.

[111] Nierenberg AA, Fava M, Trivedi MH, Wisniewski SR, Thase ME, McGrath PJ, et al. A comparison of lithium and T(3) augmenta-tion following two failed medication treatments for depression: a STAR*D report. Am J Psychiatry. 2006;163(9):1519–30. quiz 1665.

[112] Bauer M, Hellweg R, Gräf KJ, Baumgartner A. Treatment of refractory depression with high-dose thyroxine. Neuropsychopharmacology. 1998;18(6):444–55.

[113] Kleeblatt J, Betzler F, Kilarski LL, Bschor T, Köhler S. Efficacy of off-label augmentation in unipolar depression: a systematic review of the evidence. Eur Neuropsychopharmacol. 2017;27(5):423–41.

[114] Cusin C, Iovieno N, Iosifescu DV, Nierenberg AA, Fava M, Rush AJ, et al. A randomized, double-blind, placebo-controlled trial of pramipexole augmentation in treatment-resistant major depressive disorder. J Clin Psychiatry. 2013;74(7):e636–41.

[115] Fava M, Targum SD, Nierenberg AA, Bleicher LS, Carter TA, Wedel PC, et al. An exploratory study of combination buspirone and melatonin SR in major depressive disorder (MDD): a possible role for neurogenesis in drug discovery. J Psychiatr Res. 2012;46(12):1553–63.

[116] Appelberg BG, Syvälahti EK, Koskinen TE, Mehtonen OP, Muhonen TT, Naukkarinen HH. Patients with severe depression may benefit from buspirone augmentation of selective serotonin reuptake inhibitors: results from a placebo-controlled, randomized, double-blind, placebo wash-in study. J Clin Psychiatry. 2001;62(6):448–52.

[117] Goss AJ, Kaser M, Costafreda SG, Sahakian BJ, Fu CHY. Modafinil augmentation therapy in unipolar and bipolar depression: a systematic review and meta-analysis of randomized controlled trials. J Clin Psychiatry. 2013;74(11):1101–7.

[118] Liu Y, Zhou X, Zhu D, Chen J, Qin B, Zhang Y, et al. Is pindolol augmentation effective in depressed patients resistant to selective serotonin reuptake inhibitors? A systematic review and meta-analysis. Hum Psychopharmacol. 2015;30(3):132–42.

[119] Barbee JG, Thompson TR, Jamhour NJ, Stewart JW, Conrad EJ, Reimherr FW, et al. A double-blind placebo-controlled trial of lamotrigine as an antidepressant augmentation agent in treatment-refractory unipolar depression. J Clin Psychiatry.

2011;72(10):1405–12.

[120] Barbosa L, Berk M, Vorster M. A double-blind, randomized, placebo-controlled trial of augmentation with lamotrigine or placebo in patients concomitantly treated with fluoxetine for resistant major depressive episodes. J Clin Psychiatry. 2003;64(4):403–7.

[121] Kagawa S, Mihara K, Nakamura A, Nemoto K, Suzuki T, Nagai G, et al. Relationship between plasma concentrations of lamotrigine and its early therapeutic effect of lamotrigine augmentation therapy in treatment-resistant depressive disorder. Ther Drug Monit. 2014;36(6):730–3.

[122] Smith EG, Deligiannidis KM, Ulbricht CM, Landolin CS, Patel JK, Rothschild AJ. Antidepressant augmentation using the N-methyl-D-aspartate antagonist memantine: a randomized, double-blind, placebo-controlled trial. J Clin Psychiatry. 2013;74(10):966–73.

[123] Kishi T, Matsunaga S, Iwata N. A meta-analysis of memantine for depression. J Alzheimers Dis JAD. 2017;57(1):113–21.

[124] Garcia-Toro M, Medina E, Galan JL, Gonzalez MA, Maurino J. Treatment patterns in major depressive disorder after an inadequate response to first-line antidepressant treatment. BMC Psychiatry. 2012;12:143.

[125] Nakajima S, Uchida H, Suzuki T, Watanabe K, Hirano J, Yagihashi T, et al. Is switching antidepressants following early nonresponse more beneficial in acute-phase treatment of depression?: A ran-domized open-label trial. Prog Neuropsychopharmacol Biol Psychiatry. 2011;35(8):1983–9.

[126] Poirier MF, Boyer P. Venlafaxine and paroxetine in treatment- resistant depression. Double-blind, randomised comparison. Br J Psychiatry J Ment Sci. 1999;175:12–6.

[127] Gaynes BN, Dusetzina SB, Ellis AR, Hansen RA, Farley JF, Miller WC, et al. Treating depression after initial treatment failure: directly comparing switch and augmenting strategies in STAR*D. J Clin Psychopharmacol. 2012;32(1):114–9.

[128] Mohamed S, Johnson GR, Chen P, Hicks PB, Davis LL, Yoon J, et al. Effect of antidepressant switching vs augmentation on remission among patients with major depressive disorder unresponsive to antidepressant treatment: the VAST-D randomized clinical trial. JAMA. 2017;318(2):132–45.

[129] Cipriani A, La Ferla T, Furukawa TA, Signoretti A, Nakagawa A, Churchill R, et al. Sertraline versus other antidepressive agents for depression. Cochrane Database Syst Rev. 2010;(1):CD006117.

[130] Mohamed S, Johnson GR, Chen P, Hicks PB, Davis LL, Yoon J, et al. Effect of antidepressant switching vs augmentation on remission among patients with major depressive disorder unresponsive to antidepressant treatment: the VAST-D randomized clinical trial. JAMA. 2017;318(2):132–45.

[131] Ruhé HG, Huyser J, Swinkels JA, Schene AH. Switching anti-depressants after a first selective serotonin reuptake inhibitor in major depressive disorder: a systematic review. J Clin Psychiatry. 2006;67(12):1836–55.

[132] Souery D, Serretti A, Calati R, Oswald P, Massat I, Konstantinidis A, et al. Switching antidepressant class does not improve response or remission in treatment-resistant depression. J Clin Psychopharmacol. 2011;31(4):512–6.

[133] Brown WA, Harrison W. Are patients who are intolerant to one serotonin selective reuptake inhibitor intolerant to another? J Clin Psychiatry. 1995;56(1):30–4.

[134] Fava M, Rush AJ, Wisniewski SR, Nierenberg AA, Alpert JE, McGrath PJ, et al. A comparison of mirtazapine and nortripty- line following two consecutive failed medication treatments for depressed outpatients: a STAR*D report. Am J Psychiatry. 2006;163(7):1161–72.

[135] Baldomero EB, Ubago JG, Cercós CL, Ruiloba JV, Calvo CG, López RP. Venlafaxine extended release versus conventional antidepressants in the remission of depressive disorders after previous antidepressant failure: ARGOS study. Depress Anxiety. 2005;22(2):68–76.

[136] Papakostas GI, Fava M, Thase ME. Treatment of SSRI-resistant depression: a meta-analysis comparing within-versus across-class switches. Biol Psychiatry. 2008;63(7):699–704.

[137] Rush AJ, Trivedi MH, Wisniewski SR, Stewart JW, Nierenberg AA, Thase ME, et al. Bupropion-SR, sertraline, or venlafaxine- XR after failure of SSRIs for depression. N Engl J Med. 2006;354(12):1231–42.

[138] Brent D, Emslie G, Clarke G, Wagner KD, Asarnow JR, Keller M, et al. Switching to another SSRI or to venlafaxine with or without cognitive behavioral therapy for adolescents with SSRI-resistant depression: the TORDIA randomized controlled trial. JAMA. 2008;299(8):901–13.

[139] Anttila SA, Leinonen EV. A review of the pharmacological and clinical profile of mirtazapine. CNS Drug Rev. 2001;7(3):249–64.

[140] Behnke K, Søgaard J, Martin S, Bäuml J, Ravindran AV, Agren H, et al. Mirtazapine orally disintegrating tablet versus sertraline: a prospective onset of action study. J Clin Psychopharmacol. 2003;23(4):358–64.

[141] Watanabe N, Omori IM, Nakagawa A, Cipriani A, Barbui C, Churchill R, et al. Mirtazapine versus other antidepressive agents for depression. Cochrane Database Syst Rev. 2011;(12):CD006528.

[142] Watanabe N, Omori IM, Nakagawa A, Cipriani A, Barbui C, McGuire H, et al. Mirtazapine versus other antidepressants in the acute-phase treatment of adults with major depression: systematic review and meta-analysis. J Clin Psychiatry. 2008;69(9):1404–15.

[143] Fava M, Dunner DL, Greist JH, Preskorn SH, Trivedi MH, Zajecka J, et al. Efficacy and safety of mirtazapine in major depressive disorder patients after SSRI treatment failure: an open-label trial. J Clin Psychiatry. 2001;62(6):413–20.

[144] Steinberg H, Himmerich H. Roland Kuhn- 100th birthday of an innovator of clinical

psychopharmacology. Psychopharmacol Bull. 2012;45(1):48–50.

[145] Berton O, Nestler EJ. New approaches to antidepressant drug discovery: beyond monoamines. Nat Rev Neurosci. 2006;7(2):137–51.

[146] Anderson IM. Selective serotonin reuptake inhibitors versus tricyclic antidepressants: a meta-analysis of efficacy and tolerability. J Affect Disord. 2000;58(1):19–36.

[147] van den Broek WW, Mulder PGH, van Os E, Birkenhäger TK, Pluijms E, Bruijn JA. Efficacy of venlafaxine compared with tricyclic antidepressants in depressive disorder: a meta-analysis. J Psychopharmacol Oxf Engl. 2009;23(6):708–13.

[148] Arroll B, Macgillivray S, Ogston S, Reid I, Sullivan F, Williams B, et al. Efficacy and tolerability of tricyclic antidepressants and SSRIs compared with placebo for treatment of depression in primary care: a meta-analysis. Ann Fam Med. 2005;3(5):449–56.

[149] Furukawa TA, McGuire H, Barbui C. Meta-analysis of effects and side effects of low dosage tricyclic antidepressants in depression: systematic review. BMJ. 2002;325(7371):991.

[150] Rief W, Nestoriuc Y, von Lilienfeld-Toal A, Dogan I, Schreiber F, Hofmann SG, et al. Differences in adverse effect reporting in placebo groups in SSRI and tricyclic antidepressant trials: a systematic review and meta-analysis. Drug Saf. 2009;32(11):1041–56.

[151] von Wolff A, Hölzel LP, Westphal A, Härter M, Kriston L. Selective serotonin reuptake inhibitors and tricyclic antidepressants in the acute treatment of chronic depression and dysthymia: a systematic review and meta-analysis. J Affect Disord. 2013;144(1–2):7–15.

[152] Thase ME, Trivedi MH, Rush AJ. MAOIs in the contemporary treatment of depression. Neuropsychopharmacology. 1995;12(3):185–219.

[153] Kornstein SG, Schatzberg AF, Thase ME, Yonkers KA, McCullough JP, Keitner GI, et al. Gender differences in treatment response to sertraline versus imipramine in chronic depression. Am J Psychiatry. 2000;157(9):1445–52.

[154] Stahl SM, Felker A. Monoamine oxidase inhibitors: a modern guide to an unrequited class of antidepressants. CNS Spectr. 2008;13(10):855–70.

[155] López-Muñoz F, Alamo C, Juckel G, Assion H-J. Half a century of antidepressant drugs: on the clinical introduction of monoamine oxidase inhibitors, tricyclics, and tetracyclics. Part I: monoamine oxidase inhibitors. J Clin Psychopharmacol. 2007;27(6):555–9.

[156] Amsterdam JD. A double-blind, placebo-controlled trial of the safety and efficacy of selegiline transdermal system without dietary restrictions in patients with major depressive disorder. J Clin Psychiatry. 2003;64(2):208–14.

[157] Sowa-Kućma M, Pańczyszyn-Trzewik P, Misztak P, Jaeschke RR, Sendek K, Styczeń K, et al. Vortioxetine: a review of the pharmacology and clinical profile of the novel antidepressant.

Pharmacol Rep PR. 2017;69(4):595–601.

[158] Thase ME, Mahableshwarkar AR, Dragheim M, Loft H, Vieta E. A meta-analysis of randomized, placebo-controlled trials of vortioxetine for the treatment of major depressive disorder in adults. Eur Neuropsychopharmacol J Eur Coll Neuropsychopharmacol. 2016;26(6):979–93.

[159] Koesters M, Ostuzzi G, Guaiana G, Breilmann J, Barbui C. Vortioxetine for depression in adults. Cochrane Database Syst Rev. 2017;7:CD011520.

[160] Wagner G, Schultes M-T, Titscher V, Teufer B, Klerings I, Gartlehner G. Efficacy and safety of levomilnacipran, vilazodone and vortioxetine compared with other second-generation antidepressants for major depressive disorder in adults: a systematic review and network meta-analysis. J Affect Disord. 2018;228:1–12.

[161] Pae C-U, Wang S-M, Han C, Lee S-J, Patkar AA, Masand PS, et al. Vortioxetine: a meta-analysis of 12 short-term, randomized, placebo-controlled clinical trials for the treatment of major depressive disorder. J Psychiatry Neurosci JPN. 2015;40(3): 174–86.

[162] Meeker AS, Herink MC, Haxby DG, Hartung DM. The safety and efficacy of vortioxetine for acute treatment of major depressive disorder: a systematic review and meta-analysis. Syst Rev. 2015;4:21.

[163] Montgomery SA, Nielsen RZ, Poulsen LH, Häggström L. A randomised, double-blind study in adults with major depressive disorder with an inadequate response to a single course of selective serotonin reuptake inhibitor or serotonin-noradrenaline reuptake inhibitor treatment switched to vortioxetine or agomelatine. Hum Psychopharmacol. 2014;29(5):470–82.

[164] Rosenblat JD, Kakar R, McIntyre RS. The cognitive effects of antidepressants in major depressive disorder: a systematic review and meta-analysis of randomized clinical trials. Int J Neuropsychopharmacol. 2015;19(2). pii: pyv082.

[165] He H, Wang W, Lyu J, Zheng J, Guo L, An X, et al. Efficacy and tolerability of different doses of three new antidepressants for treating major depressive disorder: a PRISMA-compliant metaanalysis. J Psychiatr Res. 2018;96:247–59.

[166] Papakostas GI, Nielsen RZ, Dragheim M, Tonnoir B. Efficacy and tolerability of vortioxetine versus agomelatine, categorized by previous treatment, in patients with major depressive disorder switched after an inadequate response. J Psychiatr Res. 2018;101:72–9.

[167] Mathews M, Gommoll C, Chen D, Nunez R, Khan A. Efficacy and safety of vilazodone 20 and 40 mg in major depressive disorder: a randomized, double-blind, placebo-controlled trial. Int Clin Psychopharmacol. 2015;30(2):67–74.

[168] Croft HA, Pomara N, Gommoll C, Chen D, Nunez R, Mathews M. Efficacy and safety of vilazodone in major depressive disorder: a randomized, double-blind, placebo-controlled trial. J Clin Psychiatry. 2014;75(11):e1291–8.

[169] Stahl SM. Enhancing outcomes from major

depression: using antidepressant combination therapies with multifunctional pharmacologic mechanisms from the initiation of treatment. CNS Spectr. 2010;15(2):79–94.

[170] Lam RW, Wan DDC, Cohen NL, Kennedy SH. Combining anti-depressants for treatment-resistant depression: a review. J Clin Psychiatry. 2002;63(8):685–93.

[171] Thase ME. Antidepressant combinations: widely used, but far from empirically validated. Can J Psychiatry Rev Can Psychiatr. 2011;56(6):317–23.

[172] Lopes Rocha F, Fuzikawa C, Riera R, Ramos MG, Hara C. Antidepressant combination for major depression in incom-plete responders – a systematic review. J Affect Disord. 2013;144(1–2):1–6.

[173] Henssler J, Bschor T, Baethge C. Combining antidepressants in acute treatment of depression: a meta-analysis of 38 studies including 4511 patients. Can J Psychiatry Rev Can Psychiatr. 2016;61(1):29–43.

[174] Blier P, Ward HE, Tremblay P, Laberge L, Hébert C, Bergeron R. Combination of antidepressant medications from treatment initiation for major depressive disorder: a double-blind randomized study. Am J Psychiatry. 2010;167(3):281–8.

[175] Rush AJ, Trivedi MH, Stewart JW, Nierenberg AA, Fava M, Kurian BT, et al. Combining medications to enhance depression outcomes (CO-MED): acute and long-term outcomes of a single- blind randomized study. Am J Psychiatry. 2011;168(7): 689–701.

[176] Maes M, Vandoolaeghe E, Desnyder R. Efficacy of treatment with trazodone in combination with pindolol or fluoxetine in major depression. J Affect Disord. 1996;41(3):201–10.

[177] Nierenberg AA, Cole JO, Glass L. Possible trazodone potentiation of fluoxetine: a case series. J Clin Psychiatry. 1992;53(3):83–5.

[178] Thase ME. Antidepressant combinations: cutting edge psychopharmacology or passing fad? Curr Psychiatry Rep. 2013;15(10):403.

[179] Spina E, Trifirò G, Caraci F. Clinically significant drug inter-actions with newer antidepressants. CNS Drugs. 2012;26(1): 39–67.

[180] Mitchell PB. Drug interactions of clinical significance with selective serotonin reuptake inhibitors. Drug Saf. 1997;17(6):390–406.

[181] Gobbi G, Ghabrash MF, Nuñez N, Tabaka J, Di Sante J, Saint- Laurent M, et al. Antidepressant combination versus antidepres-sants plus second-generation antipsychotic augmentation in treatment-resistant unipolar depression. Int Clin Psychopharmacol. 2018;33(1):34–43.

[182] Bschor T, Kern H, Henssler J, Baethge C. Switching the anti-depressant after nonresponse in adults with major depression: a systematic literature search and meta-analysis. J Clin Psychiatry. 2018;79(1):16r10749.

[183] Drevets WC, Price JL, Furey ML. Brain structural and functional abnormalities in mood disorders: implications for neurocircuitry models of depression. Brain Struct Funct. 2008;213(1–2):93–118.

[184] Price JL, Drevets WC. Neurocircuitry of mood disorders. Neuropsychopharmacology. 2010;35(1):192–216.

[185] Murrough JW, Iacoviello B, Neumeister A, Charney DS, Iosifescu DV. Cognitive dysfunction in depression: neurocircuitry and new therapeutic strategies. Neurobiol Learn Mem. 2011;96(4): 553–63.

[186] Milev RV, Giacobbe P, Kennedy SH, Blumberger DM, Daskalakis ZJ, Downar J, et al. Canadian Network for Mood and Anxiety Treatments (CANMAT) 2016 clinical guidelines for the management of adults with major depressive disorder: section 4. Neurostimulation treatments. Can J Psychiatry Rev Can Psychiatr. 2016;61(9):561–75.

[187] Cusin C, Dougherty DD. Somatic therapies for treatment-resistant depression: ECT, TMS, VNS, DBS. Biol Mood Anxiety Disord. 2012;2:14.

[188] Farah WH, Alsawas M, Mainou M, Alahdab F, Farah MH, Ahmed AT, et al. Non-pharmacological treatment of depression: a systematic review and evidence map. Evid Based Med. 2016;21(6):214–21.

[189] UK ECT Review Group. Efficacy and safety of electroconvulsive therapy in depressive disorders: a systematic review and meta- analysis. Lancet Lond Engl. 2003;361(9360):799–808.

[190] Tess AV, Smetana GW. Medical evaluation of patients undergoing electroconvulsive therapy. N Engl J Med. 2009;360(14): 1437–44.

[191] Endler NS. The origins of electroconvulsive therapy (ECT). Convuls Ther. 1988;4(1):5–23.

[192] Tor P-C, Bautovich A, Wang M-J, Martin D, Harvey SB, Loo C. A systematic review and meta-analysis of brief versus ultrabrief right unilateral electroconvulsive therapy for depression. J Clin Psychiatry. 2015;76(9):e1092–8.

[193] Charlson F, Siskind D, Doi SAR, McCallum E, Broome A, Lie DC. ECT efficacy and treatment course: a systematic review and meta-analysis of twice vs thrice weekly schedules. J Affect Disord. 2012;138(1–2):1–8.

[194] Kellner CH, Greenberg RM, Murrough JW, Bryson EO, Briggs MC, Pasculli RM. ECT in treatment-resistant depression. Am J Psychiatry. 2012;169(12):1238–44.

[195] Lisanby SH. Electroconvulsive therapy for depression. N Engl J Med. 2007;357(19):1939–45.

[196] Semkovska M, McLoughlin DM. Objective cognitive performance associated with electroconvulsive therapy for depression: a systematic review and meta-analysis. Biol Psychiatry. 2010;68(6):568–77.

[197] Reti IM, Walker M, Pulia K, Gallegos J, Jayaram G, Vaidya P. Safety considerations for outpatient electroconvulsive therapy. J Psychiatr Pract. 2012;18(2):130–6.

[198] Pagnin D, de Queiroz V, Pini S, Cassano GB. Efficacy of ECT in depression: a meta-analytic review. J ECT. 2004;20(1):13–20.

[199] Kho KH, van Vreeswijk MF, Simpson S, Zwinderman AH. A meta-analysis of electro-convulsive therapy efficacy in depression. J ECT. 2003;19(3):139–47.

[200] Petrides G, Fink M, Husain MM, Knapp RG, Rush AJ, Mueller M, et al. ECT remission rates in psychotic versus non-psychotic depressed patients: a report from CORE. J ECT. 2001;17(4):244–53.

[201] Haq AU, Sitzmann AF, Goldman ML, Maixner DF, Mickey BJ. Response of depression to electroconvulsive therapy: a meta-analysis of clinical predictors. J Clin Psychiatry. 2015;76(10):1374–84.

[202] van Waarde JA, Scholte HS, van Oudheusden LJB, Verwey B, Denys D, van Wingen GA. A functional MRI marker may predict the outcome of electroconvulsive therapy in severe and treatment- resistant depression. Mol Psychiatry. 2015;20(5):609–14.

[203] Jelovac A, Kolshus E, McLoughlin DM. Relapse following successful electroconvulsive therapy for major depression: a meta- analysis. Neuropsychopharmacology. 2013;38(12):2467–74.

[204] Sackeim HA, Haskett RF, Mulsant BH, Thase ME, Mann JJ, Pettinati HM, et al. Continuation pharmacotherapy in the prevention of relapse following electroconvulsive therapy: a randomized controlled trial. JAMA. 2001;285(10):1299–307.

[205] Fregni F, Marcolin MA, Myczkowski M, Amiaz R, Hasey G, Rumi DO, et al. Predictors of antidepressant response in clinical trials of transcranial magnetic stimulation. Int J Neuropsychopharmacol. 2006;9(6):641–54.

[206] Brunoni AR, Chaimani A, Moffa AH, Razza LB, Gattaz WF, Daskalakis ZJ, et al. Repetitive transcranial magnetic stimulation for the acute treatment of major depressive episodes: a systematic review with network meta-analysis. JAMA Psychiat. 2017;74(2):143–52.

[207] Martin JLR, Martín-Sánchez E. Systematic review and metaanalysis of vagus nerve stimulation in the treatment of depression: variable results based on study designs. Eur Psychiatry. 2012;27(3):147–55.

[208] Rush AJ, George MS, Sackeim HA, Marangell LB, Husain MM, Giller C, et al. Vagus nerve stimulation (VNS) for treatmentresistant depressions: a multicenter study. Biol Psychiatry. 2000;47(4):276–86.

[209] Aaronson ST, Sears P, Ruvuna F, Bunker M, Conway CR, Dougherty DD, et al. A 5-year observational study of patients with treatment-resistant depression treated with vagus nerve stimulation or treatment as usual: comparison of response, remission, and suicidality. Am J Psychiatry. 2017;174(7):640–8.

[210] Berlim MT, Van den Eynde F, Daskalakis ZJ. Clinical utility of transcranial direct current stimulation (tDCS) for treating major depression: a systematic review and meta-analysis of randomized, double-blind and sham-controlled trials. J Psychiatr Res. 2013;47(1):1–7.

[211] Shiozawa P, Fregni F, Benseñor IM, Lotufo PA, Berlim MT, Daskalakis JZ, et al. Transcranial direct current stimulation for major depression: an updated systematic review and metaanalysis. Int J Neuropsychopharmacol. 2014;17(9):1443–52.

[212] Meron D, Hedger N, Garner M, Baldwin DS. Transcranial direct current stimulation (tDCS) in the treatment of depression: systematic review and meta-analysis of efficacy and tolerability. Neurosci Biobehav Rev. 2015;57:46–62.

[213] Holtzheimer PE, Kelley ME, Gross RE, Filkowski MM, Garlow SJ, Barrocas A, et al. Subcallosal cingulate deep brain stimulation for treatment-resistant unipolar and bipolar depression. Arch Gen Psychiatry. 2012;69(2):150–8.

[214] Dougherty DD, Rezai AR, Carpenter LL, Howland RH, Bhati MT, O'Reardon JP, et al. A randomized sham-controlled trial of deep brain stimulation of the ventral capsule/ventral striatum for chronic treatment-resistant depression. Biol Psychiatry. 2015;78(4):240–8.

[215] Holtzheimer PE, Husain MM, Lisanby SH, Taylor SF, Whitworth LA, McClintock S, et al. Subcallosal cingulate deep brain stimulation for treatment-resistant depression: a multisite, randomised, sham-controlled trial. Lancet Psychiatry. 2017;4(11):839–49.

[216] Dandekar MP, Fenoy AJ, Carvalho AF, Soares JC, Quevedo J. Deep brain stimulation for treatment-resistant depression: an integrative review of preclinical and clinical findings and translational implications. Mol Psychiatry. 2018;23(5):1094–112.

第 2 章　重度抑郁症合并酒精使用问题
Co-occurring MDD and Problematic Alcohol Use

Paola Pedrelli　Kate H. Bentley　著

案例

Mark 在高中时是个好学生，考上了一所好大学。在他大一的时候，他加入了一个兄弟会，并开始酗酒，每周都要和他的兄弟会朋友一起喝上好几次。尽管他经常因喝酒而昏迷，但他并不担心，因为他的大多数朋友都有类似的经历。虽然他在大学四年中一直酗酒，但他在期中和期末考试期间减少了饮酒量，最终以 GPA3.0 的成绩毕业。在大三的时候，女朋友与他分手后，他经历了第一次严重抑郁症发作，因为他喝醉酒后经常争吵和"尴尬"的行为。Mark 更是借酒消愁，以此来应对低落的情绪。

大学毕业后，Mark 开始自己做销售业务，取得了一定的成功。离开学校后，他又经历了几次抑郁症发作，特别是在冬天，这会持续几个月，一般在春天或夏天后期就会好转。Mark 的饮酒习惯在大学毕业后保持不变，平时工作日的晚上就适度喝点，周末就喝得大醉。因为他是个体经营者，所以他喝酒并没有马上在工作中引起问题；因此他可以在醉酒后休息几天再开始工作。而且，他的工作还包括会见客户和参加社交活动，这些活动通常都要喝酒，这为他持续酗酒提供了条件。Mark 继续和那些与他饮酒习惯相似的朋友们来往，因此他不认为自己的饮酒过量。24 岁时，他因酒后驾车（driving under the influence, DUI）被捕，在很短的一段时间内减少了饮酒量，但在 6 个月后又回到了原来的状态。

Mark 在 27 岁时首次接受抑郁症治疗，他报告说，由于中度到高度的痛苦，导致生产力下降。此外，他还报告了情绪低落、动力不足、睡眠困难、疲乏和易怒。他说，唯一能给他带来快乐的事情就是和朋友们出去"聚会"。Mark 还报告说，他开始对酒精产生了耐受性，尽管女友不断抱怨，他还是继续喝酒，而且每个月都有几天因为宿醉起不来，而不去上班。

评估了摄入量后，Mark 被告知他符合重度抑郁症和轻度复发性酒精使用障碍（alcohol use disorder, AUD）的标准。起初，Mark 没把喝酒的后果想得那么严重，并认为这是"正常的"。Mark 的临床医师接受过共病症综合治疗的培训，并开始使用与动机性访谈（motivational interviewing，MI）一致的技术来解决他的酗酒问题[1]。因此，在最初的治疗过程中，通过使用动机性访谈技术，临床医师与 Mark 讨论了酒精在他生活中的作用，以及酒精对他的目标和情绪的影响。通过对日常情绪和行为的监测，我们发现，工作日大量饮酒之后，往往会导致工作效率下降，进而引发对自己的负面想法和自卑。然后，临床医师强调了 Mark 工作上的高效和成功与他的饮酒行为之间的矛盾。进而让他认识到，周六的酗酒习惯与他周日情绪低落、感觉自己毫无价值之间存在关联。Mark 同意逐渐减少饮酒，并接受认知行为疗法（cognitive-behavioral therapy，CBT），这使他的抑郁症状得到了改善。

一、概述

重度抑郁症经常与物质使用障碍（substance use disorders，SUDs）[2] 及特别是酒精使用障碍[3] 同时发生。经常遇到重度抑郁症共病其他物质使用障碍（如阿片类药物使用障碍、兴奋药使用障碍）的患者，他们可能从专门治疗成瘾的诊所那里获得更好的服务；那些有重度抑郁和酒精使用障碍或酒精使用问题的患者，经常寻求重度抑郁症的治疗，而不是针对他们的饮酒行为[4, 5]。因此，在本章中，我们将阐述酒精使用问题，回顾抑郁症共病酒精使用问题的患病率和后果，并为医护人员提供这种共病症状的治疗选择和一个循证治疗方案的示例，该治疗方案在重度抑郁症和酒精使用障碍的研究中已得到了检验。

酒精使用问题（problematic alcohol use）是指这几种饮酒行为，包括酒精滥用（alcohol misuse）、酗酒（heavy drinking）和暴饮（binge drinking）。"alcohol misuse"经常与《精神障碍诊断和统计手册（第4版）-TR》（DSM-4-TR）中的"alcohol abuse"[6] 和 DSM-5 中的轻度的"alcohol use disorder"[7] 作为同义词使用。DSM-4-TR 将酒精滥用定义为"不适当的酒精使用，导致临床上显著的损害或痛苦"[6]。DSM-5 与 DSM-4-TR 中"酒精滥用"的诊断相对应，根据患者符合的标准条数，将符合2~3条标准的患者归为轻度酒精使用障碍[7]。将出现标准中的4~5个症状的患者归为中度酒精使用障碍，出现标准中的6个或更多症状的患者归为重度酒精使用障碍[7]。SAMHSA（2017）[2] 每年进行一次全国性的心理健康和物质使用行为调查，将暴饮（binge drinking）定义为女性一次饮用4标准杯酒精，男性一次饮用5标准杯酒精；将酗酒（heavy drinking）定义为过去一个月内有5天或以上的暴饮。美国国家防止酒精滥用和酗酒研究所（National Institute of Alcohol Abuse and Alcoholism，NIAAA）对"暴饮"的定义做了进一步细化，暴饮是指在 2h 内为女性/男性饮用 4/5 杯酒精，这样饮酒通常会导致血液酒精浓度提高到 0.08g/dl[8]。

在美国，饮酒问题（problematic drinking）在所有年龄段都很常见。在 2016 年 SAMHSA 年度调查中，估计有 6530 万 12 岁或 12 岁以上的人在过去 30 天里报告了暴饮。酗酒

在 18—34 岁的年轻人中最为常见，而据报道，这些人一生都在酗酒 [9]。具体来说，4.9%
的青少年和 38.4% 的 18—25 岁的年轻人在过去 1 个月有过酗酒 [2]。在美国 26 岁或 26 岁以
上的成年人中，2016 年酗酒人群大约占 1/4（24.2%）。许多人一周暴饮多次，这增加了问题
的风险。2016 年，青少年中约有 1/125（0.8%）的人酗酒，18—25 岁的年轻人中约有 1/10
（10.1%）酗酒，26 岁或以上成年人中约有 6% 酗酒 [2]。

据估计，2010 年过度饮酒给美国带来的损失为 2490 亿美元，其中暴饮造成的损失为
1910 亿美元，占总损失的 77%[10]。这些数字是根据工作效率、医疗保健开支、刑事司法费
用和其他损失费用而得出来的 [10]。在美国，过度饮酒导致 1/10 的适龄工作成年人死亡。大
学生酗酒与许多不良后果有关，包括机动车事故、意外伤害、性传播疾病、性侵犯和自杀，
以及前额皮质功能受损（即记忆和注意力问题）[12-14]。此外，许多酗酒的年轻人在成年后
都会有饮酒问题。具体来说，一项纵向研究表明，1/3 的大学酗酒青年在 7 年后仍继续酗
酒 [15]。此外，在大学里酗酒会使 10 年后的酒精使用障碍风险增加，男性增加 9 倍，女性增
加 7 倍 [16]。因此，饮酒问题是一个主要的公共健康问题 [17, 18]。

二、重度抑郁症合并饮酒问题

美国国家药物使用和健康调查（National Survey on Drug Use and Health，NSDUH）显示，
13.9% 的美国人过去 1 年有酒精使用障碍，1/3 的人终身酒精使用障碍 [3]。酒精使用障碍会
增加重度抑郁症的患病风险 [3]，而重度抑郁症患者患酒精使用障碍的风险也更高 [19]。关于
美国的重度抑郁症共病酒精使用障碍的患病率数据很少，但加拿大的一项全国性调查显示，
在患有 DSM-4 酒精滥用的人群中，重度抑郁症的年患病率为 6.9%[20]。反过来，在 12 个月
内诊断为重度抑郁症的患者中，酒精滥用的年患病率为 12.3%（95%CI　9.4 ～ 15.2）[20]。
其他研究报告称，抑郁症患者中酒精使用障碍（酒精依赖和酒精滥用）的患病率，目前为
16%（5% ～ 67%），终身患病率为 30%（10% ～ 60%）[21]。这大约是普通人群终身酒精问
题发生率（目前为 7%，终生为 16% ～ 24%）的 2 倍。虽然没有专门针对重度抑郁症和酒
精使用问题的共同发生率的全国性调查，但有证据表明，重度抑郁症与酒精使用障碍、酒
精滥用（包括暴饮）都有很高的共同发生率。在那些正在接受急诊（emergency department，
ED）服务的青少年 [22, 23]、大学生 [24] 和成年人 [25] 中，都证实了酒精使用问题与抑郁症之
间存在的关联。约有一半（46.9%）患有重度抑郁症的大学生报告在过去 2 周中有酗酒 [5]，
1/10 的大学生符合重度抑郁症的 2 个标准，并在过去 2 周内曾酗酒 [24]。

一直以来，酒精依赖和抑郁症状的同时发生与不良的长期结果相关，包括酒精问题的
高复发和持续性增加 [26]，以及治疗后酒精问题复发的风险增加 [27, 28]。此外，与只患重度抑
郁症的患者相比，患重度抑郁症和酒精使用障碍的患者表现出更多的慢性和持续性症状 [29]。
酗酒和抑郁症的同时发生也是有问题的，因为它与更严重的酒精相关后果有关 [30-33]。具体
来说，与没有抑郁症状的酗酒者相比，有酗酒和抑郁症状的患者报告了更多与酒精相关的
后果。此外，重度抑郁症患者倾向于通过饮酒来应对他们的抑郁症状，而且研究一致表明，

与其他原因的饮酒相比,饮酒对应抑郁症状与更严重的酒精问题之间的存在更高相关[32-34]。重要的是,同时出现抑郁症状和酒精使用问题的患者,治疗结果会较差,因为抑郁症可能会使患者不能坚持减少饮酒,而饮酒可能会抑制药物治疗的反应[27, 35, 36]。

筛查的目的和重要性

总的来说,寻求治疗的酒精使用障碍患者很少。国家数据显示,只有19.8%的终身酒精使用障碍患者接受过治疗[2]。随着症状严重程度的增加,寻求治疗的人数也在增加。例如,在过去12个月,酒精使用障碍患者中寻求治疗的比例为轻度患者2.7%、中度4.9%和重度患者21.3%;在终身酒精使用障碍患者中,寻求治疗的比例为轻度患者4.4%、中度患者8.7%和重度患者34.7%[3]。终身酒精使用障碍患者和过去一年患者从12步骤组戒瘾疗法、医护人员、门诊设施和康复计划中获得帮助[3]。在终身酒精使用障碍的受访者中,通过康复计划寻求治疗的比例(9.0%)与通过医护人员寻求治疗的比例(8.7%)相当[3]。同样,酗酒的年轻人很少对其危险饮酒的治疗感兴趣[37],只有5%~13%的年轻人正在接受治疗[4, 5]。与之形成鲜明对比的是,大约65%的抑郁症患者正在接受治疗[2]。考虑到重度间歇性饮酒(heavy episodic drinking,HED)的高患病率,许多寻求治疗的重度抑郁症患者也有重度间歇性饮酒。一致的是,最近的一项研究表明,几乎50%的重度抑郁症学生也报告患有重度间歇性饮酒[24]。因此,通过治疗重度抑郁症患者的重度间歇性饮酒,是治疗这些患者的酒精使用问题的理想契机,而他们通常对自身的饮酒问题缺乏深刻认识[24, 37]。虽然许多接受治疗的重度抑郁症患者可能有酗酒问题,但他们可能不会报告,因此对饮酒情况进行系统筛查就显得至关重要。酒精使用障碍筛查量表(alcohol use disorders identification test,AUDIT)是评估危险饮酒的一种常见且经过充分验证的有效工具[38, 39]。评分为8分或更高被认为是有风险的饮酒,需要进一步评估[38]。同样,有理由将抑郁筛查纳入急诊科和基层诊所等机构,在这些机构中使用包括筛查、简短干预和转诊治疗(screening, brief intervention, and referral to treatment,SBIRT)[40, 41]在内的简短干预措施来减少高风险饮酒[42-44]。因此,确认并适当筛查高危双重诊断人群的共存疾病,可能会使简短干预措施获得最大的成功[45]。

三、研究历程

(一)治疗方法

对重度抑郁症和酒精使用问题的治疗,可以是单一诊断为主的治疗(即只治疗一种病症)、综合治疗(即同时治疗两种病症)或序贯治疗(即一次只对一种病症进行治疗,直到达到戒酒的阶段,情绪症状才会得到解决)。对于重度抑郁症合并酒精使用问题的患者,序贯治疗以前是护理标准[46]。然而,序贯治疗或单一疾病治疗,疗效和结局可能较差——因为重度抑郁症合并未经治疗的饮酒问题的患者,可能会由于继续饮酒而得不到改善;而酒精使用问题合并未经治疗的抑郁症患者,由于其存在的情绪症状,可能有更高的复发风险[27, 28, 47]。在过去的十年里,一起治疗同时出现的疾病的概念已经建立起来,综合治疗方法越来越普遍，被公认为是更能接受的方法 [46, 48]。单相重度抑郁症的单一循证治疗有认知行为疗法（CBT）[49] 和其他方法，如正念认知疗法（MBCT）[50]，将在后面章节中介绍。

认知行为疗法对重度抑郁症的有效性已得到多项 Meta 分析的支持，是治疗重度抑郁症的最常见的循证治疗方法之一 [51-53]。简单地说，认知行为疗法是建立在思维、情感和行为相互关联的概念基础上的，抑郁症与错误的、功能失调的思维和无益的行为模式有关。因此，认知行为疗法包括两个主要的技术：认知重建，包括教导患者识别和改变错误的想法和自我看法；以及行为激活，包括激励抑郁症患者参加愉快的活动 [49]。对有饮酒问题的单一诊断治疗主要是动机访谈（motivational interviewing, MI）[1]。动机访谈被定义为一种"以来访者为中心，通过探索和解决矛盾心理来增强内在改变动机的指导性方法 [54]"。动机访谈是一种沟通方式，它结合了风格（如同理心）和技巧（如有反应的倾听），以在治疗期间营造一种协作的氛围 [1]。动机访谈用于增强动机，即改变高危饮酒行为，并减少与酒精相关的后果。青少年酗酒的治疗方案包括简短动机干预（brief motivational interventions，BMI），通常包括一个主要依据动机访谈原则的疗程，对饮酒的个性化反馈，以及在酗酒和个人饮酒量反馈（如将个人饮酒量与国民饮酒基准进行比较）中遇到的问题 [55-57]。

对重度抑郁症和酒精使用问题的大多数综合治疗，结合了这些循证的心理疗法（认知行为疗法和动机访谈）；在本章末尾，我们给出了这样一个方案的例子。到目前为止，很少有试验对酒精滥用合并抑郁症的治疗进行研究。一项研究比较了不同长度的四种治疗形式的干预措施。其中一组研究只进行了简短干预（brief intervention，BI），包括建立融洽关系、病例解析、评估反馈、动机访谈、减少饮酒的简短建议，以及抑郁症和饮酒问题的自助材料。其他三组进行的是简短干预结合长程干预：针对重度抑郁症的单一治疗，针对饮酒问题的单一治疗，针对重度抑郁症合并酒精滥用的认知行为治疗 / 动机访谈综合干预。值得注意的是，研究中的所有患者都接受了简短干预，因此，研究中的所有病例都包含"动机访谈"要素。在两份独立的论文中，对短期结果和长期结果进行了研究 [58, 59]。在第一次治疗后评估中，与简短干预相比，干预时间越长，每周饮酒量的减少幅度越大；而认知行为治疗 / 动机访谈综合干预在降低饮酒量方面比单一治疗更有效 [58]。同样，与单一治疗相比，综合治疗能更有效地减轻抑郁症状 [58]。长期结果数据显示，在缓减抑郁症和减少饮酒量方面，长程干预比短程干预更有效。然而，在为期 3 年的随访中，长程干预对减少饮酒量的疗效没有得到维持。在 6 个月的随访中，对于重度抑郁症，综合治疗优于单一治疗；对于减少饮酒，针对饮酒问题的干预优于针对抑郁症的干预。根据他们的研究结果，该研究者提出了一种分步治疗方法（stepped-care approach），对全部患者进行简短的综合治疗，然后对无响应的患者进行更高强度的治疗或更长时间的治疗 [58]。

这项研究还扩展了 Baker 及其同事 [58] 对重度抑郁症合并酒精和（或）大麻滥用患者的研究，其中一半患者符合酒精滥用的标准。研究人员比较了单次简短干预（包含动机访谈技术）、治疗师提供的"简短干预 + 9 次动机访谈 / 认知行为治疗"和计算机提供的"简短干预 + 9 次动机访谈 + 9 次认知行为治疗"（加上临床医生每周提供的简短输入）。所有这些都与抑郁症状的改善和饮酒量的减少相关，在 12 个月的随访中，治疗时间越长，获益越多 [60]。同样，一项针对年轻人的抑郁症合并酒精使用问题的基于互联网的简短干预表明，在治疗后评估中，与注意力控制相比，动机访谈 / 认知行为治疗与抑郁症的缓减和饮酒量的减少相关更高 [61]。虽然在 6 个月的随访评估中，接受动机访谈 / 认知行为治疗的患者保持了这些改善，但两组之间的差异不再显著 [61]。也有证据表明，在标准治疗中加入动机访谈可以提高疗效。例如，一项大型门诊精神病学项目的试验表明，受试者被随机分为：①三个疗程的动机访谈，一个疗程是面对面进行，两个疗程是通过电话进行；②抑郁症标准治疗，并有酒精和饮酒危害的印刷资料作为辅助手段（对照组）；在为期 6 个月的评估中显示，在减少危险饮酒方面，动机访谈比对照组更有效 [62]。该报告没有具体说明抑郁症的标准治疗方法。

综上所述，这些研究提供的证据表明，"动机访谈 + 认知行为治疗"可能比短程干预和单一重点干预的效果更好。看来，简短干预能在心理健康和饮酒方面带来一些改善，而长程干预甚至能产生更好的效果。虽然还需要进一步的研究来明确重度抑郁症和酒精滥用的治疗指南，但值得注意的是，对重度抑郁症和酒精使用障碍（酒精滥用和酒精依赖）的"动机访谈 + 认知行为治疗"研究的一项 Meta 分析发现，与对照组相比，这种联合治疗与饮酒量的较小减少和抑郁症的较小但显著的改善相关 [63]。此外，研究者还发现，较长疗程的动机访谈 / 认知行为治疗与酒精治疗结果显著相关，但与抑郁症治疗结果无相关 [63]。因此，对于抑郁症合并酗酒问题的患者来说，结合动机访谈和认知行为治疗的综合干预可能是个合适的治疗选择。但值得注意的是，有研究认为，综合治疗对人格障碍患者也更有效，较长疗程的干预可能为这些患者提供更持久的益处（如 12 个月的随访）[64]。

（二）药理干预

到目前为止，我们主要关注的是治疗重度抑郁症合并酗酒的患者的心理学方法。对于酒精使用问题，结合循证的行为干预和治疗物质使用障碍的药物（即药物辅助治疗和 MAT），也是一种非常成熟的治疗方法。虽然对酗酒的所有药物干预的全面回顾超出了本章的范围，但我们将简要说明几个最广泛使用的干预方法。目前，FDA 已经批准了三种治疗酒精使用的口服药物，即戒酒硫（Antabuse）、阿坎酸（Campral）和纳曲酮（ReVia），其中纳曲酮还可作为缓释注射剂（Vivitrol）使用。简单地说，戒酒硫抑制代谢酒精的酶，当饮酒时会引起不愉快的生理反应（如恶心、心悸等）[65]。阿坎酸可以通过使因饮酒而中断的大脑系统恢复正常，从而减少长期戒断症状（如失眠、焦虑、烦躁）。纳曲酮可阻断与饮酒欲望和奖赏效应相关的阿片受体。总的来说，这些药物被广泛证实可以帮助人们减少饮酒、避免酗酒复发和（或）恢复并保持清醒 [66]。然而，需要注意的是，这些药物主要是针对那些在开始用药前已经有一段清醒期的患者进行测试的。托吡酯（Topiramate）是一种用于双相情感障碍的抗惊厥药物，虽然没有得到 FDA 批准，但它在减少酗酒方面也显示出了良好的效果，而且经常开放标签地用于治疗酒精使用 [67]。

由于指导具体用药建议的研究数据有限，甚至在某些情况下这些数据相互矛盾，因此还需要进行更多的研究来确定治疗重度抑郁症合并酗酒的有效药物[67]。此外，由于戒酒通常不是同时存在酗酒问题的重度抑郁症患者的目标（至少一开始不是），所以目前还不清楚这些结果是否可以推广到这类患者。总的来说，现有研究结果表明，抗抑郁药能有效地治疗单极性抑郁症患者、单极性抑郁症合并饮酒患者的抑郁症状[68, 69]。然而，关于抗抑郁药（如 SSRIs）是否也能减少酒精使用，研究结果喜忧参半[67]。对于这些"双重诊断"患者，早期使用抗抑郁药有一定的支持，因为抑郁症和酒精使用障碍患者如果不服用抗抑郁药，复发的风险可能会更高[70]。就这两种情况的联合药物治疗而言，研究表明，相比单独使用抗抑郁药或酒精使用障碍药物，舍曲林联合纳曲酮能更有效地改善抑郁症和酒精使用[65, 67, 71]。还需要进行更多的研究，来明确抗抑郁药物与其他经批准的用于饮酒问题的药物的联合使用疗效。

必须强调的是，对于酗酒患者，重度抑郁症最常用的药物（如 SSRIs、SSNRIs、安非他酮）可能发生有害的药物间相互作用（不良反应如恶化、镇静、抑郁加重和肝损伤）。重要的是，单胺氧化酶抑制药（monoamine oxidase inhibitors，MAOIs）与酒精合用会导致严重的心脏不良反应[36]。此外，服用抗抑郁药物的同时饮酒可能会抵消抗抑郁药物的益处[36]，因此这些患者可能需要更高剂量的抗抑郁药物才能达到相应疗效。因此，仔细检查抗抑郁药物与酒精结合的任何潜在不良反应，并讨论服用抗抑郁药物时饮酒的风险，是尤为重要的。

总的来说，需要对酒精使用问题和重度抑郁症的综合治疗（心理社会和药物）进行更严格控制的研究，以提供临床指南，因为经常治疗抑郁症患者的医师在实践中很可能遇到酗酒患者。

四、给医师的建议

在接受重度抑郁症治疗的患者中，酒精使用问题很常见；因此，在治疗这一人群时，评估饮酒情况至关重要。正如 DeVido 和 Weiss[67] 所述，大量饮酒会导致抑郁症，反之亦然，因此很难给出准确的诊断。要确定抑郁症状是由原发性抑郁障碍引起的还是由酒精滥用引起的，以及如果饮酒量发生变化，这些症状是否会持续存在，这可能是个挑战。DeVido 和 Weiss[67] 提出了以下建议来应对这些挑战：①进行彻底的诊断性访谈，仔细评估这两种疾病的发病时间顺序；②从家属那里获得有关症状的时间表现方面的信息。评估未饮酒期间是否存在抑郁症状，询问了解重度抑郁症和酒精使用障碍的家族史也很重要。回顾治疗史也有助于评估诊断。需要注意的是，几项大型研究仔细检查了重度抑郁症和酒精使用障碍的时间顺序，结果表明，原发性、独立的重度抑郁症比物质诱发的疾病更为常见[72, 73]。

对于酒精使用问题合并重度抑郁症患者，联合使用策略的综合心理治疗方法可能是最有效的。一项叫作"酒精和其他物质使用与抑郁症的自助"（self-help for alcohol and other drug use and depression，SHADE）的计算机程序，就是如何整合认知行为治疗和动机访谈的一个例子。SHADE 使用减少伤害的方法来减少饮酒，让参与者选择他们的治疗目标[74, 75]。在一些对酒精滥用合并重度抑郁症患者的研究中，已经使用了 SHADE[58-60]，它还可作为门诊治疗的模型[75]。SHADE 包括认知行为治疗和动机访谈策略；认知行为治疗策略让患者认识和探索抑郁症状和酒精使用问题之间的关系，以及一种疾病如何因另一种疾病而恶化。

动机访谈贯穿整个治疗过程，早期疗程中，将特定的技术与认知行为治疗策略相结合（如决策平衡、制定变更计划），在后期疗程中，作为讨论制定和维持变更的一般性非对抗性方法。具体来说，在第 1 次治疗中，所有患者都收到包含评估反馈、病例解析（涉及抑郁症合并酒精问题的发展和维持）、动机访谈、行为改变计划，以及关于抑郁症和危险饮酒的宣教。第 2 次治疗向患者阐述认知行为治疗的基本原理，开始情绪和（或）心理渴求的监控、安排活动和正念行走。在第 3 次治疗中，介绍监控想法和评估变化以及用心倾听。在第 4 次治疗，让患者制定一个活动清单，明确他们的改变计划，接收处理冲动想法或心理渴求的信息，并正念地对待愉悦活动。第 5 次治疗教导患者如何识别和改变无用的自动思维，并复习正念呼吸。第 6 次治疗回顾解决问题的策略和有觉知的视觉体验。第 7 次治疗检查不良核心信念的支持证据，并进行 3min 呼吸时间练习。第 8 次治疗，练习认知治疗技术、自信、拒绝饮酒技巧，并制定应急计划。第 9 次治疗练习预防复发的技术和进一步的正念练习。在第 10 次治疗中，患者简要地拟定复发预防计划，并编写复发风险管理计划 [58-60, 75]。

如前所述，在治疗抑郁症合并酒精滥用时，考虑药物选择是很重要的。循证的行为干预可能与治疗抑郁症和（或）酒精使用障碍的药物有效地联合使用；但是，临床医师在给有酗酒行为的患者开处某些药物的时候，必须注意潜在的药物间相互作用。

五、常见问题及解答

Q1： 对于报告饮酒超过指南推荐量的患者，最好的方法是什么？

A1： 有证据表明，许多寻求治疗抑郁症的患者也可能有酗酒问题。因此，临床医师应系统地询问在整个治疗过程中的饮酒情况。美国国家防止酒精滥用与酒精中毒研究所（NIAAA）建议对"危险"饮酒或"酗酒"的个体（即男性每天喝 5 杯或每周 14 杯，女性每天喝 3 杯以上或每周 7 杯以上）进行简短干预 [76]。患者可能没有意识到他们的饮酒是"危险的"，而对 NIAAA 推荐的指南和高酒精使用相关风险的宣教，是治疗的重要第一步。临床医师应该仔细检查患者因饮酒而已经导致的所有可能后果，包括健康相关的问题、人际关系问题（即与朋友或重要他人的争吵）、法律问题（如酒后驾车）和就业问题（如旷工）。

考虑到有饮酒问题的患者通常对自身的饮酒问题缺乏深刻认识，临床医师可以使用动机访谈技术 [1]，它遵循五个基本原则：通过有反应的倾听表达同理心，发现患者的当前行为与目标或价值之间的差异，避免争论和直接对抗，适应患者的阻抗而不是反对它，并支持自我效能和保持乐观。临床医师也可以采用符合动机访谈的沟通技巧，如有反应的陈述、肯定、唤起，并使用强调患者当前行为与其目标之间差异的陈述。这些原则的特点是框架式（FRAMES）的简短干预结构，即使用反馈（feedback）、对个体的改变负责（responsibility）、提供建议（advice）、提供改变选项表单（menu）、移情的（empathic）咨询风格和增强自我效能感（self-efficacy）[77]。因此，临床医师可能重点扩大饮酒量和个人目标之间的差异，并协作确定符合推荐指南的饮酒量目标，这些目标可能与患者的目标一致。逐步地，将抑郁症和饮酒问题结合起来处理，突出它们两者间的相互影响关系，并增强患者不酗酒的动机。

Q2: 治疗抑郁症合并酒精滥用的最好方法是什么？

A2: 在治疗重度抑郁症合并酒精使用问题患者时，需要注意的一个重要的临床考虑是，这些患者往往对与他们饮酒行为相关的问题缺乏深入了解[78]，因此可能缺乏改变的动机。他们的治疗目标往往只是减少饮酒量。因此，有饮酒问题的患者可能不愿去为重度抑郁症合并酒精使用障碍患者提供服务的专科诊所，因为他们不想戒酒（而这些治疗经常要求戒酒），也因为他们可能不想接触那些他们不认识的严重成瘾行为患者。有饮酒问题的患者可能更愿意去主要针对抑郁症和相关症状（如焦虑）的普通门诊精神病诊所接受治疗。此外，虽然物质使用障碍患者经常去看门诊（如重症门诊、部分住院）项目，但对于重度抑郁症患者合并饮酒问题（如较轻的酒精使用障碍）的患者，每周一次的治疗可能是适当的护理水平[62, 63]。因此，有人认为，治疗这类共病患者的酒精使用问题，可能是解决这一高风险行为的理想策略，因为这些患者不是为了解决饮酒问题而寻求治疗，而是想要治疗他们的重度抑郁症。

Q3: 什么时候采用序贯治疗好于综合治疗？

A3: 研究普遍表明，对于抑郁症合并饮酒问题的患者，综合治疗的效果更好。然而，如果临床医师没有治疗饮酒问题的经验和（或）治疗环境缺乏必要的资源，建议将患者转诊到精通动机访谈的临床医师，为其进行短期的动机访谈治疗。如上所述，如果忽视了解决患者的饮酒问题，这也可能不利于患者的情绪症状的改善。

Q4: 评估酒精使用问题的最好方法是什么？

A4: 美国国家防止酒精滥用和酗酒研究所委员会的"建议饮酒问卷"专责小组，编制了最少条目的饮酒问卷，这里列出了他们建议的3、4、5和6个条目的问卷，这些都是该工作组的工作成果。他们建议至少询问三个问题，包括过去一年的饮酒频率（如"在过去的12个月里，您通常多久喝一次含酒精的饮料？"），过去的12个月里喝酒时，一天的饮酒量（如"在过去12个月里，您在喝酒的时候，一天喝了多少酒？"），以及过去12个月里酗酒的频率［如"在过去的12个月中，您有多少次在2h内饮用5杯或更多含酒精的饮料？"（针对男性）或"在过去的12个月中，您有多少次在2h内饮用4杯或更多含酒精的饮料？"（针对女性）］。4个条目的问卷增加了一个问题，过去一年里24h内的最大饮酒量（如"在你的一生中，24h内你所饮用的含酒精饮料的最大饮用量是多少？"）。5个条目的问卷又增加了一个问题，受试者一生中24h内的最大饮酒量（如"在过去的12个月里，24h内你所饮用的含酒精饮料的最大饮用量是多少？"）。在这个问题之后，6个条目的问卷又增加了一个问题，询问在过去12个月里这个最大饮用量的频率（如"在过去的12个月里，这个最大饮用量的喝酒有多少次？"）[79]。

类似地，酒精使用障碍筛查量表（alcohol use disorders identification test, AUDIT）[38]是一种自我报告筛选工具，广泛用于识别有饮酒问题的个体。AUDIT为10个条目的筛选问卷，三个问题询问饮酒的数量和频率，三个问题询问酒精依赖，四个问题询问酒精引起的问题。所有条目都使用 Likert 量表从 1 ~ 5 打分，总分从 0 ~ 40 分。已为本量表建立了常模，但总的来说，量表作者建议得分在 0 ~ 7 分的情况下，提供酒精方面的健康教育；得分在 8 ~ 15 分，提供简单的建议；在 16 ~ 19 分，提供简单的建议，加上简短的咨询和持续监测[38]。

Q5: 戒酒和适度饮酒的治疗目标有什么不同？

A5: 在重度间歇性饮酒的情况下，常见的做法是采取一种减少危害的策略，其目标是在建议的指导酒量范围内饮酒。大多数有饮酒问题的患者最初都不愿意戒酒，因此减少饮酒是最可行的目标。有些患者可能无法减少饮酒，即使他们没有达到酒精使用障碍的标准，因为他们控制不住自己。在这些情况下，建议临床医师与患者一起评估戒酒的利弊。关于减少危害的策略是否适用于重度酒精使用障碍患者，还存在争议[80, 81]，而且这超出了本章范围，本章主要讨论的是重度抑郁症和轻度酒精使用障碍。

参考文献

[1] Miller WR, Rollnick S. Motivational interviewing: preparing people to change addictive behavior. New York: Guilford Press; 1991.

[2] Substance Abuse and Mental Health Services Administration. Key substance use and mental health indicators in the United States: results from the 2016 National Survey on Drug Use and Health (HHS Publication No. SMA 17-5044, NSDUH Series H-52). Rockville: Center for Behavioral Health Statistics and Quality, Substance Abuse and Mental Health Services Administration; 2017. Retrieved from https://www.samhsa.gov/data/. Accessed 5/12/2018.

[3] Grant BF, Saha TD, Ruan WJ, Goldstein RB, Chou SP, Jung J, et al. Epidemiology of DSM-5 drug use disorder: results from the National Epidemiologic Survey on Alcohol and Related Conditions- III. JAMA Psychiat. 2016;73(1):39–47.

[4] Blanco C, Okuda M, Wright C, Hasin DS, Grant BF, Liu SM, Olfson M. Mental health of college students and their noncollege-attending peers: results from the National Epidemiologic Study on Alcohol and Related Conditions. Arch Gen Psychiatry. 2008;65:1429–37.

[5] Cranford JA, Eisenberg D, Serras AM. Substance use behaviors, mental health problems, and use of mental health services in a probability sample of college students. Addict Behav. 2009;34(2):134–45.

[6] American Psychiatric Association. Diagnostic and statistical manual of mental disorders (4th ed., text rev.). Washington DC 2000.

[7] American Psychiatric Association. Diagnostic and statistical manual of mental disorders. 5th ed. Arlington: American Psychiatric Publishing; 2013.

[8] National Institute of Alcohol Abuse and Alcoholism. NIAAA council approves definition of binge drinking. NIAAA Newslett. 2004;3:3.

[9] Kanny D, Liu Y, Brewer RD, Lu H. Binge drinking—United States, 2011. MMWR Suppl. 2013;62(suppl 3):77–80.

[10] Sacks JJ, Gonzales KR, Bouchery EE, Tomedi LE, Brewer RD. 2010 national and state costs of excessive alcohol consumption. Am J Prev Med. 2015;49(5):e73–9.

[11] Stahre M, Roeber J, Kanny D, Brewer RD, Zhang X. Contribution of excessive alcohol consumption to deaths and years of potential life lost in the United States. Prev Chronic Dis. 2014;11:130293.

[12] Hingson RW, Edwards EM, Heeren T, Rosenbloom D. Age of drinking onset and injuries, motor vehicle crashes, and physical fights after drinking and when not drinking. Alcohol Clin Exp Res. 2009;33(5):783–90.

[13] Glasheen C, Pemberton MR, Lipari R, Copello EA, Mattson ME. Binge drinking and the risk of suicidal thoughts, plans, and attempts. Addict Behav. 2015;43:42–9.

[14] Baliunas D, Rehm J, Irving H, Shuper P. Alcohol consumption and risk of incident human immunodeficiency virus infection: a metaanalysis. Int J Public Health. 2010;55(3):159–66.

[15] Jackson KM, Sher KJ, Gotham HJ, Wood PK. Transitioning into and out of large-effect drinking in young adulthood. J Abnorm Psychol. 2001;110(3):378–91.

[16] Jennison KM. The short-term effects and unintended long-term consequences of binge drinking in college: a 10-year follow-up study. Am J Drug Alcohol Abuse. 2004;30(3):659–84.

[17] Ham LS, Hope DA. College students and problematic drinking: a review of the literature. Clin Psychol Rev. 2003;23(5):719–59. Review.

[18] Hingson R, Heeren T, Winter M, Wechsler H. Magnitude of alcohol- related mortality and morbidity among U.S. college students ages 18–24: changes from 1998 to 2001. Annu Rev Public Health. 2005;26:259–79. Review.

[19] Hasin DS, Stinson FS, Ogburn E, Grant BF. Prevalence, correlates, disability, and comorbidity of DSM-IV alcohol abuse and dependence in the United States: results from the National Epidemiologic Survey on Alcohol and Related Conditions. Arch Gen Psychiatry. 2007;64:830–42.

[20] Currie SR, Patten SB, Williams JV, Wang J, Beck CA, El-Guebaly N, Maxwell C. Comorbidity of major depression with substance use disorders. Can J Psychiatr. 2005;50(10):660–6.

[21] Sullivan LE, Fiellin DA, O'Connor PG. The prevalence and impact of alcohol problems in major depression: a systematic review. Am J Med. 2005;118(4):330–41.

[22] Becker SJ, Spirito A, Hernandez L, Barnett NP, Eaton CA, Lewander W, et al. Trajectories of adolescent alcohol use after brief treatment in an emergency department. Drug Alcohol Depend. 2012;125:103–9.

[23] Patton R, Lau CH, Blow FC, Ranney ML, Cunningham RM, Walton MA. Prevalence and correlates of depression and drinking behaviors among adolescents and emerging adults in a suburban emergency department. Subst Use Misuse. 2016;51(1):34–40.

[24] Pedrelli P, Borsari B, Lipson SK, Heinze JE, Eisenberg D. Gender differences in the relationships among major depressive disorder, heavy alcohol use, and mental health treatment engagement among college students. J Stud Alcohol Drugs. 2016;77(4):620–8.

[25] Dixit AR, Crum RM. Prospective study of depression and the risk of heavy alcohol use in women. Am J Psychiatry. 2000;157(5): 751–8.

[26] Boschloo L, Vogelzangs N, van den Brink W, Smit JH, Veltman DJ, Beekman AT, Penninx BW. Alcohol use disorders and the course of depressive and anxiety disorders. Br J Psychiatry. 2012;200(6):476–84.

[27] Greenfield SF, Weiss RD, Muenz LR, Vagge LM, Kelly JF, Bello LR, Michael J. The effect of depression on return to drinking: a prospective study. Arch Gen Psychiatry. 1998;55(3):259–65.

[28] Suter M, Strik W, Moggi F. Depressive symptoms as a predictor of alcohol relapse after residential treatment programs for alcohol use disorder. J Subst Abus Treat. 2011;41(3):225–32.

[29] Boschloo L, Vogelzangs N, van den Brink W, Smit JH, Beekman AT, Penninx BW. Predictors of the 2-year recurrence and persistence of alcohol dependence. Addiction. 2012;107(9):1639–40.

[30] Camatta CD, Nagoshi CT. Stress, depression, irrational beliefs, and alcohol use and problems in a college student sample. Alcohol Clin Exp Res. 1995;19(1):142–6.

[31] Marmorstein NR. Longitudinal associations between depressive symptoms and alcohol problems: the influence of comorbid delinquent behavior. Addict Behav. 2010;35(6):564–71.

[32] Kenney S, Jones RN, Barnett NP. Gender differences in the effect of depressive symptoms on prospective alcohol expectancies, coping motives, and alcohol outcomes in the first year of college. J Youth Adolesc. 2015;44(10):1884–97.

[33] Pedrelli P, Collado A, Shapero BG, Brill C, MacPherson L. Different pathways explain alcohol-related problems in female and male college students. J Am Coll Heal. 2016;64(7):535–44.

[34] Bravo AJ, Pearson MR. In the process of drinking to cope among college students: an examination of specific vs. global coping motives for depression and anxiety symptoms. Addict Behav. 2017;73:94–8.

[35] Marlatt GA, Gordon JR, editors. Relapse prevention: maintenance strategies in the treatment of addictive behaviors. New York: Guilford Press; 1985.

[36] National Institute of Alcohol Abuse and Alcoholism, NIH Publication No. 13–5329 Published 2003, Revised 2014.

[37] Capron DW, Bauer BW, Madson MB, Schmidt NB. Treatment seeking among college students with comorbid hazardous drink-ing and elevated mood/anxiety symptoms. Subst Use Misuse. 2017;27:1–10.

[38] Babor TF, de la Fuente JR, Saunders J, Grant M. AUDIT: the alcohol use disorders identification test. Guidelines for use in primary health care. Geneva: World Health Organization; 1992.

[39] Sauders JB, Aasland OG, Babor TF, de la Fuente JR, Grant M. Development of the Alcohol Use Disorders Identification Test (AUDIT): WHO collaborative project on early detection of persons with harmful alcohol consumption – II. Addiction. 1993;88(6):791–804.

[40] Babor T, Higgins-Biddle J, Higgins P, Gassman R, Gould B. Training medical providers to conduct alcohol screening and brief interventions. Subst Abus. 2004;25:17–26.

[41] Babor T, McRee B, Kassebaum P, Grimaldi P, Ahmed K, Bray J. Screening, brief intervention, and referral to treatment (SBIRT). Subst Abus. 2007;28(3):7–30.

[42] Barata IA, Shandro JR, Montgomery M, Polansky R, Sachs CJ, Duber HC, et al. Effectiveness of SBIRT for alcohol use disorders in the emergency department: a systematic review. West J Emerg Med. 2017;18(6):1143–52.

[43] Taggart IH, Ranney ML, Howland J, Mello MJ. A systematic review of emergency department interventions for college drinkers. J Emerg Med. 2013;45(6):962–8.

[44] Singh M, Gmyrek A, Hernandez A, Damon D, Hayashi S. Sustaining screening, brief intervention and referral to treatment (SBIRT) services in health-care settings. Addiction. 2017;112(Suppl 2):92–100.

[45] Clark DB, Bukstein OG. Psychopathology in adolescent alcohol abuse and dependence. Alcohol Health Res World. 1998;22(2):117–21. 126. Review.

[46] Drake RE, Mueser KT, Clark RE, Wallach MA. The course, treatment, and outcome of substance disorder in persons with severe mental illness. Am J Orthopsychiatry. 1996;66(1):42–51.

[47] Cornelius JR, Bukstein OG, Salloum IM, Kelly TM, Wood DS, Duncan B. Fluoxetine in depressed AUD adolescents: a 1-year follow-up evaluation. J Child Adolesc Psychopharmacol. 2004;14(1):33–8.

[48] Timko C, Dixon K, Moos RH. Treatment for dual diagnosis patients in the psychiatric and substance abuse systems. Ment Health Serv Res. 2005;7(4):229–42.

[49] Beck AT. Depression: causes and treatment. Philadelphia: University of Pennsylvania Press; 1967.

[50] Teasdale JD, Segal ZV, Williams JM, Ridgeway VA, Soulsby JM, Lau MA. Prevention of relapse/recurrence in major depression by mindfulness-based cognitive therapy. J Consult Clin Psychol. 2000;68(4):615–23.

[51] Butler AC, Chapman JE, Forman EM, Beck AT. The empirical status of cognitive-behavioral therapy:

a review of meta-analyses. Clin Psychol Rev. 2006;26(1):17–31.

[52] Dobson KS. Evaluation of the adequacy of cognitive/behavioural theories for understanding depression in women: a commentary. Can Psychol J. 1989;30(1):56–8.

[53] Gloaguen V, Cottraux J, Cucherat M, Blackburn IM. A meta-analysis of the effects of cognitive therapy in depressed patients. J Affect Disord. 1998;49(1):59–72.

[54] Miller BE, Miller MN, Verhegge R, Linville HH, Pumariega AJ. Alcohol misuse among college athletes: self-medication for psychiatric symptoms? J Drug Educ. 2002;32(1):41–52.

[55] Dimeff LA, Baer JS, Kivlaha DR, Marlatt GA. Brief alcohol screening and intervention for college students (BASICS): a harm reduction approach. New York: Guilford Press; 1999.

[56] Larimer ME, Cronce JM. Identification, prevention and treatment: a review of individual-focused strategies to reduce problematic alcohol consumption by college students. J Stud Alcohol Suppl. 2002;14:148–63.

[57] Larimer ME, Cronce JM. Identification, prevention, and treatment revisited: individual-focused college drinking prevention strategies 1999–2006. Addict Behav. 2007;32(11):2439–68.

[58] Baker AL, Kavanagh DJ, Kay-Lambkin FJ, Hunt SA, Lewin TJ, Carr VJ, Connolly J. Randomized controlled trial of cognitive behavioural therapy for coexisting depression and alcohol problems: short-term outcome. Addiction. 2010;105(1):87–99.

[59] Baker AL, Kavanagh DJ, Kay-Lambkin FJ, Hunt SA, Lewin TJ, Carr VJ, McElduff P. Randomized controlled trial of MICBT for coexisting alcohol misuse and depression: outcomes to 36-months. J Subst Abus Treat. 2014;46(3):281–90.

[60] Kay-Lambkin FJ, Baker A, Lewin TJ. Computer-based psychological treatment for comorbid depression and substance use problems: a randomised controlled trial of clinical efficacy. Addiction. 2009;104:378–88.

[61] Deady M, Mills KL, Teesson M, Kay-Lambkin F. An online intervention for co-occurring depression and problematic alcohol use in young people: primary outcomes from a randomized controlled trial. J Med Internet Res. 2016;18(3):e71.

[62] Satre DD, Leibowitz A, Sterling SA, Lu Y, Travis A, Weisner C. A randomized clinical trial of Motivational Interviewing to reduce alcohol and drug use among patients with depression. J Consult Clin Psychol. 2016;84(7):571–9.

[63] Riper H, Andersson G, Hunter SB, de Wit J, Berking M, Cuijpers P. Treatment of comorbid alcohol use disorders and depression with cognitive-behavioural therapy and motivational interviewing: a meta-analysis. Addiction. 2014;109:394–406.

[64] McCarter KL, Halpin SA, Baker AL, Kay-Lambkin FJ, Lewin TJ, Thornton LK, et al. Associations between personality disorder characteristics and treatment outcomes in people with co-occurring alcohol misuse and depression. BMC Psychiatry. 2016;16:210.

[65] Helton SG, Lohoff FW. Pharmacogenetics of alcohol use disorders and comorbid psychiatric disorders. Psychiatry Res. 2015;230:121–9.

[66] Gianoli MO, Petrakis IL. Pharmacotherapy for comorbid depression and alcohol dependence. Curr Psychiatr Ther. 2013;12(1):24–33.

[67] DeVido JJ, Weiss RD. Treatment of the depressed alcoholic patient. Curr Psychiatry Rep. 2012;14(6):610–8.

[68] Iovieno N, Tedeschini E, Bentley KH, Evins AE, Papakostas GI. Antidepressants for major depressive disorder and dysthymic disorder in patients with comorbid alcohol use disorders: a meta-analysis of placebo-controlled randomized trials. J Clin Psychiatry. 2011;72(8):1144–51.

[69] Nunes EV, Levin FR. Treatment of depression in patients with alcohol or other drug dependence: a meta-analysis. JAMA. 2004;291(15):1887–96.

[70] Greenfield BL, Venner KL, Kelly JF, Slaymaker V, Bryan AD. The impact of depression on abstinence self-efficacy and substance use outcomes among emerging adults in residential treatment. Psychol Addict Behav. 2012;26(2):246–54.2

[71] Pettinati HM, Oslin DW, Kampman KM, Dundon WD, Xie H, Gallis TL, et al. A double blind, placebo-controlled trial that combines sertraline and naltrexone for treating co-occurring depression and alcohol dependence. Am J Psychiatry. 2010;167(6): 668–57.

[72] Grant BF, Stinson FS, Hasin DS, et al. Immigration and lifetime prevalence of DSM-IV psychiatric disorders among Mexican Americans and non-Hispanic whites in the United States: results from the National Epidemiologic Survey on Alcohol and Related Conditions. Arch Gen Psychiatry. 2004;61:1226–33.

[73] Reis RK, Yuodelis-Flores C, Comtois KA, et al. Substance-induced suicidal admissions to an acute psychiatric service: characteristics and outcomes. J Subst Abus Treat. 2008;34:72–9.

[74] Shade Program. Retrieved at www.shadetreatment.com.au/. Accessed 4 May 2018.

[75] Kay-Lambkin F, Baker A, Bucci S. Treatment manual for the SHADE project (self-help for alcohol/other drug use and depression). Callahan: University of Newcastle; 2002.

[76] The National Institute on Alcohol and Alcoholism (NIAAA). Rethinking drinking. NIH Publication No. 15-3770. 2016. Revised May 2016.

[77] Hester RK, Miller WR. Handbook of alcoholism treatment approaches. 2nd ed. Boston: Allyn and Bacon; 1995.

[78] McLennan JD, Shaw E, Shema SJ, Gardner WP, Pope SK, Kelleher KJ. Adolescents' insight in heavy drinking. J Adolesc Health. 1998;22(5):409–16.

[79] National Institute of Alcohol Abuse and Alcoholism. Recommended alcohol questions. Retrieved from https://www.niaaa.nih.gov/ research/guidelines-and-resources/recommended-alcohol-questions. Accessed 5/12/2018.

[80] Miller WR, Leckman AL, Delaney HD, Tinkom M. Long-term follow-up of behavioral self-control training. J Stud Alcohol. 1992;53(3):249–61.

[81] Walters G. Behavioral self-control training for problem drinkers: a meta-analysis of randomized control studies. Behav Ther. 2000;31(1):135–49.

第二篇
特殊人群考虑因素
Part II Special Population Considerations

第3章 抑郁症和慢性疾病的新治疗方法

Depression and Chronic Medical Illness: New Treatment Approaches

Trina E. Chang　Sean D. Boyden　著

案例

　　患者NE是一名离异的59岁波多黎各妇女，曾有抑郁症和创伤后应激障碍的精神病史，有糖尿病、高胆固醇、高血压和胃食管反流疾病的既往病史。在评估行为改变组时，她符合抑郁症的所有9种自主神经系统症状；她的长期精神科医师指出，即使服用抗抑郁药物，NE的情绪也从未有过显著改善。此外，在开始治疗前，她的糖化血红蛋白（HbA1c，提示血糖水平的一种指标）为9.1%，这表明糖尿病控制得很差，她的总胆固醇水平为194mg/dl。

　　在包含支持、动机访谈、问题解决治疗和告知的整个小组治疗过程中，NE讨论了精神病学和医学问题。她注意到她的情绪和她的糖尿病控制之间的联系，当她感到压力、沮丧或焦虑的时候，她的血糖水平会更高。她还报告了在保持健康饮食和锻炼的动力方面存在的问题，特别是在照顾患有自闭症谱系障碍的孙辈时。在第一疗程，她还谈到了自己在成长过程中受到父母身体和情感虐待的童年创伤。

　　经过10周的小组治疗，以及一些与家庭状况有关的压力源的改善，NE的情绪和健康症状都得到了显著的改善。她报告说自己感觉更有希望，更有动力照顾自己；同样，她的门诊精神科医师认为，这是NE在20多年的治疗中第一次出现好转。她的糖化血红蛋白HbA1c降到了7.9%，虽然控制仍然很差，但在临床上有显著改善，她的总胆固醇也降到了140mg/dl。

一、概述及定义

　　抑郁症经常与医学疾病共病，但心理健康治疗者在治疗计划时，除了调整药物以避免相互作用和管理不良反应（限制不必要的不良反应，或利用有益的不良反应）之外，通常不会考虑这些共病或它们对病程的影响。这可能在几个方面代表错失的机会。首先，由于共病的躯体疾病可能是患者的压力源或抑郁症状的起因，通过医学治疗或心理治疗解决身体问题可以减轻抑郁症的严重程度。第二，由于某些可能缓解抑郁症的干预措施（如运动）通常也有益于合并疾病，因此选择这些干预措施可能会产生协同效应。最后，由于抑郁症状可能恶化医学疾病的进程（如动机、精力和集中力差，导致对合并疾病的治疗依从性更差），针对这些症状进行治疗可以改善医疗结果。

出于这些原因，人们对专门针对抑郁症患者的医学干预措施，兴趣日益浓厚。在本节中，我们将介绍针对该人群的抑郁症和医学疾病的新兴治疗方法。

二、研究历程

抑郁症与许多医学疾病之间的双向关系已经建立起来了。从癌症到脑卒中再到艾滋病，许多医学疾病都有较高的抑郁症患病率。例如，多达 1/3 的心肌梗死患者随后会发展成抑郁症 [1]。糖尿病患者的抑郁症患病率是无糖尿病患者的 2 倍 [2]，这还不包括由糖尿病相关疾病带来的额外负担所引发的阈限以下的抑郁症状 [3]。在 HIV 感染者中，抑郁症的患病率是普通人群的 3 倍 [4]；而在癌症患者中，抑郁症的患病率比一般人群高 5 倍 [5]。

反过来，抑郁症与患某些医学疾病的高风险相关。2011 年的一项 Meta 分析发现，抑郁症与脑卒中风险增加 45%、缺血性脑卒中风险增加 25%、致命性脑卒中风险增加 55% 相关 [6]。2016 年的另一项 Meta 分析计算出，与没患抑郁症的患者相比，抑郁症患者心肌梗死的合并调整危险比为 1.31 [7]。使情况更加复杂的是，一些抑郁症治疗可能会增加慢性疾病的风险，还会导致体重增加或代谢综合征（就像第二代抗精神病药物那样）[8, 9]。

这种共病的部分原因可以解释为抑郁症如何（可能是）通过自主神经系统症状（如削弱动机、精力和注意力）来干扰自我护理和治疗依从性的。药物治疗不依从就是一个例子：对包括 18 245 名抑郁症和慢性疾病（如冠心病、糖尿病、高脂血症和高血压）患者在内的 31 项研究进行的 Meta 分析发现，抑郁症患者药物不依从性的概率是非抑郁症患者的 2 倍 [10]。医疗预约的准时赴诊可能是治疗依从性受到影响的另一个方面；在一项对成年 HIV 患者的跨越近 10 年的观察性研究发现，HIV 患者抑郁的时间越长，他就越有可能错过预约安排（去检测血液中的病毒载量，甚至是自杀安排）[11]。意料中的是，抑郁症合并医学疾病患者的自我保健也受到影响，特别是健康饮食和锻炼减少 [12, 13]。

也有研究者推测，常见的病理生理过程可能是抑郁症和某些慢性疾病共病的基础。一个例子就是丘脑 – 垂体 – 肾上腺轴（hypothalamic–pituitary–adrenal axis，HPA 轴），它涉及身体对压力的反应。有证据表明，多达 50% 的重度抑郁症患者存在调节障碍 [14, 15]；在许多慢性疾病中，包括糖尿病、代谢危险因素增加 [16]、慢性疲乏，甚至是肥胖 [17]，都有出现 HPA 紊乱。另一个例子是炎症。抑郁症患者表现出许多炎症反应的生物标志物，包括 C 反应蛋白、肿瘤坏死因子和其他一些指标的升高。一些研究发现，使用某些促炎剂可能导致抑郁症状；而另一些研究表明，抗炎剂可能有助于减轻某些医学疾病患者的抑郁症状。此外，炎症水平的升高与抗抑郁药物治疗的较差响应相关 [18]（见第 8 章和第 15 章）。同样，炎症也是某些慢性医学疾病的特征，比如心血管疾病和糖尿病，这使得一些科学家假设在压力、抑郁症和这些慢性医学疾病之间存在一些共同机制[19]。

当抑郁症合并慢性医学疾病时，会导致更高的医疗利用率和更高的成本。例如，研究发现，患有慢性疾病合并抑郁症者更常去基层门诊、专科门诊和急诊科就诊，并更有可能住院就医[20, 21]。一些分析发现，抑郁症患者的门诊和住院费用较高，这其中只有一小部分是由于心理健康服务的增加造成的[22-24]。在医疗补助受益者中，慢性身体状况加上心理健康问题（除物质使用障碍外）的患者的总医疗费用，比患有类似医学疾病但没有心理健康共病的患者高出 60% ~ 75%[25]。

由于这些原因，找到方法减少慢性医学病合并抑郁症患者的疾病负担，具有特殊的公共卫生重要性。一些较新的治疗方法不是将抑郁症和医学疾病分开治疗，而是专门针对共病的某些方面，其最终目标是促进更好的治疗结果。在这里，我们讨论了治疗抑郁症合并医疗疾病的心理治疗方法和系统方法的最新研究。

三、研究新进展

（一）依从性和抑郁症的认知行为疗法

研究证据强力支持的一种方法是，将认知行为疗法与药物依从性的额外支持相结合（依从性和抑郁症的认知行为疗法，cognitive behavior therapy for adherence and depression，CBT-AD）。这种方法最初是为艾滋病和抑郁症患者群体开发的，并且已经扩展到糖尿病合并抑郁症。它由 6 个模块组成，预计需要 10 ~ 12 个疗程来完成：药物依从性、心理教育和动机访谈、活动安排、适应性思维（使用认知行为治疗技术来处理抑郁想法，其中一些可能与患者的医学疾病有关）、问题解决和放松训练。每个模块的内容如下所示[26]。

1. 生命步骤（life steps）或药物依从性（medication adherence）

在这一单疗程干预中，治疗师首先向患者提供关于药物依从性在这种疾病中的重要性的信息。然后，患者围绕药物依从性阐明（articulate）目标，识别（identify）可能的障碍，并制定（make）计划和后备计划以改善依从性（AIM 框架）。治疗师可以使用认知行为疗法和问题解决疗法的技术来帮助患者思考目标，考虑如何克服障碍，并最大限度地提高计划成功的可能性。

2. 心理教育和动机访谈（psychoeducation and motivational interviewing）

在本模块中，治疗师向患者介绍认知行为治疗模式，详细说明它适用于患者的抑郁症和医学疾病，并使用动机访谈技术来增强患者改变的动机，以及练习在治疗中所学技能的动机。

3. 活动安排（activity scheduling）

本模块教授行为激活技术，特别注意抑郁症与共病的医学疾病之间的交集。例如，注意并发症的形式，可能影响行为激活计划；注意那些可能对两种疾病都有益的活动。

4. 适应性思维（adaptive thinking）

在五个左右的疗程中，患者和治疗师运用认知行为治疗的原则和技术来解决抑郁症和共病的医学疾病。

5. 问题解决（problem-solving）

本模块教授解决问题的基本技术，如明确问题、设定目标、集思广益可行的解决方案、评估这些主意、制定行动计划，以及在实施计划后回顾进展。它可以应用于抑郁症，合并的医学疾病，或患者生活中的其他相关问题。

6. 放松训练（relaxation training）

使用渐进式肌肉放松和深呼吸等技术，来帮助患者应对压力和管理他们疾病的身体症状。

依从性和抑郁症的认知行为疗法对 HIV 和糖尿病的疗效，已得到大量证据支持。对 HIV 患者（该干预措施最初就是为他们开发的）初步研究发现，与常规强化治疗组相比，接受干预的 HIV 患者在 3 个月时的抑郁症和治疗依从性有显著改善；这些改善普遍地维持到了 6 个月和 12 个月的随访期。在这项交叉研究中，对照组在接受干预后也表现出改善。此外，最初被分配到干预组的患者在最后随访时血浆 HIV RNA 水平有所下降[27]。在随后的一项"CBT-AD 治疗 vs 依从性咨询加支持治疗（adherence counseling plus supportive therapy，ISP-AD）vs 常规强化治疗（enhanced treatment as usual，ETAU）"三手研究发现，与常规强化治疗组相比，接受 CBT-AD 治疗的患者抑郁症和坚持治疗性方面有所改善。接受 ISP-AD 治疗的患者也显示出改善，因此研究者推测，将基于认知行为治疗的依从性干预（生命步骤）与患者所接受的抑郁症心理治疗相结合，可能是有效的[28]。

同样地，针对未控制的 2 型糖尿病患者的一项研究发现，与常规强化治疗相比，接受干预与提高的药物依从性和自我监测血糖检测、减轻抑郁症状、更好地控制血糖（糖化血红蛋白 HbA1c）水平相关[29]。一项试点试验表明，对于 1 型糖尿病患者的心理和生理测量指标，该治疗方法也具有可行性、可接受性和有效性[30]。

（二）问题解决疗法 + 动机访谈

另一种可能的策略是利用心理治疗技术（借鉴于有证据支持的治疗抑郁症的心理疗法）来改善整体疾病的自我管理。我们的工作重点是将问题解决疗法（problem-solving treatment）、提供信息（information）、支持（support）和动机（motivation）形式结合起来（PRISM），利用行为改变的信息 – 动机 – 行为技术模型（information-motivation-behavioral skills model），促进行为改变，提高慢性医学疾病患者的治疗依从性[31]。

问题解决疗法和团体心理治疗[33]一样，对抑郁症的治疗有效性具有坚实的证据基础[32]。考虑到问题解决疗法和动机访谈有一些共同特征，比如"改变"谈话占主要部分，强调患者（或来访者）驱动的解决方案，那么将这两者结合起来并不是一个很大的概念飞跃。事实上，荷兰的一项预防试验中确实尝试使用问题解决疗法和动机访谈，目的是降低患者 2 型糖尿病或死于心血管疾病的风险。不幸的是，试验中没有发现它对风险有积极的影响，但它是否会影响情绪还不清楚，因为这项研究没有针对抑郁症患者，也没有报告抑郁症症状[34]。

糖尿病的 PRISM-D 干预由 6 个为期 2 周的疗程组成，每个疗程都涵盖了 AADE7 糖尿病管理的自我护理行为主题[35]：健康饮食、积极活动、监测、服用药物、减少并发症风险和应对。问题解决是另一种 AADE7 行为，它被纳入到干预框架中，因为每个疗程都要接受适合在基层诊所进行的问题解决治疗步骤[36]。每个疗程的第一次治疗都包含对主题的一般性讨论，使用动机访谈技术引出参与者的经历，改变谈话，目的是帮助参与者在治疗结束前明确关键问题并设定目标（问题解决治疗的两个第一步）。每个疗程的第二次治疗将引导参与者完成剩下的问题解决步骤：头脑风暴集思广益可行的解决方案、分析优缺点、决定要尝试的解决方案以及制定行动计划。小组协同领导使用团体心理治疗技术来管理小组动态和讨论；虽然他们不复习糖尿病自我管理教育课程，但如果参与者询问或表达对糖尿病及其管理的误解，他们可能会提供信息。

在试点研究中，我们为社区环境中的弱势群体提供了这种干预，比如糖尿病控制不佳的西班牙语患者。与对照组相比，接受干预的受试者的糖尿病相关痛苦（糖尿病量表中的问题部分）的测量值有显著下降。

（三）生活方式干预

另一类干预措施结合了社会心理因素和生活方式因素，如减肥或锻炼。抑郁症包括一些身体症状，如体重和精力水平的变化，而且某些治疗可能对体重和其他代谢指标有不良反应。因此，可以同时针对心理和身体来解决这些症状。

运动本身就能改善情绪。例如，在 HF-ACTION 试验中，与接受教育和常规护理组相比，那些被随机分配到有监测的有氧运动组的心力衰竭患者，在抑郁症状方面有一定程度的改善，在研究随访期间死亡或住院的可能性也更小[37]。在另一项"运动 + 抗抑郁药（舍曲林）vs 运动 + 安慰剂"的研究发现，两组的抑郁症缓解率相当[38]。这些研究发现使得加拿大情绪和焦虑治疗网络（Canadian Network for Mood and Anxiety Treatments）将运动作为治疗轻度至中度抑郁症的一线治疗手段，并作为治疗中度至重度抑郁症的二线辅助治疗手段[39]。尽管如此，Cochrane 发表的一篇关于运动对抑郁症影响的综述指出，在高质量试验中，运动对抑郁症的影响较小[40]，这表明还需要进行更严格的研究来检验运动对抑郁症的疗效。

同样，一些研究也调查了减重是否能改善情绪。对 5000 多名肥胖和 2 型糖尿病患者进行的减重强化生活方式干预的前瞻性试验发现，与接受糖尿病教育和支持的患者相比，接受生活方式干预的患者在整个研究过程中的抑郁症状发生率较低（随访中值 = 9.6 年）[41]。

生活方式干预结合心理治疗是否比单一方法更有帮助，这方面的研究较少[42]。在一项对纽约心功能分级为Ⅱ级或Ⅲ级心力衰竭合并抑郁症患者的为期 12 周的研究中，随机将受试者分为单独运动组、单独认知行为治疗组、运动 + 认知行为治疗组、常规治疗组。虽然结果没有达到统计学显著水平，但在抑郁评分方面"运动 + 认知行为治疗组"改善最大。在中度至重度抑郁症患者中，只有"运动 + 认知行为治疗组"的患者在 12 周和 24 周时在生理功能或抑郁评分方面表现出改善；而且他们在健康相关生活质量方面也表现出的改善最大[43]。

另一方面，最近对糖尿病患者的一项研究以及其他研究结果的初步数据表明，与常规治疗相比，认知行为治疗、运动、认知行为治疗 + 运动，都与抑郁症状和糖尿病困扰［"对糖尿病的诊断、并发症的威胁、自我管理的需求、反应迟钝的提供者和（或）不支持的人际关系有显著的负面情绪反应"[3]］的显著改善相关。对于控制不良的糖尿病患者（HbA1c ≥ 7.0%），只运动也与临床显著改善的血糖控制相关。与接受常规治疗的患者相比，只接受认知行为治疗或只接受运动治疗的患者的抑郁缓解率更高，但联合治疗的患者改善没有达到统计学意义。也就是说，联合治疗和只运动都与糖尿病患者生活质量的显著改善相关[44]。

Schneider 等尝试了一种将运动和行为激活（一种认知行为治疗技术，研究证实对抑郁症有好处）结合起来的干预方法，对糖尿病患者进行分组治疗。受试者发现这种干预是可以接受的，并且他们确实报告了更大的运动乐趣，但是干预组和对照组在抑郁症状、血糖控制或身体活动方面没有显著差异[45]。

对于肥胖合并中度到重度抑郁症，太平洋西北地区进行的一项"减肥干预 vs 减肥干预 + 认知行为治疗"研究发现，两个研究组都有一定的体重减轻和抑郁改善，但治疗组与对照组无显著差异[46]。另一项名为"积极行动"的试验采用序贯方法，先评估抑郁症短暂行为治疗的效果，然后进行减肥生活方式干预；因为研究者认为在尝试促进减肥之前，必须先治疗抑郁症。虽然两个研究组在 6 个月的体重减轻方面没有显著差异，但接受抑郁症治疗的那组患者确实在抑郁症症状上有较大改善。此外，相比那些抑郁症没有缓减的患者，抑郁症得到缓减的患者其体重减轻得更多[47]。

综上所述，这些研究普遍认为生活方式干预对抑郁症有一定的益处，但目前尚不清楚心理干预和生活方式干预相结合的治疗是否优于单独治疗。这一主题的其他研究正在进行，如研究针对肥胖和抑郁症患者进行"抑郁症的问题解决治疗 + 体重控制的行为干预"的综合治疗——彩虹（RAINBOW，research aimed at improving both mood and weight，研究旨在改善情绪和体重）干预[48]；以及另一项关于营养、运动、健康治疗（nutrition, exercise, and wellness treatment，NEW Tx）的研究，用于降低双相情感障碍患者的心血管疾病危险因素[49, 50]。

（四）协作医疗干预

由于护理重新设计工作的成功，已让接受初级护理的抑郁症患者得到了临床改善，并节约了费用，许多研究人员已经开始研究在医学疾病中使用类似的模式。

在抑郁症的协作护理模式中，可以在行为健康主管护士和精神科会诊医师的帮助下，在基层医院中管理抑郁症患者。精神科会诊医师不直接看患者，而是与主管护士一起检查患者的情况，并为初级护理人员提供指导。仍由初级护理人员负责开处抗抑郁药物，以及进行适当的转诊。行为健康主管护士发挥着至关重要的作用，不仅是患者、精神科会诊医师、初级护理人员之间的联络人，而且直接接触患者，评估症状严重程度，治疗依从性和治疗应答情况，以及其他需求，指导患者进行自我管理干预，如行为激活。主管护士还通过跟踪哪些患者无应答，哪些患者可以从治疗变化中受益，以及哪些患者已经失访，来促进人群健康管理。对于那些在基层医院没有改善的患者，可以按照指示转到上级专科医院。这种开创性的护理模型是 IMPACT 模型［来自"改善情绪——以获得护理和治疗"（improving mood-promoting access to care and treatment）试验 [51]］，尽管有许多变化属于"协作护理"的一般范畴。

这种护理模式积累了大量临床和成本效益的证据。Cochrane 对 79 项研究的回顾表明，这种干预与临床上显著改善的抑郁症缓解和缓解率相关 [52]。此外，如果要考虑包括所有住院和门诊就诊以及药物治疗在内的总医疗费用，与常规护理相比，协作护理节省了资金；在最初的一项研究中，接受 1 年以上干预的患者，在 4 年内的医疗支出总额比接受常规治疗的患者少 3363 美元 [53]。

这些正面结果使得这一护理模式得到广泛传播和大量研究。全国各地的医疗机构都已经大规模地采用了这一模式，从 2017 年 1 月开始，这类医疗费用已可以通过医疗保险进行报销。此外，还有人也研究了类似的护理模式对于其他精神疾病（如创伤后应激障碍和双相情感障碍）的适用性。

也许并不奇怪，研究人员已经开始将这种护理模式应用于有行为健康问题合并医学疾患（如糖尿病前期或糖尿病、高血压或癌症）患者的管理。有些模型解决了特定医学疾病患者的抑郁问题；其他模型则采取序贯的方法，首先处理抑郁症，然后再解决医学疾病。尽管这样，有证据表明，对于有或没有医学并发症的抑郁症患者，协作护理同样有效 [54]。

四、抑郁症和癌症

原始 IMPACT 试验的亚组分析表明，干预改善了患有癌症的受试者的抑郁症 [55]，提高了他们对这类试验的兴趣。随后的一些"癌症患者的抑郁症治疗"试验，包括"症状管理研究试验"（symptom management research trials，SMaRT）[56] 和"ADAPt-C 治疗肿瘤 3 期和慢性医学疾病患者的抑郁症：低收入人群的新临床治疗方法"[57, 58]。2017 年的一项针对癌症患者抑郁症的心理、药理或协作护理干预的 Meta 分析发现，协作护理（综述中重点关注的四项试验）在减少抑郁症方面优于常规治疗，而且效果维持在 12 个月。相比之下，心理或药物治疗对抑郁症只有短期改善，而不是长期的 [59]。就医疗结果而言，SMaRT 试验发现，干预组患者的抑郁症、焦虑和疲乏症状得到了更大改善 [60-62]，并显示出更好的成本效益 [63]。

五、抑郁症和心血管疾病

许多研究集中在住院或门诊的心血管疾病患者，如冠状动脉搭桥术后防止忧郁、冠状动脉心理社会评价研究（coronary psychosocial evaluation study，COPES）和急性冠状动脉综合征后抑郁干预的比较（comparison of depression interventions after acute coronary syndrome，CODIACS），后两项研究针对的都是急性冠脉综合征后的患者；还有利用筛查和协作护理来更有效地治疗抑郁症（screening utilization and collaborative care for more effective and efficient treatment of depression study，SUCCEED）和心脏病患者的悲伤和焦虑管理（management of sadness and anxiety in cardiology，MOSAIC），这是针对心脏病住院患者的[64]。对这些试验的 Meta 分析加上另一项针对冠心病合并糖尿病的试验（本文稍后介绍）发现，接受协作护理干预的患者抑郁严重程度、抑郁缓解率和焦虑症状有显著改善。在减少主要不良心血管事件（major adverse cardiac events，MACE）方面具有短期益处，但这些益处在长期内并未得到持续[65]。此外，在患者参与原始 IMPACT 试验后 8 ~ 10 年的再次访问发现，在基线时没有心血管疾病的患者，其主要不良心血管事件的发生率显著降低[66]。尽管如此，该研究者提醒说，应该谨慎地解释这种事后分析的结果；他还指出，该研究并没有收集数据——这些数据能够检查干预的明显心脏保护作用的原因，例如，该作用是否依赖于抑郁症，是否与抗抑郁药物暴露等有关。

六、抑郁症和糖尿病

针对抑郁症患者的协作护理干预的两项 Meta 分析，得出的关于血糖控制的结论略有不同。一项对 7 项随机对照试验的 Meta 分析发现，抑郁症评分和 HbA1c 水平有所改善（平均下降 0.33%）[67]。另一项包含 8 项随机对照试验的 Meta 分析显示，抑郁症的严重程度、缓解率以及抗抑郁药物和口服降糖药的依从性均有所改善；然而，在他们的分析中，HbA1c 的改善并没有达到统计学意义[68]。除了这些 Meta 分析研究，还进行了很多针对该人群的协作护理干预的研究，其中有些是针对弱势群体的研究，并报告了相似的结果[69, 70]。

成本效益研究为抑郁症和糖尿病的协作护理提供了进一步的支持。研究人员在对原始 IMPACT 试验的成本效益分析中发现，对患有糖尿病的受试者，抑郁症的协作护理在 2 年内具有成本效益[71]，而相比之下，总体样本则需要 4 年时间[53]。2 年多来，干预组的总医疗费用（住院和门诊）降低了 896 美元。此外，每个无抑郁日的增量成本为 25 美分，而每个质量调整生命年的增量成本从 198 美元到 397 美元不等。路径分析发现，接受了为期 12 个月的 IMPACT 模式的协作护理干预的抑郁症和糖尿病患者，其 5 年内的总医疗费用比常规护理组少了近 4000 美元[72]。在最近的一项试验中，针对低收入西班牙裔糖尿病患者的协作护理干预，每个质量调整生命年平均费用为 4053 美元[73]。

七、抑郁症合并糖尿病和（或）心血管疾病

在先前研究的基础上，几个研究小组将抑郁症协作护理模式应用于糖尿病或心血管疾病或共病患者——考虑到风险因素、每种疾病所需的生活方式改变和监测的生物指标之间存在重叠，这是合理的延伸。例如，糖尿病路径分析的背后，研究人员在调整对糖尿病 / 心血管疾病的干预时采用了序贯方法；他们在治疗的开始阶段针对的是抑郁症，然后的治疗阶段是控制疾病目标（如控制血糖和胆固醇），最后的健康阶段是促进健康习惯（如锻炼）[74]。这项为期 12 个月的随机对照试验（也称为 TEAM 治疗模式）发现，抑郁症和合并糖尿病和

（或）心血管疾病患者的抑郁评分、HbA1c 评分和其他健康指标有较大改善。此外，干预组的疾病管理更加紧张，抗抑郁药、胰岛素和降压药的启动和调整率更高，血糖和血压的监测更频繁 [75]。虽然抑郁症的改善只持续到了 18 个月和 24 个月（即干预结束后的 6 个月和 12 个月），但 2 年的成本效益分析发现，与常规护理相比，门诊总成本下降了 594 美元，每个质量调整生命年的费用估计为 3297 美元 [76]。

在大西洋的另一边，英国对抑郁症和糖尿病 / 冠心病患者进行了"协同护理干预 vs 常规护理"的 COINCIDE 研究。向干预组提供病例管理和基于认知和行为疗法的低强度心理治疗 [77]。与常规护理组相比，在自我报告的问卷调查中，干预组的抑郁得分改善更大，疾病自我管理更好，但干预与残疾得分或疾病相关生活质量的变化无关 [78]。成本效益分析估计，在 24 个月的时间内，每个质量调整生命年的成本为 16 123 英镑；研究者指出，这一数字低于英国政府决策者建议的 20 000 英镑——这是评估干预方法是否充分利用了国家卫生服务资源的阈值 [79, 80]。

最后，COMPASS（心理、身体和物质使用综合征的护理，care of mental, physical, and substance use syndromes）倡议采用这类方法进行大规模、多州实施计划，对抑郁症、糖尿病或心血管疾病患者进行协作护理 [81]。虽然这是一个宣传和实施计划，而不是随机对照试验，但它确实收集了与疾病相关的结果数据，如 HbA1c 以及患者和医护人员的满意度。他们报告说，在平均 11 个月的随访中，40% 患者的抑郁症得到缓解，23% 患者的血糖得到控制，58% 患者的血压得到控制；患者和医护人员都表示对干预非常满意。然而，他们确实注意到不同地方的研究结果存在较大的差异，这可能表明实施干预上存在差异 [82]。

八、临床应用和建议

这篇综述最重要的结论是，不只是简单地把与抑郁症同时发生的医学疾病记入病历本中，而且要在选择药物时重点考虑——它们可以是心理 / 行为健康护理人员的重要治疗目标。因此，如果你正在治疗抑郁症合并医学疾病患者，请了解你患者的抑郁症如何影响他或她的合并医学疾病，以及合并医学疾病反过来如何影响他或她的抑郁症的，请记住以下治疗注意事项。

• 并发症的治疗是否有助于患者进行抑郁症治疗，是否增加患者遵从治疗计划的动力？例如，如果患者认为抑郁症是其他健康问题的附带问题，如果被告知某些研究支持先治疗抑郁症再解决其他疾病的序贯疗法，那么他可能会对治疗抑郁症更有动力。如果患者知道其中一些治疗方法可能同时改善精神和医疗结果，或者他们了解抑郁症可能如何影响他们遵从医疗计划的能力，那么他们可能更积极地治疗抑郁症。

• 如果抑郁症影响了医学疾病的管理，那么这又如何影响抑郁症治疗的优先次序呢？了解患者坚持服用药物的能力是否受到精力不足、健忘、睡眠中断、治疗积极性低或悲观情绪的影响，这可能会改变你的评估——哪些症状应该首先治疗，哪些药物不良反应应该避免。

- 医学疾病和心理疾病是否有共同的治疗目标？例如，围绕健康饮食或增加活动的目标，可能是问题解决练习的重点。或者医学上的自我保健目标，如监测血糖或血压，可以被纳入行为激活计划。

- 是否可以应用心理治疗技术来改善医学疾病的管理和（或）提高应对技能？动机访谈就是一个明显的例子，但如前所述，认知行为疗法的技术可用于提高治疗依从性，而问题解决疗法可用于克服疾病管理的障碍。

- 是否有助于缓减医学疾病引起的痛苦？患者可能不会在心理科就诊时提出与医学疾病相关的问题——如在他们想到糖尿病生活时就感到害怕，或者觉得糖尿病消耗了他们太多的精神力量或体力。这两个问题都包含在与糖尿病相关痛苦调查问卷中，但不属于抑郁症标准评估的一部分。虽然糖尿病相关的痛苦确实被认为是与重度抑郁症不同的表现形式[3]，但有证据表明，糖尿病相关痛苦的减少程度越大，可预测抑郁症状越大程度的缓减[83]。当然，对于糖尿病以及其他慢性医学疾病，我们有必要专门评估与医学共病相关的痛苦，并进行相应的干预。网上可获取的一些经过充分验证的量表［如糖尿病痛苦量表（diabetes distress scale）[84]、糖尿病问题量表（problem areas in diabetes survey）[85]和癌症痛苦温度计（distress temperature）[86]］可以为这些问题提供一些思路。

通过良好的治疗联盟关系和更高的满意度，增加治疗依从性，以及整体改善临床和成本结果，试着将这种双重关注纳入到抑郁症治疗中，这可以为患者、医护人员和卫生系统带来益处。

九、常见问题及解答

Q1：在我的转诊网络中没有人提供这些心理治疗。我的患者如何利用这些方法？

A1：虽然许多社区医务人员不太可能使用这些确切的干预措施或心理治疗的组合，其中大多数仍主要用于研究，但许多治疗师在构成这些治疗的要素或方法方面受过一些培训。例如，认知行为治疗师擅长教授问题解决、活动计划和放松练习。对他们来说，提供基于 CBT-AD 的干预可能意味着专门针对药物依从性开展一个疗程，也许还整合 CBT-AD "生命步骤" 模块的元素[26]。越来越多的精神科医师接受了认知行为疗法的培训，而且现在已经成为住院医师培训的必要组成部分，他们可以采用简短的认知行为治疗来提高药物治疗的依从性[87]。

医务人员还可以寻找机会学习那些在他们的培训中只是简单地教过或根本没有教授过的其他技术。"动机访谈培训师网" 上有动机访谈培训师列表和培训活动日历（http://www.motivationalinterviewing.org/motivation-interviewing-training）[88]，以及其网站上的资源库。问题解决疗法已经有效地教给了那些没有接受过心理治疗培训的医护人员，从家庭医学居民、注册护士到医疗助理。华盛顿大学的 AIMS 中心提供了问题解决疗法认证方面的信息[89]。他们估计，培训需要 17 ～ 22h（包括教学和病例回顾），其中大部分可以通过电话完成，此外还要花大量时间与活跃的问题解决疗法患者一起工作。"全国临床医师、培训师和研究人员问题解决疗法网"已开发了一个问题解决疗法手册，可以在 http://pstnetwork.ucsf.edu/sites/pstnetwork. ucsf.edu/files/documents/Pst-PC%20Manual.pdf 获取[90]。

Q2: 协作医疗听起来像完全是初级护理或医学专业的事情。作为一名心理健康专业人员，这对我来说意味着什么？

A2: 虽然协作护理确实是在非精神病环境中进行的，但有几个方面与专业心理健康是相联系的。首先，心理健康专业人员应该意识到这种模式的存在，并认识到实践中的一些患者可以获得这样的护理。对治疗师来说这可能意味着，如果你认为某个患者应该考虑精神药物，你可以与初级保健办公室和协作护理小组合作，考虑患者的这种可能性并且可能开处药物，而不是自动转诊到精神科医师那里。此外，你的患者可能会接触到一位受过培训的主管护士，以提供一些基本的干预措施，比如行为激活。在这种情况下，你需要协调治疗，这样你们就不会重复彼此的努力；在主管护士帮助患者坚持治疗和保持睡眠卫生的时候，你可以集中精力在治疗的其他方面。如果你是一个处方医师，你可以通过几种方式与协作护理团队进行沟通。你可能会看到患者最初由协作护理团队进行治疗，在这种情况下，你就知道精神病学顾问已对治疗进行了评估，你可以与主管护士交谈以获得更多相关信息。主管护士可以充当初级护理的联络人，当你在治疗患有复杂医学问题的患者并希望确保医学治疗和心理治疗协调时，这可能特别有用。当从精神病学角度来看患者病情稳定时，你可以与协作护理团队合作，将患者的护理和维持药物转换回初级护理管理。

有些心理健康专业人员可能喜欢在综合护理中工作。一种可行途径是成为协作护理团队的精神病学顾问。美国精神病学协会（American Psychiatric Association）为协作护理精神病学顾问提供免费的现场或在线培训（https://www.psychiatry.org/psychiatrists/practice/professional-interests/integratedcare/get-trained）[91]。另一种方式是在采用综合护理模式的诊所中担任行为健康专家。然而，第三种可能是更间接地为那些正在学习基本行为干预专业技术的主管护士提供培训或监督。

有些精神病环境正在将模式翻转过来并实现所谓的反向整合。在这一模式中，这些患者（心理健康问题是他们最严重的健康问题，并且感觉与他们的精神科医师联系更紧密）可能主要待在他们的心理健康诊所内，并接受来自精神科诊所的内科医师或家庭医师的初级护理。

不管你是直接参与协作护理团队，还是你做了部分协作护理团队的工作内容，重要的是要了解精神病学中的这一护理模式。它反映了慢性病管理越来越向着整体医学转变。它旨在通过改善所有患者对专业知识的获得机会，提高管理基本行为健康问题的初级护理能力，从而解放有限的心理健康专家资源来管理更严重、复杂的和（或）慢性病例，从而改善卫生保健系统。它反映出人们越来越意识到更好的心理健康有助于改善整体健康，因此应该优先考虑并由医疗保健系统提供资金。

Q3： 尽管我不在综合护理机构工作，但协作护理的经验是否适用于我的患者？

A3： Patel 及其同事确定了抑郁症协作护理的关键成功因素，其中一些可用于门诊行为健康治疗[92]。

- 支持自我保健活动。这包括有关疾病和治疗、自我监测和依从性的教育。
- 护理管理，以循证思想去监测依从性、不良反应、治疗反应和护理过程。
- 针对目标的治疗。这包括根据循证治疗理论，系统地监测症状的严重程度（通常使用经过验证的抑郁症状量表，如 PHQ-9），并根据需要进行治疗调整。
- 与专家一起进行系统的病例分析。
- 使用登记表跟踪病例和临床结果，并促进整个团队的信息共享。
- 使用与团队成员技能水平相适应的循证干预策略。

支持自我保健和针对目标的治疗，是最容易纳入进专业心理实践中的两个要素。无论是否有协作护理团队，诊所都可以开发使用登记表。

Q4： 我的医疗保健系统有兴趣采用协作护理模式。我们将如何着手进行开展？

A4： 华盛顿大学的 AIMS（推进综合心理健康解决方案）中心（https://aims.uw.edu/）[93] 提供了支持开展协作护理的实施指南和许多其他资源。

Q5： 我们的这种模式如何获得资金支持？

A5： 虽然护理人员和讨论病例的专家的工资支持通常需要涉及多个系统审批，但好消息是，现在协作护理是可以医疗保险报销的一项收费服务，这样就可以实现财务上的自我可持续性。此外，参与保险公司风险合同的医疗保健系统，可能有理由投资启动协作护理模式：他们通常被鼓励将医疗保健费用的增长保持在较低水平，而协作护理的研究表明通过这样的项目他们可以节省整体医疗保健费用。某些保险公司、基金会甚至州政府可能会提供资助或种子资金——专门用于协作护理，或者更普遍地用于帮助医疗保健服务系统成为负责任的护理机构和（或）改善行为健康管理的项目。

致谢： 本文报告的研究得到了美国国立卫生研究院国家糖尿病、消化与肾脏疾病研究所资助，项目编号为 K23DK097356。内容完全由作者负责，并不一定代表美国国立卫生研究院的官方观点。

参考文献

[1] Strik JJ, Lousberg R, Cheriex EC, Honig A. One year cumulative incidence of depression following myocardial infarction and impact on cardiac outcome. J Psychosom Res. 2004;56(1):59–66.

[2] Anderson RJ, Freedland KE, Clouse RE, Lustman PJ. The prevalence of comorbid depression in adults with diabetes: a meta-analysis. Diabetes Care. 2001;24(6):1069–78.

[3] Gonzalez JS, Fisher L, Polonsky WH. Depression in diabetes: have we been missing something important? Diabetes Care. 2011;34(1):236–9.

[4] Do AN, Rosenberg ES, Sullivan PS, Beer L, Strine TW, Schulden JD, et al. Excess burden of depression among HIV-infected persons receiving medical care

in the United States: data from the medical monitoring project and the behavioral risk factor surveillance system. PLoS One. 2014;9(3):e92842.

[5] Hartung TJ, Brähler E, Faller H, Härter M, Hinz A, Johansen C, et al. The risk of being depressed is significantly higher in cancer patients than in the general population: prevalence and severity of depressive symptoms across major cancer types. Eur J Cancer. 2017;72:46–53.

[6] Pan A, Sun Q, Okereke OI, Rexrode KM, Hu FB. Depression and risk of stroke morbidity and mortality: a meta-analysis and systematic review. JAMA. 2011;306(11):1241–9.

[7] Wu Q, Kling JM. Depression and the risk of myocardial infarction and coronary death: a meta-analysis of prospective cohort studies. Medicine. 2016;95(6):e2815. Xie W, ed.

[8] Newcomer JW. Second-generation (atypical) antipsychotics and metabolic effects: a comprehensive literature review. CNS Drugs. 2005;19(Suppl 1):1–93.

[9] Rummel-Kluge C, Komossa K, Schwarz S, et al. Head-to-head comparisons of metabolic side effects of second generation anti-psychotics in the treatment of schizophrenia: a systematic review and meta-analysis. Schizophr Res. 2010;123(2–3):225–33.

[10] Grenard JL, Munjas BA, Adams JL, et al. Depression and medication adherence in the treatment of chronic diseases in the United States: a meta-analysis. J Gen Int Med. 2011;26(10):1175–82.

[11] Pence BW, Mills JC, Bengtson AM, et al. Association of increased chronicity of depression with HIV appointment attendance, treatment failure, and mortality among HIV-infected adults in the United States. JAMA Psychiatry published online February 21, 2018. https://doi.org/10.1001/jamapsychiatry.2017.4726.

[12] Lin EH, Katon W, Von Korff M, Rutter C, Simon GE, Oliver M, et al. Relationship of depression and diabetes self-care, medication adherence, and preventive care. Diabetes Care. 2004;27(9): 2154–60.

[13] Prugger C, Wellmann J, Heidrich J, De Bacquer D, De Smedt D, De Backer G, EUROASPIRE Study Group, et al. Regular exercise behaviour and intention and symptoms of anxiety and depression in coronary heart disease patients across Europe: results from the EUROASPIRE III survey. Eur J Prev Cardiol. 2017;24(1):84–91.

[14] Varghese FP, Brown ES. The hypothalamic-pituitary-adrenal axis in major depressive disorder: a brief primer for primary care physicians. Prim Care Companion J Clin Psychiatry. 2001;3(4):151–5.

[15] Naughton M, Dinan TG, Scott LV. Corticotropin-releasing hormone and the hypothalamic-pituitary-adrenal axis in psychiatric disease. Handb Clin Neurol. 2014;124:69–91.

[16] Champaneri S, Wand GS, Malhotra SS, Casagrande SS, Golden SH. Biological basis of depression in adults with diabetes. Curr Diab Rep. 2010;10(6):396–405.

[17] Incollingo Rodriguez AC, Epel ES, White ML, Standen EC, Seckl JR, Tomiyama AJ. Hypothalamic-pituitary-adrenal axis dysregulation and cortisol activity in obesity: a systematic review. Psychoneuroendocrinology. 2015;62:301–18.

[18] Miller AH, Raison CL. The role of inflammation in depression: from evolutionary imperative to modern treatment target. Nat Rev Immunol. 2016;16(1):22–34.

[19] Joseph JJ, Golden SH. Cortisol dysregulation: the bidirectional link between stress, depression, and type 2 diabetes mellitus. Ann N Y Acad Sci. 2017;1391(1):20–34.

[20] Yoon J, Yano EM, Altman L, Cordasco KM, Stockdale SE, Chow A, et al. Reducing costs of acute care for ambulatory care-sensitive medical conditions: the central roles of comorbid mental illness. Med Care. 2012;50(8):705–13.

[21] Himelhoch S, Weller WE, Wu AW, Anderson GF, Cooper LA. Chronic medical illness, depression, and use of acute medical services among Medicare beneficiaries. Med Care. 2004;42(6):512–21.

[22] Katon WJ, Lin E, Russo J, Unutzer J. Increased medical costs of a population-based sample of depressed elderly patients. Arch Gen Psychiatry. 2003;60(9):897–903.

[23] Luppa M, Sikorski C, Motzek T, Konnopka A, König HH, Riedel- Heller SG. Health service utilization and costs of depressive symptoms in late life – a systematic review. Curr Pharm Des. 2012;18(36):5936–57.

[24] Crown WH, Finkelstein S, Berndt ER, Ling D, Poret AW, Rush AJ, Russell JM. The impact of treatment-resistant depression on health care utilization and costs. J Clin Psychiatry. 2002;63(11):963–71.

[25] Boyd C, Leff B, Weiss C, Wolff J, Hamblin A, Martin L. Data brief: clarifying multimorbidity patterns to improve targeting and delivery of clinical services for Medicaid populations. Center for Health Care Strategies; 2010. https://www.chcs.org/media/clarifying_mul-timorbidity_patterns.pdf.

[26] Gonzalez JS, Kane NS, Chang TE. Cognitive behavioral therapy for adherence and depression in diabetes. In: Vranceanu AM, Greer JA, Safren SA, editors. The Massachusetts general hospital handbook of behavioral medicine. New York: Springer; 2016. p. 115–37.

[27] Safren SA, O'Cleirigh C, Tan JY, Raminani SR, Reilly LC, Otto MW, Mayer KH. A randomized controlled trial of cognitive behavioral therapy for adherence and depression (CBT-AD) in HIV- infected individuals. Health Psychol. 2009;28(1):1–10.

[28] Safren SA, Bedoya CA, O'Cleirigh C, Biello KB, Pinkston MM, Stein MD, et al. Cognitive behavioural therapy for adherence and depression in patients with HIV: a three-arm randomised controlled trial. Lancet HIV. 2016;3(11):e529–38.

[29] Safren SA, Gonzalez JS, Wexler DJ, Psaros C, Delahanty LM, Blashill AJ, et al. A randomized controlled trial of cognitive behavioral therapy for adherence and depression (CBT-AD) in patients with uncontrolled type 2 diabetes. Diabetes Care. 2014;37(3):625–33.

[30] Markowitz SM, Carper MM, Gonzalez JS, Delahanty LM, Safren SA. Cognitive-behavioral therapy for

the treatment of depression and adherence in patients with type 1 diabetes: pilot data and feasibility. Prim Care Companion CNS Disord. 2012;14(2). pii: PCC.11m01220.

[31] Fisher JD, Fisher WA. Changing AIDS-risk behavior. Psychol Bull. 1992;111(3):455–74.

[32] Bell AC, D'Zurilla TJ. Problem-solving therapy for depression: a meta-analysis. Clin Psychol Rev. 2009;29(4):348–53.

[33] McDermut W, Miller IW, Brown RA. The efficacy of group psychotherapy for depression: a meta-analysis and review of the empirical research. Clin Psychol Sci Pract. 2001;8(1):98–116.

[34] Lakerveld J, Bot SD, Chinapaw MJ, et al. Motivational interviewing and problem solving treatment to reduce type 2 diabetes and cardiovascular disease risk in real life: a randomized controlled trial. Int J Behav Nutr Phys Act. 2013;10:47.

[35] AADE7 Self-Care Behaviors. Diabetes Educ. 2008;34:445–9.

[36] Arean P, Hegel M, Vannoy S, Fan MY, Unuzter J. Effectiveness of problem-solving therapy for older, primary care patients with depression: results from the IMPACT project. Gerontologist. 2008;48(3):311–23.

[37] Blumenthal JA, Babyak MA, O'Connor C, Keteyian S, Landzberg J, et al. Effects of exercise training on depressive symptoms in patients with chronic heart failure: the HF-ACTION randomized trial. JAMA. 2012;308(5):465–74.

[38] Blumenthal JA, Babyak MA, Doraiswamy PM, Watkins L, Hoffman BM, Barbour KA, et al. Exercise and pharmacotherapy in the treatment of major depressive disorder. Psychosom Med. 2007;69(7):587.

[39] Ravindran AV, Balneaves LG, Faulkner G, Ortiz A, McIntosh D, Morehouse RL, CANMAT Depression Work Group, et al. Canadian Network for Mood and Anxiety Treatments (CANMAT) 2016 clinical guidelines for the management of adults with major depressive disorder: section 5. Complementary and alternative medicine treatments. Can J Psychiatr. 2016;61(9):576–87.

[40] Cooney GM, Dwan K, Greig CA, Lawlor DA, Rimer J, Waugh FR, et al. Exercise for depression. Cochrane Database Syst Rev. 2013;12(9):CD004366.

[41] Rubin RR, Wadden TA, Bahnson JL, Blackburn GL, Brancati FL, Bray GA, Look AHEAD Research Group, et al. Impact of intensive lifestyle intervention on depression and health-related quality of life in type 2 diabetes: the look AHEAD trial. Diabetes Care. 2014;37(6):1544–53.

[42] Hearing CM, Chang WC, Szuhany KL, Deckersbach T, Nierenberg AA, Sylvia LG. Physical exercise for treatment of mood disorders: a critical review. Curr Behav Neurosci Rep. 2016;3(4):350–9.

[43] Gary RA, Dunbar SB, Higgins MK, Musselman DL, Smith AL. Combined exercise and cognitive behavioral therapy improves outcomes in patients with heart failure. J Psychosom Res. 2010;69(2):119–31.

[44] De Groot M, Hornsby G, Saha C, Yang Z, Pillay Y, Fitzpatrick K, Mather KJ, Shubrook J. Program ACTIVE II: a comparative effectiveness trial to treat major depression in T2DM. Presented at the American Diabetes Association 77th Scientific Session, June 13, 2017, San Diego, CA. http://www.abstractsonline.com/ pp8/#!/4297/presentation/12748.

[45] Schneider KL, Panza E, Handschin B, Ma Y, Busch AM, Waring ME, et al. Feasibility of pairing behavioral activation with exercise for women with type 2 diabetes and depression: the Get It study pilot randomized controlled trial. Behav Ther. 2016;47(2):198–212.

[46] Linde JA, Simon GE, Ludman EJ, Ichikawa LE, Operskalski BH, Arterburn D, et al. A randomized controlled trial of behavioral weight loss treatment versus combined weight loss/depression treatment among women with comorbid obesity and depression. Ann Behav Med. 2011;41(1):119–30.

[47] Pagoto S, Schneider KL, Whited MC, Oleski JL, Merriam P, Appelhans B, et al. Randomized controlled trial of behavioral treatment for comorbid obesity and depression in women: the Be Active Trial. Int J Obes. 2013;37(11):1427–34.

[48] Ma J, Yank V, Lv N, Goldhaber-Fiebert JD, Lewis MA, Kramer MK, et al. Research aimed at improving both mood and weight (RAINBOW) in primary care: a type 1 hybrid design randomized controlled trial. Contemp Clin Trials. 2015;43:260–78.

[49] Sylvia LG, Salcedo S, Bernstein EE, Baek JH, Nierenberg AA, Deckersbach T. Nutrition, exercise, and wellness treatment in bipolar disorder: proof of concept for a consolidated intervention. Int J Bipolar Disord. 2013;1:24.

[50] https://clinicaltrials.gov/ct2/show/record/NCT01615367.

[51] Unützer J, Katon W, Callahan CM, Williams JW Jr, Hunkeler E, Harpole L, et al. Improving mood-promoting access to collaborative treatment. Collaborative care management of late-life depression in the primary care setting: a randomized controlled trial. JAMA. 2002;288(22):2836–45.

[52] Archer J, Bower P, Gilbody S, Lovell K, Richards D, Gask L, Dickens C, Coventry P. Collaborative care for depression and anxiety problems. Cochrane Database Syst Rev. 2012;10:CD006525.

[53] Unutzer J, Katon WJ, Fan MY, Schoenbaum MC, Lin EH, Della Penna RD, Powers D. Long-term cost effects of collaborative care for late-life depression. Am J Manag Care. 2008;14(2):95–100.

[54] Panagioti M, Bower P, Kontopantelis E, Lovell K, Gilbody S, Waheed W, et al. Association between chronic physical conditions and the effectiveness of collaborative care for depression: an individual participant data meta-analysis. JAMA Psychiat. 2016;73(9):978–89.

[55] Fann JR, Fan MY, Unutzer J. Improving primary care for older adults with cancer and depression. J Gen Int Med. 2009;24(Suppl. 2):S417–24.

[56] Walker J, Sharpe M. Integrated management of major depression for people with cancer. Int Rev Psychiatry. 2014;26(6):657–68.

[57] Ell K, Quon B, Quinn DI, Dwight-Johnson M, Wells A, Lee P-J, Xie B. Improving treatment of depression

among low-income patients with cancer: the design of the ADAPt-C study. Gen Hosp Psychiatry. 2007;29(3):223–31.

[58] Ell K, Xie B, Quon B, Quinn DI, Dwight-Johnson M, Lee PJ. Randomized controlled trial of collaborative care management of depression among low-income patients with cancer. J Clin Oncol. 2008;26(27):4488–96.

[59] Li M, Kennedy EB, Byrne N, Gérin-Lajoie C, Katz MR, Keshavarz H, et al. Systematic review and meta-analysis of collaborative care interventions for depression in patients with cancer. Psychooncology. 2017;26(5):573–87.

[60] Strong V, Waters R, Hibberd C, Murray G, Wall L, Walker J, et al. Management of depression for people with cancer (SMaRT Oncology 1): a randomised trial. Lancet. 2008;372(9632):40–8.

[61] Sharpe M, Walker J, Holm Hansen C, Martin P, Symeonides S, Gourley C, SMaRT (Symptom Management Research Trials) Oncology-2 Team, et al. Integrated collaborative care for comorbid major depression in patients with cancer (SMaRT Oncology-2): a multicentre randomised controlled effectiveness trial. Lancet. 2014;384(9948):1099–108.

[62] Walker J, Hansen CH, Martin P, Symeonides S, Gourley C, Wall L, SMaRT (Symptom Management Research Trials) Oncology-3 Team, et al. Integrated collaborative care for major depression comorbid with a poor prognosis cancer (SMaRT Oncology-3): a multicentre randomised controlled trial in patients with lung cancer. Lancet Oncol. 2014;15(10):1168–76.

[63] Walker J, Cassidy J, Sharpe M, SMaRT Oncology-2 Trialists. The second Symptom Management Research Trial in Oncology (SMaRT Oncology-2): a randomised trial to determine the effectiveness and cost-effectiveness of adding a complex intervention for major depressive disorder to usual care for cancer patients. Trials. 2009;10:18.

[64] Huffman JC, Adams CN, Celano CM. Collaborative care and related interventions in patients with heart disease: an update and new directions. Psychosomatics. 2018;59(1):1–18.

[65] Tully PJ, Baumeister H. Collaborative care for comorbid depression and coronary heart disease: a systematic review and meta-analysis of randomised controlled trials. BMJ Open. 2015;5(12):e009128.

[66] Stewart JC, Perkins AJ, Callahan CM. Effect of collaborative care for depression on risk of cardiovascular events: data from the IMPACT randomized controlled trial. Psychosom Med. 2014;76(1):29–37.

[67] Atlantis E, Fahey P, Foster J. Collaborative care for comorbid depression and diabetes: a systematic review and meta-analysis. BMJ Open. 2016;6(10):e012514.

[68] Huang Y, Wei X, Wu T, Chen R, Guo A. Collaborative care for patients with depression and diabetes mellitus: a systematic review and meta-analysis. BMC Psychiatry. 2013;13:260.

[69] Wu B, Jin H, Vidyanti I, Lee PJ, Ell K, Wu S. Collaborative depression care among Latino patients in diabetes disease management, Los Angeles, 2011–2013. Prev Chronic Dis. 2014;11:E148.

[70] Chwastiak LA, Jackson SL, Russo J, DeKeyser P, Kiefer M, Belyeu B, et al. A collaborative care team to integrate behavioral health care and treatment of poorly-controlled type 2 diabetes in an urban safety net primary care clinic. Gen Hosp Psychiatry. 2017;44:10–5.

[71] Katon W, Unützer J, Fan MY, Williams JW Jr, Schoenbaum M, Lin EH, Hunkeler EM. Cost-effectiveness and net benefit of enhanced treatment of depression for older adults with diabetes and depression. Diabetes Care. 2006;29(2):265–70.

[72] Katon WJ, Russo JE, Von Korff M, Lin EH, Ludman E, Ciechanowski PS. Long-term effects on medical costs of improving depression outcomes in patients with depression and diabetes. Diabetes Care. 2008;31(6):1155–9.

[73] Hay JW, Katon WJ, Ell K, Lee PJ, Guterman JJ. Cost-effectiveness analysis of collaborative care management of major depression among low-income, predominantly Hispanics with diabetes. Value Health. 2012;15(2):249–54.

[74] Katon W, Lin EH, Von Korff M, Ciechanowski P, Ludman E, Young B, et al. Integrating depression and chronic disease care among patients with diabetes and/or coronary heart disease: the design of the TEAMcare study. Contemp Clin Trials. 2010;31(4):312–22.

[75] Katon WJ, Lin EH, Von Korff M, Ciechanowski P, Ludman EJ, Young B, et al. Collaborative care for patients with depression and chronic illnesses. N Engl J Med. 2010;363(27):2611–20.

[76] Katon W, Russo J, Lin EH, Schmittdiel J, Ciechanowski P, Ludman E, et al. Cost-effectiveness of a multicondition collaborative care intervention: a randomized controlled trial. Arch Gen Psychiatry. 2012;69(5):506–14.

[77] Coventry PA, Lovell K, Dickens C, Bower P, Chew-Graham C, Cherrington A, et al. Collaborative Interventions for Circulation and Depression (COINCIDE): study protocol for a cluster randomized controlled trial of collaborative care for depression in people with diabetes and/or coronary heart disease. Trials. 2012;13:139.

[78] Coventry P, Lovell K, Dickens C, Bower P, Chew-Graham C, McElvenny D, et al. Integrated primary care for patients with mental and physical multimorbidity: cluster randomised controlled trial of collaborative care for patients with depression comorbid with diabetes or cardiovascular disease. BMJ. 2015;h638:350.

[79] Camacho EM, Ntais D, Coventry P, Bower P, Lovell K, Chew- Graham C, et al. Long-term cost-effectiveness of collaborative care (vs usual care) for people with depression and comorbid diabetes or cardiovascular disease: a Markov model informed by the COINCIDE randomised controlled trial. BMJ Open. 2016;6(10):e012514.

[80] National Institute for Clinical Excellence. Guide to the methods of technology appraisal. National Institute for Clinical Excellence; 2013. https://www.nice.org.

uk/process/pmg9/resources/guideto-the-methods-of-technology-appraisal-2013-pdf-2007975843781.

[81] Coleman KJ, Magnan S, Neely C, Solberg L, Beck A, Trevis J, et al. The COMPASS initiative: description of a nationwide collaborative approach to the care of patients with depression and diabetes and/or cardiovascular disease. Gen Hosp Psychiatry. 2017;44:69–76.

[82] Rossom RC, Solberg LI, Magnan S, Crain AL, Beck A, Coleman KJ, et al. Impact of a national collaborative care initiative for patients with depression and diabetes or cardiovascular disease. Gen Hosp Psychiatry. 2017;44:77–85.

[83] Reimer A, Schmitt A, Ehrmann D, Kulzer B, Hermanns N. Reduction of diabetes-related distress predicts improved depressive symptoms: a secondary analysis of the DIAMOS study. PLoS One. 2017;12(7):e0181218.

[84] Polonsky WH, Fisher L, Earles J, et al. Assessing psychosocial stress in diabetes: development of the diabetes distress scale. Diabetes Care. 2005;28:626–31.

[85] Polonsky WH, Anderson BJ, Lohrer PA, Welch G, Jacobson AM, Aponte JE, Schwartz CE. Assessment of diabetes-related distress. Diabetes Care. 1995;18(6):754–60.

[86] Gessler S, Low J, Daniells E, Williams R, Brough V, Tookman A, Jones L. Screening for distress in cancer patients: is the distress thermometer a valid measure in the UK and does it measure change over time? A prospective validation study. Psychooncology. 2008;17(6):538–47.

[87] Wright JH, Sudak DM, Turkington D, Thase ME. High-yield cognitive-behavior therapy for brief sessions: an illustrated guide. Arlington: American Psychiatric Publishing Inc; 2010.

[88] The Motivational Interviewing Network of Trainers. http://www.motivationalinterviewing.org/motivational-interviewing-training.

[89] https://aims.uw.edu/collaborative-care/behavioral-interventions/problem-solving-treatment/training.

[90] The National Network of PST Clinicians. Trainers and researchers manual. http://pstnetwork.ucsf.edu/sites/pstnetwork.ucsf.edu/files/documents/Pst-PC%20Manual.pdf.

[91] American Psychiatric Association. https://www.psychiatry.org/psychiatrists/practice/professional-interests/integrated-care/get-trained.

[92] Patel V, Belkin GS, Chockalingam A, Cooper J, Saxena S, Unützer J. Grand challenges: integrating mental health services into priority health care platforms. PLoS Med. 2013;10(5):e1001448.

[93] https://aims.uw.edu/collaborative-care/implementa-tion-guide.

第4章　少数族裔文化与抑郁症的临床考虑

Culture and Depression: Clinical Considerations for Racial and Ethnic Minorities

Nhi-Ha Trinh　Taquesha Dean　著

案例

一位 55 岁寡妇的女儿，自我认同的黑种人妇女，打电话到她母亲的初级保健医师办公室寻求帮助。她的母亲睡得比平时多，"什么事都不做……甚至也不去做礼拜"，而且如果不提醒她的话，她不会整理床铺或洗澡。虽然她母亲的初级保健医师以前建议过她去做精神病咨询，但她母亲说"我又没疯"而不愿意寻求咨询。她只会在女儿的陪同下前往她的初级保健医师办公室就诊。

虽然初级保健诊所的护士鼓励她女儿陪着患者来就诊，但她女儿无法在工作期间抽出时间预约。然而，在接下来的几周时间里，她女儿都出于这样的担忧而多次打电话给她母亲的初级保健医师办公室——她母亲不吃饭，不关心她自己的日常生活，也不去做礼拜。

最后，她母亲变得非常迷失方向，大白天穿着睡衣走到外面，敲开邻居家的门困惑地说："我觉得我家房子着火了。"邻居赶紧打电话给她正在上班的女儿；她女儿马上请假回来，把她母亲带到急诊室进行紧急评估。她母亲因脱水继发精神错乱而住院，并首先由精神病学咨询/联络服务中心进行检查，看是否有谵妄、幻视和夜间幻觉。

提供服务的老年精神科医师是一名自我认同的黑种人男子，患者当即表示接受——"之前也从来没有这么年轻英俊的医师给我看过病，即使在我住在南方的时候。"当谵妄稳定下来后，住院医疗团队就感到担忧，因为患者显得孤僻，不吃东西，晚上也无法入睡。问患者她喜欢什么，患者说她喜欢去做礼拜，但"一直太虚弱，太孤独了"，没办法去做礼拜。精神科医师与患者和她女儿建立了融洽的关系，因为他了解患者所在的社区和教堂的牧师。

虽然患者非常不愿意开始药物治疗，但精神科医师采用以症状为中心的方法，问她目前是什么正在困扰她。患者说："我在家里一直很孤寂。"当她和女儿确认了"无法入睡是最糟糕的"后，女儿非常担忧她母亲体重减轻得太多了，于是精神科医师建议使用低剂量的米氮平来缓解这些症状。在他的指导和患者的接受下，医疗团队开始使用 7.5mg 米氮平来治疗患者的失眠和食欲不振问题。开始服药后几天，患者的睡眠质量改善了，食欲也提高了。

到了可以出院的时候，住院部希望患者在出院前到康复中心接受治疗。她女儿对这个计划很不高兴，害怕因为自己的全职工作和年轻家庭而不得不把她母亲送到一个长期的养老院。"我妈妈不想去那儿，而且，那些地方不欢迎我们这样的人。"在家庭会议上，精神科医师与其家人谈论了他们希望患者去短暂"康复"（强调只是"短期"的）之后再回家的愿望，并且病例管理部可以在患者教会社区的社区高级中心设立日间计划。患者和家属要求在出院后到门诊找这位精神科医师就诊。

一、概述

抑郁症是一种常见的心理健康疾病，会导致严重的痛苦和功能受损。事实上，截至 2017 年，抑郁症是全球残疾的主要原因 [1-3]。在美国，少数民族人口占比在过去 20 年从 19% 增加到 27%[4, 5]。美国人口普查估计，到 2044 年美国将成为一个"少数民族占多数"的国家，预计无种族或族裔群体在全国总人口的占比将超过 50%[6]。鉴于这些人口结构的变化，我们需要更重视去了解少数族裔（包括黑种人、拉美裔美国人、美洲原住民和亚裔美国人）中抑郁症的现象学和治疗情况。虽然治疗抑郁症的循证干预措施很容易获得，但在少数族裔中抑郁症往往得不到充分治疗。事实上，与白种人相比，这些服务不足群体在抑郁症的诊断和治疗方面存在显著差异 [7, 8]。

这些差异是指两组所接受的医疗服务的差异，是由于医疗系统的结构、医务人员或患者的偏见或临床不确定性造成的，而不是因为两组成员的基本医疗需求或偏好的不同而造成的 [9]。2001 年具有开创性的美国卫生部部长的报告 [10]《文化、种族和民族》中指出，与美国白种人相比，系统性、临床性和个体化的患者因素导致了少数族裔患者在获得心理健康服务方面的差异。总的来说，该报告发现，少数民族获得所需护理的可能性较小，即使他们得到了护理，但与白种人相比，往往护理质量较差。

该报告的补充部分说明了造成这些不同层面差异的多种原因，包括经济障碍、结构性障碍和患者层面的障碍 [11]。经济障碍与患者因其保险状况（由于没有保险或保险不足）而无法获得医疗保健相关。结构因素是指提供医疗服务的整个系统的可用性，而不管患者的个人经济状况如何，结构因素还包括寻求医疗服务过程的外部因素，以及所在位置的适当医疗设施的可得性和距离。最后，患者层面的因素包括患者对医疗体系的信念和（或）认识，以及沟通障碍，这些都可能受到患者个人偏见或文化差异的影响 [11]。这些障碍不只是独立影响，而且还会相互影响，从而导致少数民族没有得到足够的抑郁症筛查和治疗，因而接受治疗时都已是疾病晚期。2006 年，美国联邦健康差异协作研究（Federal Collaborative for Health Disparities Research，FCHDR）将心理健康差异列为当前研究关注的四大优先事项之一，提示了这个问题的严重性[12]。

在本章中，我们将回顾少数民族抑郁症的具体风险因素，并探讨这些服务不足人群的诊断和治疗挑战。考虑到这些挑战，我们将提供治疗建议，以便在护理这些处于风险中的人群时加以考虑。

二、历史视角：抑郁症与少数民族地位

（一）关键定义：种族、民族、文化和少数民族地位

在开始讨论心理健康研究和实践领域是如何发展的之前，这里先回顾一下关键的概念。种族（race）是指具有某些独特的生理特征的一个人类群体[13]，如肤色、面部特征和身高。大多数人从生物学的角度来看待种族；300 多年来，或者说自从欧洲白种人殖民世界有色人种以来，种族确实是"人类身份的首要来源"[14]。人类学家、社会学家和许多生物学家现在对这些分类的价值提出了质疑，从而质疑"种族"作为一个有用的生物学概念的价值[15, 16]。事实上，DNA 研究已经揭示了种族作为一种生物结构甚至是社会结构的弊端，因为只有不到 0.1% 的 DNA 解释了与种族差异有关的人与人之间的生理差异[17]。然而，由于社会重视这些身体差异，基于身体特征的个体分类导致社会以不同方式和不平等方式对待他们。

相比之下，民族（ethnicity）是指一个特定的民族归属或群体[18]，民族一词指的是根据共同的种族、民族、部落、宗教、语言、文化起源或民族背景分类的一大群人[19]。因此，民族也是一种社会结构，具有共同的民族或地区背景，具有共同的社会、文化和历史经验。

文化（culture）这个词有多重含义。文化可以描述特定社会、群体、地点或时间的信仰、习俗、艺术等；文化可以作为一个特定社会的同义词，这个社会有自己的信仰、生活方式、艺术等；最后，文化可以指存在于某个地方或组织中的一种特定的思维方式、行为方式或工作方式[20]。显然，某些民族或种族可能有自己的文化，但这种联系并不总是一对一的，由多个种族或民族组成的群体或组织可以创造自己的文化，如"美国文化"或医学文化。

少数群体（minority group）是指在某些特征上与其他人不同的一部分人群，并且经常受到差别对待[21]。少数群体与社会多数派（social majority）是有区别的，社会多数派指的是那些在社会中掌握主要社会权力的人。这种区分可以基于一个或多个可观察到的人类特征，包括种族、民族、宗教、残疾、性别、财富、健康或性取向，并可能由法律强制区分。这个词适用于历史上的各种情况和文明，虽然它与一个数字上的、统计上的少数民族有关[22]。

（二）关于种族、民族和抑郁症的早期研究

早期对抑郁症风险的研究并没有关注种族与抑郁症之间的关系，而是关注社会地位对发展为心理障碍风险的影响[23, 24]。20 世纪 80 年代，研究的重点转向了种族、民族和社会经济地位对抑郁症状的影响，同时认识到贫困等特定的社会人口因素在美国历史上对少数

族裔，特别是对黑种人产生了不同的影响[25]。尽管早期研究发现，抑郁症患病率在白种人、黑种人和拉丁裔（会说英语和西班牙语）之间通常没有差异[26, 27]，但 Jones Webb 和 Snowden[28] 后来的研究证实，与白种人相比，黑种人具有特定的社会人口统计学风险因素，使这类人群面临患抑郁症的风险。无论是黑种人还是白种人，女性、分居或丧偶的婚姻状况、较低的社会阶层和缺乏就业都增加了患抑郁症的风险；然而，研究人员在他们的样本中发现了黑种人群体的其他风险因素，即那些年龄在 30—39 岁之间，属于非西方宗教群体，并且生活在西方的人，患抑郁症的风险比同龄白种人更高[28]。此后，这一发现已经扩展到拉美洲人群，因为与白种人相比，黑种人和拉美裔人的经济资源较少、财富匮乏，因此他们面临患抑郁症的风险[29]。事实上，目前的流行病学调查表明，不仅在美国，而且在欧洲，抑郁症的患病率在不同种族和少数民族人群中的差异很大[30]。社会经济条件和（无意识和有意识的）对少数族裔群体的偏见，一直被认为是这些差异的重要预测因素[31]。

三、少数族裔抑郁症研究的最新进展

虽然对少数民族人群心理健康的研究有所增加，但在诊断、治疗可及性和治疗结果方面的差异仍然存在[32]。如上所述，这些差异是指两组患者在诊断、获得治疗和治疗结果方面的差异，而不是临床适当性和需求方面的差异。例如，研究人员发现，与白种人相比，少数族裔人群通常较少使用心理健康服务，虽然他们在一生中更可能罹患持续性精神障碍[33, 34]。在下面内容中，我们将探讨造成少数民族人群心理健康诊断、治疗和结果差异的潜在原因。

（一）少数民族抑郁症诊断的挑战

要得到心理健康治疗或护理，对少数民族人群来说，第一步是去找他们的初级保健临床医师进行评估，并得到正确的诊断。然而，与白种人相比，少数民族群体的抑郁症症状的表现可能有所不同。部分原因可能是因为他们的文化或种族背景，也可能是因为他们所寻求帮助的医疗体系的结构，以及他们过去通过媒体和人际交往所接收到的关于罹患抑郁症的意义[35]。

与白种人相比，患有抑郁症的少数民族可能更常出现失眠症状和不安情绪[36]，痛苦和躯体症状增加[10, 37]，以及认知障碍增加[38]。对于腰痛、耳鸣、头痛、心悸和头晕等躯体疾病，如果临床医师只寻找生理学解释，可能会忽略抑郁症或焦虑症病因。由于临床医师可能没有意识到症状表现的这些差异，因此对这些症状警惕不高的话，往往会导致这些人群抑郁症的诊断不足或误诊[39]。不准确的初步诊断会导致治疗延迟或治疗效果不佳，从而可能导致抑郁症的长期病程。

最近的综述探讨了抑郁症诊断中的种族差异。Simpson 及其同事[40] 回顾了来自美国 7.5 万名参与者的综合样本的四篇实证文章。他们说，四篇文章中有两篇报道称黑种人和拉美裔的抑郁症诊断率显著低于白种人。此外，Stockdale 及其同事[41] 在对 96 000 多名患者进行的全国门诊医疗研究中发现，与白种人相比，在精神科和基层医疗机构中，黑种人和拉美裔患者被诊断为抑郁症或焦虑症的可能性更小，因此接受后续治疗的可能性也更小。此外，研究人员还发现，即使有相同的症状报告，与白种人相比，初级保健医师在少数族裔中诊查出抑郁症的可能性仍然较低[39]。最后，Coleman 及其同事[42]发现，与白种人相比，在 11 个全国性大型非营利医疗机构中，所有少数族裔（亚裔美国人、夏威夷原住民 / 太平洋岛民、黑种人和拉丁裔美国人）被诊断为抑郁症的可能性较小。在少数族裔中，这种抑郁症诊断不足的模式会因抑郁症治疗渠道障碍而加剧，下文将对此进行更详细的讨论。

（二）获得治疗方面的挑战

如前所述，获得治疗存在许多障碍，包括经济障碍、结构性障碍和患者层面的障碍，阻碍了患有抑郁症的少数族裔寻求和接受优质护理[43]。例如，研究表明，与白种人相比，黑种人、拉美裔美国人和亚裔美国人寻求抑郁症治疗的可能性较小[42, 44, 45]。此外，即对贫困、保险和教育等因素进行调整之后，种族仍然独立地妨碍抑郁症治疗的获得[42, 44, 45]。

1. 经济障碍

经济障碍与患者因其保险状况（由于没有保险或保险不足）而无法获得医疗保健相关。此外，与非拉丁裔白种人相比，在少数族裔人群的贫困率较高，医疗保险覆盖率较低[44]。虽然 2010 年"平价医疗法案"（affordable care act）作出努力，扩大了所有人的保险范围，并为所有人提供心理健康服务，但保险覆盖率仍在继续下降[32, 46]。

2. 结构性障碍

结构性障碍是指限制患者获得医疗系统的整体可用性和可及性的因素，包括与寻求护理过程相关的因素，以及医疗系统和医务人员本身的特征[11]。换句话说，医疗保健的结构性障碍是基于医疗保健系统的具体政策、制度和内部信仰系统——包括我们社会对种族的无意识和有意识的偏见如何影响医疗系统的组织和态度[47]。在美国物质滥用和精神健康服务管理局（Substance Abuse and Mental Health Services Administration，SAMHSA）[32]的一份综述中研究人员指出，有限的心理健康转诊是少数族裔缺乏心理健康治疗的重要结构性障碍。与白种人相比，少数族裔抑郁症患者不太可能被其初级保健医师转诊去接受适当的咨询。同样，Stockdale 等[41]发现，与白种人相比，黑种人和拉美裔人在基层医疗机构和精神科得到转诊去接受咨询的可能性较小。这个问题很重要，因为比起其他环境，特别是在基层医疗机构中，少数族裔更有可能从他们的初级保健医师那里寻求心理健康治疗[32, 46]。

对于那些不讲英语的人，语言能力的缺乏也是一个结构性障碍。这表明医疗机构缺乏为其负责的人群提供服务的能力。在一项针对白种人、黑种人、亚裔和拉丁裔人群的研究中发现，在不讲英语并指明需要心理健康服务的受试者中，实际得到这种护理的只有 8%；而只会说英语的受试者中有 51%；会说两种语言的受试者中有 42%[48]。

此外，医师的偏见不仅对抑郁症的诊断不足有影响，而且对抑郁症的治疗不足也有影响。与白种人相比，接受治疗的少数族裔抑郁症患者，得到抗抑郁药物治疗的可能性较小。

Simpson 等[40]发现，相比白种人来说，接受抗抑郁治疗的黑种人和拉丁裔抑郁症患者更少。此外，虽然两组都不太可能接受抗抑郁治疗，但与拉丁裔患者相比，黑种人患者最不可能接受抗抑郁治疗[40]。

少数族裔的这些结构障碍，包括缺乏转诊和充分治疗，导致这些人群的结构脆弱性——指"个体或群体的处境，通过与社会经济、政治和文化/规范等级相互作用，从而使其面临不良健康结果的风险"[49, 50]。当患者在社会中处于多个重叠且相互加强的权力等级（如社会经济、种族，文化）以及体制和政策层面（如移民身份、体力劳动者）限制他们获得医疗服务和追求健康生活的能力时，他们就是结构上脆弱的[47]。然而，除了这些重要的外部障碍外，还有一些患者层面的障碍，也是贫困的抑郁症人群面临的挑战。

3. 患者层面的障碍

患者对心理疾病的态度及笼罩心理疾病的病耻感，会阻碍少数族裔患者寻求治疗。Brown 等[45]发现，与白种人相比，黑种人对抑郁症治疗的消极态度更多。这些个人对心理健康的态度，反过来又影响人们是否寻求治疗。Gary[51]探讨了种族偏见和歧视对少数族裔寻求心理健康治疗的影响。她认为，历史上处于弱势群体中的个体，经历了群体耻辱和自我耻辱，当他们出现心理疾病时，都会产生复合效应，产生双重耻辱感：既来自少数族裔，又患有心理疾病。Gary 还认为，当这些个体经历任何形式的情绪障碍时，包括抑郁症，一定程度的否认是其抗拒寻求治疗的另一种表现。对心理健康系统的负面看法和不信任，以及对心理健康医务人员的负面情绪，可能会导致少数族裔完全避免心理健康系统的耻辱。Ward 及其同事[52]直接评估了黑种人女性寻求心理健康治疗的应对行为和信念。他们发现，受访者认为患有心理疾病会导致严重的后果，比如住院或坐牢[52]。如果受访者寻求治疗，她们更愿意做心理咨询而不是药物治疗，因为她们担心药物治疗的潜在不良反应。研究人员发现，阻碍心理疾病患者寻求治疗的主要障碍是因为他们缺乏寻求心理健康服务的知识、与心理疾病有关的尴尬以及害怕心理疾病的耻辱感。

最后，还存在现实障碍——这可能是患者层面的障碍和先前结构性障碍的经历造成的。例如，研究发现，与欧洲拉丁裔患者相比，美国的拉丁裔患者显著更多的是对心理健康就诊的交通或时间安排的担忧、对费用的担忧，以及对因种族背景而可能受到不公平待遇的担忧[53]。考虑到少数族裔的这些医疗服务障碍的复杂性，需要从多层面着手做更多工作，以改善这些服务不足人群的抑郁症筛查和诊断、治疗可及性以及医疗服务质量。

（三）保留治疗的挑战

即使少数族裔获得了治疗，但他们可能难以继续进行心理健康治疗。在一项针对具有全国代表性样本的少数族裔（黑种人、拉丁裔美国人和亚裔美国人）的研究发现，过去 12 个月内有抑郁症史的黑种人和亚裔美国人，虽然他们仍有临床需要，但他们继续接受治疗的可能性低于白种人[54]。此外，与其他少数族裔人群相比，黑种人继续接受心理治疗的可能性更小。这些差异中的一些变化，可能是由于患者对抗抑郁药物使用的负面看法造成的。例如，该综述中的一项研究表明，拉丁裔和黑种人患者服用抗抑郁药物的可能性低于白种人，虽然其初级护理医师的治疗建议的患者报告中没有发现差异[55]。

研究人员发现，与白种人相比，黑种人、拉丁裔美国人和亚裔美国人接受标准抑郁症治疗的可能性都更低。例如，Alegria 等[44]发现，与白种人相比，少数族裔接受的标准抑郁症治疗较少；在 Alegria 的研究中，将标准抑郁症治疗定义为：①过去 1 个月服用抗抑郁药物，并在过去 1 年接受 4 次或以上的治疗；②过去一年接受 8 次或以上的每次至少 30min 的治疗，但没有使用抗抑郁药物。事实上，Fortuna 等[54]发现，当黑种人、拉美裔美国人和亚裔美国人接受心理健康专业人员（而不是初级护理医师）的治疗，并给他们开处方药物（而不是只进行心理治疗）时，他们显著地更有可能继续接受治疗。事实上，Fortuna 及其同事们发现，健康服务提供者的类型对治疗保留率（treatment retention）的影响最大；接受心理健康专业人员（相比初级护理医师）治疗的患者更有可能继续接受治疗。保留率差异的根本原因包括心理健康临床医师缺乏多样性、缺乏文化敏感性培训、治疗效果低下、临床医师的偏见和先入为主刻板印象，所有这些都会影响临床医师与患者的治疗联盟[32]。Alegria 及其同事认为，让患者更容易获得那些曾受过文化敏感性培训的心理健康专业人员提供的治疗，可能会提高少数族裔患者的治疗保留率[44]。

四、临床应用及建议

为了阐明对患有抑郁症的少数族裔的适当诊断和治疗，医务人员需要花足够的时间和精力关注影响个体患者困扰的文化因素。在本节中，我们将重点介绍临床医师多样性、教育和培训方面的趋势，以及 DSM-5 在文化方面的进展。最后，我们就治疗和药物治疗提出了具体建议。

五、文化能力的争论

虽然患者的人口统计特征变化迅速，但心理健康专业人员的人口统计特征变化正在放慢[56]。2013 年的一项调查发现，大多数心理学专业人员是白种人（83%）和女性（68.3%）。2005 年至 2013 年间，心理学从业人员中少数族裔人群的比例从 8.9% 增长到 16.4%，而总体从业人员比例为 39.6%，普通博士 / 专业人员的比例为 25.8%[57]。尽管取得了这些进步，但亚裔美国人、黑种人和拉美裔美国心理学从业人员的比率仍然较低（2016 年分别为 4.3%、5.3% 和 5%）[58]。同样，在 2013 年，美国专业医师的种族细分为非西班牙裔白种人（43.0%）、拉丁裔（4.0%）、黑种人或非洲裔美国人（3.7%）、亚裔（10.9%）、美洲原住民 / 阿拉斯加原住民（0.3%）、其他（0.4%）和未知（37.7%）[59]。接受过美国培训的少数族裔精神科医师的人数，甚至还没有美国精神科医师人数多[60, 61]。对于社会工作者来说，情况稍微好一些，2015 年，社会工作者中 67.3% 是白种人，其次 23.3% 是黑种人和 5.3% 的亚裔美国人[62]。

在一项对 689 名心理学专业人员的调查中发现，其中大多数是白种人，80% 以上的人报告说，在过去的两年里，至少有一次跨种族治疗中讨论过种族差异[63]。然而，接受调查的心理学专业人员还报告说，在所有跨种族临床治疗中，只有不到一半的治疗讨论了种族差异，这一发现尤其令人惊讶，因为种族认同是一个人在世界上经历的核心，类似于性别或性别认同。了解一个少数族裔个体的文化身份，可能是制定治疗联盟和治疗计划的关键。实际上，随着美国人口构成的迅速变化，应该不断努力增加提供心理健康服务的工作人员的多样性，以及他们为不同患者群体提供高质量医疗服务的能力和技能。以培养尊重文化态度为重点的培训，将帮助医务人员应对这一挑战。创建和招募多样化的心理健康服务队伍的努力，应与培养尊重文化的努力同步进行[61]。

正因为如此，"文化能力"（cultural competence）已成为一种成熟的临床解决方案，以弥合少数族裔在抑郁症治疗和获得治疗方面的差异，特别是考虑到少数族裔身份可能会影响一个人的文化认同。文化本身是一个广义的术语，包括"一个种族、宗教或社会群体的习惯信仰、社会形式和物质特征"，个人根据他们的种、民族、宗教或家庭背景可能属于几个文化群体[20]。因此，文化能力可以被定义为"聚集在一个体制、机构或专业人员的一套统一的行为、态度和政策，这些行为、态度和政策能够使该体制、机构或专业人员在跨文化情况下有效地工作"[64]。

文化能力包括系统及个人治疗经验。Betancourt 及其同事[11]定义了文化能力干预的三个层次，即组织（领导／职员）、结构（护理过程）和临床（医务人员 – 患者接触）。他们指出，在临床层面，培训往往侧重于分类方法，涉及将态度、价值观、信仰和行为归因于广泛的文化群体，这可能导致成见。将知识与跨文化交流的培训结合起来，可以更加细致地理解文化内容与个体的关系。有证据表明，文化能力培训可以提高医务人员的知识和意识，但目前还不清楚培训是否也能改善患者的治疗结果，在这方面还需要进行更多的研究。

文化能力并不是公认的治疗核心能力。Sue 及其同事[65]通过一系列问题总结了关于文化能力效用的争论——文化能力是否是对少数群体的先入为主刻板印象，是否对社会阶层或性取向等其他类型的不同身份的歧视，是否过分强调外部因素，例如以牺牲心理因素为代价的歧视，是否对治疗师施加压力，使他们不得不将其归因于文化能力，以免被人认为是种族主义者。他们回应指出，这些争论往往过于简单化了文化能力的概念，忽略了一些更细微的观察，其中包括对多重交叉身份的关注，承认个人、人际和社会对患者生活的影响。最后，作者认为，文化能力是对造成系统偏见（反对将具体文化经验纳入治疗中）的历史背景的必要反应。

然而，有关此类干预措施如何改善少数族裔患者结局的研究一直很有限。在一篇评估文化能力培训对患者、专业人员和组织结果的影响的综述文章中，研究人员没有发现文化能力干预能改善治疗结果或护理评估的证据[66]。此外他们发现，所有研究都没有评估这类干预措施的潜在不良事件。因此，虽然已经通过教育来解决医疗系统中临床医师偏见和歧视行为的这些问题，但根据所提供的数据，这些干预措施是否有效仍然是未知的。未来的研究应该更加关注如何更好地设计和评估文化能力干预措施。

Qureshi 及其同事 [67] 注意到，"文化能力"一词本身可能模糊了少数族裔患者所面临的障碍类型的重要区别。对文化的关注可能与症状的理解和表达的差异，以及对治疗的偏好是如何形成和交流的。然而，作者还认为，贫穷、移民身份以及与少数族裔地位有关的其他经历所造成的种族偏见、歧视、经济或结构性障碍并不是"文化上的"；相反，这些都是非白种人族裔群体成员所经历的结构性挑战。因此，临床医师必须准备好应对影响患者的各种可能经历；然而，目前的许多培训模式主要侧重于知识的获取，而不是发展技能或检查态度，而这些最终可能被证明是更有用的。因此，"文化谦逊"（cultural humility）是"在对患者最重要的文化认同方面保持开放的人际关系立场的能力" [68]。文化谦逊的临床医师能够尊重患者的文化，不会表达自己文化的优越感；他们不会简单地根据先前与类似背景的患者打交道的经验，就想当然地认为自己有能力处理好与当前患者的关系。

最后，医学教育正在努力提高临床医师的"结构能力"（structural competency），以解决临床护理差异。结构能力是指"卫生专业人员能够通过自我反省的谦逊和社区参与的能力，来识别和应对由于更大的社会经济、文化、政治和经济力量所造成的负面健康结果和生活实践方式" [47]。这代表了最近医学教育向"关注影响个人互动水平以上健康结果的力量"的转变 [69]。还需要做更多的工作来全面发展课程，以解决学员的结构能力问题，以及临床执业医师的继续教育问题。

六、文化和 DSM-5

考虑到关于文化能力的争论，第四版《精神疾病诊断与统计手册》（DSM-4）首次提出了"文化表达纲要"（outline for cultural formulation，OCF），以帮助临床医师在为不同背景的患者提供护理时收集和组织数据——收集关于患者疾病解释模型的信息，用于诊断说明和治疗规划，同时考虑更多家庭、社区和结构因素。文化表达纲要包含五个部分：①个人的文化认同；②痛苦的文化概念化（个人疾病的文化解释）；③脆弱性和复原力的心理社会压力源和文化特征（与心理社会环境和功能相关的文化因素）；④患者和临床医师之间关系的文化特征（要素）；⑤整体文化评估（用于诊断和护理）。下面将详细介绍"文化构想纲要" [70, 71]。

尽管人们对"文化表达纲要"有很大的兴趣，使用也很广泛，但也有报告指出，采用和实施起来有很大的障碍——格式过于模糊和无结构化，而且"文化形成纲要"如何符合标准临床实践阐述得不够清晰 [72]。最近，第五版《精神疾病诊断与统计手册》（DSM-5）的文化工作组 [73] 针对精神卫生临床医师和其他对精神疾病诊断感兴趣的人员对文化的构思和使用方式，提出了一些重大的改变。DSM-5 明确指出，"所有形式的痛苦都是局部形成的，包括 DSM 障碍"。因此，每一种疾病的讨论都包含了对类似症状的多元文化解释，供临床医师直接作为交叉参考。例如，"惊恐障碍"中有一段关于神经崩溃（ataque de nervios）的讨论，这是一种众所周知的病症，与主要见于拉丁美裔人的恐慌症类似，尽管有一些显著的差异。DSM-5 的第Ⅲ部分为临床医师提供了更新的两个重要工具：更新的"文化表达纲要"和"文化表达访谈"（cultural formulation interview，CFI），"文化表达访谈"使得"文化表达纲要"得以实施。目前的"文化表达访谈"是主要针对 16 个问题和检查点的标准化的、面对面的访谈，已经在 DSM-5 现场试验中测试了其可行性、可接受性和临床效用[74]。

（一）DSM-5 的文化表达纲要

DSM-5 强调，临床医师在评估每种 DSM-5 疾病时，必须考虑到个体的种族和文化背景。这个过程称为"文化表述"，包括 5 个不同的组成部分。

1. 个体的文化认同

重要的是要考虑种族、民族和文化背景，以及个体与其原籍文化（相对于他 / 她的居住地文化）的关系程度。主要的是要听取线索并就患者的文化认同询问具体问题。比如，在美国南部长大的亚裔美国人可能表现出与美国南部白种人更一致的模式、行为和世界观。还必须考虑语言能力、偏好和使用模式，以解决获得护理的困难，并确定是否需要专门人员给予解释说明。此外，对宗教信仰、社会经济背景、原籍国、移民身份和性取向的关注，可能是文化认同的重要方面。

2. 痛苦的文化概念

个体如何理解和体验他或她的症状，往往是通过文化综合征和痛苦的习语（如"神经紧张"、精神的占有、身体的抱怨、不幸）来传达的。因此，应该确定与个体的文化、家庭和社区相关的疾病的意义和严重程度。在制定解释、诊断和治疗计划时，这种"解释模型"可能会有所帮助。

3. 心理社会压力源与脆弱性、复原力的文化特征

识别出患者所处环境（如宗教、家庭或社交圈）中的心理社会压力源和支持是很主要的。还必须解决社会压力和支持的文化解释，以及个人的残疾和功能水平。医师有责任参照患者所属群体的文化，测定他 / 她的功能水平、复原力和残疾程度。

4. 个体与临床医师关系的文化特征

应考虑个体与临床医师之间，以及个体与治疗之间关系的文化方面。临床医师的常见障碍包括语言沟通困难，难以建立融洽关系，难以引发症状或理解其文化意义。

5. 诊断和护理的整体文化评估

这个"文化表达"总结了上述每个组成部分对精神病诊断、治疗和其他临床相关问题的影响。这一步骤直接承认这样一个事实，即每个社会都会建立自己的标准，如哪些行为形式是可接受的或异常的，哪些行为属于医学疾病，所有这些都关系到心理健康的构想和实现。

（二）DSM-5 文化表达访谈

DSM-5 还包含文化表达访谈，这是一个半结构化面谈，由 16 个问题组成，医师可以用这些问题来评估文化对患者临床表现和护理的影响。文化表达面谈关注四个评估方面：①问题的文化定义；②对问题的起因、背景和支持的文化认知；③影响自我应对和过去寻求帮助的文化因素；④影响当前寻求帮助的文化因素。访谈的目的是避免先入为主的刻板印象，因为它以个体为中心，并结合患者文化的了解，以及他/她的疾病经历的社会背景。当医师由于文化差异、难以确定疾病的严重程度或损害、在治疗过程中与患者存在分歧或难以让患者参与治疗，因而在诊断评估中遇到困难时，可以使用文化表达面谈。

对患者和临床医师的定性访谈表明，文化表达面谈可以通过满意的访谈增进融洽关系，从患者那里获得信息和意见，并有助于在多个意识层面感知数据[74]。另有一些研究者指出，尽管DSM-5中有文化表达面谈，但手册整体上仍然主要关注个体的心理健康本身，而不是将心理健康放在社会环境（如种族主义和歧视等恶化因素）中进行评估[75]。撇开批评不谈，文化表达面谈代表着精神病学家、人类学家和其他人员的文化工作在制度化和标准化方面迈出了重要的一步，其形式可供所有临床医师使用。

七、治疗建议

认识到种族和民族对治疗（包括治疗考虑、精神药理学和精神生物学）的影响，是确保为少数族裔提供高质量护理所必需的。治疗药物和生物学问题都会影响临床实践。

（一）影响临床实践的治疗问题

如上所述，在决定一个解释和治疗计划是否对个体患者有意义且被患者接受方面，文化塑造的信念起着重要作用。虽然最初在白种人中等收入人群中开发并测试了针对抑郁症的循证心理社会疗法（如认知行为疗法和人际关系疗法）[76]，但现有的科学文献清楚地表明，针对抑郁症的循证治疗改善了非裔和拉美裔美国人的治疗结果，而且这一结果至少等于或大于美国白种人。亚洲人群的可用数据要少得多，但现有的文献表明，既定的心理社会护理可能对这一人群有效[77]。最近2017年对56个随机对照心理治疗试验的Meta回归分析发现，中等效应大小（$g=0.50$）有利于心理治疗，在双变量和多变量分析中，种族划分没有显著的调节效应[31]。心理治疗在这项研究中被定义为：①一种干预，其中治疗师和来访者之间的口头交流是核心治疗要素；②通过印刷资料或网站进行的系统心理学方法（阅读疗法），一定程度上由来访者独立完成，但得到治疗师的某种个人支持（通过电话、电子邮件或其他方式）。这项Meta回归分析发现，不管寻求治疗者是哪个种族或民族，多种心理治疗模式是同样有效的；因此，该研究者建议，未来的研究应该集中在"填补有效的心理健康服务和服务提供之间的差距"[31]。

关于干预措施需要在多大程度上适应文化，才能对少数民族群体有效，Miranda及其同事认为，"所有的心理社会干预措施都适应所服务的个体。如果我们治疗患有抑郁症的医学患者，我们将解决疾病对情绪的影响。如果我们治疗贫困的抑郁症患者，我们会列出一系列令人愉快的活动，其中包括许多免费的或附加成本最低的机会。同样，在治疗拉丁裔妇女时，我们会意识到，我们可能需要鼓励她们照顾好自己，以便照顾好她们的家庭；因为我们知道，她们可能觉得不应该只注意关心自己"[77]。因此，从这些培训中获得的文化谦逊和结构能力的视角，可能对临床医师采用文化敏感的治疗方法最有帮助。

（二）影响药物治疗的治疗问题

患者的依从性可能受到错误的剂量、药物的不良反应和多重用药的影响。某些少数族裔可能期望通过治疗得到迅速缓解，并担心西药引起的潜在不良反应（包括成瘾）。少数民族经常使用传统和（或）替代疗法。例如，一些亚裔美国人、拉丁裔和黑种人经常使用草药，这些草药可能与精神药物相互作用。日本植物獐牙菜（Swertia japonica）、神喜藤（Kamikihi-to）和古巴白花曼陀罗（Datura candida）具有抗胆碱能的特性，可能与三环类抗抑郁药（TCAs）或低效抗精神病药相互作用。南美冬青叶茶（Ilex guayusa）有很高的咖啡因含量。尼日利亚舒曼蕨（Schumanniophyton）根提取物（用于治疗精神病）具有镇静作用，可能与抗精神病药物和苯二氮䓬类药物相互作用。中草药五味子、地丁草、云南蕊木、黄皮、麝香、人参、甘草通过诱导细胞色素 P_{450}（CYP）酶来代谢某些精神药物，从而提高许多精神药物的清除率。青叶胆（Swertia mileensis）和女贞子（Ligustrum lucidum）中的齐墩果酸（oleanolic acid）对 CYP 酶也有抑制作用。麻黄草是麻黄碱的主要植物来源，含有麻黄的草本减肥补充剂可诱发躁狂症和精神病[78]。

影响药物治疗的其他患者水平和结构因素，可能包括治疗联盟不佳、缺乏社区支持、缺乏资金或交通不便，以及药物滥用或对可能的药物成瘾的担忧。患者的"解释性模型"与治疗者之间的沟通困难和差距（包括痛苦的起因、使用药物的原因及其预期的不良反应）会对少数民族患者产生重要影响，使其更显著地可能不遵守处方药或者中途完全退出治疗。

（三）精神病药理学的生物学方面

通过了解药物代谢动力学、环境因素与不同种族群体的关系，可以帮助医师预测的不良反应、血药浓度以及潜在的药物间相互作用；但研究者强烈警告说，虽然某些种族群体可能存在酶模式，但生物学只是临床方程中的一部分。药物代谢动力学依赖于吸收、分布、代谢和排泄，肝酶的活性受遗传控制，尽管环境因素也能改变其活性。药物代谢动力学可能受到遗传、年龄、性别、总体重、环境、饮食、毒素、药物、酒精和疾病状态的影响。环境因素包括药物、毒品、草药、类固醇、性激素、咖啡因、酒精、烟草成分和饮食因素。

CYP 2D6 同工酶代谢许多抗抑郁药，包括三环类和杂环类抗抑郁药，以及选择性 5-羟色胺再摄取抑制药（SSRIs）。CYP 2D6 还在抗精神病药物的代谢中起作用，包括氯氮平（Clozapine）、氟哌啶醇（Haloperidol）、奋乃静（Perphenazine）、利培酮（Risperidone）和硫利达嗪（Thioridazine）。在白种人中，CYP 2D6 代谢不良者的发病率为 3% ～ 10%；在非裔美国人中为 1.9% ～ 7.3%，在拉丁裔中为 2.2% ～ 6.6%，在亚洲人中为 0% ～ 4.8%[79]。

代谢基因的另一种遗传变异导致"中间代谢者"或表现出 CYP 2D6 活性的个体，介于慢代谢型（很少或没有 CYP 2D6 功能）和快代谢型（正常 CYP 2D6 功能）之间。大约 18% 的墨西哥裔美国人、33% 的亚裔美国人和非洲裔美国人有这种基因变异[79]。这可能解释了抗精神病药和抗抑郁药的药物代谢动力学中的一些种族差异。CYP 2C19 同工酶参与地西泮（Diazepam）、氯米帕明（Clomipramine）、丙咪嗪（Imipramine）和普萘洛尔（Propranolol）

的代谢；它被氟西汀和舍曲林抑制。这种酶的代谢不良率在白种人中为 3% ～ 6%，非洲裔美国人中为 4% ～ 18%，亚裔美国人中为 18% ～ 23%[79]。

考虑到上述情况，我们可以对不同少数族裔群体使用精神药物的情况进行以下一些临床观察，虽然存在明显的群体内差异。亚裔美国人往往需要较低剂量的三环类抗抑郁药（TCAs），而非裔美国人对三环类抗抑郁药的反应可能更快，所需剂量更低，但存在较高的神经毒性风险。拉美裔美国人可能对低剂量的三环类抗抑郁药有响应，但会出现更多不良反应。亚裔美国人比非裔美国人、拉丁美洲人和白种人更容易出现锥体外系症状（extrapyramidal symptoms，EPS）。与白种人相比，亚裔美国人对氯氮平的反应更好，而且低剂量时不良反应更大，对苯二氮䓬似乎也更敏感。亚裔美国人对较低水平的锂盐（文献表明他们可以成功地维持在 0.4 ～ 0.8mEq/L 的血清水平），而一些非裔美国人出现神经毒性的风险更大，这可能与较慢的锂 – 钠通路和较高的高血压倾向有关[80]。

然而，即使考虑到这些"经验法则"，文化谦逊的临床医师必须意识到，生物学变异只是临床方程的一部分。正如我们所探讨的，除了患者的生物学和药物代谢外，不仅个体间的显著差异是常见的，而且显著的宏观、社会因素（经济上的、结构性的）和个体患者层面的因素，都可以在临床上相互影响。

案例结论

患者出院后，需要等待几周后才能去诊所看精神科医师；但是，患者的女儿留下信息说，她的母亲身体状况良好，每天都去老年中心，并按医嘱服药。在与患者和她的女儿进行第一次门诊预约之前，精神科医师会提前审查该病例的"文化构成"，以确定患者陈述的部分内容，以便与患者和她的女儿进行更多的探讨。

1. 个体的文化认同：55 岁丧偶的自我认同的黑种人妇女，原籍格鲁吉亚。6 个月前，她搬到了离女儿家更近的地方，并能与女儿一起做礼拜。

2. 痛苦的文化概念：她认为自己是因为"孤寂"，使得她不想吃饭、睡觉或做任何事情。她最初担心寻求心理健康服务，害怕如果去看心理健康临床医师会被人当成"疯子"的耻辱感。

3. 心理社会压力源和脆弱性、复原力的文化特征：她将女儿的家庭、女儿的教会和教会社区作为支持的来源；她的女儿认为老年中心也正在成为支持的来源，这有助于消除她的孤独感。

4. 个体与临床医师之间关系的文化特征：鼓励患者及其家人让精神科医师了解他们教会的牧师，并加入更大的教会社区。此外，精神科医师在医院照顾患者及其家人，加深了精神科医师与患者之间的联系。

5. 诊断和护理的整体文化评估：这是一位丧偶的妇女，她在社会孤立的环境中表现出抑郁症状，虽然她还有家人和教会的支持。她已经能够与精神科医师建立一个基于共同的种族和信仰背景的联盟，这有助于培养信任，因为他们将药物治疗集中在她的症状以及心理社会支持上，以解决患者抑郁症的心理社会触发因素（社会隔离）。

回顾这个病例，精神科医师意识到，与患者进行更深入的探讨将有助于：①患者的种族和文化认同，以及在其种族和文化背景下她的疾病解释模式；②具体化她压力源和支持背后的意义；③更明确地了解她对治疗关系的期望。考虑到这些目标，精神科医师会参考"文化表达访谈"的相关部分为第一次就诊做准备。

八、结论

在美国，少数族裔在得到抑郁症诊断和治疗方面存在差异，这是一项长期而紧迫的临床、公共卫生和公共政策挑战。最终，需要在财政、结构和患者层面采取多管齐下的干预措施，以缩小差距，并确保所有少数族裔群体公平地获得治疗。临床医师可以通过教育自己如何最好地进行访谈、诊断和治疗患有抑郁症的少数族裔，参与到这方面的工作中。未来的努力不仅应着眼于如何更好地培训心理健康临床医师来为少数族裔提供服务，而且还应寻求创新的方法来改善我们医疗体系的结构性障碍，并让当地社区了解这类心理健康治疗的好处。

九、常见问题及解答

Q1： 与本民族外的少数族裔患者接触的最好方法是什么？

A1： 认识到来自不同文化背景的患者可能有独特的需求，以及一些别的时间和资源问题。临床关系将更加复杂，可能需要更长的时间来建立信任和联盟。尊重所有的患者，在建立良好的联盟之前正式地称呼他们（如先生、女士、夫人），特别是在治疗关系的早期。

Q2： 让少数族裔参与精神治疗的最佳初始方法是什么？

A2： 要认识到个人偏见和刻板印象会对治疗产生什么影响。像对待别的患者一样，与少数族裔患者开始最初的治疗接触，需要临床医师让患者放松，以便建立融洽的关系，并愿意长期合作。许多少数族裔抑郁症患者可能有躯体症状；因此，从他们健康的医学方面开始讨论，往往是一个"破冰"的好方法。也就是说，少数族裔群体是高度异质的，可能包括具有不同文化、多重身份、语言、实践和经验的不同个体。注意不要根据种族、民族或文化对患者的价值观或行为做出假设，因为这样的概括可能会误导患者，并对患者产生有害影响。

Q3： 在治疗本民族外的少数族裔患者时，如何克服临床医师与患者沟通的障碍？

A3： 面对沟通的挑战时，可向患者保证保密性，出于对患者既往的创伤经历相关的羞耻、恐惧或偏执的考虑，这是非常重要的。注意沟通（如非语言交流、表达风格和词语含义）。预计患者可能由于先前对医疗体系的不良经历而产生不信任或对治疗的恐惧。

Q4： 我如何解决这些人群的诊断问题？

A4： 考虑诊断难题。如果诊断不清楚或可能受到种族或文化的影响，考虑使用结构化的诊断访谈工具（如文化表达访谈）以减少误诊的可能性。考虑用双语、双文化口译员对患者进行访谈，这些翻译员可以帮助患者和家庭接受教育，以减少笼罩在心理疾病上的耻辱感。（如果有的话）考虑从具有相关种族背景的临床医师那里获得路边咨询（curbside consultation）。

Q5： 对于这些人群，我应该注意哪些特殊的药物因素？

A5： 考虑药物选择。当遇到具有特定种族背景的患者时，应避免假设每个患者都能耐受相同剂量的药物。做好从较低的药物剂量开始的准备，慢慢增加剂量（根据耐受性和临床表现）。此外，一定要询问草药的使用情况，因为在过去的几十年里，在美国这些药物的使用急剧增加。记住，药物与草药的相互作用是存在的，应该仔细考虑。

Q6： 让家庭成员也参与治疗怎么样？

A6： 若需涉及家庭成员，对于所有患者，医务人员在与家庭成员交谈并让其参与治疗之前应先征得同意。家庭成员之间的互动方式以及家庭整体功能，对精神病治疗都有重要的影响。许多少数族裔都有一个由多个家庭成员、亲戚和亲密朋友组成的"封闭网络"。有些人可能依靠与亲戚的互动来获得社会支持，而有些人可能会因为这种互动没有随着治疗而增加时，会变得更加士气低落。少数族裔可以要求其大家庭成员参与治疗，也可以让家庭成员与自己的医师进行讨论。家庭成员还能够提供一些辅助信息，并为患者提供情感和实际支持。在某些情况下，患者在进行特定的治疗之前可能希望获得家庭共识，临床医师要适应这种家庭动力形态。

Q7： 在实践中，我能做些什么来增加少数族裔的治疗保留？

A7： 提高依从性。除上述提示外，关注患者及其家属面临的实际障碍（预约就诊和赴诊的挑战、保险问题等），可能对少数族裔有所帮助。医师可以通过参与患者与其家人使用他们熟悉的词汇（而不是医学术语）进行的谈话和关注患者的目标（这些目标并不总是与我们的临床重点相一致）来设定基调。使用训练有素的、便于患者对治疗建议理解的口译员，也会显著提高患者的依从性。需要考虑的影响依从性的其他因素还包括精神疾病的误诊、安慰剂反应、对医疗系统的不信任、在疾病后期寻求关注，以及文化信仰和对治疗的期望。

参 考 文 献

[1] World Health Organization. Depression [Internet]. World Health Organization. 2018 [cited 2018 Mar5]. Available from: http://www.who.int/mediacentre/factsheets/fs369/en/.

[2] World Health Organization. "Depression: let's talk" says WHO, as depression tops list of causes of ill health [Internet]. World Health Organization. 2017 [cited 2018 Mar 26]. Available from: http://www.who.int/mediacentre/news/releases/2017/world-health-day/en/.

[3] Marcus M, Yasamy MT, van Ommeren M van Chisholm D, Saxena S. Depression: a global public health concern [Internet]. WHO Department of Mental Health and Substance Abuse; 2012 [cited 2018 Mar 26]. p. 6–8. Available from: https://doi.org/10.1037/e517532013-004.

[4] Bureau UC. Section 1. Population [Internet]. [cited 2018 Jan 10]. Available from: https://www.census.gov/library/publications/2011/compendia/statab/131ed/population.html.

[5] U.S. Census Bureau QuickFacts: UNITED STATES [Internet]. [cited 2018 Jan 10]. Available from: https://www.census.gov/quickfacts/fact/table/US/PST045217.

[6] Colby SL, Ortman JM. Projections of the size and composition of the U.S. population: 2014 to 2060. US Census Bur. 2015 Mar;13.

[7] Ebmeier KP, Donaghey C, Steele JD. Recent developments and current controversies in depression. Lancet Lond Engl. 2006;367(9505):153–67.

[8] Van Voorhees BW, Walters AE, Prochaska M, Quinn MT. Reducing health disparities in depressive disorders outcomes between non-Hispanic Whites and ethnic minorities: a call for pragmatic strategies over the life course. Med Care Res Rev MCRR. 2007;64(5 Suppl):157S–94S.

[9] Institute of Medicine (US) Committee on Understanding and Eliminating Racial and Ethnic Disparities in Health Care. Unequal treatment: confronting racial and ethnic disparities in health care [Internet]. In: Smedley BD, Stith AY, Nelson AR, editors. Washington, DC: National Academies Press (US); 2003 [cited 2018 Mar 26]. Available from: http://www.ncbi.nlm.nih.gov/books/NBK220358/.

[10] Mental Health: culture, race, and ethnicity. A supplement t. 2001 [cited 2018 Jan 10]. Available from: https://eric.ed.gov/?id=ED464308.

[11] Betancourt JR, Green AR, Carrillo JE, Ananeh-Firempong O. Defining cultural competence: a practical framework for addressing racial/ethnic disparities in health and health care. Public Health Rep. 2003;118(4):293–302.

[12] Safran MA, Mays RA, Huang LN, McCuan R, Pham PK, Fisher SK, et al. Mental health disparities. Am J Public Health. 2009;99(11):1962–6.

[13] Race | Definition of Race by Merriam-Webster [Internet]. [cited 2018 Mar 26]. Available from: https://www.merriam-webster.com/dictionary/race.

[14] Audrey S. "Race" and the construction of human identity. Am Anthropol. 2008;100(3):690–702.

[15] Smedley A. Race in North America: origin and evolution of a world-view [Internet]. 4th ed. Boulder: Westview Press; 2012. p. 386 Available from: https://catalyst.library.jhu.edu/catalog/bib_4051740.

[16] 10.2 The Meaning of Race and Ethnicity|Sociology: under-standing and changing the social world [Internet]. [cited 2018 Mar 26]. Available from: http://open.lib.umn.edu/sociology/chapter/10-2-the-meaning-of-race-and-ethnicity/.

[17] Begley S. Race and DNA [Internet]. Newsweek. 2008 [cited 2018 Mar 26]. Available from: http://www.newsweek.com/race-and-dna-221706.

[18] Definition of Ethnicity [Internet]. [cited 2018 Mar 26]. Available from: https://www.merriam-webster.com/dictionary/ethnicity.

[19] Definition of ETHNIC [Internet]. [cited 2018 Mar 26]. Available from: https://www.merriam-webster.com/dictionary/ethnic.

[20] Definition of CULTURE [Internet]. [cited 2018 Mar 26]. Available from: https://www.merriam-webster.com/dictionary/culture.

[21] Minority|Definition of Minority by Merriam-Webster [Internet]. [cited 2018 Mar 26]. Available from: https://www.merriam-web-ster.com/dictionary/minority.

[22] Barzilai G. Communities and law: politics and cultures of legal identities. Michigan, USA: University of Michigan Press; 2010. p. 381.

[23] Dohrenwend BP, Dohrenwend BS. Social status and psychological disorder: a causal inquiry. Michigan, USA: Wiley-Interscience; 1969. p. 232.

[24] Tucker EM. Social status and psychological disorder: a causal inquiry. Arch Gen Psychiatry. 1970;22(2):191–2.

[25] United States. Current population reports. Series P-60, consumer income. [Internet]. Washington, DC: U.S. Dept. of Commerce, Bureau of the Census: For sale by the Supt. of Docs, U.S. G.P.O.; 1948. v. (Consumer income.). Available from: //catalog.hathitrust.org/Record/000502248.

[26] Aneshensel CS, Clark VA, Frerichs RR. Race, ethnicity, and depression: a confirmatory analysis. J Pers Soc Psychol. 1983;44(2):385–98.

[27] Somervell PD, Leaf PJ, Weissman MM, Blazer DG, Bruce ML. The prevalence of major depression in Black and white adults in five United States communities. Am J Epidemiol. 1989;130(4): 725–35.

[28] Jones-Webb RJ, Snowden LR. Symptoms of depression among blacks and whites. Am J Public Health. 1993;83(2):240–4.

[29] Dunlop DD, Song J, Lyons JS, Manheim LM, Chang RW. Racial/ ethnic differences in rates of depression among preretirement adults. Am J Public Health. 2003;93(11):1945–52.

[30] Missinne S, Bracke P. Depressive symptoms among immigrants and ethnic minorities: a population based study in 23 European countries. Soc Psychiatry Psychiatr Epidemiol. 2012;47(1):97–109.

[31] Ünlü Ince B, Riper H, van 'tHof E, Cuijpers P. The effects of psychotherapy on depression among racial-ethnic minority groups: a metaregression analysis. Psychiatr Serv Wash DC. 2014;65(5):612–7.

[32] NREPP Learning center literature review: mental health disparities. 2016.

[33] Lê Cook B, McGuire TG, Lock K, Zaslavsky AM. Comparing methods of racial and ethnic disparities measurement across different settings of mental health care. Health Serv Res. 2010;45(3): 825–47.

[34] Breslau J, Kendler KS, Su M, Gaxiola-Aguilar S, Kessler RC. Lifetime risk and persistence of psychiatric disorders across ethnic groups in the United States. Psychol Med. 2005;35(3): 317–27.

[35] Kirmayer LJ. Cultural variations in the clinical presentation of depression and anxiety: implications for diagnosis and treatment. J Clin Psychiatry. 2001;22(13):22–8.

[36] Hankerson SH, Fenton MC, Geier TJ, Keyes KM, Weissman MM, Hasin DS. Racial differences in symptoms, comorbidity, and treatment for major depressive disorder among Black and white adults. J Natl Med Assoc. 2011;103(7):576–84.

[37] Myers HF, Lesser I, Rodriguez N, Mira CB, Hwang W-C, Camp C, et al. Ethnic differences in clinical presentation of depression in adult women. Cultur Divers Ethnic Minor Psychol. 2002;8(2):138–56.

[38] Grant JE, Harries M, Chamberlain SR. Differences in the cognitive profile of depression between racial groups. Ann Clin Psychiatry. 2018;30(1):32–7.

[39] Borowsky SJ, Rubenstein LV, Meredith LS, Camp P, Jackson- Triche M, Wells KB. Who is at risk of nondetection of mental health problems in primary care? J Gen Intern Med. 2000;15(6):381–8.

[40] Simpson SM, Krishnan LL, Kunik ME, Ruiz P. Racial disparities in diagnosis and treatment of depression: a literature review. Psychiatry Q. 2007;78(1):3–14.

[41] Stockdale SE, Lagomasino IT, Siddique J, McGuire T, Miranda J. Racial and ethnic disparities in detection and treatment of depression and anxiety among psychiatric and primary health care visits, 1995–2005. Med Care. 2008;46(7):668–77.

[42] Coleman KJ, Stewart C, Waitzfelder BE, Zeber JE, Morales LS, Ahmed AT, et al. Racial/ethnic differences in diagnoses and treatment of mental health conditions across healthcare systems participating in the mental health research network. Psychiatr Serv Wash DC. 2016;67(7):749–57.

[43] Carrillo JE, Carrillo VA, Perez HR, Salas-Lopez D, Natale-Pereira A, Byron AT. Defining and targeting health care access barriers. J Health Care Poor Underserved. 2011;22(2):562–75.

[44] Alegría M, Chatterji P, Wells K, Cao Z, Chen C, Takeuchi D, et al. Disparity in depression treatment among racial and ethnic minority populations in the United States. Psychiatr Serv Wash DC. 2008;59(11):1264–72.

[45] Brown C, Conner KO, Copeland VC, Grote N, Beach S, Battista D, et al. Depression stigma, race, and treatment seeking behavior and attitudes. J Community Psychol. 2010;38(3):350–68.

[46] Goodell S. Health policy brief: mental health parity. Health Aff (Millwood). 2014;

[47] Bourgois P, Holmes SM, Sue K, Quesada J. Structural vulnerability: operationalizing the concept to address health disparities in clinical care. Acad Med J Assoc Am Med Coll. 2017;92(3):299–307.

[48] Sentell T, Shumway M, Snowden L. Access to mental health treatment by English language proficiency and race/ethnicity. J Gen Intern Med. 2007;22(2):289–93.

[49] Bourgios P, Hart LK. Commentary on Genberg et al. the structural vulnerability imposed by hypersegregated U.S. Inner city neighborhoods: a theoretical and practical challenge for substance abuse research. Addict Abingdon Engl. 2011;106(11):1975–7.

[50] Holmes SM. Structural vulnerability and hierarchies of ethnicity and citizenship on the farm. Med Anthropol. 2011;30(4):425–49.

[51] Gary FA. Stigma: barrier to mental health care among ethnic minorities. Issues Ment Health Nurs. 2005;26(10):979–99.

[52] Ward EC, Clark LO, Heidrich S. African American Women's beliefs, coping behaviors, and barriers to seeking mental health services. Qual Health Res. 2009;19(11):1589–601.

[53] Falgas I, Ramos Z, Herrera L, Qureshi A, Chavez L, Bonal C, et al. Barriers to and correlates of retention in behavioral health treatment among Latinos in 2 different host countries: the United States and Spain. J Public Health Manag Pract JPHMP. 2017;23(1):e20–7.

[54] Fortuna LR, Alegria M, Gao S. Retention in depression treatment among ethnic and racial minority groups in the United States. Depress Anxiety. 2010;27(5):485–94.

[55] Miranda J, Cooper LA. Disparities in care for depression among primary care patients. J Gen Intern Med. 2004;19(2):120–6.

[56] Bureau UC. Census 2010 News – U.S. Census Bureau [Internet]. [cited 2018 Jan 12]. Available from: https://www.census. gov/2010census/news/press-kits/demographic-profiles.html.

[57] 2005–13: Demographics of the U. S. Psychology Workforce [Internet]. http://www.apa.org. [cited 2018 Jan 11]. Available from: http://www.apa.org/workforce/publications/13-demographics/ index.aspx.

[58] CWS Data Tool: Demographics of the U.S. Psychology Workforce [Internet]. http://www.apa.org. [cited 2018 Mar 26]. Available from: http://www.apa.org/workforce/data-tools/demographics. aspx.

[59] Nivet MA, Castillo-Page L, Diversity in the physician workforce: facts & figures 2014 [Internet]. The Association of American Medical Colleges (AAMC); 2014 [cited 2018 Mar 26]. (Facts & figures data series). Report No.: 18. Available from: http://aamcdiversityfactsandfigures. org/.

[60] Brotherton SE, Etzel SI. Graduate medical education, 2012–2013. JAMA. 2013;310(21):2328–46.

[61] Lokko HN, Chen JA, Parekh RI, Stern TA. Racial and ethnic diversity in the US psychiatric workforce: a perspective and recommendations. Acad Psychiatry J Am Assoc Dir Psychiatr Resid Train Assoc Acad Psychiatry. 2016;40(6):898–904.

[62] Social workers [Internet]. Data USA. [cited 2018 Mar 26]. Available from: https://datausa.io/profile/soc/211020/#demographics.

[63] Maxie AC, Arnold DH, Stephenson M. Do therapists address ethnic and racial differences in cross-cultural psychotherapy? Psychotherapy. 2006;43(1):85–98.

[64] NCCC: Curricula enhancement module series [Internet]. [cited 2018 Mar 26]. Available from: https://nccc.georgetown.edu/curricula/culturalcompetence.html.

[65] Sue DW. Asian-American mental health and help seeking behavior: comments on Solberg et al. (1994), Tata and Leong (1994), and Lin (1994). J Couns Psychol. 1994;41:280–7.

[66] Horvat L, Horey D, Romios P, Kis-Rigo J. Cultural competence education for health professionals. Cochrane Database Syst Rev. 2014;5:CD009405.

[67] Qureshi A, Collazos F, Ramos M, Casas M. Cultural competency training in psychiatry. Eur Psychiatry J Assoc Eur Psychiatr. 2008;23(Suppl 1):49–58.

[68] Hook JN, Davis DE, Owen J, Worthington EL, Utsey SO. Cultural humility: measuring openness to culturally diverse clients. J Couns Psychol. 2013;60(3):353–66.

[69] Neff J, Knight KR, Satterwhite S, Nelson N, Matthews J, Holmes SM. Teaching structure: a qualitative evaluation of a structural competency training for resident physicians. J Gen Intern Med. 2017;32(4):430–3.

[70] Lewis-Fernández R, Aggarwal NK, Bäärnhielm S, Rohlof H, Kirmayer LJ, Weiss MG, et al. Culture and psychiatric evaluation: operationalizing cultural formulation for DSM-5. Psychiatry. 2014;77(2):130–54.

[71] Association AP. Diagnostic and statistical manual of mental disorders: DSM-IV-TR. American Psychiatric Association; 2000. p. 1002

[72] Aggarwal NK, Nicasio AV, DeSilva R, Boiler M, Lewis-Fernández R. Barriers to implementing the DSM-5 cultural formulation inter-view: a qualitative study. Cult Med Psychiatry. 2013;37(3):505–33.

[73] Association AP. Diagnostic and statistical manual of mental disorders (DSM-5®). American Psychiatric Pub; 2013. p. 1952.

[74] Aggarwal NK, Desilva R, Nicasio AV, Boiler M, Lewis-Fernández R. Does the cultural formulation interview for the fifth revision of the diagnostic and statistical manual of mental disorders (DSM-5) affect medical communication? A qualitative exploratory study from the New York site. Ethn Health. 2015;20(1):1–28.

[75] La Roche MJ, Fuentes MA, Hinton D. A cultural examination of the DSM-5: research and clinical implications for cultural minorities. Prof Psychol Res Pract. 2015;46(3):183.

[76] Miranda J, Nakamura R, Bernal G. Including ethnic minorities in mental health intervention research: a practical approach to a long-standing problem. Cult Med Psychiatry. 2003;27(4):467–86.

[77] Miranda J, Bernal G, Lau A, Kohn L, Hwang W-C, LaFromboise T. State of the science on psychosocial interventions for ethnic minorities. Annu Rev Clin Psychol. 2005;1:113–42.

[78] Chen JA, Durham MP, Madu A, Trinh N, Fricchione GL, Henderson DC. Culture and psychiatry. In: Stern TA, Freudenreich O, Smith FA, Fricchione GL, Rosenbaum JF, editors. Massachusetts General Hospital handbook of general hospital psychiatry. 7th ed. Philadelphia: Elsevier; 2018. p. 559–68.

[79] Bertilsson L, Dahl M-L, Dalén P, Al-Shurbaji A. Molecular genetics of CYP2D6: clinical relevance with focus on psychotropic drugs. Br J Clin Pharmacol. 2002;53(2):111–22.

[80] Pi EH, Zhu W. Cross-cultural psychopharmacology: a review. Ann General Psychiatry. 2010;9(Suppl 1):S82.

第5章 儿童和青少年期抑郁症早期发作

Early Onset of Depression During Childhood and Adolescence

Benjamin G. Shapero　Erica Mazzone　著

案例

John，18 岁的白种人男孩，第一次到大学咨询中心进行预约。他显得悲伤沮丧，说自己的生活"一团糟"。在咨询中得知，童年早期他和父母、妹妹一起生活。他不是最聪明的也不是最擅长运动的孩子，但也不是最差的孩子。然而，他描述了父亲经常对他的侮辱性和贬低性评价，每当他不是"最好的"或者在学校没有拿到 A 时，就会对他大吼大叫。上中学的时候，他开始有一段时间情绪低落，一般都是自己一个人待着，比大多数同龄孩子的朋友都少。他注意到，当他的朋友们在走廊里不跟他打招呼时，他就心烦意乱，并责怪自己。在高中时，自己被同学欺负，感到更加孤独和无助。他能通过毕业考试，是因为有几个老师给了他很大的帮助。现在，他是一所地方大学的大一新生。他对自己的生活会"好转"抱有很高的希望，因为他来到了一个新的城市，有了一个新的开始。然而，他很难交到朋友，大学生活比他想象的要困难得多。虽然他在中学时经历过一段低落情绪，在高中时变得更糟，但现在他几乎总是感到悲伤。他总是在睡觉，因为无法集中注意力或理解材料而耽误学业；因为没有朋友而感到内疚和毫无价值，把自己孤立在房间里。他说话和行动都很慢，有条不紊，且已经开始认为"如果我不在了，就不会这么糟。"

临床医师进行了全面的半结构化临床评估和安全计划。John 报告说，他的母亲有抑郁症家族史，母亲曾服用抗抑郁药；父亲滥用药物，而且从不寻求帮助。他回忆起了一位患有"躁郁症"的堂兄，但对此知之甚少。John 否认有任何躁狂或轻躁期，也否认有任何精神病症状。他说自己在新的社会环境很是踌躇，是慢热的人，在做演讲时极度焦虑。他表示，他不在课堂上举手或寻求帮助，因为担心自己会受到负面评价。他否认自己对生活的其他方面感到焦虑，他说此刻的生活毫无希望。虽然 John 报告了一些消极的自杀想法，但他否认想要伤害自己或自杀，否认有自杀的计划或意图，并表示他能够把这些想法从脑海中驱除出去，他的母亲和妹妹是重要的保护因

素。在接受治疗时，临床医师将 John 诊断为重度抑郁症伴随继发性社交焦虑症。临床医师介绍了两种有实证支持的治疗方案，包括心理治疗和可能的药物治疗。

一、概述

重度抑郁症是最常见的精神疾病之一，常见于成年期[1]。儿童期抑郁症的发病率相对较低，据估计低于 1%[2]，但从青少年期中期到成年早期，抑郁症的发病率高达 6 倍[3, 4]。在美国进行的最全面的流行病学研究表明，14% 的青少年患有重度抑郁症[5]。此外，社区流行病学调查显示，有较高比例的年轻人（20% ～ 50%）自我报告有明显的抑郁症状，高于临床显著抑郁症的既定临界点[2]。青少年期也是抑郁症发病率上出现性别差异的时期。在儿童时期，男孩和女孩患抑郁症的比例一样。在青少年期，这一比例开始出现差异，到成年早期，女性患抑郁症的可能性是男性的两倍[3]。

儿童和青少年时期抑郁症的早期发作与许多心理社会问题有关，包括学业困难、社交困难、药物滥用和自杀的风险增加[6, 7]。而且，抑郁症是一种复发性极高的疾病[8, 9]，在青少年期出现的抑郁症很可能会持续到成年期[10]。此外，没有达到重度抑郁症诊断水平的亚综合征性抑郁症状（subsyndromal depression symptoms）也加以重视，因为在青少年期出现的抑郁症状加重与并发的功能损伤相关[7, 11]，并可预测成年期抑郁症的发作[10-13]。而且，青少年期的抑郁症和绝望与自杀有关。事实上，根据美国疾病控制与预防中心[14]的数据显示，自杀现在是青少年期后期和成年初期的第二大死亡原因。

本章将对这些重要发育时期的抑郁症进行一个综述。我们将回顾在治疗儿童期和青少年期抑郁症时需要考虑的重要因素：第一，这个年龄段的症状表现和鉴别诊断；第二，与早期发现和治疗相关的历史因素；第三，为心理健康从业人员介绍一些预防工作中的实验证据和几种可供选择的一线治疗方法。

二、症状表现

对儿童期和青少年期的重度抑郁症的诊断标准与成人相同。为了诊断青少年的重度抑郁症，9 个症状（抑郁情绪、快感缺乏 / 冷漠、体重 / 食欲改变、睡眠改变、精神运动激越 / 迟钝、疲乏、无价值感 / 内疚、注意力无法集中、死亡或自杀的念头）中至少要出现 5 个，这样的情况至少持续了 2 周，而且这些症状必须影响了功能或导致了损害。然而，成年期重度抑郁症的基本特征（即情绪低落、兴趣或快感丧失）在儿童身上可能表现为持续或强烈的烦躁易怒[15]。因此，这种在成年期不一定出现的烦躁易怒可以算作儿童期和青少年期重度抑郁症的一种诊断症状。同样，对于持续性抑郁障碍（心境恶劣）的诊断，烦躁易怒可以代替"情绪低落"作为诊断症状。此外，在持续性抑郁症中，情绪发作的持续时间从 2 年减少到至少 1 年。

诊断儿童期和青少年期的抑郁症可能很难。很难区分什么是或不是标准的"悲伤"或"烦躁易怒"。特别是在青少年期的过渡时期，感到悲伤或烦躁易怒是很常见的。青少年期是一个有很多变化的时期，包括身体上的发育，从父母到同龄人的支持转变，不断增加的学业压力和社会压力。然而，考虑症状表现的数量（5 个或更多），普遍性（多种情境下），持续性（随时间的推移）和严重性（强度）是有帮助的和必要的。在大多数情况下，儿童和青少年有类似的抑郁症状、病程和恢复率 [16]。

在儿童时期，常常很难将抑郁症相关的频繁烦躁易怒与其他相关诊断区分开来。例如，对立违抗性障碍（oppositional defiant disorder，ODD）的特征是持续至少 6 个月的愤怒或易怒情绪、争论或违抗性行为 [15]。与重度抑郁症不同的是，对立违抗性障碍只会发生在一种情况（学校里或家里），而且可能没有负面情绪成分，如易怒或烦躁情绪。青少年中另一种很难诊断的是双相情感障碍（bipolar disorder），特别是在没有轻度躁狂发作的情况下。第 5 版《精神疾病诊断与统计手册》中的新诊断——破坏性情绪失调障碍（disruptive mood dysregulation disorder，DMDD），记录了儿童持续易怒和频繁发作的情绪和行为失调的表现 [15]，这可能是双相情感障碍的先兆。这是一种只能在儿童期诊断的疾病，其特征是反复发作的情感爆发——与发育水平不一致，与所处的情境或诱发事件不相称。此外，孩子在情绪爆发之间的大部分时间里，几乎每天都要持续地易怒或生气。与重度抑郁症相关的易怒相比，不同的是这些易怒情绪爆发的强度和频率。破坏性情绪失调障碍相对不常见，有 0.8% ～ 3.3% 的青少年存在 [17]；然而，那些被诊断为破坏性情绪失调障碍的儿童，成年后患上精神疾病的可能性是普通人群的 4 倍 [18]。

在儿童期和青少年期，抑郁症共病焦虑症的发生率很高，与成人时期的高共病率相似 [19]。与抑郁症与焦虑症相关的行为和想法可能看起来很相似，但内容上却截然不同。例如，与朋友相处的时间减少或参加活动的时间减少可能是由于回避，这可能更符合焦虑；或是由于快感缺失或无兴趣以及抑郁而退缩。同样，持续性消极思维在两种诊断性表现中都很常见，但是反刍思维（如思考悲伤情绪或负面事件）倾向于关注过去，而担忧往往是关于未来的活动或事件。此外，焦虑症的往往发生在较年轻的年龄 [1]；有研究发现，儿童期的焦虑症是青少年期和成年期抑郁症的预测因素 [20, 21]。

此外，除了患有儿童期焦虑症的人之外，另一组患抑郁症的高风险人群是患有多动症（attention-deficit/hyperactivity disorder，ADHD）的青少年。多动症是儿童最常见的疾病之一，患病率在 4% ～ 9% 之间 [22-24]。多动症合并重度抑郁症已得到充分证实 [25]，并且有证据表明患多动症的儿童在其一生中罹患抑郁症的风险显著更高 [26]。例如，Biederman 及其同事 [27] 对患有多动症和未患有多动症的正常儿童和青少年进行了 5 年的跟踪调查发现，与未患有多动症的正常儿童相比，患有多动症的儿童在青少年期发展为重度抑郁症的可能性要高出 2.5 倍。同样，Chronis-Tuscano 及其同事 [28] 对 4—6 岁有多动症和无多动症的正常儿童进行了纵向研究，并对他们进行了随访，直到他们年满 18 岁。研究发现，患多动症的儿童后来罹患抑郁症或心境恶劣的可能性是正常儿童的 4 倍，企图自杀的可能性是正常儿童的 3 倍 [28]。

三、研究历程

很多年以前就开始了对儿童和青少年期抑郁症的诊断和治疗。虽然在过去的几十年里，这些年龄段的抑郁症发病率没有什么变化[29]，但有证据表明，个体可能会过早地患上了抑郁症[30]，而且公众对青少年抑郁症的护理越来越关注；特别是因为自杀率的增加[13]。事实上，自杀现在是这个年龄段的第二大死亡原因[31]。在这些关键的发育年龄，自杀意念很常见，约 1/5 的青少年有自杀意念[32]。幸运的是，从想要自杀（没有计划）发展到试图自杀的青少年的比率相对较低（大约 15%）[33]。抑郁症和绝望是想要自杀、试图自杀和完成自杀的两个最一致的风险因素[34, 35]，这成分说明了抑郁症的及早发现、及早预防和及早治疗的重要性。

从历史上看，最初有开发出针对儿童和青少年抑郁症的治疗方法，而且发现这些治疗方法对成人抑郁症有效，然后就用于治疗年轻人的抑郁。认知行为治疗（CBT）和人际关系心理治疗（IPT）等心理疗法的显著适应性需要考虑儿童和青少年的发展差异和社会差异。例如，由于抽象思维、换位思考和其他认知能力的限制，针对较年幼儿童的心理治疗往往侧重于行为干预，而且更多情况是让其父母也加入到治疗中来。人们对青少年使用精神药物有很多担忧。虽然很多药物治疗方案已经被证实是有效的（下面将进行讨论），但家长和临床医师在选择这种药物治疗作为首选治疗时比较犹豫——其中部分原因是抑郁症的诊断困难。很难将抑郁症与发育过渡期典型的心理行为模式（可预测的但往往具有破坏性的易怒和悲伤）区分开来。也有人担心潜在的或尚未出现的双相情感障碍的诊断，特别是考虑到这种疾病的家族史。事实上，对许多人来说，双相情感障碍的第一次情绪发作往往是抑郁发作[36, 37]。这种犹豫的另一个原因是黑盒警告（black box warnings）——青少年服用抗抑郁药物会增加自杀风险。这是一个广受争议的话题[38-41]。有证据表明，儿童和青少年使用抗抑郁药物会增加自杀的风险[42, 43]；然而，这种关联可能不大，可能更多地适用于自杀意念而不是自杀企图本身[44]。在成年人和青少年中使用抗抑郁药物时应该谨慎。然而，特别是对于严重抑郁症，应该仔细权衡服用和不服用抗抑郁药物的获益和风险[45]。在接下来的部分中，我们将回顾对预防工作的实证支持，以及临床医师治疗青少年抑郁症的不同治疗方案的证据，并将这些信息传达给患者和家属。

四、实验证据

对儿童和青少年抑郁症的干预可以多次进行。一级预防试图在初次发病前预防抑郁症，而二级预防或治疗旨在通过减轻症状和减少其对整体功能的影响，来减少抑郁症的影响。有许多干预措施可以用于治疗儿童和青少年抑郁症。我们回顾了各种预防计划的实验证据，这些计划试图发现那些有抑郁症风险的青少年，并预防抑郁症的最初发作。然后我们将回顾儿童和青少年抑郁症的治疗方案，包括心理治疗、药物治疗、组合治疗以及其他替代治疗方法。

五、预防

由于在儿童和青少年时期发作的抑郁症会产生长期影响，研究人员和临床医师一直在努力预防这种疾病的最初发作。这些预防工作试图找出抑郁症发病相关的风险因素，并及早进行干预。抑郁症的风险因素有很多，包括抑郁症家族史、早年遭受过重大压力或虐待、社会经济地位低等背景因素；个体特征，如女性、脾气/性格（神经质）、消极的认知方式、对压力的反应；以及前驱因素，如焦虑或行为障碍、亚临床抑郁症状[46]。

从历史上看，预防干预主要针对上述两个因素：抑郁症家族史和抑郁症前驱症状。父母患有抑郁症的青少年，患抑郁症的可能性要比没有这种病史的青少年高 2 ～ 4 倍[47, 48]。此外，尚未达到临床阈值的青少年抑郁症状的加重，可能会在成年期转变为完全重度抑郁发作[13, 49]。一旦被确定为高风险，就要采用多种方式进行预防。研究最多的三种预防分别是以团体为基础、以学校为基础和以家庭为基础的干预措施[46]。

团体为基础的认知行为治疗计划已被证实可有效减轻高危青少年的抑郁症状，并改善整体功能。Clarke 及其同事开发了第一个这类干预措施，称为压力应对（coping with stress，CWS）课程[50]。这个手册化的心理教育项目最初是在有抑郁家族史的青少年中进行测试的，这些青少年的抑郁症状有加重；该项目由 15 个团体课程组成，主要针对的是抑郁症相关的消极认知。在一项随机对照试验中发现，这种干预可以减少抑郁症症状，提高整体功能，并降低 1 年后患抑郁症的可能性；而对照组发展成抑郁症的可能性是干预组的 5 倍[51]。这项团体为基础的认知行为治疗已经在一个大规模研究中通过不同的设置和不同的研究小组进行了测试，发现在 9 个月后[52]、33 个月后[53] 和 75 个月后[54] 显著预防抑郁。

最广泛研究的学校为基础的预防计划是宾夕法尼亚复原力项目（penn resiliency program，PRP）[55]。这也是一个团体为基础的认知行为治疗干预，专为童年晚期和青少年早期设计的。对该干预的初步研究发现，参与该组的患者在 2 年后抑郁症状较少，并且其他临床重要症状也有所减少[56]。Brunwasser 及其同事[57] 进行了一项 Meta 分析，研究了宾夕法尼亚复原力项目对儿童和青少年抑郁症状的有效性。对共有 2498 名受试者的 17 项研究的分析发现，与那些没有接受干预的患者相比，干预组患者在 12 个月的随访期间报告的抑郁症状水平较低[57]。然而，在减少抑郁症诊断方面，PRP 干预组和控制组之间没有统计学上的差异，研究人员称，这是由于他们检测统计差异的能力不足[57]。最近对 PRP 和其他以学校为基础的青少年预防计划的 Meta 分析表明，总的来说，这些计划在干预刚结束时和 1 年后对减轻抑郁症状有显著但很小的效果[58]。它进一步表明，比起通用的（如针对某个学校/年级的所有儿童）的预防计划，针对目标样本（如由于抑郁症状或父母是抑郁症的个体）的预防计划效果更大。而且，这些预防计划由外部心理健康从业人员提供时比由学校工作人员提供时更有效[58]。

以家庭为基础的预防干预，对于有抑郁症病史父母的子女也被证实是有效的。例如，Compas 及其同事发现，与由书面心理教育材料组成的对照组相比，在干预结束后 2 年，以家庭为基础的认知行为预防干预可以减少青少年的抑郁症状，并降低父母和孩子的抑郁发作 [59, 60]。此外，临床医师提供的其他以家庭为基础的预防干预不仅能减轻抑郁症状，而且还能产生积极的家庭变化，如增进父母对孩子的了解和改善家庭沟通 [61, 62]。

总的来说，预防计划对儿童和青少年有益。许多回顾研究表明，这些预防计划可以减轻抑郁症状，并能预防抑郁症发作。根据这些文献的研究，相比那些不考虑青少年风险水平高低的通用预防计划，专门针对高风险个体（根据父母抑郁等已知的风险因素筛选出来的患者，或有亚临床抑郁症状的患者）的预防计划产生的效果最大 [63, 64]。然而，还需要进一步的研究来确定这些预防计划在现实条件下的有效性，以便进行推广 [65]。

六、治疗

有许多治疗方法已经被证实对儿童期和青少年期的抑郁症有效。我们回顾了那些已被证明是有效的并应该当作一线治疗方法的心理治疗和药物选择。我们还将回顾那些有希望的替代治疗方法。虽然我们强调了最有效的治疗方法，但本综述并没有对所有可用的治疗方案进行详尽的回顾。

（一）心理治疗

一些社会心理治疗方法在儿童和青少年抑郁症的疗效方面，已经得到了相当多的研究支持。比起针对儿童的治疗研究，针对青少年的治疗研究提供了更有力的积极证据。对于青少年抑郁症，认知行为治疗和人际关系心理治疗的疗效已得到较强的研究支持 [66]。

目前，认知行为疗法在治疗儿童和青少年抑郁症方面得到的支持最多。认知行为治疗是一种以技能为导向、关注当下、有时间限制的治疗方法，它侧重的是想法、情感和行为之间的联系 [67]。最近对 11 项抑郁症随机对照试验的 Meta 分析发现，在减轻青少年抑郁症状方面，认知行为疗法显示出的强大效果，并为其有效性（作为一种治疗选择）提供了支持 [68]。此外，在对循证心理治疗的 52 项随机试验的回顾发现，认知行为治疗是最常见的干预手段，在治疗青少年抑郁症方面优于常规治疗 [69]。虽然有更多关于青少年抑郁症治疗的研究，部分原因是由于在这一发育期基础发病率的增加，但认知行为疗法在治疗儿童抑郁症方面也得到了支持。David-Ferdon 和 Kaslow [70] 对最近 10 年的研究进行回顾分析发现，其中 10 项研究调查了儿童抑郁障碍或抑郁症状加重的心理社会干预，包括认知行为治疗。这一分析支持了先前的研究结果，即以团体为基础的认知行为治疗对抑郁症儿童是有效的；并且表明，对于儿童期这个年龄段，认知行为治疗是最有效的干预方法之一 [70]。

人际关系心理治疗也被证实对青少年抑郁症有效。这种青少年版的人际关系心理治疗，旨在减少抑郁症状，提高人际交往能力，加强社会支持网络 [71]。这一点非常重要，因为人际压力与抑郁症有关，特别是在儿童期和青少年期 [72-74]。这是一种合作的个体化治疗，它能吸引青少年，发展情感和人际关系技能，提供有关抑郁症的心理教育，提高社交技能，发展沟通能力。对 52 项研究和 3805 名患者进行的网络 Meta 分析表明，在治疗儿童抑郁症方面，只有人际关系心理治疗和认知行为治疗这两种心理治疗方法比对照组更有效。在这篇综述中有人认为，人际关系心理治疗比认知行为治疗更容易被接受，因为前者的中断次数更少[75]。而且论文作者认为，在减少症状方面，人际关系心理治疗在长期随访中可能比认知行为治疗更有益。虽然人际关系心理治疗和认知行为治疗是两种较好的方法，但与之前的研究类似，它们在治疗儿童抑郁症时的疗效不太好[75]。

在最近对儿童和青少年抑郁症的社会心理治疗证据基础的更新中，Weersing 及同事[66]采用了严格标准来定义实证支持的治疗方法。他们认为，治疗儿童抑郁症的证据基础比青少年要弱得多。虽然他们认为对于儿童抑郁症还没有"成熟的"治疗方法，但认知行为治疗可能是最有效的[66]。对于青少年，人际关系心理治疗和认知行为治疗的疗效都优于对照组，被认为是"成熟的"治疗方法。综合来看，人际关系心理治疗和认知行为治疗对于青少年抑郁症的疗效都得到了最强力支持，应该作为一线治疗方案。

（二）药物治疗

许多药物干预已被研究用于治疗儿童抑郁症，包括选择性 5- 羟色胺再摄取抑制药（SSRIs），5- 羟色胺和去甲肾上腺素再摄取抑制药（SNRIs）和三环类抗抑郁药（TCAs）。

已经对测试各种药物选择的研究进行了一些回顾和 Meta 分析。在对 38 项临床试验的回顾中，Wallace 及其同事[76]对 7 项随机对照试验进行了 Meta 分析，以研究选择性 5- 羟色胺再摄取抑制药对于儿童抑郁症的疗效。结果表明，抑郁症儿童和青少年对选择性 5- 羟色胺再摄取抑制药的响应比安慰剂更大[76]。然而，与安慰剂组相比，药物组也更容易出现严重不良事件，如躁狂症状和与伤害相关的事件[76]。对 5 项随机试验数据的另一项 Meta 分析研究了"选择性 5- 羟色胺再摄取抑制药 vs 安慰剂"对儿童和青少年抑郁症的疗效，研究发现，单独使用氟西汀具有良好的风险 - 收益曲线[77]。氟西汀的应答率和缓解率显著高于安慰剂，而且相关不良事件较少。在所研究的其他药物中，帕罗西汀和舍曲林显示出了一些疗效，但论文作者的结论是，这两种药物的获益并不超过发生重大不良事件和自杀倾向的风险。西酞普兰和文拉法辛的风险 - 收益曲线也不理想[77]。最近一项对已发表和未发表的双盲随机对照试验的网络 Meta 分析显示，在 14 种抗抑郁药物中，只有氟西汀这一种药物比安慰剂显著更有效，其效应大小为中等[78]。该研究者认为，氟西汀也是耐受性最好的药物，而丙咪嗪、文拉法辛和度洛西汀耐受性较差，与安慰剂相比，其不良事件相关的停药率更高[78]。该综述还调查了这些抗抑郁药与自杀相关结果（自杀意念或自杀行为）之间的联系，发现文拉法辛与显著增加的自杀风险相关，而氟西汀、帕罗西汀、西酞普兰和舍曲林没有显著增加自杀风险[78]。然而，这项研究并没有区分自杀意念和自杀行为。Qin 及其同事[79]进行的一项 Meta 分析研究了"选择性 5- 羟色胺再摄取抑制药 vs 三环类抗抑郁药"对抑郁症儿童、青少年和青壮年的疗效和可接受性，得到的结论是选择性 5- 羟色胺再摄取抑制药具有更好的疗效和耐受性。此外，在所研究的 2 种选择性 5- 羟色胺再摄取抑制药中，氟西汀比帕罗西汀更有效；而在 3 种三环类抗抑郁药（氯丙咪嗪、去甲替林和丙咪嗪）中，

丙咪嗪最有效 [79]。比起服用三环类抗抑郁药的患者，服用选择性 5- 羟色胺再摄取抑制药的患者报告更多的自杀行为或想法，但这种差异并不显著 [79]。

（三）疗效比较和联合治疗

如上所述，药物和心理治疗对于儿童和青少年抑郁症都是有效的。研究人员进行了有效性比较研究，试图确定一种治疗方式是否比另一种更有益。此外，还有人试图弄明白药物和心理治疗的组合是否比单独治疗更有益。

青少年抑郁症治疗研究（treatment for adolescents with depression study，TADS）是目前进行的规模最大的随机对照的疗效比较研究之一。这项针对 400 多名青少年抑郁症患者进行的多地点试验比较了"单独使用氟西汀 vs 单独认知行为治疗 vs 氟西汀联合认知行为治疗 vs 安慰剂"的疗效 [80]。这项具有里程碑意义的研究的主要结果表明，氟西汀联合认知行为治疗是减少抑郁症状和自杀想法最有效的方法，而且与安慰剂组相比，所有治疗组中只有该治疗组达到了统计学上显著的更多获益 [80]。在对长期有效性和安全性结果的随访中，他们发现，所有三种积极治疗在 36 周时疗效趋于一致，这表明单独认知行为治疗、单独使用氟西汀、氟西汀联合认知行为治疗，都是有效的 [81]。他们得出的结论是，与单独认知行为治疗相比，单独使用氟西汀或氟西汀联合认知行为治疗能更快地改善抑郁症状 [81]。然而，临床显著的自杀意念在少数患者中持续存在，并且与氟西汀联合认知行为治疗相比，这种情况在单独氟西汀治疗的患者中更为常见 [81]。

自这项开创性研究以来，许多其他论文都对药物治疗和认知行为治疗的相对有效性进行了研究，结果喜忧参半。例如，对 8 项治疗难治性抑郁症研究的回顾表明，与单独使用选择性 5- 羟色胺再摄取抑制药相比，选择性 5- 羟色胺再摄取抑制药联合认知行为治疗更为有效 [82]。然而，这项 Meta 分析的研究对象包含随机对照试验和非随机对照试验，这限制了结论。相比之下，Dubicka 等 [83] 研究了 5 个随机对照试验发现，与单独使用抗抑郁药物相比，在减少抑郁症状、自杀或整体改善方面，抗抑郁药物治疗的同时加入认知行为治疗并没有带来显著的益处 [83]。抑郁症的严重程度可能会影响药物治疗、认知行为治疗、药物治疗联合认知行为治疗的相对有效性。例如，使用选择性 5- 羟色胺再摄取抑制药治疗青少年难治性抑郁症（the treatment of SSRI resistant depression in adolescents，TORDIA）的随机对照试验表明，对于青少年难治性抑郁症，与单独换用另一种新药治疗相比，换用另一种新抗抑郁药联合认知行为治疗更为有效 [84]。对于药物成分的转换，该研究将文拉法辛（一种 5- 羟色胺和去甲肾上腺素再摄取抑制药）和几种选择性 5- 羟色胺再摄取抑制药进行的比较发现，换用任何另一种类的药物都同样有益 [84]。

（四）其他治疗选择

如前所述，一线心理治疗（认知行为治疗和人际关系心理治疗）和药物治疗（主要是氟西汀）都是青少年抑郁症的成熟治疗方法，对于儿童期抑郁症也同样有效，虽然其使用的支持数据还不太确定。然而，并不是所有人都能从单独或联合治疗中获益。因此，提供其他的治疗就非常重要。还有几种其他的治疗方法已经被证实对儿童和青少年期抑郁症有帮助。

针对行为的心理治疗对儿童和青少年抑郁症患者是一种有益的干预。有很多这样的疗法，它们针对的是一个人的行为或环境的某些方面——加强或促进不良的情绪、想法，或助长那些消极行为。行为激活（behavioral activation）是行为治疗的一个例子，它对成年期抑郁症的疗效得到了强有力的支持，对于儿童期和青少年期抑郁症可能特别有用。这种干预的重点是治疗与冷漠和快感缺乏相关的潜在后果和强化因素。抑郁症患者倾向于退出或脱离他们所处的环境；随着时间的推移，这可能导致积极和有益体验的丧失，这反过来又维持和加剧他 / 她的抑郁症。行为激活旨在通过关注增加活动和社会接触，减少可能抑制参与或导致回避的因素，来增加患者与有益体验的接触。最近的几项 Meta 分析表明，行为激活在减轻成年人的抑郁症状方面有很大作用 [85, 86]。行为激活在减少成人急性抑郁症方面的疗效，也被证实与抗抑郁药物和认知行为治疗相当 [87]。虽然在青少年中的研究相对较少，但行为激活是一种很有用的抑郁症治疗手段 [88]，最近的几项研究表明，青少年在接受行为激活治疗后，其抑郁症状有显著改善 [89, 90]。行为激活和其他行为疗法可能对那些不太能够参与认知治疗的年轻人特别有用，因为认知治疗依赖于一定程度的内省、换位思考和抽象思维。因此，关注问题解决和行为改变，并争取父母和其他环境支持，可能是个不错的选择。然而，还需要进行更多研究来提供更好的证据，证明这种治疗方法对儿童和青少年有效。

另一个有相当支持的替代治疗方案是运动（exercise）。在成年人中，运动已被证明可以有效治疗轻度至中度抑郁症。最近一项包含约 1000 名受试者的 Meta 分析表明，与对照组（等待治疗或常规治疗）相比，运动显著降低了抑郁症状，且效应大小中等偏上 [91]。此外，"运动 vs 心理社会治疗 vs 抗抑郁药物治疗"的研究没有发现显著差异 [91]。一项针对运动治疗青少年抑郁症的 Meta 分析也得到了类似的结果。对 11 项团体形式有监督的有氧运动试验的回顾表明，治疗后抑郁症状有显著改善，且效应大小为中等 [92]。该研究回顾的试验数量不足以提供具体的频率、持续时间或强度建议，但大多数试验使用低强度到中等强度的运动 [92]。在儿童抑郁症中也发现了类似的阳性结果，Meta 分析表明抑郁症症状有所改善，但重度抑郁症诊断的缓解率没有增加 [93]。毫不奇怪的是，患有精神疾病（包括抑郁症在内）的儿童和青少年报告说，他们参加的团体或个人体育运动显著减少 [94]，因此增加这些活动有许多好处。如果谈话疗法或药物治疗无效，运动可能特别有益。而且，坚持锻炼可以增加活力，减少疲乏 [95]，而疲乏是这个年龄段抑郁症的重要症状。因此，参照健康成人的运动量，青少年每周进行 3 ～ 5 天中等强度的运动，可能有助于治疗抑郁症症状 [96]。

其他的心理治疗和药物治疗方法也可能有帮助。其中一种就是家庭治疗（family therapy），其重点是依恋。一些综述研究表明，基于依恋的家庭治疗可以有效治疗急性抑郁症症状，并且治疗响应随着时间的推移而持续 [69, 97-99]。研究人员和临床医师开始测试正念干预、营养补充剂和其他保健药品，这些已被证明对青少年的成人抑郁症有疗效，但这些研究还处于初级阶段。

七、临床应用及建议

在计划或推荐治疗方法之前，临床医师还应该考虑这几个因素——包括但不限于，青少年的年龄、抑郁症发作的严重程度、自杀意念的存在情况、家族史或双相情感障碍的临床怀疑。如前所述，有几种实证支持的心理治疗方法、药物和替代治疗可用。

在考虑治疗方案时，分级护理模式和表意法（权衡获益和成本）是有帮助的。在讨论儿童和青少年抑郁症的可能治疗干预时，Sakolsky 和 Birmaher[100] 首先指出，对于轻度或短暂的抑郁症患者，可以通过教育或支持疗法进行治疗，如果症状持续，则可以采用特定的心理疗法（如认知行为治疗、人际关系心理治疗和其他疗法）进行治疗。对于重度抑郁症（或伴有精神病或严重自杀倾向的抑郁症），应考虑药物治疗，特别在是联合心理疗法进行治疗[100]。此外，对于那些对一线心理治疗没有响应的患者，也可能需要药物治疗。临床医师的首选药物通常是氟西汀，因为研究已证实它对儿童和青少年抑郁症有很好的疗效。而且，氟西汀是 FDA 唯一批准用于治疗儿童和青少年抑郁症的药物，依他普仑（Escitalopram）是唯一批准用于治疗青少年抑郁症的药物[101]。Sakolsky 和 Birhmaher 还建议，儿童和青少年的剂量策略可能有所不同，对于青春期前的儿童，选择性 5- 羟色胺再摄取抑制药应该以较低的剂量开始[100]。

心理治疗或药物使用的选择，还应该考虑到几个单独因素。如前所述，那些不太可能接受认知要求较高的心理疗法的儿童，可能从行为干预（如行为激活或家庭干预）中获益更多。而且，相比其他年龄组，治疗儿童抑郁症的团体形式的认知行为治疗更为成熟。对于年龄小的严重抑郁症患者，家长和临床医师应权衡药物治疗的益处和缺点，同时考虑到未得到治疗或治疗不足的抑郁症可能对学业、家庭和社会功能产生有害影响，并增加抑郁症复发或自杀行为的风险[16]。如果选择了药物治疗，应持续监测儿童和青少年患者的自杀意念和自杀行为。最后，考虑到双相情感障碍患者抗抑郁药物相关的循环风险，在选择或监测药物时应考虑双相情感障碍的家族史。

八、结论

综上所述，心理健康从业人员可以通过尽早发现所出现的抑郁症或抑郁症状的加重，并利用上述推荐的心理治疗和（或）药物，最好地帮助他们的儿童和青少年抑郁症患者。在做出诊断决定时，临床医师应牢记，虽然儿童抑郁症与成人抑郁症表现相似，但在青少年中，烦躁易怒可能作为一种主要症状表现出来。诊断儿童和青少年抑郁症的其他挑战还有：区分重度抑郁症的症状和这些年龄段中发现的典型易怒和悲伤，以及区分重度抑郁症与其他相关疾病。就像案例那样，John 在青少年早期表现出持续加重的抑郁症状。不幸的是，和其他许多年轻人一样，John 的症状没有得到确诊，也没有得到治疗。在他完成学业的过程中，他继续挣扎，并在大学里经历了第一次重度抑郁症发作。和许多人一样，John 的抑郁症还有并发症。考虑到许多特征和其他可能的疾病需要评估，临床医师应该寻找所出现的许多关键症状，并确定它们的普遍性、持久性和严重性。

在预防重度抑郁症发病方面，临床医师和家长还应寻找已确定的危险因素，特别是抑郁症或前驱抑郁症的家族史。最受实证支持的三种预防类型是团体为基础的、学校为基础的和家庭为基础的干预。认知行为"压力应对"团体课程和以学校为基础的宾夕法尼亚复原力项目都被证实可以减轻抑郁症状。此外，以家庭为基础的干预有望能预防儿童抑郁症的发作，并帮助父母治疗自己的抑郁症。

对于正在经历抑郁发作的儿童和青少年，我们建议医师将临床支持的心理治疗作为一线治疗，如果抑郁持续或变得更严重，则使用抗抑郁药物治疗（单独或联合心理治疗）。对于心理治疗，来自多项 Meta 分析的证据支持认知行为治疗和人际关系心理治疗在减轻抑郁症状方面的有效性，并在随访期间保持有效。临床医师可能会考虑对年龄较小、认知发育不全的儿童采用行为激活等替代疗法。此外，虽然在给年轻人开处抗抑郁药方面存在合理的犹豫，但也可以推荐药物治疗，特别是当心理治疗不能带来足够的改善时。SSRIs、SNRIs 和 TCAs 都被用于治疗儿童抑郁症。然而，SSRIs 类药物在随机试验中的表现优于安慰剂和其他药物组。在 SSRIs 类药物中，氟西汀在众多研究中显示出了最大的疗效，与其他药物相比，氟西汀具有更高的响应率、更低的缓解率和更少的不良事件，从而创造了一个有利的效益–风险曲线。也有人认为氟西汀联合认知行为治疗比单药治疗更有效，但还需要进一步的研究。对于其他替代疗法，如运动和基于依恋的家庭治疗，情况也是如此。

正如黑盒警告所言，治疗儿童和青少年抑郁症存在风险，尤其是使用药物治疗。然而，值得注意的是，未得到治疗的抑郁症会导致心理社会问题、功能受损、成年后反复发作，以及自杀想法或自杀行为。因此，如果临床医师能够熟练且灵活地根据个体差异和患者安全考虑对治疗方案进行修改，那么所推荐的治疗方案带来的当前益处就会远远大于风险。

九、常见问题及解答

Q1：儿童和青少年使用抗抑郁药物会增加自杀行为的风险吗？

A1：有证据表明，抗抑郁药物的使用与自杀相关事件的风险增加有关。然而，其抑郁症没有得到足够临床治疗的儿童和青少年患者，也有这些想法和行为的风险。许多研究表明，抗抑郁药物（特别是氟西汀）对中度至重度抑郁症儿童患者的益处超过了风险，氟西汀的耐受性量好，8 岁的儿童就可以服用。临床医师应密切监测开始抗抑郁药物治疗的患者，并从低剂量开始服用，尤其是青春期前儿童。如果出现了自杀相关不良事件（或其他不良反应，如躁狂或非自杀性伤害行为），应仔细重新评估，然后考虑心理治疗和其他干预措施。

Q2：为什么某些心理疗法和药物治疗对青少年抑郁症比儿童抑郁症更有效？

A2：重要的是要记住，年龄较大的儿童的发病率往往更高（在整个青少年期中后期患病率都在增加）；因此，样本群体更大，更容易作为研究目标。这并不是说儿童抑郁症发病率不显著，许多研究都认为，有必要对青少年有效的治疗方法进行调整，使之也适合更小年龄的患者。目前循证的心理疗法对年幼儿童效果较差的一个原因是，这些心理疗法需要利用到年幼儿童患者尚在发展中的认知技能。例如，虽然认知行为治疗对较年幼儿童的有效性已得到研究证实，但人际关系心理治疗的证据较少，这可能是受限于完成治疗所需的自我反省和自我意识水平。现有研究还表明，药物治疗对这个年龄段患者的效果也较差，而且还可能增加自杀行为的风险，目前只有一种抗抑郁药（氟西汀）被批准用于 12 岁以下儿童。有人认为，这种较低的疗效是由于儿童和（或）其尚未发育完全的去甲肾上腺素能系统中较高的安慰剂响应。

Q3： 什么情况下适合进行心理治疗？

A3： 治疗儿童抑郁症的最具实证支持的干预措施是以团体为基础的认知行为治疗和行为干预。对于青少年，认知行为治疗和人际关系心理治疗在治疗单个患者或团体应用时都是有效的。此外，有人建议在学校、家庭和社区护理（特别是认知行为治疗等干预）等其他环境中为青少年提供心理健康服务，有助于降低抑郁症和自杀[97]。

Q4： 青少年的哪些个体差异可能导致不同的治疗效果？

A4： 治疗反应的某些差异可以用生物学差异来解释。与成年人一样，某些抗抑郁药物对有些儿童和青少年的疗效，可能比其他人身上的疗效更好。年龄是一个因素，因为氟西汀已被证实是治疗青春期前儿童和青少年的最有效药物。对于药物和心理治疗来说，更好的结果与早期的治疗反应相关。治疗过程中需要注意的改变因素包括：抑郁症严重程度、与父母的冲突程度、生活方式的差异（如运动习惯）、是否存在共病焦虑症，以及个人自身应对和调节情绪的能力。

Q5： 有人提到，自杀意念和自杀行为是给年轻人开处抗抑郁药的可能风险。在以前的研究中还有发现其他不良事件吗？

A5： 是的，以前的研究已有报道其他不良事件，如头痛、恶心或呕吐、躁动、镇静、性功能障碍、血压升高和皮肤问题。其他的严重不良事件也有报道，如躁狂症状和伤害相关的事件。

Q6： 不同的心理疗法是如何适合成人、儿童和青少年的治疗？

A6： 认知行为治疗和人际关系心理治疗可以在多种环境下提供给儿童和青少年。与成人治疗的不同在于，它们可以在学校里进行。虽然这两种干预措施与成人的治疗策略相似，但临床医师使用与青少年相关的语言和例子，更生动地介绍概念，并应用更有用的提醒和策略来提高治疗保留[70]。此外，许多心理疗法都要求父母参与治疗。

Q7： 心理健康从业人员如何预防儿童和青少年抑郁症的复发？

A7： 医务人员应该持续监测患者，特别是在连续用药期间，检查可能出现的不良事件。可以继续使用耐受性好的药物来维持治疗益处。和心理治疗一起，可以通过加强疗程来维持治疗益处，这已被证实可以有效预防抑郁症复发[67]。

参考文献

[1] Kessler RC, Berglund P, Demler O, Jin R, Merikangas KR, Walters EE. Lifetime prevalence and age-of-onset distributions of DSM-IV disorders in the national comorbidity survey replication. Arch Gen Psychiatry. 2005;62:593–602.

[2] Kessler RC, Avenevoli S, Merikangas KR. Mood disorders in children and adolescents: an epidemiologic perspective. Biol Psychiatry. 2001;49:1002–14.

[3] Hankin BL, Abramson LY, Moffitt TE, Silva PA, McGee R, Angell KE. Development of depression from preadolescence to young adulthood: emerging gender differences in a 10-year longitudinal study. J Abnorm Psychol. 1998;107:128.

[4] Costello EJ, Egger H, Angold A. 10-year research update review: the epidemiology of child and adolescent psychiatric disorders: I. Methods and public health burden. J Am Acad Child Psychiatry. 2005;44:972–86.

[5] Kessler RC, McGonagle KA, Zhao S, Nelson CB, Hughes M, Eshleman S, et al. Lifetime and 12-month prevalence of DSM- III- R psychiatric disorders in the United States: results from the national comorbidity. Surv Arch Gen Psychiatry. 1994;51: 8–19.

[6] Birmaher B, Ryan ND, Williamson DE, Brent DA, Kaufman J, Dahl RE, et al. Childhood and adolescent depression: a review of the past 10 years. Part I. J Am Acad Child Adolesc Psychiatry. 1996;35:1427–39.

[7] Hammen C, Brennan PA, Keenan-Miller D, Herr NR. Early onset recurrent subtype of adolescent depression: clinical and psychosocial correlates. J Child Psychol Psychiatry. 2008;49:433–40.

[8] Monroe SM, Harkness KL. Life stress, the "kindling" hypothesis, and the recurrence of depression: considerations from a life stress perspective. Psychol Rev. 2005;112:417.

[9] Judd LL. The clinical course of unipolar major depressive disorders. Arch Gen Psychiatry. 1997;54: 989–91.

[10] Lewinsohn PM, Rohde P, Seeley JR, Klein DN, Gotlib IH. Natural course of adolescent major depressive disorder in a community sample: predictors of recurrence in young adults. Am J Psychiatry. 2000;157:1584–91.

[11] Fergusson DM, Horwood LJ, Ridder EM, Beautrais AL. Subthreshold depression in adolescence and mental health outcomes in adulthood. Arch Gen Psychiatry. 2005;62:66–72.

[12] Klein DN, Shankman SA, Lewinsohn PM, Seeley JR. Subthreshold depressive disorder in adolescents: predictors of escalation to full-syndrome depressive disorders. J Am Acad Child Adolesc Psychiatry. 2009;48:703–10.

[13] Pine DS, Cohen E, Cohen P, Brook J. Adolescent depressive symptoms as predictors of adult depression: moodiness or mood disorder? Am J Psychiatry. 1999;156:133–5.

[14] Heron M. Deaths: leading causes for 2014. Natl Vital Stat Rep. 2016;65:1–96.

[15] American Psychiatric Association. Diagnostic and statistical manual of mental disorders (DSM-5®). Arlington: American Psychiatric Pub; 2013.

[16] Birmaher B, Williamson DE, Dahl RE, Axelson DA, Kaufman J, et al. Clinical presentation and course of depression in youth: does onset in childhood differ from onset in adolescence? J Am Acad Child Psychiatry. 2004;43:63–70.

[17] Copeland WE, Angold A, Costello EJ, Egger H. Prevalence, comorbidity, and correlates of DSM-5 proposed disruptive mood dysregulation disorder. Am J Psychiatry. 2013;170:173–9.

[18] Copeland WE, Shanahan L, Egger H, Angold A, Costello EG. Adult diagnostic and functional outcomes of DSM-5 disruptive mood dysregulation disorder. Am J Psychiatry. 2014;171:668–74.

[19] Brady EU, Kendall PC. Comorbidity of anxiety and depression in children and adolescents. Psychol Bull. 1992;111:244–55.

[20] Stein MB, Fuetsch M, Müller N, Höfler M, Lieb R, Wittchen HU. Social anxiety disorder and the risk of depression: a prospective community study of adolescents and young adults. Arch Gen Psychiatry. 2001;58:251–6.

[21] Woodward LJ, Fergusson DM. Life course outcomes of young people with anxiety disorders in adolescence. J Am Acad Child Adolesc Psychiatry. 2001;40:1086–93.

[22] Centers for Disease Control. Attention-deficit/hyperactivity disorder: data and statistics from. 2010. http://www.cdc.gov/ncbddd/adhd/data.html.

[23] Kessler RC, Adler L, Barkley R, Biederman J, Conners CK, Demler O, et al. The prevalence and correlates of adult ADHD in the United States: results from the national comorbidity survey replication. Am J Psychiatry. 2006;163:716–23.

[24] Polanczyk G, de Lima MS, Horta BL, Biederman J, Rohde LA. The worldwide prevalence of ADHD: a systematic review and meta-regression analysis. Am J Psychiatry. 2007;164:942–8.

[25] Meinzer MC, Pettit JW, Viswesvaran C. The co-occurrence of attention-deficit/hyperactivity disorder and unipolar depression in children and adolescents: a meta-analytic review. Clin Psychol Rev. 2014;34:595–607.

[26] Meinzer MC, Lewinsohn PM, Pettit JW, et al. Attention-deficit/hyperactivity disorder in adolescence predicts onset of major depressive disorder through early adulthood. Depress Anxiety. 2013;30:546–53.

[27] Biederman J, Ball SW, Monuteaux MC, et al. New insights into the comorbidity between ADHD and major depression in adolescent and young adult females. J Am Acad Child Adolesc Psychiatry. 2008;47:426–34.

[28] Chronis-Tuscano A, Molina BSG, Pehlahm WE, et al. Very early predictors of adolescent depression

and suicide attempts in children with attention-deficit/hyperactivity disorder. Arch Gen Psychiatry. 2010;10:1044–51.

[29] Jane Costello E, Erkanli A, Angold A. Is there an epidemic of child or adolescent depression? J Child Psychol Psychiatry. 2006;47:1263–71.

[30] Kessler RC, Birnbaum H, Bromet E, Hwang I, Sampson N, Shahly V. Age differences in major depression: results from the national comorbidity survey replication (ncs-r). Psychol Med. 2010;40:225–37.

[31] Center for Disease Control. Trends in the prevalence of suicide- related behavior national YRBS: 1991–2015. 2015. http://www.cdc.gov/healthyyouth/data/yrbs/index.htm.

[32] Nock MK, Green JG, Hwang I, McLaughlin KA, Sampson NA, et al. Prevalence, correlates, and treatment of lifetime suicidal behavior among adolescents: results from the National Comorbidity Survey Replication Adolescent Supplement. JAMA Psychiatry. 2013;70:300–10.

[33] Nock MK, Borges G, Bromet EJ, Alonso J, Angermeyer M, Beautrais A, et al. Cross-national prevalence and risk factors for suicidal ideation, plans and attempts. Brit J Psychiatry. 2008;192:98–105.

[34] Beck AT, Steer RA, Kovacs M, Garrison B. Hopelessness and eventual suicide: a 10-year prospective study of patients hospitalized with suicidal ideation. Am J Psychiatry. 1985;142: 559–63.

[35] May AM, Klonsky ED. What distinguishes suicide attempters from suicide ideators? A meta-analysis of potential factors. Clin Psychol-Sci Pr. 2016;23:5–20.

[36] Baldessarini RJ, Tondo L, Visioli C. First-episode types in bipolar disorder: predictive associations with later illness. Acta Psychiat Scand. 2014;129:383–92.

[37] Lish JD, Dime-Meenan S, Whybrow PC, Price RA, Hirschfeld RM. The National Depressive and Manic-depressive Association (DMDA) survey of bipolar members. J Affect Disord. 1994;31:281–94.

[38] Brent DA. Antidepressants and pediatric depression-the risk of doing nothing. N Engl J Med. 2004;251:1598–9.

[39] Brent DA. Antidepressants and suicidal behavior: cause or cure? Am J Psychiatry. 2007;164:989–91.

[40] Newman TB. A black-box warning for antidepressants in children. N Engl J Med. 2004;351:1595–7.

[41] Simon GE. How can we know whether antidepressants increase suicide risk? Am J Psychiatry. 2006;163:1861–2.

[42] Olfson M, Marcus SC, Shaffer D. Antidepressant drug therapy and suicide in severely depressed children and adults: a case- control study. Arch Gen Psychiatry. 2006;63:865–72.

[43] Wohlfarth TD, van Zwieten BJ, Lekkerkerker FJ, Gispen-de Wied CC, Ruis JR, et al. Antidepressants use in children and adolescents and the risk of suicide. Eur Neuropsychopharmacol. 2006;16:79–83.

[44] Hammad TA, Laughren T, Racoosin J. Suicidality in pediatric patients treated with antidepressant drugs. Arch Gen Psychiatry. 2006;63:332–9.

[45] Bridge JA, Iyengar S, Salary CB, Barbe RP, Birmaher B, Pincus HA, et al. Clinical response and risk for reported suicidal ideation and suicide attempts in pediatric antidepressant treatment: a meta-analysis of randomized controlled trials. J Am Med Assoc. 2007;297:1683–96.

[46] Beardslee WR, Gladstone TR. Prevention of childhood depression: recent findings and future prospects. Biol Psychiatry. 2001;49:1101–10.

[47] Beardslee WR, Gladstone TR, O'Connor EE. Transmission and prevention of mood disorders among children of affectively ill parents: a review. J Am Acad Child Psychiatry. 2011;50:1098–109.

[48] Weissman MM, Wickramaratne P, Nomura Y, Warner V, Pilowsky D, Verdeli H. Offspring of depressed parents: 20 years later. Am J Psychiatry. 2006;163:1001–8.

[49] Lewinsohn PM, Rohde P, Klein DN, Seeley JR. Natural course of adolescent major depressive disorder: I. Continuity into young adulthood. J Am Acad Child Psychiatry. 1999;38:56–63.

[50] Clarke GN, Hawkins W, Murphy M, Sheeber LB, Lewinsohn PM, Seeley JR. Targeted prevention of unipolar depressive disorder in an at-risk sample of high school adolescents: a randomized trial of a group cognitive intervention. J Am Acad Child Psychiatry. 1995;34:312–21.

[51] Clarke GN, Hornbrook M, Lynch F, Polen M, Gale J, Beardslee W, et al. A randomized trial of a group cognitive intervention for preventing depression in adolescent offspring of depressed parents. Arch Gen Psychiatry. 2001;58:1127–34.

[52] Garber J, Clarke GN, Weersing VR, Beardslee WR, Brent DA, Gladstone TR, et al. Prevention of depression in at-risk adolescents: a randomized controlled trial. J Am Med Assoc. 2009;301:2215–24.

[53] Beardslee WR, Brent DA, Weersing VR, Clarke GN, Porta G, Hollon SD, et al. Prevention of depression in at-risk adolescents: longer-term effects. JAMA Psychiat. 2013;70:1161–70.

[54] Brent DA, Brunwasser SM, Hollon SD, Weersing VR, Clarke GN, Dickerson JF, et al. Effect of a cognitive-behavioral prevention program on depression 6 years after implementation among at-risk adolescents: a randomized clinical trial. JAMA Psychiat. 2015;72:1110–8.

[55] Gillham JE, Reivich KJ, Jaycox LH. The Penn Resiliency Program. Unpublished manuscript, University of Pennsylvania. 2008.

[56] Gillham JE, Reivich KJ, Jaycox LH, Seligman ME. Prevention of depressive symptoms in schoolchildren: two-year follow-up. Psychol Sci. 1995;6:343–51.

[57] Brunwasser SM, Gillham JE, Kim ES. A meta-analytic review of the Penn Resiliency Program's effect on depressive symptoms. J Consult Clin Psych. 2009;77:1042.

[58] Werner-Seidler A, Perry Y, Calear AL, Newby JM, Christensen H. School-based depression and anxiety prevention programs for young people: a systematic review and meta-analysis. Clin Psychol Rev. 2017;51:30–47.

[59] Compas BE, Forehand R, Keller G, Champion JE,

Rakow A, Reeslund KL, et al. Randomized controlled trial of a family cognitive- behavioral preventive intervention for children of depressed parents. J Consult Clin Psych. 2009;77:1007–20.

[60] Compas BE, Forehand R, Thigpen JC, Keller G, Hardcastle EJ, Cole DA, et al. Family group cognitive–behavioral preventive intervention for families of depressed parents: 18-and 24-month outcomes. J Consult Clin Psych. 2011;79:488.

[61] Beardslee WR, Gladstone TR, Wright EJ, Cooper AB. A familybased approach to the prevention of depressive symptoms in children at risk: evidence of parental and child change. Pediatrics. 2003;112:99–111.

[62] Beardslee WR, Wright EJ, Gladstone TR, Forbes P. Longterm effects from a randomized trial of two public health preventive interventions for parental depression. J Fam Psychol. 2007;21:703–13.

[63] Horowitz JL, Garber J. The prevention of depressive symptoms in children and adolescents: a meta-analytic review. J Consult Clin Psych. 2006;74:401–15.

[64] Stice E, Shaw H, Bohon C, Marti CN, Rohde P. A meta-analytic review of depression prevention programs for children and adolescents: factors that predict magnitude of intervention effects. J Consult Clin Psych. 2009;77:486–503.

[65] Brunwasser SM, Garber J. Programs for the prevention of youth depression: evaluation of efficacy, effectiveness, and readiness for dissemination. J Clin Child Adolesc Psychol. 2016;45:763–83.

[66] Weersing VR, Jeffreys M, Do MC, Schwartz KT, Bolano C. Evidence base update of psychosocial treatments for child and adolescent depression. J Clin Child Adolesc Psychol. 2017;46:11–43.

[67] Lewinsohn PM, Clarke GN. Psychosocial treatments for adolescent depression. Clin Psychol Rev. 1999;19:329–42.

[68] Klein JB, Jacobs RH, Reinecke MA. Cognitive-behavioral therapy for adolescent depression: a meta-analytic investigation of changes in effect-size estimates. J Am Acad Child Psychiatry. 2007;46:1403–13.

[69] Weisz JR, Kuppens S, Eckshtain D, Ugueto AM, Hawley KM, Jensen-Doss A. Performance of evidence-based youth psychotherapies compared with usual clinical care: a multilevel metaanalysis. JAMA Psychiat. 2013;70:750–61.

[70] David-Ferdon C, Kaslow NJ. Evidence-based psychosocial treatments for child and adolescent depression. J Clin Child Adolesc Psychol. 2008;37:62–104.

[71] Mufson L, Weissman MM, Moreau D, Garfinkel R. Efficacy of interpersonal psychotherapy for depressed adolescents. Arch Gen Psychiatry. 1999;56:573–9.

[72] Rudolph KD, Hammen C, Burge D, Lindberg N, Herzberg D, Daley SE. Toward an interpersonal life-stress model of depression: the developmental context of stress generation. Dev Psychopathol. 2000;12:215–34.

[73] Shih JH, Eberhart NK, Hammen CL, Brennan PA. Differential exposure and reactivity to interpersonal stress predict sex differences in adolescent depression. J Clin Child Adolesc Psychol. 2006;35:103–15.

[74] Vrshek-Schallhorn S, Stroud CB, Mineka S, Hammen C, Zinbarg RE, et al. Chronic and episodic interpersonal stress as statistically unique predictors of depression in two samples of emerging adults. J Abnorm Psychol. 2015;124:918.

[75] Zhou X, Hetrick SE, Cuijpers P, Qin B, Barth J, Whittington CJ, et al. Comparative efficacy and acceptability of psychotherapies for depression in children and adolescents: a systematic review and network meta-analysis. World Psychiatry. 2015;14:207–22.

[76] Wallace AE, Neily J, Weeks WB, Friedman MJ. A cumulative meta-analysis of selective serotonin reuptake inhibitors in pediatric depression: did unpublished studies influence the efficacy/ safety debate? J Child Adol Psychopharmacol. 2006;16:37–58.

[77] Whittington CJ, Kendall T, Fonagy P, Cottrell D, Cotgrove A, Boddington E. Selective serotonin reuptake inhibitors in childhood depression: systematic review of published versus unpublished data. Lancet. 2004;363:1341–5.

[78] Cipriani A, Zhou X, Del Giovane C, Hetrick SE, Qin B, Whittington C, et al. Comparative efficacy and tolerability of antidepressants for major depressive disorder in children and adolescents: a network meta-analysis. Lancet. 2016;388:881–90.

[79] Qin B, Zhang Y, Zhou X, Cheng P, Liu Y, Chen J, et al. Selective serotonin reuptake inhibitors versus tricyclic antidepressants in young patients: a meta-analysis of efficacy and acceptability. Clin Ther. 2014;36:1087–95.

[80] March J, Silva S, Petrycki S, Curry J, Wells K, Fairbank J, et al. Fluoxetine, cognitive-behavioral therapy, and their combination for adolescents with depression: Treatment for Adolescents With Depression Study (TADS) randomized controlled trial. J Am Med Assoc. 2004;292:807–20.

[81] March JS, Silva S, Petrycki S, Curry J, Wells K, Fairbank J, et al. The Treatment for Adolescents With Depression Study (TADS): long-term effectiveness and safety outcomes. Arch Gen Psychiatry. 2007;64:1132–43.

[82] Zhou X, Michael KD, Liu Y, Del Giovane C, Qin B, Cohen D, et al. Systematic review of management for treatment-resistant depression in adolescents. BMC Psychiatry. 2014; 14:340.

[83] Dubicka B, Elvins R, Roberts C, Chick G, Wilkinson P, Goodyer IM. Combined treatment with cognitive–behavioural therapy in adolescent depression: meta-analysis. Brit J Psychiatry. 2010;197:433–40.

[84] Brent D, Emslie G, Clarke G, Wagner KD, Asarnow JR, Keller M, et al. Switching to another SSRI or to venlafaxine with or without cognitive behavioral therapy for adolescents with SSRI-resistant depression: the TORDIA randomized controlled trial. J Am Med Assoc. 2008;299:901–13.

[85] Mazzucchelli T, Kane R, Rees C. Behavioral activation treatments for depression in adults: a meta-analysis and review. Clin Psychol- Sci Pr. 2009;16:383–411.

[86] Cuijpers P, Van Straten A, Warmerdam L. Behavioral

activation treatments of depression: a meta-analysis. Clin Psychol Rev. 2007;27:318–26.

[87] Dimidjian S, Hollon SD, Dobson KS, Schmaling KB, Kohlenberg RJ, Addis ME, et al. Randomized trial of behavioral activation, cognitive therapy, and antidepressant medication in the acute treatment of adults with major depression. J Consult Clin Psych. 2006;74:658–70.

[88] Tindall L, Mikocka-Walus A, McMillan D, Wright B, Hewitt C, Gascoyne S. Is behavioural activation effective in the treatment of depression in young people? A systematic review and meta- analysis. Psychol Psychother. 2017;90(4):770–96.

[89] McCauley E, Gudmundsen G, Schloredt K, Martell C, Rhew I, et al. The adolescent behavioral activation program: adapting behavioral activation as a treatment for depression in adolescence. J Clin Child Adolesc Psychol. 2016;45:291–304.

[90] Ritschel LA, Ramirez CL, Cooley JL, Craighead EW. Behavioral activation for major depression in adolescents: results from a pilot study. Clin Psychol-Sci Pr. 2016;23:39–57.

[91] Kvam S, Kleppe CL, Nordhus IH, Hovland A. Exercise as a treatment for depression: a meta-analysis. J Affect Disord. 2016;202:67–86.

[92] Carter T, Morres ID, Meade O, Callaghan P. The effect of exercise on depressive symptoms in adolescents: a systematic review and meta-analysis. J Am Acad Child Psychiatry. 2016;55:580–90.

[93] Korczak DJ, Madigan S, Colasanto M. Children's physical activity and depression: a meta-analysis. Pediatrics. 2017;139:2016–266.

[94] Mangerud WL, Bjerkeset O, Lydersen S, Indredavik MS. Physical activity in adolescents with psychiatric disorders and in the general population. Child Adol Psych Men. 2014;8:2.

[95] Puetz TW, O'connor PJ, Dishman RK. Effects of chronic exercise on feelings of energy and fatigue: a quantitative synthesis. Psychol Bull. 2006;132:866.

[96] Dunn AL, Trivedi MH, Kampert JB, Clark CG, Chambliss HO. Exercise treatment for depression: efficacy and dose response. Am J Prev Med. 2005;28:1–8.

[97] Asarnow JR, Miranda J. Improving care for depression and suicide risk in adolescents: innovative strategies for bringing treatments to community settings. Ann Rev Clin Psychol. 2014;10:275–303.

[98] Curry JF. Specific psychotherapies for childhood and adolescent depression. Biol Psychiatry. 2001;49:1091–100.

[99] Curry JF. Future directions in research on psychotherapy for adolescent depression. J Clin Child Adolesc Psychol. 2014;43:510–26.

[100] Sakolsky D, Birmaher B. Developmentally informed pharmaco-therapy for child and adolescent depressive disorders. Child Adol Psych Cl. 2012;21:313–25.

[101] Maalouf FT, Brent DA. Child and adolescent depression intervention overview: what works, for whom and how well? Child Adol Psychiatr Clin. 2012;21:299–312.

第6章 学生心理健康问题的跨文化解决方法

Cross-Cultural Approaches to Mental Health Challenges Among Students

Xiaoqiao Zhang　Tat Shing Yeung　Yi Yang　Rohit M. Chandra　Cindy H. Liu

Dana Wang　Sukhmani K. Bal　Yun Zhu　Rebecca Nika W. Tsai

Zhenyu Zhang　Lusha Liu　Justin A. Chen　著

案例

　　Teresa 今年 18 岁，出生于美国，父母都是亚洲移民，都在科学领域工作。作为独生子女，她是一个完美主义者，有着和她父母一样的高标准和严谨的思维方式。她在一所学业严格的高中读三年级时就开始表现出焦虑和抑郁的症状，并经常有自杀的念头。然而，她和她的父母当时对心理疾病持怀疑态度，没有寻求治疗。虽然有这些症状，但她学习成绩优异，并在多项课外活动中担任领导，但在校外，她社交孤立，表现出明显的焦虑和回避。

　　在进入新英格兰大学前的夏天，她的焦虑变得如此严重，以至于她无法完成基本任务，包括发电子邮件和完成秋季学期所需的文字工作。她变得越来越孤立，大部分时间都待在房间里看电视或上网。她无法想象秋季开学后的生活，但她担心如果不上学，她最后就只能去快餐店工作。她的自杀想法增加了，她的父母带她去看精神科医师进行评估。

　　精神科医师对 Teresa 未经治疗的症状的严重程度和持续时间感到震惊，建议定期进行心理治疗，并开始使用选择性 5- 羟色胺再摄取抑制药来治疗抑郁症和焦虑症；如果她的自杀想法恶化，可能会升级到更高水平的治疗。虽然精神科医师提供了医学文献，并希望他们通过这些资料能对其症状有科学的认识，但这名学生和她的家人都不愿意承认她的症状是可以从精神病治疗中获益的心理疾病。

　　最终，她的家人拒绝了所有的干预建议，并认为，等她开学了，她的症状就会自己得到改善。在第一学期的中途，她到学校的大学生健康服务中心，说自己气喘加剧和腹部不适。在医师对她的评估过程中，她也承认有焦虑和自杀想法的加剧。她被转诊回之前那位精神科医师那里，这个时候，她和她的父母同意了精神科住院治疗。

一、概述

自 2000 年以来，亚裔美国人的人数增长了 72%[1]，人口统计学研究预测，到 2055 年，亚裔将超过西班牙裔，成为美国最大的移民群体[2]。被主流媒体称赞为"模范少数民族"的亚裔美国人实际上是一个非常异质的群体，来自 20 多个原籍国，代表各种语言、宗教、文化价值观和移民模式，在美国有各自不同的发展历程、成功事例和面对的挑战[3]。作为一个多元化但相对较小的群体，占美国总人口的比例不到 6%[4, 5]，亚裔家庭在移民、融入社会和文化适应过程中所经历的压力，以及随后对心理健康的影响，尚未得到很好的研究。考虑到笼罩在心理疾病和治疗上的文化上的病耻感，而且好"面子"，亚裔美国人不太可能为他们的情绪困扰寻求专业帮助，也不太可能表露自己的心理健康问题[6]。作为"隐藏思想者"，他们只有经过心理健康咨询机构的明确评估，才会发现哪些人有自杀念头[7]。因此，亚裔美国人的心理困扰往往不为外人所见。

近年来，亚裔美国学生的心理健康问题日益受到国家和媒体的关注。加利福尼亚州 Palo Alto 和马萨诸塞州 Newton 的亚裔美国学生自杀人群比例较高，这使美国疾病控制和预防中心开展了一项流行病学研究，得出的结论认为，抑郁症和焦虑症等常见心理健康问题是这些青少年自杀的主要因素[8]。与此同时，在非主流媒体发表的热点文章越来越多地强调父母因素对学生心理健康的影响作用——在亚洲移民家长比例较高的学区[9, 10]。坊间报道称，亚裔美国大学生（包括那些就读于精英院校的学生）的自杀率较高。例如，在 1996 年至 2006 年康奈尔大学的自杀事件中，62% 是亚裔美国学生[11]；而在麻省理工学院自 2000 年以来记录在案的 19 起自杀事件中，42% 是亚裔美国人[12]——这与学校里亚裔学生人数不成比例。这些媒体报道得到了研究文献的支持，这些研究文献表明，与同龄人相比，亚裔美国青少年和年轻人患抑郁症、自杀意念和自杀企图的风险更高[13]。众所周知，亚裔美国学生还面临着高度的社交焦虑和压力[14]。随着人们对心理健康的日益关注，父母、学校、社区成员，甚至名人都对父母压力和学业压力在导致亚裔美国青少年精神问题方面的作用表示担忧。

与亚裔美国人一样，另一个快速增长且未被充分研究的群体是来美国接受大学、研究生、博士后教育的国际学生，甚至越来越多的高中学生。2016 年，美国大学校园的国际学生人数首次超过 100 万，是 1996 年的 2 倍，并且还在继续增长[15]。在这 100 万学生中，有一半以上来自亚洲，其中 32.5% 来自中国，17.3% 来自印度，5.4% 来自韩国[15]。特别是在过去的 15 年里，来自中国的留学生人数增长了 6 倍多[16]。虽然对国际学生的抑郁症和其他心理健康问题的关注有所增加，但有关研究和基本流行病学数据仍然很有限。关于中国留学生心理健康的少数研究表明，与留在中国国内接受教育的学生相比，这些留学生面临着更大的抑郁症状负担。然而，针对这一人群和其他国际留学生的心理健康问题的患病率和发展轨迹，仍然缺乏大规模、高质量的流行病学研究[16]。

导致亚裔美国人心理困扰的因素，在这两代人中差别很大。第一代亚裔美国人（新移民或留学生）由于语言障碍、对居住国文化的不熟悉、缺乏支持等原因，在学校日常活动和同学间的交流中，往往会有很大的压力。同时，第二代亚裔美国人（即那些出生在美国移民家庭的人）可能会经历与他们的原籍家庭的跨文化差距、养育因素[17]，以及形成自我认同的挑战有关的压力，所有这些将在下面详细讨论[18]。然而，这两代人都有一些共同的因素，包括基于文化的耻辱感、对心理健康问题及其治疗的疾病信念的变化，这些因素影响他们对心理疾病的认识和求助行为。

本章重点讨论亚裔美国学生和亚裔留学生的抑郁症，这是美国不同人群面临的心理健康挑战的一个特别突出的例子。我们之所以把精力放在这些学生身上，是因为在许多亚洲文化中，教育被视为社会经济发展的最好出路，因此学生往往被认为是亚洲移民家庭对未来的希望、梦想和主要担忧对象，有时会导致这个关键社会情感发展时期的情绪和心理压力加剧。因为在美国的亚裔中有很大一部分人本身就是移民（"第一代"），或者是移民子女（"第二代"），所以在考虑亚裔美国人的心理健康时，了解跨文化的挑战是关键。在本章中，我们根据现有文献，简要地调查了亚裔美国人和亚裔留学生的抑郁症症状和诊断的流行情况。接下来，我们总结了导致这些人群抑郁症发病率上升和不良结果的一些关键因素，包括缺乏心理教育和心理健康意识、家庭动态、精神病污名、刻板以及受文化影响的疾病信念和健康行为。麻省总医院"留学生情绪健康中心"被认为是解决本章所述挑战的创新方法。最后，我们提供了一些临床建议，并讨论了亚裔美国人和留学生群体抑郁症管理相关的常见问题。

二、哪些人属于亚裔美国人

亚裔美国人是一群极其多样化的群体，来自世界最大洲的 20 多个国家，通常按地域划分，如东亚（如中国、日本、韩国），东南亚（如菲律宾、泰国、越南、柬埔寨）和南亚（如印度、孟加拉国、巴基斯坦）。在美国的亚裔人群中，华裔是最大的族群（500 万人，占所有亚裔美国人的 24%），其次是印度裔（400 万人，占 19.5%）和菲律宾裔（390 万人，占 19%）[1]。亚洲国家拥有不同的文化、习俗、语言和习惯，这些都受到不同的宗教、历史和其他因素的影响。其中一些国家，如中国、日本和韩国，或者巴基斯坦和印度，有着几十年甚至几百年的历史积怨，但当他们移民美国时，常常被不加区分地归为"亚洲"种族。事实上，一些文化评论家甚至认为"亚裔美国人"是一个毫无意义的词，人们对大多数亚裔美国人的共同印象就是比较刻板[19]。

把亚裔美国人归为非常异质的单一群体，是 19 世纪中叶欧洲种族人类学惯例的延续，他们根据生物学差异对人类进行分类，目的是解释和预测个人和群体的行为、道德品质，甚至是智力[20]。从那时起，种族就被主要当作社会学的概念，而不是生物学的概念[21]。虽然如此，种族通过社会机制对包括健康和疾病在内的广泛结果产生了明确和明显的影响。因此，现代医学和公共卫生研究继续把"种族"当作一个有用的概念，以更好地了解健康状况和差异。除了这些科学上的考虑，保留"亚裔美国人"的概念也符合实际；虽然亚裔人口快速增长，但占比不到美国总人口的 6%，这意味着与美国其他主要少数民族相比，他们的占比就显得很微小，包括非洲裔美国人（12.6%）和西班牙裔（17%）——另一个经常被归为单一群体的人群，虽然他们存在显著的异质性。试图研究美国的每种亚裔文化可能会得到更具体的见解，但考虑到这个国家的人口现实，这是不可行的，也是不可概括的。

虽然亚洲文化在许多方面明显不同，但它们具有某些共同特征，包括强调教育和尊重长辈的集体主义和家庭导向的价值体系，社会中更为等级化和集体导向的联系和含蓄的"间接"沟通风格——重点是非言语沟通策略，如语境因素，而且实际传达的意思并不总是字面意思[22, 23]。这些群体中的一些成员可能也有类似的移民模式和动机，希望得到更多的经济、教育和就业机会。考虑到这些共同特征可能会对我们更好地理解所感兴趣的问题（包括心理健康）产生影响，在承认和理解"亚裔美国人"这个笼统术语的巨大局限性的同时，对这个术语的使用既合理又谨慎。

三、亚裔美国人和亚裔留学生的抑郁症流行情况

案例

Ping 是一名 16 岁的中国学生，在学校表现很好，直到两年前，一个学期末的项目导致她精神崩溃，出现自残行为，并被送进了急诊室。她有很高的学术期望，为了取得优异的成绩长期努力学习，然而期末项目最终不是非常理想，这成了压垮她的最后一根稻草。现在她几乎不吃东西，在压力下产生幻觉，难以集中精力并入睡困难。她休完病假后，转了学，只打算接受在线教育。"她怎么会突然得了抑郁症？"Ping 的妈妈问，显得忧心忡忡，毫无头绪。

然而，对于 Ping 来说，"抑郁症一直是我生活的一部分。我觉得这是我身上的洞。"从 Ping 蹒跚学步以来，她的父亲在蓬勃发展的中国取得了商业上的成功，就有了多个情人，其中一个还给他生了个儿子，老一辈对这个孩子非常喜欢。Ping 的父亲没有选择离婚，但一直和那个孩子及其母亲生活在一起。Ping 从小就不知道这段往事，她父亲那边的家人对她和她母亲不理不睬，让她感到非常困惑。更让她困惑和痛苦的是，她不明白妈妈为什么不再给她唱歌，也不再吻她，反而开始对她的一举一动都极为挑剔，还开始体罚她。

Ping 在 12 岁终于知道了有关她父亲另外一个家庭的真相，Ping 觉得她和她母亲被"甩到"了美国，远离家人和朋友，被语言和文化障碍压倒了，她经常哭着入睡，

交不到朋友；但在她崩溃前，成绩依然很好。

在治疗上，Ping 的个人"洞"是对权力、财富与特权的贪欲，某些传统价值观与实践的丧失，经济与社会的蓬勃发展，这一系列问题的质疑与反思——也就是说，除了物质产品之外，还有什么值得追求的。在治疗过程中，Ping 的悲伤被保留，确认了她的愤怒，探索了她的恐惧。治疗师努力发现、欣赏并利用 Ping 的优势，并从不同层面就生活选择和价值观提出问题，以开阔 Ping 的视野和自我定义。Ping 的母亲也接受了抑郁症和发展心理学方面的心理教育，但在跨文化和跨代的背景下了解青少年心理健康并实践积极养育方面，这个家庭仍有许多重要的工作要做。

亚裔美国学生的心理健康问题流行情况，已有学术文献对其进行了一定程度的阐述。Young 及其同事使用 9 个项目的患者健康问卷（9-item patient health questionnaire，PHQ-9）对一所大学的亚裔美国人和白种人学生的抑郁症严重程度进行了比较，该问卷是初级保健机构中常用的一种抑郁症筛查工具，可以得出表明症状严重程度的数值评分[24]。这些研究人员发现，亚裔美国人的抑郁症状明显高于白种人，其中韩国裔美国人的抑郁症发病率最高。Hunt 及其同事利用健康心智研究（healthy minds study，HMS）的数据，对 13 028 名学生的心理健康进行了多样本研究。同样使用 PHQ-9，这项研究发现亚裔美国大学生的抑郁症发病率比白种人大学生高[25]。

其他研究虽然没有直接报道抑郁症的发病率，但却多次发现亚裔美国人在心理健康方面（包括自杀）存在的差异。Kisch 及其同事分析了美国大学健康协会 2000 年全国大学健康评估的数据，发现亚裔美国学生认真考虑自杀的概率是白种人学生的 1.6 倍[13]。事实上，比起这个年龄段的其他族裔，15—24 岁的亚裔美国女性的自杀率都是第二高的，仅次于美国本土女性[26]。

调查年轻亚裔美国学生（包括中学生）心理健康问题流行情况的研究较少。这些研究受到在较小年龄段收集数据的方法学上的限制，因为在能够准确评估疾病发病率和患病率的大规模流行病学研究中，往往很少接触到这些亚裔美国学生人群。随着中国高中留学生人数的增加，部分原因是为了增加被美国著名大学录取的概率[16]，需要进行更多的研究，并改进翻译测量工具的有效性，以确定这批新学生的心理健康状况。

关于亚洲留学生的心理健康，目前尚未开展专门针对这一人群的大规模流行病学研究。大多数调查亚洲留学生抑郁症率的研究都采用了横断设计，根据问卷调查数据来评估不同的抑郁症风险因素和相关因素，而没有进行正式诊断[16]。例如，与回国的中国大学生相比，来自美国东北部私立大学和中西部公立大学的亚洲留学生所报告的抑郁症状更多[16, 27, 28]。具体来说，与中国的大学生相比，亚洲留学生的抑郁症测量得分高于临界值 2 ~ 4 倍，这表明到美国求学的留学生患抑郁症的风险比中国国内学生高。亚洲留学生也表现出比美国白种人学生和亚裔美国学生多的抑郁症状 [29, 30]。Wang 及其同事们报告说，亚洲留学生的自杀意念明显高于亚裔美国学生 [31]。值得注意的是，这些研究数据是从美国不同地区的一所或两所大学横向收集的，因此研究结论可能无法推广到在美亚洲留学生这个更大的群体。尽管如此，但这方面的有限研究表明，应该对留学生的心理健康问题引起关注，而且还应该进行大规模且具有全国代表性的研究。

四、亚裔美国学生和亚裔留学生抑郁症的相关影响因素

当亚洲家庭移居美国时，无论是作为移民过程的一部分，还是作为教育的一部分，家庭系统内部和外部环境产生的许多问题都会影响学生的情感健康。大多数父母都明白，他们的孩子要想成功，就必须在一定程度上融入居住国的文化，然而，这些父母也可能希望他们的孩子保留本国文化的某些方面。父母对孩子的期望与孩子所受教育和社会化的西方社会对他们的文化期望之间的冲突，可能会导致重大的跨文化和代际冲突 [32]。与此同时，在美国的亚洲人面临着其他少数族裔所熟悉的压力，包括大众对亚裔的成见、歧视和缺乏与文化相适应的服务。阐明和理解这些不同的危险因素，可以帮助解释这些人群中抑郁症和自杀率的增加，并识别出可能的目标进行重点干预。

在本节中，我们对这个研究课题的现有文献进行了简要概述和总结。我们采用生物生态系统方法（bioecological systems approach），从单个家庭单元中产生的因素开始，然后扩展到更大的社会影响因素。最后，我们针对影响亚洲留学生的具体因素进行了讨论。

（一）家庭期望

在许多来自集体主义亚洲文化的家庭中，顺从和服从受到重视，而偏离文化规范的行为，比如在公共场合表现强烈的情绪，往往会遭到反对 [33]。推崇以群体为导向的价值观，如顺从、谦逊、尊重权威和家庭责任。例如，通常认为孩子就应该服从父母，结婚前就该专心学习、好好工作。与此同时，父母要同时抚养子女和赡养老人，并对家庭的日常运作和决策负有主要责任。在家庭等级中，老人往往拥有重要的权力。例如，亚洲家庭的老人可能希望帮忙带孩子和做些其他力所能及的事，他们认为这是他们所在社会角色应该做的，但也希望他们的成年子女在他们晚年时照顾他们。根据亚洲的集体主义、遵守规范、情感自我控制和谦逊的价值观 [35]，家庭的团结和睦高于个人的价值追求 [34]。在东亚文化中，这些价值观受到儒家哲学的高度影响，在儒家哲学中，和睦、尊重和避免直接冲突受到高度重视和尊崇 [36]。虽然这种模式有很多优点，但当一个家庭成员的需求或愿望与团队的需求或愿望发生冲突时，就可能会带来挑战。

由于亚洲家庭中角色期望的重要性越来越高，生命周期的每个阶段都会出现独特的冲突，这些冲突可能会导致心理问题或精神疾病的发展 [33]。从很小的时候起，亚洲青少年就被要求抑制自己的情绪，结果他们可能在以后的生活中都要与情绪管理抗斗 [33]。青少年被鼓励留在群体中，不鼓励在家庭之外寻找自我定义，也不鼓励与他人分享私人信息 [33]。同

时，在美国，青春期晚期和成年早期（包括大学时期）被认为是探索的时期。在生命周期的这个阶段，学生可能是第一次离家生活，并尝试自理，并塑造一个独特的个人身份。这个年龄段的亚裔美国人可能会感受到来自同龄人的巨大压力，要求他们遵守社会规范，与美国同龄人打成一片。然而，父母在这个阶段的重点仍然是追求教育和经济上的成就。因此，学生经常会经历家庭期望与同龄人价值观之间的冲突[33]。

（二）父母因素和文化压力

在美国出生并长大的第二代亚裔美国人与其父母之间，他们的价值观往往存在差距，特别是在学业和职业期望方面[37]。传统亚洲教养方式通常很严厉，缺乏灵活性，设定高期望，选择惩罚而不是训导，这被发展心理学家 Diana Baumrind 描述为"专制"或"高度控制，低温暖"的养育方式[38]。儒家孝道"孝"指的是尊重父母、长辈和祖先的美德，有助于解释儒家文化中（如中国、韩国和越南）所看到许多父母的专制养育方式[39]。在这种模式下，父母的目标是培养孩子勤奋、自律、听话，这一般是通过严厉的教育，坚持严格的家庭等级以及遵从父母和社会期望来实现的。因此，具有传统价值观的亚洲父母可能倾向于强调孝道的价值，并期望他们的孩子会优先考虑家庭价值观而不是个人利益。

与此同时，亚裔美国孩子常常认为他们的父母在教育和职业问题上过于简单化，对美国学校制度知之甚少。因此，他们认为父母几乎没有能力协助他们把握现实教育的方向[40]。随着这些年轻人进一步适应强调自主性和自我表达的西方文化价值观，他们可能会与要求服从的父母发生的冲突越来越多[41]。当孩子们感到无法满足两种文化的期望时，他们就会面临着适应不良和心理健康状况恶化的风险。在 Baumrind 的模型认为，专制型养育方式不如权威型养育方式具有适应性，权威型养育方式的特征是高度控制和高度温暖的结合，父母在高要求与对孩子需求的响应和支持之间取得平衡[38]。

高中和大学时期也是鼓励亚裔美国孩子接受他们的居住国文化某些方面的时期[33]。必须接受的一个明显方面是语言，这是教育和职业成功所必需的。然而，亚洲移民父母可能会继续在家里使用他们的母语，宣扬传统价值观，从而导致孩子语言和文化上的混乱。协调这些不同文化影响的过程可能导致重大冲突和代际冲突，有时也被称为"文化适应压力"[42]。这种结构一直是亚裔美国学生抑郁症研究的焦点。Park 进行的一项研究发现，与那些美国出生且在家说英语的亚裔美国青年相比，移民亚裔美国人和美国出生但在家不说英语的亚裔美国人的抑郁症程度更高[43]。

文化适应的四重模型有助于表征个体适应文化的方法，并有助于发现发展成心理健康问题的可能弱点[44]。该模型将文化适应策略分为两个维度：保留或放弃个体的本土文化、接受或拒绝主流文化。这四种文化适应策略是指同化（个体放弃他或她的本土文化，接受主流文化）、分离（个体保留他或她的本土文化，拒绝主流文化）、融合（双文化主义，或是发展和接受本土文化与主流文化的杂合文化）和边缘化（个体拒绝本土文化和主流文化）[45]。

个体在处理亚洲和美国文化的期望冲突时，会经历"双重文化压力"，这种压力源于想要把自己从家庭中脱离出来，并发现自己的自我意识更符合美国价值观。Iwamoto 和 Liu 发现，当儿童试图脱离他们家庭的亚洲文化时，同时又保留着对某些传统价值观的个人需求，这种冲突会导致更大的人际压力，从而增加患抑郁症的风险[46]。同样，Rhee 和同事讨论了文化适应压力如何对自尊和生活满意度产生显著影响，从而导致各种心理社会调节问题[47]。融合被认为是最积极的适应，但成功的融合取决于特定个人对主导文化，以及由其本土家庭、社区和社会为代表的少数民族文化的看法[44]。

（三）对亚裔的成见

部分主流媒体[48]宣扬的"模范少数族裔"成见表明，那些通常被归为其他少数族裔的问题，在亚裔美国人身上并不存在。Liu 和同事进一步描述了大众对亚裔的一种成见——"亚裔美国人已经成功地克服了歧视，成为一个值得其他少数族裔钦佩的大多都很成功的少数族裔群体"[34]。这似乎是对亚裔美国人的一种恭维，但和其他所有人一样，这种成见也会带来负面影响。这种成见掩盖了亚裔美国人在教育需求、经济需求和心理健康方面的巨大差异[34]。例如，根据美国国会亚太裔美国人核心小组（Congressional Asian Pacific American Caucus）的数据，大约 40% 的苗族、老挝和柬埔寨人没有高中毕业，32% 的韩裔美国人、25% 的夏威夷原住民和太平洋岛民没有医疗保险[49]。而且，根据美国经济政策研究所（Economic Policy Institute）的数据，2007 年至 2010 年间，在所有种族中，亚裔美国人和太平洋岛民的长期失业人口的比例最高[49]。

"亚裔美国人都很成功，没有任何问题"这一成见，导致他们的心理健康问题被忽视、没有得到治疗[34]。亚裔美国人可能会受到同学们的嘲笑、骚扰或社交排斥，因为他们认为亚裔美国人只对学业感兴趣，并得到老师的优待，这可能反过来导致亚裔美国儿童的社交技能差和心理健康状况不佳[34]。为了满足公众的期望（"模范少数族裔"成见），亚裔美国人可能会感到巨大的压力，这增加了既存的对学业成就的心理压力，具有讽刺意味的是，这可能会进一步损害他们的学业表现[34]。

（四）疾病信念、面子、害羞和病耻感

研究表明，不同文化对心理健康和心理疾病的概念有所不同[22]。在欧美文化中，自我认同是最重要的，而且心理自我对一个人的幸福最为关键[50]。然而，包括亚洲文化和西班牙文化在内的许多文化强调群体认同，并对身心健康有整体观[51]。亚洲人的集体主义强调害羞（shame）是一种基本的、有用的调节情绪，这可能会阻碍美国文化非常珍视的个人主义[52]。害羞与"面子"（face）的概念紧密相连，在儒家文化中，面子是指一个人在社会中的道德地位[53]。来自集体主义文化的个人已经被证明相信，失去面子比身体虐待更痛苦[54]。

亚洲文化相互依存的特性，可能会让那些传统价值观很重的人，在无法维持和谐的情况下，感到这是一种负担。强调群体认同意味着向心理健康专业人员透露个人问题不仅可能被看作是个人的脆弱，而且可能会使家庭因此蒙羞。这种害羞感反过来又会影响许多亚裔美国人的工作效率和自我价值感，从而引发更多的负罪感、羞耻感、感觉成了别人的负担，从而

产生自杀的想法和行为。自杀人际理论（interpersonal theory of suicide）认为，受挫的归属感（未满足的归属需求）、被认为是负担（由于个人缺陷而成为他人的负担）是导致自杀行为的两种人际结构[55, 56]。Chu和同事们发现，认为自己"成为他人负担"可以预测亚裔美国大学生和老年人的自杀行为，这一发现与Joiner的自杀人际理论中"感觉成了别人的负担"很大程度上会造成自残想法的观点相一致[55, 57]。

面子和害羞也与另一个重要的心理健康问题有关，即对心理疾病以及心理治疗的病耻感（stigma）。这种病耻感妨碍人们寻求和获得心理健康服务，并可能导致亚裔美国人和留学生的心理健康问题恶化[58-60]。在心理健康方面，研究人员已经确定了病耻感的两因素结构：公众病耻感（即公众对偏见的认可，来自公众对受侮辱群体成员的偏见）和个人病耻感（即个人对偏见的内化，来自公众对受侮辱群体成员的偏见）[61]。概念化的差异反过来又影响寻求心理健康的行为。因此，在许多亚洲文化中，人们对那些寻求心理健康护理的人持负面看法，父母也不愿承认自己的孩子有心理健康问题和（或）需要去看心理健康医师[62]。事实上，亚裔美国父母经常拒绝让孩子接受心理健康帮助，即使他们有抑郁症的迹象。这在文化适应程度较低和（或）传统东亚价值观较强的亚裔美国人中尤其如此，因为他们对寻求心理健康问题的帮助持不那么积极的态度[34]。这些调查结果反映了亚裔美国人对寻求帮助的普遍态度，他们是美国所有种族中最少寻求心理健康服务的群体之一[6]。亚裔美国人社区缺乏基本的心理教育和心理健康意识，某些心理健康问题可能不容易用某些文化或语言来描述。此外，文化和疾病概念化也可能影响精神障碍的体验和表现；例如，研究发现亚洲人更重视抑郁症的躯体症状而不是心理症状[63]。因此，使用西方诊断工具来检查亚裔美国人的医师可能会发现，患者很难用理解西方术语和概念，也很难用这些西方术语和概念来表达自己[64]。此外，虽然DSM-5确定了心理疾患的文化概念化（cultural conceptualizations of distress，CCD），但这些症状表现本身在原籍国可能并不被认为是"心理疾病"[65]。有些文化可能认为心理疾病是精神自制的结果，患者可能向民间医师或精神导师寻求帮助，而不是向医学专业人员寻求帮助[66]。一些亚洲文化还认为，心理疾病可能只是个人问题，可以通过意志力和避免消极想法来解决[67, 68]。于是，这些学生可能不会认识到他们所面临的心理问题的严重性，也不会意识到寻求治疗的必要性[69]。

五、亚洲留学生抑郁症的相关风险因素

亚裔美国人和亚裔留学生在心理健康问题上有共同的风险因素，包括文化上的病耻感、家庭因素和大众对亚裔的成见。然而，对于那些不得不离开自己的祖国和语言到美国学习的亚洲留学生，他们面临着独特的挑战，这里特别要提一下。留学生独自一人搬到一个新国家生活，或者对于"宇航员家庭"来说，父母中的一方随留学生一起移民到美国，而另一方则留在原籍国赚钱。在美国，留学生经常遇到的压力源包括语言障碍、想家、学业挑战、文化冲击、孤独和觉得被歧视[70, 71]。在本节中，我们将介绍一些可能会导致亚洲留学生抑郁症的问题。

（一）语言障碍和沟通问题

语言障碍是留学生的常见问题，虽然大多数学生在入学前都必须通过英语语言能力测试[72, 73]。在学习上，一些留学生在口音、阅读理解、听力理解、发音和写作方面存在困难[74, 75]。这些语言上的挑战直接关系到学习成绩，可能会给留学生造成很大困扰[76]。在日常生活中，文化方面的沟通困难可能更为突出。参考书书籍和笑话都与文化有关，对一些留学生来说，缺乏文化知识会对他们与美国人发展关系的能力产生负面影响[77]。

由于这些困难，一些亚裔留学生可能会选择只与文化背景相同的学生交流，并避免与美国学生进行社交[78]。在临床环境中，留学生可能不具备恰当表达自己的语言，他们的一些语言和非语言沟通方式可能与美国主流文化不一致，从而使得临床医师对他们的真实意思产生误解[22]。例如，传统的亚洲文化重视语言交流的含蓄和委婉，而不是美国文化中经常提倡的直接表达[79]；就某一给定的治疗方法，一些亚裔患者可能不会向医师直接表述他们的看法或不同意见。Sue 概述了临床医师或咨询师在为文化和语言多样性患者提供治疗时应注意的非语言交流的四个维度：亲近性（私人空间）、举止神态（肢体动作，如面部表情、手势和眼神接触等）、辅助语言（声音线索，如音量、停顿和沉默等）和高低语境交流（高语境文化依赖于交流中的语境，而低语境文化则侧重于信息的明确内容）[22]。如果临床医师或咨询师对文化不敏感，就可能会发生误解，患者更有可能提前终止治疗[80, 81]。

（二）家庭期望

受到传统文化价值观和集体主义世界观的影响，家庭的期望要求可能会加剧亚洲留学生（他们从小在强调勤奋的价值观和将学业成就视为家庭荣誉的环境中长大）的非适应性完美主义[22, 82]。虽然一些留学生从他们的大学和外部组织获得经济资助，但大多数留学生在美国学习的开销还是依靠他们家庭的经济支持[15]。经济学家 McNeal 和 Yeh 创造了"补偿综合征"（compensation syndrome）一词，用来描述这样一种现象，即年轻时失去机遇的父母会要求自己的孩子取得学业和事业上的成功[83]。

与此同时，许多留学生认为家庭支持是他们成功的一个重要标准，他们感到有压力——需要满足家人的高期望来让家族高兴[74, 84]。由于所有这些因素，许多留学生把他们的大部分时间花在学习上。实现这一目标的压力，使这些学生即使有严重的心理问题也更不愿意自己承认，也更不愿意寻求家庭的帮助，而且可能使其他们不够重视其他正常发展的方面，包括社交、非学术活动以及健康习惯，如锻炼、饮食和睡眠[85]。随着时间的推移，这种情况会导致压力的逐渐积累。

（三）社会支持

在美留学生与他们国内的社会支持体系是分开的[86]。这一问题对于留学生来说尤为重要，因为他们往往更愿意向自己社交网络中的人寻求心理问题的帮助，而不是向心理健康专业人员寻求帮助[87]。现有文献发现，越低的社会支持水平与抑郁症状的增加相关[78, 88]。

Yang 和 Clum 报道说，社会支持较少的亚裔留学生表现出更多的绝望，这是抑郁症的症状，也是自杀的风险因素[88, 89]。Sümer 和同事发现，那些英语水平较高、在美国停留时间更长的留学生往往报告说他们获得了更强的社会支持[78]。这一发现与上文讨论的语言障碍是抑郁症的风险因素相一致，因为英语水平较高的学生能够更有效地与同龄人沟通。

六、解决办法：建立留学生行为健康中心

为了应对前面部分所述的各种具体挑战，麻省总医院留学生行为健康中心（MGH Center for Cross-Cultural Student Emotional Wellness，CCCSEW）应运而生，该中心是一家研究医院内的学术联盟，由三位波士顿医师在 2014 年发起成立，因为他们认识到，来自非西方文化背景的学生的情感健康非常需要帮助。作为心理健康临床医师，他们注意到越来越多的亚裔美国学生因焦虑症、抑郁症和自杀等问题上被转诊。他们自己作为具有双重文化背景的个体，从不同的角度（包括与亚洲和西方患者接触的临床工作、公共卫生培训和父母身份等）多方面进行了解，最后一致认为解决这些问题的办法不在于增加心理健康治疗，而在于早期发现、教育和初级预防。

新英格兰地区有多所世界著名的中学和大学。在这种竞争环境中，学生所面临的压力是巨大的。对于那些因为文化背景而难以融入美国教育和社会体系、难以与西方同龄人建立社交网络、将不同的文化价值观和文化行为带到校园的学生来说，面临的压力更大。同时，教育机构经常面临为这些学生提供适当支持的挑战。所有上述因素都能为那些被父母期望所困扰的学生制造一场"完美风暴"，都可以创造一个适合发展的个人身份探索，都可能导致教育工作者和临床医师对文化因素对心理健康的影响缺乏认识和理解，都可能会给移民和文化适应带来许多独特的挑战。

为了应对这些复杂的挑战，CCCSEW 与涉及学生心理健康的各利益相关方（包括临床医师、研究人员、教育工作者、家长和学生）建立了合作关系，以改善各方之间的沟通，并在不同的学生群体中开展关于心理健康的对话。留学生情绪健康中心的使命是了解和促进来自不同文化背景的学生和学者的情绪健康和心理复原力。为了实现这一目标，留学生情绪健康中心主要关注三个方面：①教育和初级预防；②研究；③咨询、治疗和转诊。在下一节中，我们将介绍该中心目前的一些计划和实践，这些计划和实践有助于推进使命的各个方面。

（一）中心目前的计划和做法

为了帮助更好地组织、优先考虑和执行可能有益于留学生情绪健康的一系列计划和倡议，留学生情绪健康中心成立了三个委员会，每个委员会大致对应一个关注重点：一个研究委员会、一个临床委员会、一个规划和内容委员会。此外，如上所述，留学生情绪健康中心的核心教职人员经常受邀到全国各地的不同团体进行讲座和培训。留学生情绪健康中心致力于成为留学生情绪健康的高质量、循证的信息交流中心。

　　留学生情绪健康中心的首要目标是教育和初级预防：自中心成立以来，已为 12 个州和加拿大的广泛利益相关者，包括家长和社区组织、高中（公立和私立）、大学和国家教育和心理健康组织，提供了关于跨文化情感健康重要性的多场教育研讨会。该中心的教师还为地方和国家两级的教育工作者和临床医师提供培训，如关于影响留学生心理健康的具体问题及如何提供符合文化的服务。

　　次要目标是研究和调查：研究委员会负责产生可能重要的研究构想，确定优先次序并执行其中最紧迫和（或）最可行的构想，以及探索和编目可能的研究经费来源。中心所有教职员工都致力于为公众和心理健康从业者提供高质量的、基于证据的指导，并扩大该领域的实证研究基础。遗憾的是，留学生情绪健康中心成立之时，传统的心理健康研究资金来源对临床干预开发和测试重视程度较低，而比较重视的是器械的、基于生物学的研究。因此，研究委员会将重点放在基金会资助和慈善捐款，以支持中心的使命。

　　研究委员会从一开始就对以家长为中心的心理健康干预措施的开发和测试特别重视，这些干预措施的重点是改善亚裔美国家庭和社区的代际和跨文化交流。截至本文撰写之日，留学生情绪健康中心已与布鲁克林和列克星敦的亚裔美国家长组织（Asian American parent organizations）合作，而且该项目已获得机构审查委员会（Institutional Review Board，IRB）的批准；这两个城市位于波士顿地区的两个郊区，有大量亚洲移民家庭。对家长、高中和大学学生以及他们的临床医师进行焦点小组和访谈，以更好地了解这些群体面临的独特压力。随后，这些信息将被用于开发和试点测试一系列创新的家长指导讲习班，从而提高这些社区更好地为学生心理健康提供帮助的能力。

　　临床委员会为讨论具有跨文化成分的病例提供了一个空间，因此既提供培训又能为患者提供治疗。通过这种方式，临床委员会向该中心那些接触不同文化背景人群的从业人员提供同行支持和督导，并通过分享和探索临床困境以及确定可能与其他医务人员相关的模式，创造了一个更好地理解和描述这项工作的区别特征的机会。最后，临床委员会开创了一个多语言咨询服务和转诊网络，为寻求波士顿和新英格兰地区文化敏感的心理健康临床医师进一步治疗的学生和家庭提供服务。

　　规划和内容委员会致力于创造有形资源，使中心的目标受众受益，并以多种语言提供。目前为止，这些资源主要是可供从网站下载的资料和数字媒体内容。规划和内容委员会正在编制一个不断增加的基于证据的情况说明书文库，其中涉及与心理健康、文化适应、代际和跨文化挑战相关的广泛主题；并翻译成中文，韩语和越南语等语言；而且可作为学生、家庭和学校的资源。此外，规划和内容委员会已率先制作了一些易于理解关于这些主题的"概念视频"，以再次向不同受众传达有关情绪健康重要性的信息。

（二）临床建议及意义

　　随着来自非西方背景的学生的心理健康问题越来越受到关注，因此迫切需要临床指南来为社区治疗人员提供指导。我们中心已经开始发布我们的一些经验，例如，亚洲留学生心理健康治疗的"SWEET 生活"（SWEET Life）方法[90]。该模型旨在为临床医师和教育工作者提供一种机能性的、对文化敏感的策略，以解决来自不同文化背景的学生常常遇到的病耻感、低心理健康素养和不愿寻求治疗的困难组合。"SWEET" 是睡眠（sleep）、按时起床（wake up on time）、健康饮食（eat healthily）、锻炼（exercise）和任务参与（task engagement）的首字母缩略词，为患者提供了一个有助于讨论心理健康挑战的框架。该模型依赖于三个核心原则：扎实的精神病学和神经科学研究基础，谨慎避免赞同成功和健康等文化相关概念的侮辱性语言，并关注那些对患者最重要的结果。

"SWEET 生活"的核心是压力的概念，在大多数文化中，压力是常见的，也是可以接受的。长期高水平的压力会对身体和心理健康产生负面影响，这一观点是直观和普遍的，可以用来解释所出现的一系列症状。这个讨论很自然地引出了心理疾病的素质 – 压力模型（diathesis–stress model）。学生们可能会从与那些同样是由遗传和环境因素共同引发的，但不那么受歧视的医学疾病（如糖尿病或癌症）的类比中受益。接下来，介绍了耶克斯 – 多德森定律，它描述了个人或有机体所面临的压力和挑战的程度与他 / 她的工作表现、健康和幸福水平之间的"倒 U 形"关系。让学生们认识到，并非所有的压力都是不好的，相反，压力通常是触发挑战和成长所必需的。然而，如果没有适当的支持，过多的压力会导致无助感，最终对健康产生不利影响。

最后，介绍了"SWEET 生活"的具体组成部分（所有被广泛接受的概念都来自经实证检验的治疗，如认知行为疗法），以一种容易理解的、不带污名的方式呈现。对于患有更严重症状或可诊断的精神疾病的个体，该模型可用于解释当大脑因压力导致严重失调时，药物可以帮助"拯救"大脑，以管理干扰"SWEET 生活"的症状，最终目标是恢复大脑中的平衡，这是一种基于神经科学的模型，与传统的亚洲医学和印度吠陀医学的健康概念相吻合。虽然这个模型会带来很多益处，但许多学生和家长可能仍不愿意将他们的症状定义为一种医学疾病，也不愿意接受包括药物在内的治疗。然而，由 Yeung 和同事[91]开创的"约定访谈协议"（engagement interview protocol）或"SWEET 生活"等方法的临床应用，侧重于弥合患者的疾病解释模型和现代生物医学对疾病的理解，代表了临床医师和教育工作者对不同临床人群的疾病处理能力的显著提高。

亚洲传统观念较强的患者倾向于认为药物治疗等西方医学方法过度侵入或药效太强，具有明显的不良反应，还可能会使人上瘾。临床医师可能不会立即提高药物治疗的可能性或过多地关注具体的诊断或精神病理学，而是使用上文所述的平衡内稳态语言，与患者就可能解决其苦恼的方案进行商谈。药物代谢动力学差异表明许多亚洲人对精神药物的代谢速度比白种人慢，而且通常需要更低剂量的普通药物，包括选择性 5- 羟色胺再摄取抑制药、心境稳定剂和抗精神病药物。"小量开始，逐渐加量"（start low, go slow）这个准则非常适合这一人群。

对于治疗，更具挑战性的是许多亚洲学生可能不愿意参与个别心理治疗，因为他们担心"家丑外扬"，对说父母或出身家庭（这些通常是他们心理痛苦的根源之一）的坏话感到矛盾，以及害怕说出隐私或畅所欲言会影响他们的学术地位。后一种担忧在亚洲留学生中尤其普遍，他们可能担心去做心理健康治疗会对他们的签证不利，或担心心理医师会把情况报告给他们的学术顾问和（或）父母。做到心中有底，并主动解决这些问题，可以极大地帮助患者参与治疗的过程。

即使学生同意接受个别治疗，医师也应该意识到在治疗过程中可能出现的文化差异。对于从小受传统文化影响的许多亚洲学生来说，出于对长辈和权威的尊重，这可能导致他们的参与度较低，在交流中表现得更恭顺。学生可能会特别要求医师告诉他们自己的印象或给出建议，这与更注重内在导向和探索性的心理治疗相悖。但这并不是说学生不能参与这种类型的治疗，而是说，心理医师可能需要提供关于心理健康治疗过程本身的重要的早期心理教育，并且或在治疗的早期阶段更具有指导性和以技能为基础。治疗师可以考虑采用辩证行为疗法和认知行为疗法中的痛苦忍受和情绪调节训练工具。例如，对于一个因追求完美而使他/她在项目截止日期前陷入困境的学生，全然接纳和相反行为等技能已被证实是有效的。

心理医师还应留意到普遍存在的未被诊断的精神障碍。许多不同的因素可以掩盖个别学生心理痛苦的严重性和紧迫性，包括那些资源丰富的学生或那些表现很好的学生。相应地，医师应该理解许多学生想要证明自己成功、值得爱或自信的愿望。这些学生可能对失败产生了极度的敏感和恐惧，也可能表现出比在美国主流白种人文化中长大的学生更低的自尊。从自我保护的角度来理解某些非建设性的行为是有帮助的，而不要把这类行为看作是他们避免失败风险的一种策略。此外，心理医师还应该注意学生的学习成绩，并注意他们对躯体上的抱怨。由于许多亚洲学生，特别是新近移民的学生，在表达自己的情感和心理健康问题时更加犹豫，他们可能倾向于强调躯体症状，如头痛或胃痛、头晕、失眠或缺乏精力。如果发现学生花费了过多的时间在学习上，或者发现他们抱怨的身体健康问题没有身体疾病迹象，那么临床医师、教育工作者和家长就应该考虑进行精神病学诊断。另外很重要的是，要倾听学校或社区里的种族歧视和欺凌的证据，并留心种族创伤。

作为一般原则，真正看到并欣赏学生身上的优点是至关重要的。以力量为中心的技术和验证可以用来识别积极的能力、力量、价值、行为或态度。对于那些由专制、低温暖父母抚养长大的学生来说，这一点可能更加真实。这种方法有助于培养学生的踏实感和归属感，促进自我欣赏，巩固自我价值。对于这些学生的治疗目标之一是平衡常见的相互冲突的需求，比如对自主性的需求，以及对护理/安全的需求；或者对私人空间的需求，以及亲密行为的需求。对所有青春期到成年早期的学生来说，解决这些相互冲突的需求的任务是养成规范。然而，由于本章前面描述的许多文化因素，亚洲学生在自主性、亲密感和个人身份方面，相比白种人同龄人可能有更多未解决的问题和冲突。当治疗师在应对学生的这些相互矛盾的需求时，通常合适的那些旨在拓宽可能性的非引导性开放式问题，尽量不要使用封闭式问题。

在诸如自残、自杀未遂或住院治疗等危机发生之后，帮助学生家长了解心理健康问题背后的原因，并同时为学生和家长提供支持，这是至关重要的。心理健康危机往往开始赋予这些学生长期存在的心理问题一种合法性，提供了一种语言（如抑郁症）来表达他们与家人和学校之间的抗争；而且心理健康危机往往会引发迟来的谈话。危机过后，整个家庭可能会感到震惊，治疗师需要巧妙地避免责怪和替罪羊的陷阱。相反，要抓住时机团结家庭，激活支持系统；当危机对家庭造成威胁时，家庭将比以往更有动力去学习和改变。虽然是在充满关爱的地方，但父母可能需要接受培训，以理解他们的建议；但这也可能弊大于利，扩大了他们和孩子之间的情感距离。另一方面，即使有动力，改变也需要时间。家庭通常需要很长一段时间才能理解：精神障碍的一般含义，特别是对于他们的孩子来说精神障碍意味着什么；如何支持他们的孩子，以及如何认识和改变旧的问题模式和动态。治疗师可能会与父母合作进行正念养育和积极教养。除家庭治疗外，也可建议对父母进行个别治疗。

应该强调的是，每个人都是独特而复杂的。这些临床建议只是强调一些重要的和共同的方面，这可能对治疗这些人群的临床医师有所帮助。

七、结论

随着亚裔美国人和留学生人数的不断增长，他们独特的心理健康问题逐渐引起了心理健康专业人员、研究人员和公众的更多关注。尽管亚裔美国人被普遍认为是"模范少数族裔"，但对现有文献的回顾发现，亚裔美国学生存在严重的心理健康问题和差异，尤其是在抑郁症和自杀等常见问题上。同样，心理健康专业人员和学校工作人员也越来越关注人数不断增长的赴美亚裔留学生的心理健康情况。研究人员根据有限的文献，已经确定了每个群体中抑郁症的共同和独特的危险因素和相关因素，以期了解他们的心理健康问题，并为这些学生群体提供文化敏感的干预和治疗。

亚裔美国人和亚裔留学生所面临的心理健康挑战，在很多方面都代表了美国其他不同群体所面临的挑战。从我们的工作和经验中获得的见解，可以而且应该进行改进，以适应其他少数群体或当前精神卫生保健系统没有提供良好服务的其他人，以提高他们获得治疗和参与治疗的可能。临床医师应该警惕抑郁症在临床表现、诊断和治疗方面的群体内差异和个体差异，因为现有的绝大多数关于心理健康问题及其治疗的研究，主要是基于白种人群体的，而且采用的是西方的心理健康观点。认识到这方面的巨大迫切需要，麻省总医院留学生情绪健康中心开发了一种创新的方法，通过教育和初级预防、研究、咨询、治疗和转诊等多管齐下的方式，来解决不同学生群体的心理健康需求。我们希望本章的倡议和指南能够帮助支持临床医师、教育者和研究人员的工作，这些人与我们一样共同致力于促进所有学生的情感健康。

八、常见问题及解答

Q1：亚裔美国人也会患抑郁症吗？

A1：是的。模范少数族裔的神话掩盖了亚裔美国人面临的心理健康问题，包括比白种人更高的抑郁症发病率、自杀意念和自杀企图。

Q2: 亚裔美国人的抑郁症表现如何？

A2: 抑郁症的标准症状是相同的，应该进行筛查，包括情绪低落、快感缺乏、睡眠和食欲紊乱、精力不足、过度内疚或无价值感、精神运动性迟滞或激越，以及自杀意念。此外，许多亚洲学生更多地强调躯体症状，而不是心理症状，包括头痛、胃痛、头晕、失眠或缺乏精力。患抑郁症的亚洲留学生可能会直接不去上课或不回复任何形式的交流，包括老师或学术顾问的电子邮件。如果发现学生花费了过多的时间在学习上，或者发现他们抱怨的身体健康问题没有身体疾病迹象，或没有表现出其他脱离或消失的迹象，那么临床医师、教育工作者和家长就应该考虑进行精神病学诊断，并考虑采用以如上所述的文化敏感方式检视学生的这些情况。

Q3: 哪些因素可以阻碍患抑郁症的亚裔美国人寻求临床治疗？

A3: 对抑郁症状和治疗方法的缺乏心理教育和意识；对任何与心理疾病有关的事物都视为是耻辱；想要取得学业成功，加上不愿透露问题、害怕父母的失望或不赞成；以及缺乏其他亚裔美国人寻求心理健康帮助或谈论自己心理健康问题的实例和角色示范。

Q4: 我正在治疗的留学生英语水平有限。我应该把他／她介绍给双语治疗师吗？

A4: 语言和沟通是心理健康治疗的重要组成部分，它关注的是个人深层的复杂的想法和感受。如何克服语言障碍，可能需要更多了解特定来访者的可用资源和需求，包括转诊问题、交通情况、他／她与你的关系程度、是否希望接受另一种语言治疗等。并不是全国各地都有双语治疗师，有时他们可能在相关领域没有受过足够的培训。因此，这个问题的答案取决于可用的资源，以及患者和治疗师在用英语进行心理健康治疗过程中的舒适程度。

Q5: 我们应该根据文化背景来匹配治疗师和来访者吗？

A5: 考虑到美国人口中巨大且日益增长的种族多样性（包括被认定为混血儿或混血种族人数），心理健康工作人员数量不可能与普通民众的数量完全匹配。如果把文化的概念从种族进一步扩展，扩展到个人身份的其他重要方面，包括性别、性取向、宗教信仰等，显然患者不能期望他们的医师在各方面都与他们相似。因此，为了让现代心理健康工作者具备照顾不同人群所需的知识、技能和态度，文化谦逊和尊重方面的培训就非常重要。

尽管如此，有时候治疗方法中的共同文化背景在治疗上是有用的。一些患者可能会认为，来自完全不同文化的医师无法理解他们的问题，或者有的患者之前对一般的医疗保健系统有过负面体验。从一开始就告知来访者他们的选择是很重要的，以便他们可以选择最适合他们的医师。同时，提供治疗的医师应当谨慎，不要对患者的偏好做出假设，因为文化适应程度各不相同，某些少数族裔患者可能出于各种原因（包括担心他们的心理问题可能会泄露给他们的家人或其他社区成员）而实际上更喜欢来自另一种文化的治疗师。此外，共同的文化背景可能会导致相反方向假设和治疗失误，包括错误地期望提供治疗的医师可以自己了解患者的所有方面。

参考文献

[1] Lopez G, Ruiz NG, Patten E. Key facts about Asian Americans, a diverse and growing population [Internet]. Fact Tank, Pew Research Center. 2017. Available from: http://www.pewresearch. org/fact-tank/2017/09/08/key-facts-about-asian-americans/.

[2] Suárez-Orozco C, Yoshikawa H, Tseng V. Intersecting inequalities: research to reduce inequality for immigrant-origin children and youth [Internet]. New York: William T. Grant Foundation; 2015. Available from: https://files.eric.ed.gov/fulltext/ED568399.pdf

[3] Shimpi PM, Zirkel S. One hundred and fifty years of "the Chinese question": an intergroup relations perspective on immigration and globalization: immigration as interracial interaction. J Soc Issues. 2012;68(3):534–58.

[4] Lee RG. Orientals: Asian Americans in popular culture. Philadelphia: Temple University Press; 1999.

[5] Min PG. Asian Americans: contemporary trends and issues. 2nd ed. Thousand Oaks: Pine Forge Press; 2006.

[6] Abe-Kim J, Takeuchi DT, Hong S, Zane N, Sue S, Spencer MS, et al. Use of mental health–related services among immigrant and US-born Asian Americans: results from the National Latino and Asian American Study. Am J Public Health. 2007;97(1):91–8.

[7] Morrison LL, Downey DL. Racial differences in self-disclosure of suicidal ideation and reasons for living: implications for training. Cult Divers Ethn Minor Psychol. 2000;6(4):374–86.

[8] Garcia-Williams A, O'Donnell J, Spies E, Zhang X, Young R, Azofeifa A, et al. Epi-Aid 2016–018: undetermined risk factors for suicide among youth, ages 10–24 — Santa Clara County, 2016 [Internet]. Internet: Centers for Disease Control and Prevention; 2017. Available from: https://www.sccgov.org/sites/phd/hi/hd/epiaid/ Documents/epi-aid-report.pdf.

[9] Spencer K. New Jersey school district eases pressure on students, baring an ethnic divide. New York Times [Internet]. 2015. Available from: http://www.nytimes.com/2015/12/26/nyregion/reforms-toease- students-stress-divide-a-new-jersey-school-district.html.

[10] Spencer K. It takes a suburb: a town struggles to ease student stress. New York Times [Internet]. 2017. Available from: https://www. nytimes.com/2017/04/05/education/edlife/overachievers-studentstress- in-high-school-.html.

[11] Ramanujan K. Health expert explains Asian and Asian-American students' unique pressures to succeed. Cornell Chronicle [Internet]. 2006. Available from: http://news.cornell.edu/stories/2006/04/health-expert-explains-asian-students-unique-pressures-succeed.

[12] Fang J. Asian American student suicide rate at MIT is quadruple the national average [Internet]. Reappropriate. 2015. Available from: http://reappropriate.co/2015/05/asian-american-student-suicide-rate-at-mit-is-quadruple-the-national-

average/.

[13] Kisch J, Leino EV, Silverman MM. Aspects of suicidal behavior, depression, and treatment in college students: results from the spring 2000 National College Health Assessment Survey. Suicide Life Threat Behav. 2005;35(1):3–13.

[14] Jacob J, Gray B, Johnson A. The Asian American family and mental health: implications for child health professionals. J Pediatr Health Care. 2013;27(3): 180–8.

[15] Open Doors. Report on international educational exchange 2017. New York: Institute of International Education; 2017.

[16] Chen JA, Liu L, Zhao X, Yeung AS. Chinese international students: an emerging mental health crisis. J Am Acad Child Adolesc Psychiatry. 2015;54(11):879–80.

[17] Hahm HC, Gonyea JG, Chiao C, Koritsanszky LA. Fractured identity: a framework for understanding young Asian American women's self-harm and suicidal behaviors. Race Soc Probl. 2014;6(1):56–68.

[18] Kiang L, Buchanan CM. Daily stress and emotional well-being among Asian American adolescents: same-day, lagged, and chronic associations. Dev Psychol. 2014;50(2):611–21.

[19] Kang JC. What a fraternity hazing death revealed about the painful search for an Asian-American identity. New York Times [Internet]. 2017. Available from: https://www.nytimes.com/2017/08/09/magazine/what-a-fraternity-hazing-death-revealed-about-the-painful-search-for-an-asian-american-identity.html?_r=0.

[20] Sarich V, Miele F. Race: the reality of human differences. Boulder: Westview Press; 2004.

[21] Witzig R. The medicalization of race: scientific legitimization of a flawed social construct. Ann Intern Med. 1996;125(8):675–9.

[22] Sue DW, Sue D. Counseling the culturally diverse: theory and practice. 7th ed. Hoboken: Wiley; 2016.

[23] Sue S, Okazaki S. Asian-American educational achievements: a phenomenon in search of an explanation. Am Psychol. 1990;45(8):913–20.

[24] Young CB, Fang DZ, Zisook S. Depression in Asian–American and Caucasian undergraduate students. J Affect Disord. 2010;125(1–3):379–82.

[25] Hunt JB, Eisenberg D, Lu L, Gathright M. Racial/ethnic disparities in mental health care utilization among U.S. college students: applying the institution of medicine definition of health care disparities. Acad Psychiatry. 2015;39(5):520–6.

[26] Suicide Among Asian Americans [Internet]. American Psychological Association; 2012. Available from: http://www.apa.org/pi/oema/resources/ethnicity-health/asian-american/suicide-fact-sheet.pdf.

[27] Han X, Han X, Luo Q, Jacobs S, Jean-Baptiste M. Report of a mental health survey among Chinese international students at Yale University. J Am Coll

Heal. 2013;61(1):1–8.

[28] Wei M, Ku T-Y, Russell DW, Mallinckrodt B, Liao KY-H. Moderating effects of three coping strategies and self-esteem on perceived discrimination and depressive symptoms: a minority stress model for Asian international students. J Couns Psychol. 2008;55(4):451–62.

[29] Iwata N, Buka S. Race/ethnicity and depressive symptoms: a cross-cultural/ethnic comparison among university students in East Asia, North and South America. Soc Sci Med. 2002;55(12):2243–52.

[30] Wong YJ, Koo K, Tran KK, Chiu Y-C, Mok Y. Asian American college students' suicide ideation: a mixed-methods study. J Couns Psychol. 2011;58(2):197–209.

[31] Wang KT, Wong YJ, Fu C-C. Moderation effects of perfectionism and discrimination on interpersonal factors and suicide ideation. J Couns Psychol. 2013;60(3):367–78.

[32] Leong FTL, Leach MM, Yeh C, Chou E. Suicide among Asian Americans: what do we know? What do we need to know? Death Stud. 2007;31(5):417–34.

[33] Kramer EJ, Kwong K, Lee E, Chung H. Cultural factors influencing the mental health of Asian Americans. West J Med. 2002;176(4):227–31.

[34] Liu LL, Wang S, Fung J, Gudiño OG, Tao A, Lau AS. Psychology of Asian American children: contributions of cultural heritage and the minority experience. In: Chang EC, Downey CA, editors. Handbook of race and development in mental health. New York: Springer; 2012. p. 147–67.

[35] Ahn AJ, Kim BSK, Park YS. Asian cultural values gap, cognitive flexibility, coping strategies, and parent-child conflicts among Korean Americans. Cult Divers Ethn Minor Psychol. 2008;14(4):353–63.

[36] Park YS, Kim BSK. Asian and European American cultural values and communication styles among Asian American and European American college students. Cult Divers Ethn Minor Psychol. 2008;14(1):47–56.

[37] Xu Y, Farver JA, Zhang Z, Zeng Q, Yu L, Cai B. Mainland Chinese parenting styles and parent-child interaction. Int J Behav Dev. 2005;29(6):524–31.

[38] Baumrind D. Effects of authoritative parental control on child behavior. Child Dev. 1966;37(4):887–907.

[39] Chao RK. The parenting of immigrant Chinese and European American mothers. J Appl Dev Psychol. 2000;21(2):233–48.

[40] Chen A, Casabianca J, Beam J. "We're not even allowed to ask for help" debunking the myth of the model minority. New York: Coalition for Asian American Children and Families & Pumphouse Projects; 2011.

[41] Erikson EH. Identity and the life cycle: selected papers. New York: International University Press; 1959.

[42] Smart JF, Smart DW. Acculturative stress: the experience of the Hispanic immigrant. Couns Psychol. 1995;23(1):25–42.

[43] Park S-Y. Depression and suicide ideation among Asian American youth: a twelve year longitudinal analysis. New York: New York University; 2015.

[44] Berry JW. Immigration, acculturation, and adaptation.

Appl Psychol. 1997;46(1):5–34.

[45] Berry JW, Kim U, Power S, Young M, Bujaki M. Acculturation attitudes in plural societies. Appl Psychol. 1989;38(2):185–206.

[46] Iwamoto DK, Liu WM. The impact of racial identity, ethnic identity, Asian values, and race-related stress on Asian Americans and Asian international college students' psychological well-being. J Couns Psychol. 2010;57(1):79–91.

[47] Rhee S, Chang J, Rhee J. Acculturation, communication patterns, and self-esteem among Asian and Caucasian American adolescents. Adolescence. 2003;38(152):749–68.

[48] Brand D. Education: the new Whiz kids. Time. 1987;130(9):42–51.

[49] Breaking the Model Minority Myth [Internet]. Congressional Asian Pacific American Caucus. 2012. Available from: https://capac-chu.house.gov/media-center/model-minority-myth

[50] Mori SC. Addressing the mental health concerns of international students. J Couns Dev. 2000;78(2):137–44.

[51] Kempa ML, Thomas AJ. Culturally sensitive assessment and treatment of eating disorders. Eat Disord. 2000;8(1):17–30.

[52] Chen JA, Courtwright A, Wu KC-C. The role of stigma and denormalization in suicide-prevention laws in East Asia: a sociocultural, historical, and ethical perspective. Harv Rev Psychiatry. 2017;25(5):229–40.

[53] Yang LH, Kleinman A. Face' and the embodiment of stigma in China: the cases of schizophrenia and AIDS. Soc Sci Med. 2008;67(3):398–408.

[54] Hofstede G. Cultural dimensions in management and planning. Asia Pac J Manag. 1984;1(2):81–99.

[55] Joiner TE. Why people die by suicide. Cambridge, MA: Harvard University Press; 2005. p. 276.

[56] Van Orden KA, Witte TK, Cukrowicz KC, Braithwaite SR, Selby EA, Joiner TE. The interpersonal theory of suicide. Psychol Rev. 2010;117(2):575–600.

[57] Chu J, Chi K, Chen K, Leino A. Ethnic variations in suicidal ideation and behaviors: a prominent subtype marked by nonpsychiatric factors among Asian Americans: ethnic variations in suicide construct subtypes. J Clin Psychol. 2014;70(12):1211–26.

[58] Byrne P. Stigma of mental illness and ways of diminishing it. Adv Psychiatr Treat. 2000;6(1):65–72.

[59] Lam CS, Tsang HWH, Corrigan PW, Lee Y-T, Angell B, Shi K, et al. Chinese lay theory and mental illness stigma: implications for research and practices. J Rehabil. 2010;76(1):35–40.

[60] Nilsson JE, Berkel LA, Flores LY, Lucas MS. Utilization rate and presenting concerns of international students at a university counseling center: implications for outreach programming. J Coll Stud Psychother. 2004;19(2):49–59.

[61] Corrigan P. How stigma interferes with mental health care. Am Psychol. 2004;59(7):614–25.

[62] Hinshaw SP. The stigmatization of mental illness in children and parents: developmental issues, family concerns, and research needs. J Child Psychol Psychiatry. 2005;46(7):714–34.

[63] Kirmayer LJ. Cultural variations in the clinical presentation of depression and anxiety: implications for diagnosis and treatment. J Clin Psychiatry. 2001;62(Suppl 13):22–8. discussion 29–30.

[64] Cheng JKY, Fancher TL, Ratanasen M, Conner KR, Duberstein PR, Sue S, et al. Lifetime suicidal ideation and suicide attempts in Asian Americans. Asian Am J Psychol. 2010;1(1):18–30.

[65] Isaac D. Culture-bound syndromes in mental health: a discussion paper. J Psychiatr Ment Health Nurs. 2013;20(4):355–61.

[66] Cauce AM, Domenech-Rodríguez M, Paradise M, Cochran BN, Shea JM, Srebnik D, et al. Cultural and contextual influences in mental health help seeking: a focus on ethnic minority youth. J Consult Clin Psychol. 2002;70(1):44–55.

[67] Cheng D, Leong FTL, Geist R. Cultural differences in psychological distress between Asian and Caucasian American college students. J Multicult Couns Dev. 1993;21(3):182–90.

[68] Leong FTL, Lau ASL. Barriers to providing effective mental health services to Asian Americans. Ment Health Serv Res. 2001;3(4):201–14.

[69] Lee S, Juon H-S, Martinez G, Hsu CE, Robinson ES, Bawa J, et al. Model minority at risk: expressed needs of mental health by Asian American young adults. J Community Health. 2009;34(2): 144–52.

[70] Chen CP. Professional issues: common stressors among international college students: research and counseling implications. J Coll Couns. 1999;2(1):49–65.

[71] Smith RA, Khawaja NG. A review of the acculturation experiences of international students. Int J Intercult Relat. 2011;35(6):699–713.

[72] Dao TK, Donghyuck L, Chang HL. Acculturation level, perceived English fluency, perceived social support level, and depression among Taiwanese international students. Coll Stud J. 2007;41(2):287–96.

[73] Trice AG. Faculty perceptions of graduate international students: the benefits and challenges. J Stud Int Educ. 2003;7(4):379–403.

[74] Andrade MS. International students in English-speaking universities: adjustment factors. J Res Int Educ. 2006;5(2):131–54.

[75] Gebhard JG. International students' adjustment problems and behaviors. J Intercult Stud. 2012;2(2):158–64.

[76] Hamamura T, Laird PG. The effect of perfectionism and acculturative stress on levels of depression experienced by East Asian International students. J Multicult Couns Dev. 2014;42(4):205–17.

[77] Kuo Y-H. Language challenges faced by international graduate students in the United States. J Intercult Stud. 2011;1(2):38–42.

[78] Sümer S, Poyrazli S, Grahame K. Predictors of depression and anxiety among international students. J Couns Dev. 2008;86(4):429–37.

[79] Leong F, Lee S-H, Chang D. Counseling Asian Americans: client and therapist variables. In: Counseling across cultures [Internet]. Thousand Oaks: Sage; 2008 [cited 2017 Dec 13]. p. 113–28. Available from: http://sk.sagepub.com/books/ counseling-across-cultures/n7.xml.

[80] Pedersen PB. Counseling international students. Couns Psychol. 1991;19(1):10–58.

[81] Geva E, Wiener J. Psychological assessment of culturally and linguistically diverse children and adolescents: a practitioner's guide. New York: Springer Publishing Company; 2015. p. 336.

[82] Yan K, Berliner DC. Chinese international students' academic stressors in the United States. Coll Stud J. 2009;43(4):939–60.

[83] McNeal JU, Yeh C. Development of consumer behavior patterns among Chinese children. J Consum Mark. 1997;14(1):45–59.

[84] Rabia HA, Karkouti IM. A qualitative investigation of the factors affecting Arab international students' persistence in the United States. Coll Stud J. 2017;51(3):347–54.

[85] Wu H, Garza E, Guzman N. International student's challenge and adjustment to college. Educ Res Int. 2015;2015:1–9.

[86] Mallinckrodt B, Leong FTL. International graduate students, stress, and social support. J Coll Stud Dev. 1992;33(1):71–8.

[87] Heggins WJ III, Jackson JFL. Understanding the collegiate experience for Asian international students at a Midwestern research university. Coll Stud J. 2003;37(3):379–91.

[88] Yang B, Clum GA. Life stress, social support, and problem-solving skills predictive of depressive symptoms, hopelessness, and suicide ideation in an Asian student population: a test of a model. Suicide Life Threat Behav. 1994;24(2):127–39.

[89] D'Zurilla TJ, Chang EC, Nottingham EJ, Faccini L. Social problem- solving deficits and hopelessness, depression, and suicidal risk in college students and psychiatric inpatients. J Clin Psychol. 1998;54(8):1091–107.

[90] Chen JA, Yeung A, Liu L. The SWEET life: improving treatment engagement and emotional wellness in diverse clinical populations. Psychiatr Serv. 2017;68(12):1326.

[91] Yeung A, Trinh N-HT, Chang TE, Fava M. The engagement interview protocol (EIP): improving the acceptance of mental health treatment among Chinese immigrants. Int J Cult Ment Health. 2011;4(2):91–105.

第7章　创伤性脑损伤后抑郁症
Depression After Traumatic Brain Injury

Lauren B. Fisher　Garrett Thomas　Ryan A. Mace　Ross Zafonte　著

案例

Jon 在我的办公室坐了下来，比约定时间晚了 10min，他低头看着我，显得很沮丧。

"我的生活真是一团糟。我什么也做不了。我甚至不记得我想要做什么。我对时间管理很不在行。我真是很无用。"

Jon 在工作中遭受了创伤性脑损伤（或称为脑外伤，traumatic brain injury，TBI）。在受伤之前，他在建筑公司里步步高升，经常加班，而且总是加倍努力。他对安全非常警惕，被认为是现场最可靠的工人。然而，Jon 在错误的时间出现在了错误的地点，现场的爆炸将他抛离地面 50 英尺。他失去了知觉，随后被送往医院。一年半后，他还在为光敏感、头痛、记忆问题、组织混乱和时间管理困难而挣扎。在过去的 3 个月里，Jon 的抑郁症症状越来越明显：情绪低落、缺乏兴趣、食欲不振、自我价值感低落、有自杀想法闪现。他一直感到过度疲劳、注意力难以集中、睡眠困难，这些症状可能是因为头部受伤、抑郁症或两者共同造成的。这些症状使得他的日常功能受到严重限制，无法再独立生活了。

在最初的评估中，Jon 报告了抑郁症家族史和多年来的间歇性心境恶劣病史。然而，在遭受创伤性脑损伤之前，他从未经历过如此严重的抑郁症，也从未寻求过专业帮助。在身体上，他从最初的伤势中恢复了很多，但是由于膝盖和右臂恢复缓慢，使他感到很沮丧。他被孤立，据他说几乎没有什么社会支持。他的大部分社交活动都是康复预约赴诊，而他仅有的其他社会交往就只有那个没和他住一起的十几岁的孩子。在认知方面，他经常报告认知混乱，这后来被确定为信息处理延迟、执行功能减弱和短期记忆问题。在受伤之前，Jon 能够很好地处理他的情绪障碍（如有规律地运动、冥想、祈祷），情绪低落对他的功能影响很小。虽然 Jon 坚持经常锻炼，但自从受伤以来，那些之前有效的应对技巧似乎对他不那么有效了。此外，他对自己受伤后能力的认知是消极的；他无法重返工作岗位，也无法处理那些他曾经认为是理所当然的日常事务。Jon 陷入了自我批评、自我否定以及对未来的绝望。

经过几次治疗，完成了综合评估，对 Jon 的困难进行了生物心理社会概念化，并制定了一个心理健康治疗计划。在治疗中，首先考虑了他最具破坏性的症状：绝望、情绪低落、缺乏兴趣和社交孤立。通过让 Jon 接受多学科治疗，来解决他固有的相互关联的精神、认知和身体症状，从而优化了抑郁症缓解的可能性。这包括认知行为治疗、药物治疗、认知康复、物理治疗和病例管理服务。由于创伤性脑损伤患者的具体挑战和需求，让敏感的心理健康治疗人员参与治疗，这对 Jon 接受多学科治疗至关重要。在进行认知行为治疗的早期，Jon 表现出了认知困难，因为他无法完成疗程间的家庭作业，很难记住之前讨论过的内容，并且很容易不知所措。于是，根据 Jon 的具体需求对认知行为治疗进行了调整，不久之后，这很明显地提高了他学习应对技能的能力，并让他的心理治疗有了积极体验。

一、概述

美国疾病控制与预防中心 [1] 将创伤性脑损伤定义为"由于头部受到撞击、打击、震动或穿透性损伤而导致的大脑正常功能紊乱"。冲击波、快速加速或减速等非冲击力，也可以引起创伤性脑损伤。开放性颅脑损伤包括穿透颅骨（如枪伤），而闭合性颅脑损伤是由于头部受到非穿透性打击（如跌倒、运动损伤）。创伤性脑损伤幸存者可能会出现一系列躯体、认知、情感和行为症状。根据个体因素（如先前存在的条件、受伤前的功能情况、年龄）和头部损伤的性质，其表现差异很大 [2]。创伤性脑损伤对健康的影响会持续存在，并导致功能、人际关系和职业损害 [3, 4]。大约 1.1% 的美国人由于创伤性脑损伤而长期残疾 [5]；因创伤性脑损伤住院的患者中，1/5 的人一年后才能重返工作岗位 [6]。

在美国，估计每年有 170 万新增的创伤性脑损伤病例 [7]。跌倒（35%）和机动车事故（17%）是创伤性脑损伤的主要原因 [7]。在运动青少年中，运动相关的创伤性脑损伤的发生率很高，尤其是在 12—18 岁的青少年中 [8]。事实上，2001—2012 年，儿童（19 岁或更小）因运动和娱乐相关损伤被诊断为脑震荡或创伤性脑损伤的急诊就诊率增加了 1 倍多 [9]。老年人更容易因跌倒而造成创伤性脑损伤 [10]，而爆炸伤是现役军人创伤性脑损伤的最常见原因 [11]。从 2000 年到 2011 年，现役军人的创伤性脑损伤比率增加了 1 倍多，这可能是由于创伤性脑损伤的实际增加、对寻求护理的必要性的认识增强以及加强筛查 [1]。65 岁及以上成年人的创伤性脑损伤发生率也呈上升趋势 [12]。据估计，创伤性脑损伤每年对美国经济影响在 604 亿～2210 亿美元之间 [13, 14]。对于更严重的创伤性脑损伤患者，平均医疗费用是对照组的 5.75 倍 [13]。官方数据可能低估了创伤性脑损伤的真实负担，因为许多病例往往没有接受正式的医学评估和治疗 [1]。

头部损伤引起的脑损伤有两个过程。原发性损伤（primary injury）是指当大脑在颅骨内移位时发生的损伤；包括脑挫伤、血管损伤和脑轴突剪切[15]。它们通常是局灶性的，并产生与受损大脑区域支配的特定功能相关的症状[16]。最初的影响还会引发"一系列继发反应，导致细胞死亡，网络功能障碍和系统水平的变化"[16]。继发性损伤（secondary injury）可加重原发性损伤引起的脑结构损伤[17]，并可导致超出最初撞击部位的弥漫性脑功能障碍[18]。继发性损伤可以是急性的（几分钟到几小时），也可以是长期的，发生在受伤后的几天或几个月。创伤性脑损伤背后的神经化学和代谢变化是复杂的（如神经退行性变和神经炎症），别的文献已有过总结[2, 16]。

格拉斯哥昏迷量表（Glasgow coma scale，GCS）是应用最广泛的评估创伤性脑损伤严重程度的量表[19]。这个神经学量表根据对睁眼反应、语言反应和运动反应的评估，将创伤性脑损伤分级为轻度、中度或重度。但是，建议考虑其他损伤指标来加强创伤性脑损伤分级[1, 20]。创伤性脑损伤可伴有撞击时意识改变或丧失（loss of consciousness，LOC）；有些人很快恢复了意识，而有些人昏迷的时间长短不同。对受伤前事件的失忆程度（逆行性遗忘）或对受伤后事件的失忆程度（创伤后遗忘），会对脑功能的恢复产生很影响[15]。神经成像技术，如计算机断层扫描（CT）、磁共振成像（MRI）和扩散张量成像（diffusion tensor imaging，DTI），可以确定脑结构损伤情况，从而判断创伤性脑损伤的严重程度。长时间意识丧失、创伤后失忆、格拉斯哥昏迷评分较低、神经影像学异常，可以预测较差的预后[21, 22]。有关创伤性脑损伤严重程度的分级标准，请参阅相关文献[23]。

轻度创伤性脑损伤，通常被称为脑震荡，会带来轻微的（如果有的话）意识丧失和创伤后失忆。即刻症状可能包括恶心、呕吐、嗜睡、协调性差、反应迟缓、茫然的眼神和感觉障碍[24]。也可能在脑外伤后数天至数周内出现其他躯体症状（头痛、头晕、对光敏感）、认知障碍（健忘、难以集中注意力）、情绪障碍（易怒、抑郁、焦虑）和睡眠失调[15, 24]。中度至重度创伤性脑损伤患者可能表现出更持久或更严重的症状：失语症、构音障碍、运动协调性丧失、四肢无力或麻木以及精神运动性激越[25]。中度创伤性脑损伤患者在处理速度、注意力、执行功能和记忆力方面均存在缺陷；非常严重的创伤性脑损伤患者，会出现整体性的认知障碍[15, 26]。此外，中度至重度创伤性脑损伤患者经常出现自我意识和社会认知缺陷（如情绪感知、认知同理心）[27]，以及行为改变，如去抑制、冲动、情绪不稳定等，这些都会干扰人际功能，影响康复。

创伤性脑损伤严重程度的增加，显著预测了较差的整体预后和生活满意度[28]。在轻度创伤性脑损伤中，患者有望实现快速、完全康复[29, 30]，但不幸的是，情况往往并非如此[31, 32]。轻度创伤性脑损伤的后遗症通常分为一系列的身体、认知和情感/行为症状，称为"脑震荡后综合征"（post-concussive syndrome）[33]。目前，研究人员对轻度创伤性脑损伤后脑震荡后综合征的进展、持续时间或解决方案还没有一致意见[32]。一项前瞻性研究结果显示，82% 的轻度创伤性脑损伤患者在伤后 6 个月和 12 个月至少有一种脑震荡后综合征的症状[32]。另外，33% 的患者在轻度创伤性脑损伤后 3 个月出现功能障碍，22% 的患者在轻度创伤性脑损伤后 1 年出现功能障碍[32]。在对脑震荡后综合征患者的纵向研究中，只有 27%

的患者最终康复（其中 67% 的是在第一年内）；没有患者从持续 3 年或更长时间的脑震荡后综合征中康复 [31]。究竟有多少患者能在中度至重度创伤性脑损伤后完全康复，我们对此还知之甚少。有趣的是，经验丰富的临床医师经常报告说，最快的改善往往出现在受伤后的头 6 个月，而中度至重度创伤性脑损伤，症状可能持续数年后才会有改善，这取决于一些受伤相关因素和个人因素。创伤后失忆和苏醒时间（time to follow commands，TFC）通常被认为是严重创伤性脑损伤患者长期功能状况的最强预测因子 [34, 35]。此外，中度至重度创伤性脑损伤更有可能发展为长期残疾 [36, 37]。

二、脑外伤后抑郁症

脑外伤和精神疾病通常同时发生；据估计，48% 的患者在脑外伤后一段时间达到了精神障碍的标准 [38]，40% 的脑外伤患者患有两种或两种以上的精神疾病 [39]。当创伤性脑损伤合并重度抑郁症时，通常会妨碍康复过程，并导致功能的长期损伤 [40]。因此，与没有精神疾病的创伤性脑损伤患者相比，创伤性脑损伤合并精神疾病患者的医疗成本要高出 3.4 倍 [27]。重度抑郁症是创伤性脑损伤患者最常见的精神疾病 [38]，使用临床评分量表测量出的患病率为 6% ~ 77%[41]，使用诊断标准的患病率为 17% ~ 61%[42]。所报告的患病率有一定的差异，这可能是由于缺乏一致和适当的方法，包括样本量小、选择偏倚和回顾性报告。此外，抑郁症的测量方法因评估躯体、认知和心理症状的程度而异。考虑到抑郁症和创伤性脑损伤之间的症状重叠（即疲劳、认知困难），这尤其成问题，因为这会显著影响对该人群的重度抑郁症的评估（见下面的讨论）。

脑外伤后的第 1 年，发生重度抑郁症的风险显著（53.1% 的脑外伤住院患者）[43]；在伤后数年，患抑郁症的风险仍然存在 [44]。抑郁症状与伤后的前 6 个月 [45] 和伤后 5 ~ 7 年的整体功能恶化相关 [46]。与没有重度抑郁症的脑外伤患者相比，脑外伤合并重度抑郁症的患者表现出的脑震荡症状更严重和更持久（即脑震荡后综合征）[47-49]。与没有重度抑郁症的脑外伤患者相比，脑外伤后重度抑郁症的患者在注意力、记忆力、处理速度和执行功能方面的问题更严重 [50, 51]。与没有脑外伤的重度抑郁症患者相比，脑外伤后重度抑郁症的患者具有更高的攻击性和自杀行为发生率 [44, 52, 53]。综上所述，预料之中的是，与没有重度抑郁症的脑外伤患者相比，脑外伤后重度抑郁症患者的随访生活质量较低 [43]。

三、脑外伤后抑郁症的评估

在讨论有关抑郁症和创伤性脑损伤的文献时，解决在这一特定人群中测量抑郁症的关键因素至关重要。关键的评估挑战包括抑郁症和创伤性脑损伤之间的症状重叠（如疲劳、难以集中注意力）和创伤后常见的自我意识受损。某些躯体上的不适（如头痛）可能是受伤本身、抑郁症或两者兼有的症状。慢性医学疾病患者躯体症状的恶化与患抑郁症或焦虑障碍的更大可能性相关 [54]。考虑到这些挑战，应仔细选择评估工具，并谨慎解释评估结果。临床医师可以从个别检查项目的反应中获得有用信息，而不是只根据患者的评估总得分。

表 7-1 主要列出了已在脑外伤患者中检验过的几种抑郁症测量方法。这张表并不是对抑郁症和脑外伤研究中使用过的所有抑郁症测量方法的全面总结，而是具有一定实证支持和理论基础的可选择量表。在这张表中，我们强调了每个量表的一些关键考虑因素，以及应用于脑外伤患者的可能优势。

表 7-1　评估脑外伤后抑郁症的可用量表

量表名称	类型	长度 / 格式	相关研究	适用于脑外伤患者的优势
DSM-4 轴 I 精神科诊断访谈（SCID）[55]	临床诊断	半结构化诊断访谈	[39, 50, 56-59]	被认为是诊断抑郁症的"黄金标准" 已在脑外伤患者中进行了广泛的研究
汉密尔顿抑郁评定量表（HAM-D）[60]	临床诊断	半结构化访谈评估症状严重程度，17 个项目	[61-63]	临床试验使用最广的抑郁症量表之一 删除项目 / 修改量表可以提高脑外伤患者样本的适用性 [62]
患者健康问卷（PHQ-9）[64]	自评	9 个项目，对应 DSM-4 标准	[62, 65, 66]	开发用于医疗疾病患者 广泛应用于健康结果研究 在脑外伤人群中表现出较强的心理测量学特征 评分方法可稍作修改，以提高心理测量学特征 [65]
贝克抑郁量表 II（BDI-II）[67]	自评	21 个项目	[68, 69]	得到许多研究支持的抑郁症筛查工具
医院焦虑抑郁量表（HADS）[70]	自评	14 个项目（抑郁量子表 7 个、焦虑量子表 7 个）	[63, 71, 72]	剔除了躯体项目，以尽量减少与脑外伤症状混淆的可能
流行病学研究中心抑郁量表（CED-S）[73]	自评	20 个项目	[74-77]	有效、可靠、简短的筛查工具
霍普金斯症状自评量表抑郁子量表（SCL-20）[78]	自评	抑郁子量表 20 个项目（选自症状自评量表 SCL-90）	[62, 79, 80]	经常用于脑外伤患者的研究 虽然评定量表分析改进了心理测量学特征，但对医学疾病患者的变化很敏感
抑郁焦虑压力量表（DASS）[81]	自评	42 个项目（3 项，14 项量表：抑郁、焦虑、压力）	[72]	剔除了抑郁量表中的躯体症状（但仍包含焦虑量表中的躯体项目）

四、脑外伤后抑郁症的机制

　　脑外伤后抑郁症的机制尚不清楚。某些"加工过程"会推动脑外伤后抑郁症的发生和维持，该"加工过程"可能是脑外伤患者所特有的，而另一些没有脑外伤的患者可能没有 [40]。与脑外伤后整体功能测量相比，受伤严重程度并不能显著预测脑外伤后抑郁症 [43, 82]，这表明存在间接预测因子。遗传、发育和心理社会因素的复杂相互作用可能对脑外伤后抑郁症的发展有影响 [41, 77, 83-88]，下文将对这些方面进行更详细的阐述。图 7-1 给出了我们提出的脑外伤后重度抑郁症的概念化模型。很重要的是要考虑脑外伤后重度抑郁症的特征，因为它们可能会对治疗效果产生不同的影响 [41]，并且可以通过干预而得到缓减 [43]。

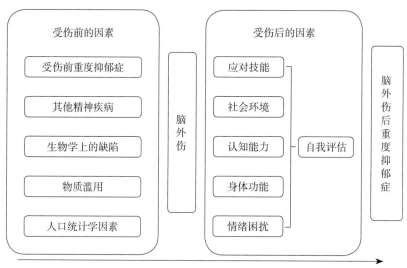

图 7-1 脑外伤后重度抑郁症的生物心理社会模型

（一）分子生物学机制

脑外伤可引起脑功能的改变，从而引发症状的发展——这些症状类似于急性或亚急性脑外伤后重度抑郁症发作的临床表现[89]。脑外伤后细胞外谷氨酸水平升高，导致细胞内钙水平异常高。先前的研究表明，在重度抑郁症患者中，谷氨酸和钙的上调与海马细胞死亡有关[90]，而细胞内钙的增加与细胞凋亡或程序性细胞死亡有关[4, 91]。这种分子途径可能为脑外伤后重度抑郁症的发展提供有价值的见解，因为这两个群体都与脑容量的减少有关，特别是海马体[90, 92-94]。虽然没有直接影响，但先前的研究表明，海马体在脑外伤后特别容易萎缩[95-98]。这些发现已在临床前样本和脑外伤患者中都得到了模拟[95]。一些证据还表明，大脑前额叶和海马区的神经元和神经胶质的丢失，可能导致脑外伤后抑郁症[58, 99]。此外，海马的体积减小也与脑外伤患者的记忆和执行功能缺陷相一致。使用磁共振弥散张量成像（diffusion tensor imaging, DTI）发现脑外伤患者和重度抑郁症患者的白质异常的重叠，可能有助于理解脑外伤后重度抑郁症涉及的共同机制[100]。

与重度抑郁症和脑外伤相关的脑容量减少的一个可能解释是，脑源性神经营养因子（brain-derived neurotrophic factor, BDNF）的参与减少。考虑到脑源性神经营养因子主要负责神经发生，阈值下产生的这种蛋白可能提供了一种机制，该机制是导致这两个患者人群区域脑容量下降的原因。在重度抑郁症和脑外伤患者中，都观察到了脑源性神经营养因子降低的证据[101, 102]。有趣的是，许多抗抑郁药物都与脑源性神经营养因子的增加、神经元可塑性和神经发生的改善相关[102]。脑源性神经营养因子可以解释脑外伤后重度抑郁症发展的一些个体差异。脑源性神经营养因子负责调节全身的能量反应[103, 104]；因此，脑源性神经营养因子基线水平降低的患者，在脑外伤后可用于康复的资源可能更少。这可能导致持续时间更长，并可能导致与脑外伤相关的更严重症状。此外，脑源性神经营养因子会随着身体活动、认知需求和其他精力挑战而增加[104]。运动可以通过神经发生、神经营养素上调或对整体健康的积极影响来增强神经认知功能 [105]。

对慢性创伤性脑病（chronic traumatic encephalopathy，CTE）发展的研究，也可能为脑外伤后重度抑郁症的发展与外伤本身的联系提供有价值的见解。慢性创伤性脑病越来越引起人们的关注，这是一种由反复的头部创伤和脑外伤引起的神经退行性疾病，尤其是对从事身体接触的运动项目（如美式橄榄球）的运动员和军事人员。疑似患有慢性创伤性脑病的患者容易出现情绪紊乱，如抑郁、情绪不稳定、自杀意念和抑制解除等 [106, 107]。然而，这些临床发现与产生不同表型的生物学机制之间的联系尚不清楚。慢性创伤性脑病患者的这些情绪和行为症状可能源于分子异常，包括因反复头部创伤引起的 tau 蛋白异常、神经元纤维缠结、微血管紊乱和神经炎症 [106, 108, 109]。临床前研究表明，tau 蛋白的积累可能与重度抑郁症的发生发展有关 [110]，但关于重度抑郁症患者中 tau 蛋白的现有研究有限 [111]。其他脑外伤后重度抑郁症的生物学标记，如遗传危险因素、神经递质和神经内分泌变化，值得进一步研究 [41]。

（二）心理社会、认知和环境机制

一些研究表明，比起脑外伤相关的脑功能变化，心理和环境因素对脑外伤后抑郁症的发展可能更为关键 [19, 82]。受伤前的精神疾病和人口统计学因素，如受教育程度低、头部受伤时年龄 40—60 岁（相对于年轻人和老年人），可以预测脑外伤后 6 个月的恢复较差（通过格拉斯哥昏迷量表评分）[112]。特别地，损伤时的重度抑郁症和抑郁症既往病史，被认为是脑外伤后重度抑郁症的最强预测因子 [43]。受伤前抑郁症也可预测轻度脑外伤后脑震荡后综合征 [113]。重度抑郁症的风险，随先前脑震荡的次数而增加，并且还可能加剧脑外伤后症状并降低恢复率 [114-116]。受伤前物质滥用在脑外伤患者中很常见 [117]；之前的酒精滥用与脑外伤后重度抑郁症以及酒精滥用复发的风险增加相关 [118]。社会经济因素，如失业和低收入，也与脑外伤后重度抑郁症的易感性增加相关 [119]。

受伤后的心理社会和环境因素也能维持脑外伤患者的重度抑郁症和缓慢的恢复率 [99]。脑外伤后重度抑郁症与自杀企图的增加相关 [120]，并与担忧、主观臆想和自责在内的适应不良应对策略的使用相关 [88]。最近的一项发现表明，较高水平的灾难化思维（即害怕最坏的可能结果）和恐惧回避行为与脑外伤后的抑郁症显著相关 [121]。也许因此，与没有重度抑郁症的脑外伤患者相比，有脑外伤后抑郁症的患者更有可能出现情感困扰和共病性焦虑 [43, 88]。

脑外伤后抑郁症与较差的整体认知结果 [122] 和较慢的认知恢复速度相关 [123-125]。研究发现，脑外伤后抑郁症患者在记忆力、注意力和执行功能方面的表现显著更差 [51]。抑郁症共病脑外伤相关的认知障碍可表现为健忘、生活无序、精神僵化、抑制解除、注意力不集中和解决问题能力差。患有重度抑郁症和脑外伤的患者在自我调节、分清轻重缓急、激励行为、选择和使用有效的应对策略方面，可能有更大的困难。除了这些外在表现，脑外伤共病重度抑郁症也与较多的主观认知上的不适相关 [51]。一个有说服力的脑外伤后抑郁症模型表明，对日常功能损害和其他心理社会变化的感知，与重度抑郁症密切相关[82]。脑外伤后抑郁症患者的认知行为治疗可以针对患者对残疾的消极自我评价（可能被扭曲或高估），因为这些消极自我评价可以强化抑郁症。

脑外伤患者的认知、情感和身体上的困难交织起来，可能会加重残疾，并导致慢性压力。身体损伤、疼痛和疲劳可单独导致脑外伤后重度抑郁症，并导致功能水平、活动性和生产力的下降[69, 126, 127]。脑外伤后重度抑郁症患者很难再重返工作岗位，并降低职业表现，导致挫败感和自尊心下降。有证据表明，与受伤后 5 年有就业的轻度脑外伤患者相比，那些受伤后 5 年未就业的重度脑外伤患者，患抑郁症的可能性更大[128]。脑外伤后更多地依赖他人，如需要协助才能完成日常起居活动，会加重患者的支持系统的负担，并对人际关系产生负面影响。受伤后，患者家属提供社会支持能力的消极变化可作为重度抑郁症的风险因素[127]。漠不关心、快感缺乏、过度活跃、易怒、攻击性和抑制行为，会独立地导致脑外伤后重度抑郁症患者的社会功能受损。更大程度的孤立可能会使重度抑郁症更严重，并进一步延缓患者重新融入社区。

五、研究新进展

与我们对脑外伤后抑郁症机制的理解相似，对脑外伤后抑郁症治疗效果的了解也很有限。遗憾的是，对于脑外伤患者的重度抑郁症，目前还没有循证的治疗指南。针对脑外伤患者的抑郁症和情绪症状，初步研究的标准治疗，如药物治疗[42, 61, 129–133]，体育运动[134–138]，认知和（或）行为治疗（如认知行为治疗，正念认知治疗）[139–142]和多学科的社会心理干预[143, 144]，都已经过研究验证，得到的研究结果各异[145]——这些将在后面详细讨论。一些关于经颅磁刺激（transcranial magnetic stimulation，TMS）的病例报道，也显示出减轻抑郁症状的希望[146, 147]。虽然蓝光疗法（blue light therapy）已经被证实可以减轻脑外伤后的疲劳和日间嗜睡，但还没有证据表明蓝光疗法对抑郁症有治疗作用[148]。

（一）药物治疗

有几项研究已经评估了脑外伤合并精神疾病患者的各种药物治疗。这些研究评估了哌甲酯、舍曲林和西酞普兰等知名药物的疗效。一项实验研究发现，哌甲酯可以有效改善认知功能和警觉性[130]，而另一项文献回顾发现，这些作用没有得到强有力的证据支持[129]。一项研究发现，与安慰剂相比，舍曲林能更有效地预防脑外伤患者（无抑郁症）伤后前 3 个月出现抑郁症状；虽然停止用药后这种效果不太可能持续[132]。在另外两项研究发现，脑外伤后重度抑郁症患者接受舍曲林或安慰剂治疗后，两组患者的抑郁症状并无显著差异[61, 132]。在脑外伤后重度抑郁症缓解后降低复发率方面，西酞普兰的疗效与安慰剂无差异[131]。虽然一些研究发现了阳性结果，但许多药物治疗研究未能证实抑郁症药物治疗优于安慰剂。这可能是由于许多与脑外伤相关的心理和神经生物学因素导致了安慰剂反应增强[149]。

（二）体育运动

关于脑外伤后体育运动的潜在益处的证据也不尽相同。几项评估体育运动效果的研究发现，与对照组相比，有氧运动显著改善了情绪和认知功能[134, 135]。相反，其他类似的研究发现，有氧运动对脑外伤患者的心理状态没有显著影响[136, 137]。值得注意的是，即使在研究结果呈阴性的情况下中，运动时间较长（即持续时间较长）的小组，与低运动量的小组相比，他们所报告的情绪得分有更大的改善[137]。这表明有可能存在一个持续时间阈值，脑外伤患者必须达到这个阈值才能获得运动带来的好处。这还需要进一步的研究检验。

（三）基于认知行为疗法的干预

针对脑外伤患者抑郁症状的认知行为治疗的研究，一直令人鼓舞。有研究评估了认知行为疗法对脑外伤后情绪障碍患者的疗效，发现认知行为治疗可以有效改善患者的情绪健康[139, 141]。另一项研究表明，与等待治疗控制组相比，认知行为治疗的辅助治疗和认知重建也可以显著改善患者的情绪功能[140]。最后，对正念认知治疗的疗效的评估研究发现，抑郁症的一个（而不是全部）测量指标显著降低[150]。据报道，治疗效果不大，往往只显示出部分症状得到缓减和大的变异性。此外，上述四项研究都不是专门设计用于治疗重度抑郁症患者的。这是有问题的，因为认知行为治疗对脑外伤后重度抑郁症的疗效，不能通过对阈下症状患者的研究中得出结论，因为重度抑郁症患者的疾病严重程度、功能受损、复发次数和复发风险相对更大[151]。

（四）多学科心理社会干预

多学科的社会心理干预已被证实有益于脑外伤患者和脑外伤合并情绪障碍患者。一项研究发现，根据自我报告，那些与近亲一起参加认知康复项目的患者，从干预前到干预后，症状（认知、社交和情感障碍）得到了显著减少[144]。在另一项随机对照试验中，与对照组相比，那些被分配到社区外展康复项目的患者在日常功能、自我组织和心理健康方面表现出更大的改善[143]。值得注意的是，两组患者在抑郁、焦虑、社交和生产性就业方面的变化并无差异[143]。研究结果还表明，社区外展干预可能会在脑外伤后的数年内产生长期获益[143]。

（五）需要对标准抑郁症治疗进行调整

虽然对脑外伤患者抑郁症治疗的一些研究（尤其是心理社会干预、认知行为治疗）很有前景，但证据很受限，因为缺乏足够有力的前瞻性地评估和治疗重度抑郁症的随机对照试验。如果没有强有力的研究和基于证据的指南来治疗脑外伤患者的重度抑郁症，那么临床医师就不得不遵从用于普通精神病患者的建议。然而，在治疗脑外伤合并抑郁症的患者时，根据对普通精神病患者的建议进行治疗是有问题的，因为这些患者可能由于脑外伤特异性损伤（如认知功能受损），而对传统的心理治疗干预没有应答[152]。为了检查轻度脑外伤后抑郁症的药理学和非药理学治疗，对 13 项采用预试验设计和对照试验的研究进行的 Meta 分析表明：对于轻度脑外伤后抑郁症，没有足够的证据推荐具体的治疗方法。对照试验的总体效应大小表明，积极治疗并不比安慰剂更有益[153]，这可能意味着标准抑郁症治疗需要进行一些改进，才能适当地解决脑外伤后的其他问题。此外，在轻度至重度脑外伤患者的大样本中，只有不到一半的重度抑郁症患者接受了抗抑郁药物治疗或心理社会治疗[43]。针对脑外伤后重度抑郁症的改进后的治疗方法，可能有助于解决这些患者目前对心理健康服务的利用不足问题。

脑外伤患者独特的治疗需求，要求对抑郁症的心理干预进行一些改进[154]。如上所述，患有脑外伤的患者通常会遭受严重的神经精神后遗症，这可能会阻碍康复过程[155, 156]。脑外伤患者的注意力受损可包括警惕性降低、注意力分散性增加、处理速度减慢和选择性注意受损[157]。许多脑外伤患者在执行功能方面也有缺陷，如问题解决、工作记忆、抽象推理、计划能力、概念灵活性和组织能力等[158]。考虑到这些认知困难，患有脑外伤的患者可能很难达到标准社会心理治疗（尤其是认知行为治疗）中的"固有设定"——接受治疗的患者应该具有在课程中学习和应用新的应对技能的能力，以及完成自我监控、技能练习，以及课程之间的实验和活动的跟进能力。事实上，在线认知行为治疗研究的低依从率和反馈，突出了患者在阅读、理解和记忆方面的限制因素[139]。然而，通过对认知行为疗法进行改进，以弥补脑外伤患者神经精神后遗症的限制因素，有益于改善患者的情绪健康[142]并减少焦虑[159]。

最近两项针对脑外伤定制的认知行为治疗的研究，被前瞻性地设计用于抑郁症[56, 158]，值得进一步详细阐述。在第一项研究中，Ashman等[56]比较了"脑外伤定制型认知行为治疗 vs 支持性心理疗法"在77名和轻度至重度脑外伤合并抑郁症患者中的疗效，发现这两种干预措施之间的结果没有差异。值得注意的是，该研究是由不同的样本组成的——患者的脑外伤严重程度不同、受伤后的持续时间（平均>10年）不同，并显示出对两种治疗的总体反应都很低。受伤后很长的持续时间可能表明该受试患者已经与慢性抑郁症斗争了数年，或者对治疗产生了抗拒，而且相比那些自脑外伤后经历较短时间的患者，他们的抑郁症或治疗抗拒可能有质的不同。该研究使用了一个非常活跃的对照组，这可能限制了在治疗组之间发现显著差异的可能性。此外，研究者没有发现显著的调节变量，这样就没法对不显著结果进行解释。在第二项研究中，Fann等[158]研究了通过电话和面对面进行的为期12周[160]的为脑外伤患者定制认知行为治疗对重度抑郁症的疗效。虽然初步研究结果表明，与常规治疗相比，认知行为治疗的前8周，改变最低限度的认知行为治疗对重度抑郁症的治疗更有帮助，但该研究：①对抑郁症的主要和次要测量结果不一致；②研究设计是选择分层法，而且"常规治疗"组有偏倚；③是小样本，而且是异质的（18名受试者完成面对面进行的认知行为治疗）。在第16周的随访中发现，认知行为治疗组的治疗效果与常规治疗组相似。虽然这些研究是为了治疗抑郁症而进行的前瞻性设计，但还需要进一步的研究来解决方法上的局限性，以及改进后的认知行为疗法对脑外伤患者重度抑郁症的疗效方面的其他问题[157, 161]。我们小组的研究目前正在测试针对中度至重度脑外伤患者的抑郁症的一种改进后的认知行为疗法的可行性和可接受性。

六、临床应用和建议

虽然缺乏明确的脑外伤后重度抑郁症的治疗指南，但脑外伤合并重度抑郁症的患者在我们的临床实践中仍然很普遍。就像在本章引言中讨论的患者 Jon 那样，这些患者经常出现一系列复杂的症状，病因往往很难确定。我们如何评估和治疗这些患者？以下是研究报告中提出的一些建议，但在提出以证据为基础的建议之前，确实还需要进行进一步的研究调查。以下建议主要针对心理社会干预，因为药物治疗建议超出了本章的范围，并在别的文献中进行了讨论[162]。

（一）收集相关信息

自我意识受损是脑外伤的常见症状。因此，当开始对新来的患有脑外伤的患者进行治疗时，从患者的亲密朋友、家庭成员、重要他人或在受伤前认识患者的人那里收集相关信息，这通常是很有用的。这些人可以是非正式的支持人员，与患者一起或背着患者单独地进行非结构化临床访谈，这两种方式都是可以的。临床医师也可以在支持人员的辅助下，选择使用半结构化访谈（如评估当前功能的格拉斯哥预后量表－扩展版，Glasgow outcome scale–extended）[163]、行为评定工具（如评估执行功能障碍的额叶系统行为量表，frontal systems behavioral scale）[164]、和（或）自陈问卷（如评估自我意识受损情况的意识调查问卷，awareness questionnaire）[165]，来指导临床医师的诊断评估和制定治疗方案。

对于患有严重认知障碍的患者，治疗中可能需要一个合法授权的受托人，以获得他们对精神治疗的同意。许多研究已经解决了研究中的认知障碍人群的问题，并强调了获得这一虚弱群体患者授权同意的可能性下降[166, 167]。然而，没有既定的准则可以用来评估患者的同意能力[168]。一些研究人员已经开发了评估研究中决策同意能力的量表——麦克阿瑟临床研究知情同意能力评估量表（MacArthur competence assessment tool for clinical research）[169]和更简短的包含 10 个项目的 UCSD 同意能力简要评估量表（UCSD brief assessment of capacity to consent）[170]，但是这些评估量表尚未在脑外伤患者中得到验证。另外，使用治疗工具知情同意能力评估量表（capacity to consent to treatment instrument）[171]已被证实可用于评估脑外伤患者的医疗决策，并可作为临床实践中的一种选择，但是评估耗时（约 20min）可能会限制其可行性。

进一步考虑亲密朋友或家庭成员参与到心理治疗中，可以帮助患者完成家庭作业，提高自我意识，并推广在治疗中学习到的技能。支持人员还可以解决交通往来问题，帮助组织、协调治疗，及时提供护理。有些患者在治疗中可能没有辅助人员，或是患者自己不让朋友或家人参与到治疗中来。在这些情况下，重要的是要注意了解患者当前症状和功能水平方面的限制。为了收集当前的困难和功能的更多信息，可能需要与多学科医师进行更多的沟通。

（二）家庭和社区支持

参加各种类型的同侪支持团体和社区支持团体，这对家庭成员也是有益的，因为照护人员的健康幸福感会影响幸存者的整体康复结果[172]。值得注意的是，约有 1/3 的照护人员有临床显著的心理压力，其中包括抑郁症[173]。同侪支持项目有助于增加对脑外伤的认识，提高整体生活质量，改善总体前景，并提高患者及其家人或照护人员应对脑外伤后抑郁症的能力[174]。支持团体可以提高自我效能感并促进情绪稳定。

（三）综合治疗

心理健康服务提供者在各种不同的护理环境中工作，要获得他们的合作，可能受到其机构或地点的限制。然而，接受脑外伤治疗的患者往往通过大型多学科团队接受广泛的门诊康复治疗。在可能的情况下，与医师、语言病理医师、职业治疗师和物理治疗师的合作，可以提供丰富的信息来源，还可以加强精神治疗。心理健康提供者可以提供关于患者的伤后认知（如自我能力评估）、心理功能（如应对技能）和社交功能（如人际支持）的信息，来为多学科团队贡献力量。与医师或治疗师合作，可以提醒心理健康提供者注意患者的身体局限性（如光敏感度、疼痛程度），以促进以人为中心的治疗改进。可以在临床病例讨论会议或小组监督中加强交流，不同学科就多学科治疗提出不同的观点。

例如，我们的患者 Jon 在认知康复训练中面对具有挑战性的认知任务时，经常出现低挫折容忍度和情绪的消极转变。通过与他的认知行为治疗师的交流，他的语言病理医师学会了在观察到 Jon 情绪变化时，让 Jon 识别他的想法。她鼓励 Jon 把那些无用的想法写在笔记本上，这样他以后就可以应用在认知行为治疗中学到的技能来挑战它。通过解决认知康复训练的心理障碍，Jon 的语言病理医师提高了他在这两种治疗中取得进步的可能性。

（四）治疗结构

患有持续性脑外伤后遗症的患者，经常会出现慢性头痛、对光敏感、认知问题和身体疲劳，这些都会妨碍他们的治疗。如果可能的话，建议医师灵活处理。当患者在最后一刻取消预约时，许多心理健康治疗师往往无法填补他们的这段时间空当，甚至可能要求患者为取消的预约付费；但是，心理健康服务提供者可以采取几个步骤来尽量减少最后一刻取消预约的频繁发生。虽然以下考虑因素可能对从事心理治疗的医务人员最为重要，但有些也可能适用于药物治疗。

1. 治疗时长

传统 50min 的心理治疗可能会导致认知疲劳，或者患者很难保持注意力，很难集中注意力。如果需要的话，可以考虑将治疗时长缩短到 30min。

2. 远程治疗

越来越多的保险公司已经为通过远程会议工具进行的心理健康治疗服务提供保险，许多医院开始为临床医师提供符合 HIPAA 标准的安全远程健康项目。除了上面提到的后遗症之外，许多脑外伤患者无法开车，并且还有身体上的损伤，这使得他们非常适合虚拟就诊。虽然这不能代替面对面初步评估，但后续的虚拟就诊可以提高某些患者的治疗依从性。对于虚拟就诊适宜性的判断，目前还没有相关的指南。因此，医师必须根据自己的临床判断，并考虑诸如风险水平、患者保持注意力的能力，避免在一些情况或家庭环境中分心等因素。

3. 物理环境

由于脑外伤患者经常对光敏感，而且光线会让他们苦恼，应尽可能避免荧光灯。如果荧光照明不可避免时，那么在为患者提供治疗期间关闭灯光，这可能是有帮助的。患者通常非常感激你的这些贴心考虑，这有助于建立初步的融洽关系，但脑外伤患者有时很难提出关灯的要求。与 Jon 的谈话通常在"黑暗"中进行。不止一次，他对在治疗过程中关掉灯光表示感激，并说他的治疗师很"理解我"。

4. 固定日程安排

如果可能的话，将患者的预约安排在每周的同一天，同一时间。考虑到脑外伤患者经常出现执行功能受损，建立结构和一致性有助于提高治疗依从性。固定日程安排还可以帮助患者遵守预约时间，而减少依赖记忆的程度。

5. 确定治疗时间

询问患者一天中什么时候是其最理想的治疗时间。例如，有些患者注意到他们早晨的认知疲劳程度较低。另一些患者可能有家庭责任，比如去学校接孩子，需要留出足够的时间，以免迟到或遇到堵车。按照你自己的时间表，尽可能把治疗预约安排在一天中的"最佳"时间，以适应患者时间上的限制。

6. 给予提醒

由于脑外伤患者经常出现记忆功能受损，他们通常需要预约提醒的帮助。如果你有资源提供预约提醒（即有辅助人员可以提供这项服务），请与患者谈论他们首选的联络方式。许多医院和大点的诊所都有短信提醒服务，据说许多脑外伤患者比较喜欢这种方式。这样患者如果忘记了预约时间，他们可以多次打开信息，重新详细阅读。另外，有些诊所提供自动电话或电子邮件提醒。（注意：如果你决定要在诊所中提供短信提醒服务，请咨询后勤部门。一些符合 HIPAA 标准的程序可以提高安全性，但使用起来可能比较复杂。与传统的短信相比，这些程序所需的操作步骤对于脑外伤患者来说，可能很难记得住。）在治疗期间给患者发送提醒，也有益于加强家庭作业的依从性和目标的进展。对于那些配有行为健康教练或护理管理人员的诊所，这尤其可行。前期研究已经纳入了"周中"（mid-week）提示，以鼓励患者完成家庭作业[140]。

（五）提供治疗总结

不论进行的是何种治疗方式，向患者提供治疗过程的书面总结都是有帮助的。理想情况下，治疗总结是在整个治疗过程中与患者一起协作完成。在认知行为治疗中，治疗总结可以包括议程、所涵盖的主要概念的介绍、本周使用的补充治疗策略、家庭作业的描述，以及下次治疗的详细信息。在我们正在进行的研究中，我们使用一个标准模板来总结每个疗程，这促进了一致性和治疗结构。其他几项研究也强调了使用记忆辅助工具的重要性，即记下治疗中的要点、家庭作业的要点。在 Jon 的治疗中，很快就发现记下家庭作业 / 课后目标是非常重要的，以促进完成任务的机会。

（六）调整治疗内容

考虑到脑外伤患者常见的认知局限因素，将每次心理治疗内容控制在一到两个关键概念，这是很有帮助的[159]。后续的治疗应该重复进行，这对患者记住治疗信息很重要，但这可能会导致比治疗没有脑外伤的普通患者更长的疗程。同样，精神科医师和其他心理健康服务人员必须注意，每次治疗都集中在一组有限的症状上（视情况而定），而不要试图一次做出多个改变。患有脑外伤的患者很容易变得不知所措和沮丧。对于临床医师来说，放慢速度、减少每次治疗涉及的内容、更经常地检查患者对治疗内容的理解情况、认识到患者在就诊时的矛盾情绪和不确定性，这是很重要的。讨论诊断印象和确认患者所关注的问题，这可能是第一次就诊的合理目标，特别是对于那些没有既往精神治疗史的患者。

（七）提供患者手册

提供结构化心理治疗（如认知行为治疗）的治疗师，可能会考虑将讲义汇编到患者手册或活页夹中。在某些情况下，这可能是标准做法；不过，我们建议对讲义进行适当的改进。例如，讲义中可以列出可选择项，而不是留个空格，以尽量减少患者对记忆的需求或想出新的想法[159]。在我们正在进行的研究中，我们创建了我们自己版本的传统认知行为治疗思维记录。它包括增强的方向、几个提示语句（而不是空白）、可选择项和综合信息（如对认知扭曲的简要描述、挑战无益想法的问题），这些信息通常包含在几个讲义中。我们版本的"思维手册"应该是全面的，这样患者就不必去寻找补充的讲义。将信息整合到一个手册中，有助于认知重建的步骤——识别无用的想法，挑战无用的想法，并产生更适宜的想法。某些患者甚至还会受益于附加的讲义，以练习和排演超出标准治疗预期的策略。

（八）制定个性化的补充策略

正如本章所强调的，脑外伤患者会出现很多后遗症，这些后遗症可能会阻碍学习和掌握应对技能。因此，鼓励临床医师采用一系列的补偿策略——这些策略经常被其他学科（如语言病理学家、职业治疗师）用来加强治疗。一些研究表明，认知行为治疗有可能适用于焦虑症[159]和抑郁症患者[158]。Gallagher 等[175]概述了针对脑损伤后认知障碍患者，对认知行为治疗最常用的改编，其中许多都已在本章中进行了阐述。我们目前的研究正在进一步验证这一假设，即改进后的治疗将显著降低中度至重度脑外伤患者的抑郁症。

当神经心理测评结果可用时，或者有可供测评参考的其他信息时，临床医师可以使用这些有价值的信息，直接告知患者获得最大益处的策略[159]。如果只是为了获取相关信息，那没必要做一整套神经认知测评。许多康复服务机构会对特定认知方面进行各种子测试，作为评估和治疗（认知康复、职业治疗）的一部分。重要的是不要忽略这些关于补充策略的建议，因为这些建议常常包含在测评报告中的。例如，当测评结果表明患者在记忆方面存在严重缺陷时，对补充策略的建议包括以下几个方面。

- 当患者开始做一些新的和（或）不熟悉的事情，或学习新的信息时，在开始的时候，给自己留出足够的时间来学习和理解他自己在做什么。这是非常重要的。

- 一次完成一项活动。

- 每 30min 安排 10min 的休息时间，这应该纳入患者的工作日程中。这时，患者可以检视已完成和未完成的任务。患者也可以利用这段时间，活动下筋骨或吃点零食。

下面，我们列出了其他一些策略，可以考虑给你的患者使用。没有适合所有患者的方法，我们鼓励你根据每个患者的需要，单独为他们定制策略和治疗方案。

- 录音治疗（即使用手机）并鼓励患者在治疗间隙多听几遍录音。

- 建立提醒 / 提示系统，例如在手机上设置闹钟和日历提醒。

- 利用便利贴或标志（可在治疗过程中制作），贴在患者家里 / 办公室里 / 车里的显眼位置。

- 随身携带一张写有重要提醒的索引卡。

- 使用日历 / 预约簿 / 待办事项清单（对于那些曾经接受过认知康复治疗的患者，他们经常使用这一策略，所以对他们来说可能并不新鲜）。

- 识别周围环境中的干扰因素，提高对患者什么时候该停止工作的意识。这可以通过在安静的环境中完成家庭作业，移除所有不必要的干扰物（如电话、电视）来实现。

- 将治疗材料（如治疗总结、家庭作业）放在家里的显眼位置（比如放在柜台上的文件夹中），并鼓励患者把它们放在那里。

七、结论

如本章所述，脑外伤后患抑郁症的患者会出现一系列症状，这些症状会阻碍他们从这两种疾病中的康复，并影响整体生活质量。我们对脑外伤后抑郁症的理解，最好是从生物 – 心理 – 社会模型（图 7-1）来理解，但是我们还需要进行更多的研究来理解哪些人会患重度抑郁症，以及其发生原因、方式。同样，由于缺乏对脑外伤后抑郁症治疗的研究，使得临床医师缺乏基于证据的建议来指导他们的治疗选择。我们提出了一些临床考虑因素和建议，强调为患有最常见的认知和生理后遗症（如认知功能受损、持续头痛、对光敏感）的脑外伤患者定制基于证据的抑郁症治疗方法的重要性。未来的研究应着眼于对治疗内容的改编——强调共病困难的重要性，以对抑郁症治疗做出最大限度的应答。

治疗脑外伤后的抑郁症是一项既有挑战性又有益的工作，可能会面临复杂的心理问题，比如接受身份的改变。要从持续的认知和身体挑战中康复，这即使是对于那些没有重度抑郁症的人来说，也常常是令人却步的。循证的治疗方法，结合同侪支持小组、社会支持，以及资源的获取，对于优化脑外伤后抑郁症和其他精神疾病康复，是非常迫切需要的。

八、常见问题及解答

Q1：脑外伤的严重程度是否预示着更严重的抑郁症？

A1： 没有明确的证据表明脑外伤的严重程度是创伤后抑郁症的重要预测因素，但这在文献中一直存在争议。虽然一些研究人员已经发现，与受伤程度较轻的患者相比，那些脑外伤较严重的患者出现更严重抑郁症状的可能性更大 [176]，但许多研究人员发现，受伤严重程度与脑外伤后抑郁症的严重程度之间没有相关性 [43, 69, 177]。一些研究人员甚至提出了相反的观点：受伤程度较轻的患者更有可能出现更严重的抑郁症，因为他们对自己的外伤和局限因素有更高的认识 [47, 176]。与"受伤严重程度可以作为脑外伤后抑郁症严重程度的预测因子"这样的争议关系相反的是，研究一致表明，创伤前和创伤时的抑郁症病史是脑外伤后抑郁症的最强预测因子 [43]。

Q2： 脑外伤后多久才能诊断出重度抑郁症？

A2： 这个问题的答案可能取决于几个因素，包括但不限于，受伤严重程度、失去意识和创伤后失忆的时长。脑外伤后的自然恢复通常分为这样几个阶段：首先是意识受损期，其次是创伤后精神错乱状态和失忆期，然后是精神错乱后认知能力改善期 [178]。对于脑外伤后重度抑郁症的诊断时间，虽然目前还没有确定的指南，但在失忆状态下不应诊断抑郁症；在评估时，患者应该是完全清醒状态。此外，考虑到失忆状态结束后的头几个月内会出现认知改善，因此，在进行精神病诊断之前，留出一些时间进行自然恢复可能是明智的。由于没有循证的指南，就需要进行临床判断。需要考虑的因素可能包括重度抑郁症和（或）其他精神疾病既往病史，以及受伤时的抑郁症情况。一项研究表明，那些在脑外伤后 1 年内某个时间出现抑郁症的患者中，大约有一半的患者在受伤后 3 个月就被诊断出患有抑郁症，这表明早期评估和治疗可能是有必要的 [43]。另一项研究也支持了在创伤后 3 个月确定轻度脑外伤患者抑郁症的可行性 [76]。这些发现与早期的研究形成了鲜明对比，早期的研究认为，抑郁症通常在受伤后结果相当长的时间后才会发生，而且患者对损伤的慢性化和长期影响有更深刻的认识 [85]。其他研究人员强调了在脑外伤后的前 3 个月内仔细选择评估工具的重要性，因为极度短暂的躯体症状和认知症状可能会影响到早期评估 [77]。因此，使用 DSM-4 标准的结构化临床访谈，可能比其他症状严重程度测评工具更好。有些人会在受伤后立即感到抑郁，但问题仍然存在，这些症状是否最好地被概念化为抑郁性障碍、调节性障碍和（或）脑损伤本身的后遗症（即情绪性增加、易怒、疲劳、认知障碍），临床医师必须根据具体情况进行评估。

Q3： 对于脑外伤患者，建议采用哪种抑郁症评估工具？

A3： 在本章前面，我们回顾了用于评估脑外伤后抑郁症的可选择量表，并强调了其在脑外伤人群中使用的具体优势。患者健康问卷 –9（PHQ-9）是个很好的评估工具，简短，符合重度抑郁症的 DSM-4 标准，并被专业人员广泛使用。研究认为，对于脑外伤患者应该使用改进的评分方法 [65]。或者医院焦虑和抑郁量表（HADS）可能是首选的简短自陈测评工具，因为它排除了与常见脑外伤症状重叠的躯体项目。与选择所有诊断和症状严重程度的测评工具一样，必须根据预期目的，权衡利弊。关于这八种可选择的抑郁症测评工具的更多信息，请参见表 7-1。

Q4: 什么时候应该开始对脑外伤后抑郁症进行干预？

A4: 答案与上述有关评估和诊断时间的讨论密切相关。它也可能取决于临床医师对抑郁症状的看法以及患者的意识和动机水平。有些研究者认为，处于急性损伤阶段（伤后不到 6 个月）的患者对自身病情的了解有限，因此不太可能从领悟取向的治疗（如认知治疗）中获益[85]。然而，认知行为治疗有个强力的反驳理由，因为认知行为治疗的目的之一是提高患者对不适宜的思想、情感和行为的认识[179]。处于早期急性期的患者也可能非常适合精神药理学干预，以解决疾病的病理生理学和神经认知方面的问题[85]。在确定干预的适当时机时，还必须考虑个人的风险因素（如既往精神病史）和当前的心理社会因素（如社会支持、经济状况和重返工作的能力）；因为根据受伤后的持续时间，这些因素在人与人之间会有很大差异。

对于没有明显精神症状的脑外伤患者，旨在建立感知自我效能的认知行为治疗小组干预可能有助于防止未来情绪困扰的发展[180, 181]。目前尚不清楚认知行为干预是否有助于预防脑外伤后重度抑郁症的发展。尽管如此，这些研究结果强调了脑外伤后早期预防性干预的潜在作用，特别是对于那些有多种抑郁症风险因素的患者（如伤前有既往精神病史、社会支持有限）。

Q5: 考虑到与脑外伤相关的一系列认知和情感症状，在心理治疗中应该首先解决什么问题？

A5: 由于缺乏强有力的证据来指导对脑外伤后抑郁症的治疗建议，这是一个具有挑战性但又很重要的问题。每个患者都应单独考虑，评估是确定治疗计划的关键。与任何新患者一样，在治疗开始时进行全面的评估很重要，包括对精神病学的评估和认知症状的评估。除了本章前面讨论过的那些抑郁症测评工具，心理健康服务人员可能还希望将简短的自陈测评量表作为评估脑外伤后常见后遗症的可行方法。一些可用的测评量表有：Rivermead 脑震荡后综合征问卷（Rivermead post-concussion symptom questionnaire，RPQ），这是一种自陈问卷，评估脑外伤后躯体、认知和情感症状的存在情况和严重程度[182]；Neuro- 生活质量问卷库 v2.0 认知功能量表（简版），是由 8 个项目组成的自评量表，评估认知功能[183]；Neuro- 生活质量问卷库 v1.0 情绪和行为障碍量表，是由 8 个项目组成的自评量表，评估患者出现的情绪和行为障碍情况。美国国立卫生研究院（National Institutes of Health，NIH）为开发"神经生活质量问卷"提供了资助，这是一个评估和监测患有神经疾病患者的生理、心理和社会后果的测评系统。鉴于其强大的心理测量特性、不断增长的研究支持、可行性、免费和获取方便，因此这套量表是收集新患者重要数据以帮助制定治疗计划的几种选择之一。

收集有关脑外伤后遗症的信息非常重要，这些信息有助于临床医师开发可能加强抑郁症治疗的改进方案。治疗计划被认为是一个复杂的过程，包括一系列的决定，需要考虑与患者特征（如精神病学诊断、症状、问题区域）、治疗环境、社会支持的存在或缺乏、治疗策略等相关的信息[184]。许多临床医师首先处理患者的核心问题，然后按顺序继续治疗其他问题[185]，而有的临床医师则试图同时治疗并发症。其他研究也支持综合治疗方法，比如对患有严重精神疾病和药物使用障碍的患者[186]。重要的是优先处理那些可能阻碍患者充分参与治疗的行为——也就是辩证行为治疗（dialectal behavior therapy，DBT）中所说的干扰治疗行为[187]。最近的研究采用了一种治疗精神病理学的跨诊断方法，这意味着它可以应用于一系列不同的疾病和问题[188]，但是这种方法还没有在脑外伤患者中进行研究。

到目前为止，还没有明确的证据表明，个体的认知障碍程度会阻碍他们从心理治疗中获益的能力。然而，重要的是，当有可用的神经心理测评结果时，要检视这些测评结果并确定需要对治疗方案进行哪些改进来弥补患者的认知障碍。在某些情况下，在开始心理社会干预（如认知行为治疗）之前先进行认知康复是有帮助的。在认知康复中教授的许多技能，包括改善执行功能、组织功能和记忆功能的策略，都可以提高患者完成家庭作业的能力，并从认知行为治疗中获得最大的益处。Tiersky 等[140]证实了认知行为治疗和认知重建在减轻轻度至中度脑外伤患者的心理压力和改善认知功能方面是有效的。还需要前瞻性的研究来证实相继进行认知行为治疗和认知康复训练对脑外伤和抑郁症患者的疗效。

Q6：脑外伤后自杀想法和自杀行为是否常见？

A6：与普通人群相比，脑外伤患者有更高的自杀意念、自杀行为和完成自杀的风险[189]。在普通人群中，有脑外伤的个体自杀的可能性是没有脑外伤个体的 1.55～3 倍[145, 190, 191]。在脑外伤后，自杀意念的发生率为 7%～28%[44, 52]，自杀企图的发生率为 0.8%～1.7%[44]。很少有研究采用纵向设计并检查脑外伤后自杀行为的预测因素。初步研究结果表明，受伤后抑郁症的严重程度、既往自杀未遂史、双相情感障碍病史、高中以下学历可以预测脑外伤后 1 年的自杀意念[192]。与普通人群相似，受伤后精神障碍与受伤后自杀倾向密切相关[193]。最后，精神病患者的既往攻击 / 敌对史，可能是轻度脑外伤患者受伤后自杀的风险因素[194]。总体而言，受伤的严重程度与受伤后的自杀行为（即自杀想法、自杀企图）之间没有显著的相关性[52, 192, 193]。

在脑外伤患者中，自杀行为可能是抑郁症的一种症状表现，也可能与受伤前因素（即精神病史、人口统计学因素）或其他情绪状态（即焦虑、易冲动）有关。在一项研究中，大约一半的脑外伤患者在受伤后的第一年有自杀想法，他们在第一次评估时也报告可能有抑郁症[192]。在另一项研究中，26.1% 的患者当前的自杀想法同时还达到了重度抑郁症的标准[52]。在我们的研究中发现，大多数脑外伤后 1 年有自杀意念的患者，都达到了重度抑郁症的标准；其中近 1/10 的患者报告在脑外伤后的第一年有自杀企图[44]。我们的研究结果表明，在该人群中，自杀意念可能在很大程度上被认为是抑郁症的一种症状，而不是脑外伤的一种独特的神经精神后遗症。此外，报告说在脑外伤后第一年至少有一次自杀企图的患者中，有近 2/3 的患者在第一年达到重度抑郁症的标准。虽然脑外伤后第一年自杀未遂患者的抑郁症发生率较高，但相对低于脑外伤后第一年有自杀意念的患者的抑郁症发生率。这表明，在预测脑外伤后第一年有谁试图自杀方面，其他因素（即易冲动、低挫折容忍度）可能有着很大的影响[44]。还需要进一步的研究来了解脑外伤患者的自杀相关因素[91]。

参 考 文 献

[1] Centers for Disease Control and Prevention, National Center for Injury Prevention and Control. Report to congress on traumatic brain injury in the United States: epidemiology and rehabilitation. Arch Phys Med Rehabil. 2015;96:1753–5.

[2] Prins M, Greco T, Alexander D, Giza CC. The pathophysiology of traumatic brain injury at a glance. Model Mech. 2013;6:1307–15.

[3] Riggio S, Wong M. Neurobehavioral sequelae of traumatic brain injury. Mt Sinai J Med. 2009;76:163–72.

[4] Walker WC, Pickett TC. Motor impairment after severe traumatic brain injury: a longitudinal multicenter study. J Rehabil Res Dev. 2007;44:975–82.

[5] Zaloshnja E, Miller T, Langlois JA, Selassie AW. Prevalence of long-term disability from traumatic brain injury in the civilian population of the United States, 2005. J Head Trauma Rehabil. 2008;23(6):394–400.

[6] Corso P, Finkelstein E, Miller T, Fiebelkorn I, Zaloshnja E. Incidence and lifetime costs of injuries in the United States. Inj Prev. 2006;12(4):212–8.

[7] Faul M, Xu L, Wald MM, Coronado VG. Traumatic brain injury in the United States: emergency department visits, hospitalizations and deaths 2002–2006. Atlanta: Centers for Disease Control and Prevention; 2010.

[8] Selassie AW, Wilson DA, Pickelsimer EE, Voronca DC, Williams NR, Edwards JC. Incidence of sport-related traumatic brain injury and risk factors of severity: a population-based epidemiologic study. Ann Epidemiol. 2013;23:750–6.

[9] Coronado VG, Haileyesus T, Cheng TA, Bell JM, Haarbauer- Krupa J, Lionbarger MR, et al. Trends in sports- and recreation- related traumatic brain injuries treated in US emergency departments: the National Electronic Injury Surveillance System- All Injury Program (NEISS-AIP) 2001–2012. J Head Trauma Rehabil. 2015;30(3):185.

[10] Thompson HJ, McCormick WC, Kagan SH. Traumatic brain injury in older adults: epidemiology, outcomes, and future implications. J Am Geriatr Soc. 2006;54:1590–5.

[11] Elder GA, Cristian A. Blast-related mild traumatic brain injury: mechanisms of injury and impact on clinical care. Mt Sinai J Med. 2009;76:111–8.

[12] Albrecht JS, Hirshon JM, McCunn M, Bechtold KT, Rao V, Simoni-Wastila L, et al. Increased rates of mild traumatic brain injury among older adults in US emergency departments, 2009– 2010. J Head Trauma Rehabil. 2016;31(5):E1–7.

[13] Rockhill CM, Jaffe K, Zhou C, Fan M-Y, Katon W, Fann JR. Health care costs associated with traumatic brain injury and psychiatric illness in adults. J Neurotrauma. 2012;29(6):1038–46.

[14] Orman JAL, Kraus JF, Zaloshnja E. Epidemiology. In: Silver JM, McAllister TW, Yudofsky SC, editors. Textbook of traumatic brain injury. 2nd ed. Washington, DC: American Psychiatric Publishing; 2011. p. 3–22.

[15] Lucas JA, Addeo R. Traumatic brain injury and postconcussion syndrome. In: Snyder PJ, Nussbaum PD, Robins DL, editors. Clinical neuropsychology: a pocket handbook for assessment. Washington, DC: American Psychological Association. 2006; p. 351–80.

[16] LaPlaca MC, Simon CM, Prado GR, Cullen DK. CNS injury biomechanics and experimental models. Prog Brain Res. 2007;161:13–26.

[17] Park E, Bell JD, Baker AJ. Traumatic brain injury: can the consequences be stopped? CMAJ. 2008;178:1163–70.

[18] Smith DH, Meaney DF, Shull WH. Diffuse axonal injury in head trauma. J Head Trauma Rehabil. 2003;18:307–16.

[19] Malec JF, Brown AW, Leibson CL, Flaada JT, Mandrekar JN, Diehl NN, et al. The mayo classification system for traumatic brain injury severity. J Neurotrauma. 2007;24:1417–24.

[20] Stein SC. Minor head injury: 13 is an unlucky number. J Trauma. 2001;50:759–60.

[21] Baum J, Entezami P, Shah K, Medhkour A. Predictors of outcomes in traumatic brain injury. World Neurosurg. 2016;90:525–9.

[22] Zador Z, Sperrin M, King AT. Predictors of outcome in traumatic brain injury: new insight using receiver operating curve indices and Bayesian network analysis. PLoS One. 2016;11:e0158762.

[23] Brasure M, Lamberty GJ, Sayer NA, Nelson NW, MacDonald R, Ouellette J, et al. AHRQ comparative effectiveness reviews. In: Multidisciplinary postacute rehabilitation for moderate to severe traumatic brain injury in adults. Rockville: Agency for Healthcare Research and Quality (US); 2012.

[24] Kushner D. Mild traumatic brain injury: toward understanding manifestations and treatment. Arch Intern Med. 1998;158:1617–24.

[25] Mayo Clinic. Traumatic brain injury. Diseases & conditions. Washington, DC: American Psychological Association. 2018.

[26] Consensus conference. Rehabilitation of persons with traumatic brain injury. NIH consensus development panel on rehabilitation of persons with traumatic brain injury. JAMA. 1999;282(10):974–83.

[27] McDonald S. Impairments in social cognition following severe traumatic brain injury. J Int Neuropsychol Soc. 2013;19(3):231–46.

[28] Cappa KA, Conger JC, Conger AJ. Injury severity and outcome: a meta-analysis of prospective studies on TBI outcome. Health Psychol. 2011;30:542–60.

[29] Iverson GI, Zasler ND, Lange RT. Post-concussion disorder. New York: Demos; 2007.

[30] Carroll LJ, Cassidy JD, Peloso PM, Borg J, von Holst H, Holm L, et al. Prognosis for mild traumatic brain injury: results of the WHO collaborating centre task force on mild traumatic brain injury. J Rehabil Med. 2004;36:84–105.

[31] Hiploylee C, Dufort PA, Davis HS, Wennberg RA, Tartaglia MC, Mikulis D, et al. Longitudinal study of Postconcussion syndrome: not everyone recovers. J Neurotrauma. 2017;34(8):1511–23.

[32] McMahon P, Hricik A, Yue JK, Puccio AM, Inoue T, Lingsma HF, et al. Symptomatology and functional outcome in mild traumatic brain injury: results from the prospective TRACK-TBI study. J Neurotrauma. 2014;31(1):26–33.

[33] Ryan LM, Warden DL. Post concussion syndrome. Int Rev Psychiatry Abingdon Engl. 2003;15(4):310–6.

[34] Tate RL, Broe GA, Cameron ID, Hodgkinson AE, Soo CA. Pre-Injury, Injury and early post-injury predictors of long-term functional and psychosocial recovery after severe traumatic brain injury. Brain Impair. 2005;6(2):75–89.

[35] Davis KC, Slomine BS, Salorio CF, Suskauer SJ. Time to follow commands and duration of posttraumatic amnesia predict GOS-E Peds scores 1 to 2 years after TBI in children requiring inpatient rehabilitation. J Head Trauma Rehabil. 2016;31(2):E39–47.

[36] Jallo JI, Narayan RK. Craniocerebral trauma. In: Bradley WG, Daroff RB, Fenichel GM, editors. Neurology in clinical practice. Boston: Butterworth-Heinemann; 2000. p. 1055–87.

[37] Selassie AW, Zaloshnja E, Langlois JA, Miller T, Jones P, Steiner C. Incidence of long-term disability following traumatic brain injury hospitalization, United States, 2003. J Head Trauma Rehabil. 2008;23:123–31.

[38] Koponen S, Taiminen T, Portin R, Himanen L, Isoniemi H, Heinonen H, et al. Axis I and II psychiatric disorders after traumatic brain injury: a 30-year follow-up study. Am J Psychiatry. 2002;159(8):1315–21.

[39] Hibbard MR, Uysal S, Kepler K, Bogdany J, Silver J. Axis I psychopathology in individuals with traumatic brain injury. J Head Trauma Rehabil. 1998;13(4):24–39.

[40] Rogers JM, Read CA. Psychiatric comorbidity following traumatic brain injury. Brain Inj. 2007;21(13–14):1321–33.

[41] Jorge RE, Starkstein SE. Pathophysiologic aspects of major depression following traumatic brain injury. J Head Trauma Rehabil. 2005;20(6):475–87.

[42] Rapoport MJ. Depression following traumatic brain injury: epidemiology, risk factors and management. CNS Drugs. 2012;26(2):111–21.

[43] Bombardier CH, Fann JR, Temkin NR, Esselman PC, Barber J, Dikmen SS. Rates of major depressive disorder and clinical out-comes following traumatic brain injury. JAMA. 2010;303:1938–45.

[44] Fisher LB, Pedrelli P, Iverson GL, Bergquist TF, Bombardier CH, Hammond FM, et al. Prevalence of suicidal behaviour following traumatic brain injury: longitudinal follow-up data from the NIDRR traumatic brain injury model systems. Brain Inj. 2016;30(11):1311–8.

[45] Wilson J, Pettigrew L, Teasdale G. Emotional and cognitive consequences of head injury in relation to the Glasgow outcome scale. J Neurol Neurosurg Psychiatry. 2000;69(2):204–9.

[46] Whitnall L, McMillan TM, Murray GD, Teasdale GM. Disability in young people and adults after head injury: 5–7 year follow up of a prospective cohort study. J Neurol Neurosurg Psychiatry. 2006;77(5):640–5.

[47] Fann JR, Katon WJ, Uomoto JM, Esselman PC. Psychiatric disorders and functional disability in outpatients with traumatic brain injuries. Am J Psychiatry. 1995;152:1493–9.

[48] Rutherford WH. Sequelae of concussion caused by minor head injuries. Lancet. 1977;1:1–4.

[49] Garden N, Sullivan KA. An examination of the base rates of post-concussion symptoms: the influence of demographics and depression. Appl Neuropsychol. 2010;17:1–7.

[50] Rapoport MJ, McCullagh S, Shammi P, Feinstein A. Cognitive impairment associated with major depression following mild and moderate traumatic brain injury. J Neuropsychiatry Clin Neurosci. 2005;17:61–5.

[51] Chamelian L, Feinstein A. The effect of major depression on subjective and objective cognitive deficits in mild to moderate traumatic brain injury. J Neuropsychiatry Clin Neurosci. 2006;18:33–8.

[52] Tsaousides T, Cantor JB, Gordon WA. Suicidal ideation following traumatic brain injury: prevalence rates and correlates in adults living in the community. J Head Trauma Rehabil. 2011;26(4):265–75.

[53] Rao V, Rosenberg P, Bertrand M, Salehinia S, Spiro J, Vaishnavi S, et al. Aggression after traumatic brain injury: prevalence & correlates. J Neuropsychiatry Clin Neurosci. 2009;21(4):420–9.

[54] Katon JW. Epidemiology and treatment of depression in patients with chronic medical illness. Dialogues Clin Neurosci. 2011;13:7–23.

[55] First MB, Spitzer RL, Gibbon M, Williams JBW. Structured clinical interview for DSM-IV axis I disorders SCID-I: clinician ver-sion, administration booklet. Arlington: American Psychiatric Publishing;

1997.

[56] Ashman T, Cantor JB, Tsaousides T, Spielman L, Gordon W. Comparison of cognitive behavioral therapy and supportive psychotherapy for the treatment of depression following traumatic brain injury: a randomized controlled trial. J Head Trauma Rehabil. 2014;29(6):467–78.

[57] Gould KR, Ponsford JL, Johnston L, Schonberger M. The nature, frequency and course of psychiatric disorders in the first year after traumatic brain injury: a prospective study. Psychol Med. 2011;41:2099–109.

[58] Jorge RE, Robinson RG, Moser D, Tateno A, Crespo-Facorro B, Arndt S. Major depression following traumatic brain injury. Arch Gen Psychiatry. 2004;61:42–50.

[59] Sliwinski M, Gordon WA, Bogdany J. The Beck Depression Inventory: is it a suitable measure of depression for individuals with traumatic brain injury? J Head Trauma Rehabil. 1998;13(4):40–6.

[60] Hamilton M. A rating scale for depression. J Neurol Neurosurg Psychiatry. 1960;23:56–62.

[61] Ashman TA, Cantor JB, Gordon WA, Spielman L, Flanagan S, Ginsberg A, et al. A randomized controlled trial of sertraline for the treatment of depression in persons with traumatic brain injury. Arch Phys Med Rehabil. 2009;90:733–40.

[62] Dyer JR, Williams R, Bombardier CH, Vannoy S, Fann JR. Evaluating the psychometric properties of 3 depression measures in a sample of persons with traumatic brain injury and major depressive disorder. J Head Trauma Rehabil. 2016;31(3):225–32.

[63] Schwarzbold ML, Diaz AP, Nunes JC, Sousa DS, Hohl A, Guarnieri R, et al. Validity and screening properties of three depression rating scales in a prospective sample of patients with severe traumatic brain injury. Rev Bras Psiquiatr. 2014;36(3):206–12.

[64] Kroenke K, Spitzer RL, Williams JB. The PHQ-9: valid-ity of a brief depression severity measure. J Gen Intern Med. 2001;16(9):606–13.

[65] Fann JR, Bombardier CH, Dikmen S, Esselman P, Warms CA, Pelzer E, et al. Validity of the patient health questionnaire-9 in assessing depression following traumatic brain injury. J Head Trauma Rehabil. 2005;20:501–11.

[66] Cook KF, Bombardier CH, Bamer AM, Choi SW, Kroenke K, Fann JR. Do somatic and cognitive symptoms of traumatic brain injury confound depression screening? Arch Phys Med Rehabil. 2011;92(5):818–23.

[67] Beck AT, Steer RA, Brown GK. Manual for the Beck Depression Inventory-II. San Antonio: Psychological Corporation; 1996.

[68] Homaifar BY, Brenner LA, Gutierrez PM, Harwood JF, Thompson C, Filley CM, et al. Sensitivity and specificity of the Beck Depression Inventory-II in persons with traumatic brain injury. Arch Phys Med Rehabil. 2009;90:652–6.

[69] Rowland SM, Lam CS, Leahy B. Use of the Beck Depression Inventory-II (BDI-II) with persons with traumatic brain injury: analysis of factorial structure. Brain Inj. 2005;19:77–83.

[70] Zigmond AS, Snaith RP. The hospital anxiety and depression scale. Acta Psychiatr Scand. 1983;67(6):361–70.

[71] Whelan-Goodinson R, Ponsford J, Schonberger M. Validity of the hospital anxiety and depression scale to assess depression and anxiety following traumatic brain injury as compared with the structured clinical interview for DSM-IV. J Affect Disord. 2009;114:94–102.

[72] Dahm J, Wong D, Ponsford J. Validity of the depression anxiety stress scales in assessing depression and anxiety following traumatic brain injury. J Affect Disord. 2013;151:392–6.

[73] Radloff LS. The CES-D scale: a self-report depression scale for research in the general population. Appl Psychol Meas. 1977;1(3):385–401.

[74] Bush BA, Novack TA, Schneider JJ, Madan A. Depression following traumatic brain injury: the validity of the CES-D as a brief screening device. J Clin Psychol Med Settings. 2004;11(3):195–201.

[75] McCauley SR, Pedroza C, Brown SA, Boake C, Levin HS, Goodman HS, et al. Confirmatory factor structure of the Center for Epidemiologic Studies-Depression scale (CES-D) in mild-tomoderate traumatic brain injury. Brain Inj. 2006;20(5):519–27.

[76] Levin HS, McCauley SR, Josic CP, Boake C, Brown SA, Goodman HS, et al. Predicting depression following mild traumatic brain injury. Arch Gen Psychiatry. 2005;62:523–8.

[77] Dikmen SS, Bombardier CH, Machamer JE, Fann JR, Temkin NR. Natural history of depression in traumatic brain injury. Arch Phys Med Rehabil. 2004;85:1457–64.

[78] Derogatis LR, Rickels K, Uhlenhuth EH, Covi L. The Hopkins symptom checklist: a measure of primary symptom dimensions. In: Pinchot P, editor. Psychological measurements in psychopharmacology: problems in Pharmacopsychiatry. Basel: S Karger AG; 1974. p. 79–112.

[79] Arundine A, Bradbury CL, Dupuis K, Dawson DR, Ruttan LA, Green REA. Cognitive behavior therapy after acquired brain injury: maintenance of therapeutic benefits at 6 months posttreatment. J Head Trauma Rehabil. 2012;27(2):104–12.

[80] Ramanathan DM, Wardecker BM, Slocomb JE, Hillary FG. Dispositional optimism and outcome following traumatic brain injury. Brain Inj. 2011;25(4):328–37.

[81] Lovibond SH, Lovibond PF. Manual for the depression anxiety stress scales. Sidney: Psychology Foundation; 1995.

[82] Malec JF, Brown AW, Moessner AM, Stump TE, Monahan P. A preliminary model for posttraumatic brain injury depression. Arch Phys Med Rehabil. 2010;91(7):1087–97.

[83] Jorge RE, Robinson RG, Arndt SV, Starkstein SE, Forrester AW, Geisler F. Depression following traumatic brain injury: a 1 year longitudinal study. J Affect Disord. 1993;27:233–43.

[84] Babin PR. Diagnosing depression in persons with brain injuries: a look at theories, the DSM-IV and depression measures. Brain Inj. 2003;17:889–900.

[85] Moldover JE, Goldberg KB, Prout MF. Depression after traumatic brain injury: a review of evidence for clinical heterogeneity. Neuropsychol Rev. 2004;14:143–54.

[86] Rosenthal M, Christensen BK, Ross TP. Depression following traumatic brain injury. Arch Phys Med Rehabil. 1998;79:90–103.

[87] Moore AD, Stambrook M. Cognitive moderators of outcome following traumatic brain injury: a conceptual model and implications for rehabilitation. Brain Inj. 1995;9:109–30.

[88] Curran CA, Ponsford JL, Crowe S. Coping strategies and emotional outcome following traumatic brain injury: a comparison with orthopedic patients. J Head Trauma Rehabil. 2000;15:1256–74.

[89] Fann JR, Burington B, Leonetti A, Jaffe K, Katon WJ, Thompson RS. Psychiatric illness following traumatic brain injury in an adult health maintenance organization population. Arch Gen Psychiatry. 2004;61(1):53–61.

[90] Lee AL, Ogle WO, Sapolsky RM. Stress and depression: possible links to neuron death in the hippocampus. Bipolar Disord. 2002;4(2):117–28.

[91] Elmore S. Apoptosis: a review of programmed cell death. Toxicol Pathol. 2007;35:495–516.

[92] Lucassen PJ, Müller MB, Holsboer F, Bauer J, Holtrop A, Wouda J, et al. Hippocampal apoptosis in major depression is a minor event and absent from subareas at risk for glucocorticoid overexposure. Am J Pathol. 2001;158(2):453–68.

[93] Girgis F, Pace J, Sweet J, Miller JP. Hippocampal neurophysiologic changes after mild traumatic brain injury and potential neuromodulation treatment approaches. Front Syst Neurosci [Internet]. 2016. [cited 2018 Jan 25];10. Available from: https://www.ncbi.nlm.nih.gov/pmc/articles/PMC4746250/.

[94] Czéh B, Lucassen PJ. What causes the hippocampal volume decrease in depression? Eur Arch Psychiatry Clin Neurosci. 2007;257(5):250–60.

[95] Atkins CM. Decoding hippocampal signaling deficits after traumatic brain injury. Transl Stroke Res. 2011;2(4):546–55.

[96] Tate DF, Bigler ED. Fornix and hippocampal atrophy in traumatic brain injury. Learn Mem Cold Spring Harb N. 2000;7(6):442–6.

[97] Royo NC, Conte V, Saatman KE, Shimizu S, Belfield CM, Soltesz KM, et al. Hippocampal vulnerability following traumatic brain injury: a potential role for neurotrophin-4/5 in pyramidal cell neuroprotection. Eur J Neurosci. 2006;23(5):1089–102.

[98] Monti JM, Voss MW, Pence A, McAuley E, Kramer AF, Cohen NJ. History of mild traumatic brain injury is associated with deficits in relational memory, reduced hippocampal volume, and less neural activity later in life. Front Aging Neurosci. 2013;5:41.

[99] Jorge RE, Acion L, Starkstein SE, Magnotta V. Hippocampal volume and mood disorders after traumatic brain injury. Biol Psychiatry. 2007;62(4):332–8.

[100] Maller JJ, Thomson RHS, Lewis PM, Rose SE, Pannek K, Fitzgerald PB. Traumatic brain injury, major depression, and diffusion tensor imaging: making connections. Brain Res Rev. 2010;64(1):213–40.

[101] Korley FK, Diaz-Arrastia R, Wu AH, Yue JK, Manley GT, Sair HI, et al. Circulating brain-derived neurotrophic factor has diagnostic and prognostic value in traumatic brain injury. J Neurotrauma. 2016;33:215–25.

[102] Lee B-H, Kim Y-K. The roles of BDNF in the pathophysiology of major depression and in antidepressant treatment. Psychiatry Investig. 2010. 23 07/09/received 09/07/accepted;7:231–5.

[103] Rothman SM, Mattson MP. Activity-dependent, stress-responsive BDNF signaling and the quest for optimal brain health and resilience throughout the lifespan. Neuroscience. 2013;239: 228–40.

[104] Marosi K, Mattson MP. BDNF mediates adaptive brain and body responses to energetic challenges. Trends Endocrinol Metab TEM. 2014;25(2):89–98.

[105] Fogelman D, Zafonte R. Exercise to enhance neurocognitive function after traumatic brain injury. PM R. 2012;4(11):908–13.

[106] McKee AC, Cantu RC, Nowinski CJ, Hedley-Whyte ET, Gavett BE, Budson AE, et al. Chronic traumatic encephalopathy in athletes: progressive tauopathy after repetitive head injury. J Neuropathol Exp Neurol. 2009;68:709–35.

[107] Stern RA, Riley DO, Daneshvar DH, Nowinski CJ, Cantu RC, McKee AC. Long-term consequences of repetitive brain trauma: chronic traumatic encephalopathy. PM R. 2011;3(10 Suppl 2):S460–7.

[108] Lakhan SE, Kirchgessner A. Chronic traumatic encephalopathy: the dangers of getting "dinged". Springerplus. 2012;1:2.

[109] Tagge CA, Fisher AM, Minaeva OV, Gaudreau-Balderrama A, Moncaster JA, Zhang X-L, et al. Concussion, microvascular injury, and early tauopathy in young athletes after impact head injury and an impact concussion mouse model. Brain [Internet]. [cited 2018 Jan 25]. Available from: https://doi.org/10.1093/brain/awx350/4815697.

[110] Yang C, Guo X, Wang GH, Wang HL, Liu ZC, Liu H, et al. Changes in tau phosphorylation levels in the hippocampus and frontal cortex following chronic stress. Braz J Med Biol Res. 2014;47(3):237–44.

[111] Brown EE, Iwata Y, Chung JK, Gerretsen P, Graff-Guerrero A. Tau in late-life depression: a systematic review and meta-analysis. J Alzheimers Dis JAD. 2016;54(2):615–33.

[112] van der Naalt J, Timmerman ME, de Koning ME, van der Horn HJ, Scheenen ME, Jacobs B, et al. Early predictors of outcome after mild traumatic brain injury (UPFRONT): an observational cohort study. Lancet Neurol. 2017;16:532–40.

[113] Meares S, Shores EA, Taylor AJ, Batchelor J, Bryant RA, Baguley IJ, et al. The prospective course of postconcussion syndrome: the role of mild traumatic brain injury. Neuropsychology. 2011;25(4):454–65.

[114] Chen J-K, Johnston KM, Petrides M, Ptito A. Neural substrates of symptoms of depression following concussion in male athletes with persisting

Postconcussion symptoms. Arch Gen Psychiatry. 2008;65(1):81.

[115] Guskiewicz KM, Marshall SW, Bailes J, McCrea M, Harding HP, Matthews A, et al. Recurrent concussion and risk of depression in retired professional football players. Med Sci Sports Exerc. 2007;39(6):903–9.

[116] Chrisman SPD, Richardson LP. Prevalence of diagnosed depression in adolescents with history of concussion. J Adolesc Health. 2014;54(5):582–6.

[117] Corrigan JD. Substance abuse as a mediating factor in out-come from traumatic brain injury. Arch Phys Med Rehabil. 1995;76:302–9.

[118] Jorge RE, Starkstein SE, Arndt S, Moser D, Crespo-Facorro B, Robinson RG. Alcohol misuse and mood disorders following traumatic brain injury. Arch Gen Psychiatry. 2005;62:742–9.

[119] Seel RT, Kreutzer JS, Rosenthal M, Hammond FM, Corrigan JD, Black K. Depression after traumatic brain injury: a National Institute on Disability and Rehabilitation Research Model Systems multicenter investigation. Arch Phys Med Rehabil. 2003;84:177–84.

[120] Silver JM, Kramer R, Greenwald S, Weissman M. The association between head injuries and psychiatric disorders: findings from the New Haven NIMH Epidemiologic Catchment Area Study. Brain Inj. 2001;15:935–45.

[121] Wijenberg MLM, Stapert SZ, Verbunt JA, Ponsford JL, Van Heugten CM. Does the fear avoidance model explain persistent symptoms after traumatic brain injury? Brain Inj. 2017;31:1597–604.

[122] Fedoroff JP, Starkstein SE, Forrester AW, Geisler FH, Jorge RE, Arndt SV, et al. Depression in patients with acute traumatic brain injury. Am J Psychiatry. 1992;149:918–23.

[123] Jorge RE, Robinson RG, Arndt S. Are there symptoms that are specific for depressed mood in patients with traumatic brain injury? J Nerv Ment Dis. 1993;181:91–9.

[124] Levin H, Kraus MF. The frontal lobes and traumatic brain injury. J Neuropsychiatry Clin Neurosci. 1994;6(4):443–54.

[125] Mayberg H. Frontal lobe dysfunction in secondary depression. J Neuropsychiatry Clin Neurosci. 1994;6(4):428–42.

[126] Wallace CA, Bogner J. Awareness of deficits: emotional implications for persons with brain injury and their significant others. Brain Inj. 2000;14:549–62.

[127] Leach LR, Frank RG, Bouman DE, Farmer J. Family functioning, social support and depression after traumatic brain injury. Brain Inj. 1994;8:599–606.

[128] Franulic A, Carbonell CG, Pinto P, Sepulveda I. Psychosocial adjustment and employment outcome 2, 5 and 10 years after TBI. Brain Inj. 2004;18(2):119–29.

[129] Neurobehavioral Guidelines Working Group, Warden DL, Gordon B, McAllister TW, Silver JM, Barth JT, et al. Guidelines for the pharmacologic treatment of neurobehavioral sequelae of traumatic brain injury. J Neurotrauma. 2006;23(10):1468–501.

[130] Lee H, Kim S-W, Kim J-M, Shin I-S, Yang S-J, Yoon J-S. Comparing effects of methylphenidate, sertraline and placebo on neuropsychiatric sequelae in patients with traumatic brain injury. Hum Psychopharmacol. 2005;20(2):97–104.

[131] Rapoport MJ, Mitchell RA, McCullagh S, Herrmann N, Chan F, Kiss A, et al. A randomized controlled trial of antidepressant continuation for major depression following traumatic brain injury. J Clin Psychiatry. 2010;71(9):1125–30.

[132] Novack TA, Baños JH, Brunner R, Renfroe S, Meythaler JM. Impact of early administration of sertraline on depres-sive symptoms in the first year after traumatic brain injury. J Neurotrauma. 2009;26(11):1921–8.

[133] Fann JR, Bombardier CH, Temkin N, Esselman P, Warms C, Barber J, et al. Sertraline for major depression during the year following traumatic brain injury: a randomized controlled trial. J Head Trauma Rehabil. 2017;32(5):332–42.

[134] Driver S, Ede A. Impact of physical activity on mood after TBI. Brain Inj. 2009;23(3):203–12.

[135] Schwandt M, Harris JE, Thomas S, Keightley M, Snaiderman A, Colantonio A. Feasibility and effect of aerobic exercise for low-ering depressive symptoms among individuals with traumatic brain injury: a pilot study. J Head Trauma Rehabil. 2012;27(2): 99–103.

[136] Bateman A, Culpan FJ, Pickering AD, Powell JH, Scott OM, Greenwood RJ. The effect of aerobic training on rehabilitation outcomes after recent severe brain injury: a randomized controlled evaluation. Arch Phys Med Rehabil. 2001;82(2):174–82.

[137] Hoffman JM, Bell KR, Powell JM, Behr J, Dunn EC, Dikmen S, et al. A randomized controlled trial of exercise to improve mood after traumatic brain injury. PM R. 2010;2(10):911–9.

[138] Wise EK, Hoffman JM, Powell JM, Bombardier CH, Bell KR. Benefits of exercise maintenance after traumatic brain injury. Arch Phys Med Rehabil. 2012;93(8):1319–23.

[139] Topolovec-Vranic J, Cullen N, Michalak A, Ouchterlony D, Bhalerao S, Masanic C, et al. Evaluation of an online cognitive behavioural therapy program by patients with traumatic brain injury and depression. Brain Inj. 2010;24:762–72.

[140] Tiersky LA, Anselmi V, Johnston MV, Kurtyka J, Roosen E, Schwartz T, et al. A trial of neuropsychologic rehabilitation in mild-spectrum traumatic brain injury. Arch Phys Med Rehabil. 2005;86:1565–74.

[141] Bradbury CL, Christensen BK, Lau MA, Ruttan LA, Arundine AL, Green RE. The efficacy of cognitive behavior therapy in the treatment of emotional distress after acquired brain injury. Arch Phys Med Rehabil. 2008;89:S61–8.

[142] Bédard M, Felteau M, Mazmanian D, Fedyk K, Klein R, Richardson J, et al. Pilot evaluation of a mindfulness-based intervention to improve quality of life among individuals who sustained traumatic

brain injuries. Disabil Rehabil. 2003;25: 722–31.

[143] Powell J, Heslin J, Greenwood R. Community based rehabilitation after severe traumatic brain injury: a randomised controlled trial. J Neurol Neurosurg Psychiatry. 2002;72(2):193–202.

[144] Svendsen H, Teasdale T, Pinner M. Subjective experience in patients with brain injury and their close relatives before and after a rehabilitation programme. Neuropsychol Rehabil. 2004;14(5):495–515.

[145] Brenner LA, Hoffberg AS, Shura RD, Bahraini N, Wortzel HS. Interventions for mood-related issues post traumatic brain injury: novel treatments and ongoing limitations of current research. Curr Phys Med Rehabil Rep. 2013;1(3):143–50.

[146] Nielson DM, McKnight CA, Patel RN, Kalnin AJ, Mysiw WJ. Preliminary guidelines for safe and effective use of repetitive transcranial magnetic stimulation in moderate to severe traumatic brain injury. Arch Phys Med Rehabil. 2015;96(4):S138–44.

[147] Fitzgerald PB, Hoy KE, Maller JJ, Herring S, Segrave R, McQueen S, et al. Transcranial magnetic stimulation for depression after a traumatic brain injury: a case study. J ECT. 2011;27(1):38.

[148] Sinclair KL, Ponsford JL, Taffe J, Lockley SW, Rajaratnam SMW. Randomized controlled trial of light therapy for fatigue following traumatic brain injury. Neurorehabil Neural Repair. 2014;28(4):303–13.

[149] Polich G, Iaccarino MA, Kaptchuk TJ, Morales-Quezada L, Zafonte R. Placebo effects in traumatic brain injury. J Neurotrauma. 2018;35(11):1205–12.

[150] Bédard M, Felteau M, Marshall S, Cullen N, Gibbons C, Dubois S, et al. Mindfulness-based cognitive therapy reduces symptoms of depression in people with a traumatic brain injury: results from a randomized controlled trial. J Head Trauma Rehabil. 2014;29(4):E13–22.

[151] Judd LL, Akiskal HS, Maser JD, Zeller PJ, Endicott J, Coryell W, et al. A prospective 12-year study of subsyndromal and syndromal depressive symptoms in unipolar major depressive disorders. Arch Gen Psychiatry. 1998;55(8):694–700.

[152] Burg JS, Williams R, Burright RG, Donovick PJ. Psychiatric treatment outcome following traumatic brain injury. Brain Inj. 2000;14(6):513–33.

[153] Barker-Collo S, Starkey N, Theadom A. Treatment for depression following mild traumatic brain injury in adults: a meta-analysis. Brain Inj. 2013;27(10):1124–33.

[154] Mateer CA, Sira CS. Cognitive and emotional consequences of TBI: intervention strategies for vocational rehabilitation. NeuroRehabilitation. 2006;21(4):315–26.

[155] Nicholl J, LaFrance WC. Neuropsychiatric sequelae of traumatic brain injury. Semin Neurol. 2009;29(3):247–55.

[156] Vaishnavi S, Rao V, Fann JR. Neuropsychiatric problems after traumatic brain injury: unraveling the silent epidemic. Psychosomatics. 2009;50(3):198–205.

[157] Zomeren AH, van Brouwer WH. Clinical neuropsychology of attention. New York: Oxford University Press; 1994. 250 p.

[158] Fann JR, Bombardier CH, Vannoy S, Dyer J, Ludman E, Dikmen S, et al. Telephone and in-person cognitive behavioral therapy for major depression after traumatic brain injury: a randomized controlled trial. J Neurotrauma. 2015;32:45–57.

[159] Hsieh MY, Ponsford J, Wong D, Schonberger M, McKay A, Haines K. A cognitive behaviour therapy (CBT) programme for anxiety following moderate-severe traumatic brain injury (TBI): two case studies. Brain Inj. 2012;26:126–38.

[160] American Psychiatric Association. Diagnostic and statistical manual of mental disorders: DSM-IV-TR. 4th ed, text revision. Washington, DC: American Psychiatric Association; 2000. 943 p.

[161] DeRubeis RJ, Gelfand LA, Tang TZ, Simons AD. Medications versus cognitive behavior therapy for severely depressed outpatients: mega-analysis of four randomized comparisons. Am J Psychiatry. 1999;156(7):1007–13.

[162] Silver JM, McAllister TW, Arciniegas DB. Depression and cognitive complaints following mild traumatic brain injury. Am J Psychiatry. 2009;166(6):653–61.

[163] Wilson JT, Pettigrew LE, Teasdale GM. Structured interviews for the Glasgow outcome scale and the extended Glasgow outcome scale: guidelines for their use. J Neurotrauma. 1998;15(8):573–85.

[164] Grace J, Malloy PF. Frontal systems behavior scale: professional manual. Lutz: Psychological Assessment Resources, Inc; 2001.

[165] Sherer M. The awareness questionnaire. The Center for Outcome Measurement in Brain Injury [Internet]. 2004. Available from: http://www.tbims.org/combi/aq.

[166] Johnson-Greene D. Informed consent issues in traumatic brain injury research: current status of capacity assessment and recommendations for safeguards. J Head Trauma Rehabil. 2010;25:145–50.

[167] Triebel KL, Novack TA, Kennedy R, Martin RC, Dreer LE, Raman R, et al. Neurocognitive models of medical decisionmaking capacity in traumatic brain injury across injury severity. J Head Trauma Rehabil. 2016;31:E49–59.

[168] Winslade WJ, Tovino SA. Research with brain-injured subjects. J Head Trauma Rehabil. 2004;19:513–5.

[169] Appelbaum PS, Grisso T. MacCAT-CR: MacArthur competence assessment tool for clinical research. Sarasota: Professional Resource Press; 2001.

[170] Jeste DV, Palmer BW, Appelbaum PS, Golshan S, Glorioso D, Dunn LB, et al. A new brief instrument for assessing decisional capacity for clinical research. Arch Gen Psychiatry. 2007;64(8):966–74.

[171] Marson DC, Ingram KK, Cody HA, Harrell LE. Assessing the competency of patients with Alzheimer's disease under different legal standards. A prototype instrument. Arch Neurol. 1995;52:949–54.

[172] Anderson MI, Parmenter TR, Mok M. The relationship between neurobehavioural problems of severe traumatic brain injury (TBI), family functioning and the psychological well-being of the

spouse/ caregiver: path model analysis. Brain Inj. 2002;16(9):743–57.

[173] Kreutzer JS, Rapport LJ, Marwitz JH, Harrison-Felix C, Hart T, Glenn M, et al. Caregivers' well-being after traumatic brain injury: a multicenter prospective investigation. Arch Phys Med Rehabil. 2009;90(6):939–46.

[174] Hibbard MR, Cantor J, Charatz H, Rosenthal R, Ashman T, Gundersen N, et al. Peer support in the community: initial findings of a mentoring program for individuals with traumatic brain injury and their families. J Head Trauma Rehabil. 2002;17(2):112–31.

[175] Gallagher M, McLeod HJ, McMillan TM. A systematic review of recommended modifications of CBT for people with cognitive impairments following brain injury. Neuropsychol Rehabil. 2016;0(0):1–21.

[176] van Reekum R, Cohen T, Wong J. Can traumatic brain injury cause psychiatric disorders? J Neuropsychiatry Clin Neurosci. 2000;12:316–27.

[177] Peleg G, Barak O, Harel Y, Rochberg J, Hoofien D. Hope, dispositional optimism and severity of depression following traumatic brain injury. Brain Inj. 2009;23:800–8.

[178] Povlishock JT, Katz DI. Update of neuropathology and neurological recovery after traumatic brain injury. J Head Trauma Rehabil. 2005;20:76–94.

[179] Beck J. Cognitive behavior therapy: basics and beyond. 2nd ed. New York: Guilford Press; 2011.

[180] Backhaus S, Neumann D, Parrot D, Hammond FM, Brownson C, Malec J. Examination of an intervention to enhance relationship satisfaction after brain injury: a feasibility study. Brain Inj. 2016;30:975–85.

[181] Backhaus SL, Ibarra SL, Klyce D, Trexler LE, Malec JF. Brain injury coping skills group: a preventative intervention for patients with brain injury and their caregivers. Arch Phys Med Rehabil. 2010;91:840–8.

[182] King NS, Crawford S, Wenden FJ, Moss NE, Wade DT. The Rivermead Post Concussion Symptoms Questionnaire: a measure of symptoms commonly experienced after head injury and its reliability. J Neurol. 1995;242(9):587–92.

[183] Cella D, Lai J-S, Nowinski CJ, Victorson D, Peterman A, Miller D, et al. Neuro-QOL: brief measures of health-related quality of life for clinical research in neurology. Neurology. 2012;78(23):1860–7.

[184] Beutler L, Clarkin JF. Systematic treatment selection: toward targeted therapeutic interventions. 1st ed. New York: Routledge; 1990. (Bruner/Mazel Integrative Psychotherapy, Book 3).

[185] Clarkin JF, Kendall PC. Comorbidity and treatment planning: summary and future directions. J Consult Clin Psychol. 1992;60:904–8.

[186] Bellack AS, Bennett ME, Gearon JS, Brown CH, Yang Y. A randomized clinical trial of a new behavioral treatment for drug abuse in people with severe and persistent mental illness. Arch Gen Psychiatry. 2006;63:426–32.

[187] Linehan MM. Cognitive-behavioral treatment of borderline personality disorder. New York: Guilford Press; 1993.

[188] Barlow DH, Farchione TJ, Bullis JR, Gallagher MW, Murray-Latin H, Sauer-Zavala S, et al. The unified protocol for trans-diagnostic treatment of emotional disorders compared with diagnosis-specific protocols for anxiety disorders: a randomized clinical trial. JAMA Psychiat. 2017;74:875–84.

[189] Dreer LE, Tang X, Nakase-Richardson R, Pugh MJ, Cox MK, Bailey EK, et al. Suicide and traumatic brain injury: a review by clinical researchers from the National Institute for Disability and Independent Living Rehabilitation Research (NIDILRR) and Veterans Health Administration Traumatic Brain Injury Model Systems. Curr Opin Psychol. 2017;22:73–8.

[190] Harrison-Felix CL, Whiteneck GG, Jha A, DeVivo MJ, Hammond FM, Hart DM. Mortality over four decades after traumatic brain injury rehabilitation: a retrospective cohort study. Arch Phys Med Rehabil. 2009;90(9):1506–13.

[191] Ventura T, Harrison-Felix C, Carlson N, Diguiseppi C, Gabella B, Brown A, et al. Mortality after discharge from acute care hospitalization with traumatic brain injury: a population-based study. Arch Phys Med Rehabil. 2010;91(1):20–9.

[192] Mackelprang JL, Bombardier CH, Fann JR, Temkin NR, Barber JK, Dikmen SS. Rates and predictors of suicidal ideation during the first year after traumatic brain injury. Am J Public Health. 2014;104(7):e100–7.

[193] Simpson G, Tate R. Suicidality after traumatic brain injury: demographic, injury and clinical correlates. Psychol Med. 2002;32(4):687–97.

[194] Oquendo MA, Friedman JH, Grunebaum MF, Burke A, Silver JM, Mann JJ. Suicidal behavior and mild traumatic brain injury in major depression. J Nerv Ment Dis. 2004;192(6):430–4.

第三篇
药物治疗方法
Part Ⅲ   Medication Approaches

第8章 个体化药物治疗
Personalized Medicine

Simmie L. Foster　Samuel R. Petrie　David Mischoulon　Maurizio Fava　著

案例

　　Susan 是一位 65 岁的已婚白种人妇女，长期患有抑郁症、焦虑症、2 型糖尿病以及糖尿病神经病变引起的慢性疼痛。她的抑郁症是在绝经后才出现的。大约是 10 年前她就开始了抑郁症治疗，当时她刚从当地一家小公司工作繁忙的首席执行官的位置上退休。在过去的两年里，她开始出现糖尿病并发症，尤其是严重的神经病变限制了她的身体活动能力，她的抑郁症恶化了。她的一个主要症状是入睡和睡眠困难，她把这归因于腿部的灼痛。她感觉很绝望，认为再也好不了了，希望自己已经死了；她的注意力下降了，动力减少了。她的丈夫 Bill 注意到 Susan "对药物很敏感"，经常在达到治疗剂量之前，就因为药物不良反应而需要停止服用抗抑郁药物。她过去的药物试验包括多种选择性 5- 羟色胺再摄取抑制药（SSRIs）和 5- 羟色胺 - 去甲肾上腺素再摄取抑制药（SNRIs）。她从未服用过三环类抗抑郁药，目前只在晚上服用 0.5mg 的劳拉西泮（Lorazepam）帮助睡眠。在讨论了共病性抑郁症、睡眠障碍和慢性疼痛的药物和非药物治疗之后，Susan 对开始服用一种新药物极其谨慎，因为她过去的抗抑郁药物耐受性非常不好。她对替代疗法感兴趣。她的医师记得曾读到过一项研究，该研究建议 65 岁以上的患者根据基因分型进行去甲替林（Nortriptyline）治疗，并推荐了一种商业基因检测盒，为那些过去多次试验失败后开始服用抗抑郁药物的患者提供基因分型。在与 Susan 讨论了基因分型的利弊后，她决定购买这种基因检测盒，部分费用由她的保险承担。在等待结果的过程中，Susan 被转到整体疼痛诊所，在那里她可以开始身体康复，并对疼痛和睡眠进行认知行为治疗，希望能变得更加积极活跃。

　　一个月后，她的基因型和去甲替林推荐剂量结果出来了：她属于"代谢不良者"，这就解释了为什么她服用抗抑郁药有这么多不良反应。她开始服用极低剂量的去甲替林。两个月后，Susan 回来了，她的抑郁症得到了很大改善，睡眠质量提高了，疼痛也减轻了。康复后，她也更加活跃了。她对去甲替林的耐受性很好，不良反应只有一些口干。

一、概述

个性化药物治疗可以定义为根据患者特征来指导治疗决策。这其实不是什么新概念；医师们已经对药物进行了几千年个性化治疗。例如希波克拉底断言，"了解什么样的人得了病，比知道这个人得了什么病更重要"[1]。多年来，我们对个性化的使用变得越来越精细和具体，从希波克拉底根据外部观察"肤色"和"体液"来分类患者亚型[1]，发展到现在对内部结构的成像，甚至更高分辨率的细胞和分子的基因分型和表型分型。最近的将来，是宏观和微观的整合：将我们对疾病发病机制和分子及成像标记的不断深入的理解与系统生物学、数据挖掘和机器学习结合起来，以实现个性化治疗。

在过去的几年里，"个性化"这一概念在许多医学领域受到了极大的关注。虽然精神病学有望成为开发针对患者的诊断和治疗方法的最前沿，但目前这方面的具体指导方针还很少；许多可能的方法尚处于研究阶段。

在本章中，我们将讨论个性化用药的历史背景，特别是它与重度抑郁症患者的精神病学治疗和药物治疗的关系。本章将重点介绍重度抑郁症个性化治疗的最新研究进展，重点是预测不同特征患者对药物治疗的反应。然后，我们会就临床实践中对抑郁症患者的个性化治疗提出一些建议，最后简要概述目前的研究如何最终改进我们的精神病学精准治疗。

研究历程

几千年来，个性化治疗一直是东西方医学的信条。传统的中医和阿育吠陀医学一直强调，治疗必须针对个别患者。在西方医学中，基于对疾病过程中生物学（分子和细胞功能）的越来越高分辨率的观察，我们的个性化治疗已经取得了很大发展。如上所述，希波克拉底对四种"体液"不同组合的患者进行了分类，并指出应根据这些组合来确定治疗方法[1]。Paracelsus 认为，我们必须考虑到环境和患者之间的相互作用，引入了"毒物兴奋效应"概念（治疗的益处取决于剂量），并教导大家医学是以科学为基础的[1]。Motulsky 在 20 世纪 50 年代提出，药物需要根据个人组成进行定制——这是当今药物基因组学领域的先驱[1]。

当科学家们开始理解个人对环境和药物的反应受到生物学的影响时，出现了一场使医学实践更加科学化的运动，而这场运动带来的预期之外的后果是药物去个性化。在 20 世纪 60 年代，Alvan Feinstein 开创了临床流行病学，为循证医学的教学和实践奠定了基础[2]。证明"一种药物是安全的"的黄金标准是双盲、安慰剂对照、随机临床试验（RCT）。这种科学的医学方法的好处是显而易见的（开发出质量更好、更安全的药物，强调对药物机制的理解），但也有局限性。第一个局限是规模问题。各方面都完全"平均"的个体是不存在的，因此，对于一组患者来说，治疗平均有效，必然对某些个体有效，而对另一些个体无效。如果研究人员的试验组足够大，那就可以发现患者的特征可以预测治疗反应，但大多数研究都是使用小样本和异质方法完成的，使得这些组合数据很难解释。第二个局限是过度依赖"最佳可用证据"来照顾个别患者[3]。从随机对照试验中获得的数据是有限的，通常不包括临床医师在实践中用于作出个体治疗决定的全部数据，包括主观症状、疾病进展和心理社会因素等。第三个局限是偏见。社会对科学的解释存在偏见[4, 5]，这可能会扭曲研究结果和研究结果的适用性。随机对照试验的目标是发现一种"效应"，这导致了对生理学和病理生理学上的个体差异的严重偏见，因为这些差异掩盖了预期的平均疗效。一个显著的例子是药理研究中的男性偏见，这导致许多药物由于其女性的不良反应而退出市场[6, 7]。例如，女性对镇静催眠药唑吡坦（Zolpidem）的平均剂量需求是男性的一半；然而，直到该药物上市后才被发现[8]。个性化的方法可以通过考虑个体的差异（如激素水平或药物代谢动力学）来避免这些偏差，而不是将这种差异视为阻碍获得标准化数据（许多年来女性被排除在临床试验之外，因为荷尔蒙的波动与月经有关的症状会导致试验结果出现不可接受的变化）的不利因素。

再举一个突出个性化用药优势的例子，我们问咳嗽患者应该如何治疗。如果我们对所有咳嗽患者对抗生素的反应进行平均分析，那么只有感染患者才能获得治疗，更具体地说，是那些对所选抗生素敏感的微生物引起感染的患者——如果我们用平均结果为普通咳嗽患者提出治疗建议，显然会使一些患者受益，但可能对其他患者造成致命伤害。在接受细菌理论和随后发现抗生素之前，个性化治疗咳嗽的选择是有限的。现在我们知道咳嗽可能有感染性或非感染性病因。精准或个性化的方法是获取数据，例如表明感染暴露、恶性肿瘤、慢性阻塞性肺病、自身免疫或过敏史、身体检查结果、痰标本和培养、胸部 X 线片，以及最重要的抗生素敏感性概况的历史数据，然后根据这些信息的综合结果开出治疗处方。在精神病学领域，我们仍然在收集"细菌理论"的工具，这将使我们在诊断和治疗上更加精准。

由于缺乏这些工具，精神病学家长期以来都是对生物学做假设，而不知道其基本机制。根据病史、临床表现和数据做出最佳临床判断的医师，通常被认为最能预测患者对治疗的反应。患者的症状和表现可能反映疾病过程的潜在生物学特性，医师使用通过临床经验获得的模式识别来指导治疗。我们现在开始对精神疾病的生物学基础有更多的了解，这最终将使我们开发出个性化精神治疗的理论和规程。这种个性化方法的目标是推进我们的科学医学实践，同时整合我们对个体生物学差异的新认识，开发针对患者的特定药物治疗。

以重度抑郁症患者为例，快速发展的个性化工具包含两类信息：现象学信息和生理学信息。现象学特征由临床医师观察获得，或通过交互式诊断性访谈（半结构化或非结构化）获得。这些可能是人口统计学上的（年龄、性别、种族），历史上的（医学共病史、既往抑郁症史、精神共病史），症候群症状（非典型抑郁症、忧郁型抑郁症、焦虑型抑郁症），或环境因素（社会压力源、适应负荷）。这些数据与疾病机制相对独立，可以告知临床医师的"最佳猜测"。生理特征或生物标志物通常是通过程序收集测量获得。例如，收集外周血液中产生的循环生物标志物（炎症调节物和介质）、基因组 DNA（用于药理遗传学分析）、通过功能性磁共振成像（fMRI）等各种技术获得的脑图像，以及与状态相关（在特定的时间点）的心理生理学 / 神经心理学数据，或固有数据（独立于疾病状态或缓解情况而存在的）。这些检测的假定目标是识别、了解和针对疾病的机制进行治疗。

为了个性化治疗，我们将这两类信息结合起来，将临床现象学与客观测量相结合，提出两个相关问题：

1. 哪些患者特征可以预测治疗的益处？

2. 哪种治疗方法对患者有益？

传统上，精神病学缺乏对疾病的客观测量和循证的分子靶向治疗方法。然而，精神病学的重点是将患者理解为独立的个体，这可能有助于将客观测量数据整合到个性化模型中。

接下来，我们将介绍各种类型的现象学和生理学数据，以及我们利用这些数据预测治疗反应的研究新发现。我们特别关注药物治疗的应答情况；然而，心理治疗的个性化也非常有助于提升我们创造有效的个性化治疗的能力。我们注意到，我们的精神病学个性化治疗的能力目前受到我们研究方法的限制，当我们找到新的更有效的方法来问"我怎样才能最好地治疗这个患者？"的时候，这种个性化治疗的能力将得到增强。

二、现象学方面的信息

（一）治疗反应相关的人口统计学因素

1. 患者性别

重度抑郁症在女性中的发病率大约是男性的两倍[9]。男性和女性对某些抗抑郁药物的应答率也不同。例如，许多研究表明，女性对选择性 5- 羟色胺再摄取抑制药（SSRIs）的应答比男性更高[10-14]。另一方面，男性对丙咪嗪（一种三环类抗抑郁药）的应答更好[10, 14]。虽然支持这些发现的研究数据基本一致，但也有一些与此矛盾的研究，因此表明还仍然需要进一步验证这些关联[15]。

观察到的抑郁症患病率和治疗反应的性别差异，可能部分是由于激素因素。例如绝经前妇女的抑郁症发生率比男性高，而绝经后妇女的抑郁症发生率与男性相当[16]。关于治疗反应，一项研究发现，绝经前妇女对西酞普兰的反应要好于绝经后妇女[17]。激素差异的具体影响得到了实验的进一步证实，绝经后妇女的雌激素替代治疗改善抑郁情绪[18]，增加对氟西汀的应答[19]，并可能降低患抑郁症的可能性[20, 21]。这一发现表明，激素的作用是复杂的，既可能增加患抑郁症的风险，也可能改善抑郁症。神经类固醇对抑郁症的疗效也引起了人们的关注，并对产后抑郁症的妇女进行了研究[22]。除了激素的影响外，可能导致男女治疗反应差异的机制还有很多。例如在神经免疫相互作用和炎症（部分由于 X 染色体上的免疫相关基因）方面存在严重的性别差异，这可能会影响治疗反应[23-25]。社会因素也有影响，例如，性虐待和家庭暴力经历、儿童保育责任、较少经济发展机会，这些因素存在男女性别差异[26]。

总体而言，有初步证据表明，女性和男性对各种单胺类抗抑郁药物的反应不同，这些差异可能部分与激素和其他机制有关。未来的研究应进一步探索抑郁症患者性别差异的生物学基础，以及药物代谢动力学和最佳剂量的性别差异。

2. 种族、社会和环境决定因素

对于不同种族和民族背景的个体，其抑郁症有许多重要的差异。例如相比非西班牙裔

白种人，非洲裔美国人、亚裔美国人、太平洋岛民和西班牙裔美国人都更不相信抑郁症是以生物学为基础的，也更不相信抗抑郁药物是有效的[27]。少数民族甚至不太接受抑郁症的药物治疗[28]。除了对抑郁症的疾病信念，在少数族裔重度抑郁症患者的治疗方面，还存在着显著的健康差异。Alegría 及其同事[29]在对 8762 名抑郁症患者进行的一项大型调查中，重点研究了这些差异，发现少数群体更容易被误诊和诊断不充分，更不可能获得治疗，而且接受的治疗质量较低。有关种族、文化和抑郁症的内容，请参阅第 4 章。

少数民族在治疗上出现差异的一个原因是，为其提供服务的医护人员可能并不总是理解抑郁症概念上的文化差异。例如，拉丁裔美国人的抑郁症和（或）焦虑症患者可能会用诸如"着魔了"（susto）或"发神经"（ataque de nervios）这样的文化习语来描述他们的症状[30, 31]。同样，Yeung 和 Kam[32] 的一项研究表明，华裔美国人患者更喜欢用肢体语言而不是情绪方面的词语来说明他们的症状，这可能是因为华裔美国人对抑郁症的看法和体验存在文化差异[33]。这一现象揭示了少数民族患者抑郁症诊断不足的风险，并强调从业医师需要接受定期的文化能力培训。这对个性化治疗很重要，因为个体如何看待治疗的潜在疗效，会影响他们对治疗的反应[34]；治疗应根据患者的世界观进行调整。其他文献已讨论了文化知情对治疗的影响（请参阅第 4 章和第 6 章）。

实施个性化药物治疗的标准方法，到目前为止，很少有研究调查不同民族对抗抑郁药物反应的差异。STAR*D 研究是为数不多的研究这一课题的大规模试验之一。结果表明，与少数民族相比，西酞普兰（Citalopram）对于白种人有更高的缓解率[35]。Murphy 及其同事[36]对该队列的进一步分析发现，社会经济因素和遗传因素导致了白种人和非裔美国人西酞普兰缓解率的差异。虽然社会经济因素对治疗反应的影响最大，但种族和遗传血统对治疗反应也有显著影，但影响较小（β=0.050；$P < 0.05$）。

考虑到少数民族的抑郁症治疗方面存在文化差异和巨大健康差异，我们必须增进对种族如何影响药物治疗决策的理解，这一点至关重要。未来的研究应该探索种族差异（在遗传、生物标志物、文化和社会经济地位等方面）如何影响各种抗抑郁药物的可接受性、耐受性和临床结果。

3. 患者年龄

对于 65 岁以上的老年人，治疗带来的不良反应更多，通常需要更低的药物剂量，这可能是由于他们代谢和排泄药物的能力发生了生理变化。与年轻患者相比，单胺类抗抑郁药标准治疗对于年龄较大（65 岁以上）的抑郁症患者，其疗效相对较差[37]。治疗老年抑郁症的一个重要问题是，非典型抗精神病药物是 FDA 唯一批准的抗抑郁药物增强治疗，在老年人中耐受性较差，可能会带来诸如帕金森症（Parkinsonism）等诸多不良反应。

（二）治疗反应相关的治疗史和医学因素

1. 医学疾病和精神疾病

很多情况下，医学疾病往往与抑郁症共病，并可能会影响治疗决策。大量研究表明，重度抑郁症与糖尿病、心脏病、高血压、脑卒中、甲状腺功能减退、肥胖、认知障碍、阿尔茨海默病和癌症等疾病之间存在相关[38-41]。当患者出现轻微重度抑郁症时，在开抗抑郁药之前，首先仔细检查发现并发症并对其进行治疗，可能是明智的。然而，当抑郁症状很严重并且会带来损害时，就有必要同时治疗医学疾病和抑郁症。此外，某些医学并发症，包括高胆固醇血症[42]、高体重[43, 44]和低叶酸血症[45, 46]，已被证实可以预测抑郁症患者对选择性 5- 羟色胺再摄取抑制药（SSRIs）的不良反应。对于低叶酸血症患者或单独对选择性 5- 羟色胺再摄取抑制药（SSRIs）没有反应的患者，"标签外用途"（off label）的可选药物，包括辅助性 L- 甲基叶酸、亚叶酸和辅助性 S- 腺苷 -L- 蛋氨酸[47-50]，也有较好的应用前景。诸如四氢生物蝶呤（Tetrahydrobiopterin）在内的其他代谢辅助因子，可能是未来研究的热点[51]。

在接下来的部分中，我们将重点讨论重度抑郁症中常见的精神疾病并发症及其对个性化治疗的影响。这些并发症包括焦虑症、注意缺陷多动障碍（attention deficit hyperactivity disorder，ADHD）、疼痛和认知障碍。

(1) 焦虑症：重度抑郁症患者被诊断为焦虑症的可能性是普通人群的 4 倍[52]。比起没患焦虑症的抑郁症患者，那些焦虑症合并抑郁症患者的治疗效果更差[53, 54]。一项研究表明，抑郁症合并焦虑症患者对氟西汀治疗的反应较差[55]。Davidson 及其同事[56]的另一项研究表明，服用氟西汀或文拉法辛的高焦虑个体缓解率较低。在 STAR*D 队列中，Fava 和同事[54]发现，焦虑性抑郁症患者对西酞普兰的反应低于非焦虑性抑郁症患者。那些对西酞普兰无反应的焦虑性抑郁症患者，改用安非他酮、舍曲林或文拉法辛的疗效也较差，以及"西酞普兰 + 安非他酮"或"西酞普兰 + 丁螺环酮"增强治疗的疗效也较差[54]。在一项 Meta 分析中，Papakostas 及其同事[57]发现，焦虑性抑郁症的患者服用 SSRIs 类药物的效果比安非他酮要好。最后，最近的一项小型研究表明，与非焦虑性抑郁症患者相比，焦虑性抑郁症患者对氯胺酮（Ketamine）的反应实际上有所改善，但这一点仍有待于重复研究验证[58]。焦虑性抑郁症的患者可能会从低剂量开始、缓慢滴定的选择性 5- 羟色胺再摄取抑制药做出反应，以尽量减少不良反应的出现和感知。

其他相关疾病，如强迫症（obsessive-compulsive disorder，OCD）和创伤后应激障碍（post-traumatic stress disorder，PTSD）合并重度抑郁症会对治疗反应产生影响。例如，强迫症及其相关症状在重度抑郁症中是相对常见的共病，与患抑郁症但没有强迫症的患者相比，其抗抑郁治疗后的预后较差[59]。从强迫症治疗结果的数据中可以看出，当抑郁症合并强迫症患者对标准疗法没有反应时，临床医师可以使用谷氨酰胺类化合物，如美金刚（Memantine）或拉莫三嗪（Lamotrigine）作为增强剂，因为这些药物已被发现对具有耐药性的强迫症有效[60]。就创伤后应激障碍而言，创伤经历与可能影响治疗结果的表观遗传变化有关[61, 62]。但是，我们对这些机制的理解及其对个性化的影响所知非常有限。

(2) 注意缺陷多动障碍：与没患注意缺陷多动障碍的人相比，注意缺陷多动障碍患者再患抑郁症的可能性要高出 5.5 倍[63]。研究已经证实，对注意缺陷多动障碍合并抑郁症有效的治疗方法包括安非他酮[64]和使用辅助精神兴奋药的 SSRIs 类药物[65]。虽然同时使用兴奋药和抗抑郁药治疗注意缺陷多动障碍和抑郁症是有效的[63]，但其他一些研究将更好地指导临床医师如何为这一人群提供最佳的个性化治疗。

(3) 疼痛：2/3 的抑郁症患者存在疼痛症状[66]。患有中度或重度疼痛的抑郁症患者对 SSRIs 类药物的反应也要小得多[66]。治疗前疼痛水平和疼痛改善程度都与反应率相关，因此，在协作护理模型中，基线疼痛较轻的患者和疼痛得到改善的患者对抑郁症治疗的反应也较好[67]。虽然抑郁症合并疼痛的患者更难治疗[68]，但某些类型的抗抑郁药物对抑郁症和疼痛更有效。Jann 和 Slade[69]对文献的回顾发现强有力的证据表明，与选择性 5- 羟色胺再摄取抑制药（SSRIs）相比，三环类抗抑郁药（TCAs）和 5- 羟色胺和去甲肾上腺素再摄取抑制药（SNRIs）对抑郁症合并疼痛的患者更有效。最后，有初步证据表明，用于治疗疼痛的阿片类药物调节药[70]的标签外使用，对于那些对标准抗抑郁药物没有反应的疼痛和抑郁症患者来说可能是一种有希望的替代治疗方法[71, 72]。

(4) 认知障碍：在抑郁症患者中，执行功能、记忆力、注意力、处理速度和学习能力的障碍很常见[73-75]。认知障碍通常在抑郁症严重程度高[76]、皮质醇水平高[77]和 C 反应蛋白水平高[78, 79]的患者中更为严重，这表明炎症活动是造成这种症状的原因之一。认知功能障碍也是抗抑郁药物反应差的一个预测因子。包含 8 项针对老年人抗抑郁药物治疗的小型试验的 Meta 分析发现，在计划和组织方面表现不佳可以预测抗抑郁药物缺乏反应，但预测效应较小[80]。认知障碍与治疗反应的关系有待进一步研究。更多内容，参见第 7 章创伤性脑损伤和抑郁症。

2. 难治性抑郁症

有 12%～20% 的抑郁症患者被认为患的是难治性抑郁症，并且对于标准抗抑郁药物治疗，如选择性 5- 羟色胺再摄取抑制药（SSRIs），没有症状改善[81]。有关难治性抑郁症和药物治疗策略的详细讨论，请参阅第 1 章。在该人群中，检查可能导致其抑郁症加重的医学并发症尤为重要[82]。难治性抑郁症的临床和生物学基础尚未完全明确。一项研究表明，对于慢性抑郁症患者来说，直观上可能很常见的绝望感可以预测其对氟西汀无反应[83]。几十年来，人们一直在研究可能导致对某一药物或某类药物反应较差的遗传特征，但这些研究特定基因等位基因的研究，很少得到重复验证[84]。难治性抑郁症的其他潜在生物学决定因素，有望通过进一步的研究确定。

可喜的是，已经确定了一些对治疗耐药人群有效的替代治疗方法；请参阅第 1 章。改进治疗试验、转换药物种类和非典型抗精神病药物增强，可能是有用的策略。治疗难治性抑郁症的非药物（躯体）方法包括电休克疗法（ECT）[85, 86]、经颅磁刺激（TMS）[86, 87]和迷走神经刺激[86]。

(三) 重度抑郁症亚型

人们早已认识到，重度抑郁症不是一个同质的临床实体，而是具有不同的亚型。这些亚型具有临床上可区分的模式，而且确实已在 DSM-5 中编码为诊断说明。目前的分类包括忧郁型、非典型、精神病，混合型或紧张型，以及焦虑型抑郁症。回到"临床观察反映潜在的生物学特征"的观点，已经进行了一些尝试，以确定重度抑郁症亚型的生物学相关性——这可能对不同的治疗反应有影响。例如 Penninx 和 Lamers 发现，非典型或焦虑型抑郁症患者的血清、代谢和炎症标志物与忧郁型抑郁症患者存在差异[40, 88, 89]。然而，研究还没有确定不同的亚型是否从特定的治疗中获益更多。

三、生理学方面的信息

（一）治疗反应相关的遗传和生物学因素

1. 药物遗传学

重度抑郁症的个性化治疗最有希望的机会之一是药物遗传学和基因组学的研究。35%的抑郁症是可遗传的[90]，这表明有可能在重度抑郁症患者中发现共同的遗传变异。虽然药物基因组学前景很好，但重度抑郁症是一种多基因疾病[91-93]，这对个性化药物治疗带来了挑战，因为许多基因位点对这种疾病的生物学机制有影响。更复杂的是，更多的基因位点可以参与药物代谢动力学事件——如吸收、代谢、消除和药效学，包括对受体和受体亚基的药物亲和力。与许多复杂疾病一样，也存在显著的基因 - 环境相互作用（包括那些由基因表达的表观遗传修饰介导的作用），这使得很难确定重度抑郁症病理生理学上基因的单独贡献。

虽然有这些困难，但在过去的 20 年里已经进行了广泛的研究，旨在确定与不同治疗结果相关的各种基因靶点的单核苷酸多态性（SNPs）[94-97]。这些靶点包括细胞色素 P_{450} 酶（CYP）的遗传变异，5- 羟色胺转运蛋白基因启动子（5-HTTLPR）的重复多态性区域，儿茶酚胺失活剂儿茶酚 -O- 甲基转移酶（COMT）的基因，两个 5- 羟色胺受体基因（5-HTR1a 和 5-HTR2A），以及脑源性神经营养因子（BDNF）基因（Val66Met）中的单核苷酸多态性等。许多市面上出售的药物基因组检测盒对这些基因的某些组合进行了基因型分析。使用包含多个基因靶点的基因检测盒进行组合检测与更好的患者结局相关，并且比单基因检测更具成本效益[98, 99]。2015 年之前发表的药物基因组学疗效试验的 Meta 分析发现，有五项研究评估了药物基因组学检测对重度抑郁症结果的影响；其中三项研究是非随机、开放标签的前瞻性研究，这些研究发现，使用基因检测指导治疗在反应和缓解方面都有显著的益处。然而，对这些数据的解释受到多种因素的限制：这些试验中只有两个是随机对照试验，不同试验的基因检测盒各不相同，所有五项研究都得到了基因检测公司的全部或部分资助[99]。

虽然目前还没有很好的证据支持使用现有的药物基因组学检测来预测治疗反应，但一些患者的药物耐受性可能有所改善[100]。细胞色素 P_{450} 酶（CYP）家族主要负责大多数抗抑郁药物在肝脏中的氧化代谢。因此，CYP 的基因变异与抗抑郁药物的不同代谢速率相关，代谢速率是通过药物代谢物的血清浓度来测量的[101-104]。这些研究大多将 CYP 的基因变异与药物耐受性联系起来，这通常是由于减少了药物的不良反应。回顾本章开头的病例，她被列为"代谢不良者"。这是根据特定等位基因编码的 CYP 酶的活性来分类的。代谢不良者的等位基因编码特定的 CYP 活性降低或缺失，并减少某些抗抑郁药物的清除率，导致血浆水平升高。在另一端，超快代谢者具有高于正常活性的一种特殊的 CYP 酶，并增加药物清除率。到目前为止，与其他药物（如 SSRIs）相比，这种基因型的分类在处方 TCAs 时可能是最有利的，因为 TCAs 有一个确定的血药浓度治疗窗口，而 SSRIs 的血药浓度或受体占用率与疗效之间没有明确的相关性[105]。

2. 炎症

虽然炎症和抑郁症状之间的机制尚不清楚，但有人假设认为患者的炎症状态可能影响他们对治疗的反应。测量外周血流中的炎症标志物是另一种个性化抑郁症治疗方法。细胞因子[106-108]和 C 反应蛋白（C-reactive protein，CRP）[109, 110]水平升高在重度抑郁症患者中很常见；然而，到目前为止，只有少数研究探讨了这些炎症介质与治疗反应的相关。在本节中，我们将讨论 C 反应蛋白、白细胞介素（interleukin，IL）-6 和肿瘤坏死因子（tumor necrosis factor，TNF）α 这几种炎症治疗生物标志物的现有研究。

(1) C 反应蛋白：Uher 及其同事[111]的一项研究表明，C 反应蛋白可能与 SSRIs、依他普仑和 TCA、去甲替林的不同反应有关。具体来说，他们发现，C 反应蛋白较低（＜ 1mg/ml）的患者接受依他普仑治疗后，在蒙哥马利抑郁评定量表上的改善比那些接受去甲替林治疗的患者多 3 分；而较高的 C 反应蛋白水平预示着患者对去甲替林的响应优于依他普仑[111]。C 反应蛋白水平与药物的相互作用，解释了治疗结果中个体差异的 10% 以上。另一项研究表明，C 反应蛋白的高基线水平与文拉法辛和氟西汀的较差反应有关[78]。最后，C 反应蛋白水平高的患者对抗炎治疗的反应更强，包括肿瘤坏死因子拮抗药英夫利昔单抗(Antagonist Infliximab)[112]和 ω₃- 多不饱和脂肪酸二十碳五烯酸（Omega-3 Polyunsaturated Fatty Acid Eicosapentaenoic Acid，EPA）[113]。这些疗法仍处于实验阶段，未经 FDA 批准，在服用标准抗抑郁药物的患者中显示出作为增强剂的前景。

(2) 白细胞介素 IL-6：血浆中高水平的 IL-6 与对三环类抗抑郁药（TCAs）无反应相关[114]，还与选择性 5- 羟色胺再摄取抑制药（SSRIs）和 5- 羟色胺和去甲肾上腺素再摄取抑制药（SNRIs）的无反应相关[115, 116]。另一方面，最近的一项研究表明，高基线水平的 IL-6 预示着对氯胺酮的反应增加[117]，这表明炎症可能在氯胺酮对耐药患者的抗抑郁作用中发挥了作用。

(3) 肿瘤坏死因子 INFα：研究发现，基线时高水平的 TNFα 预示着对选择性 5- 羟色胺再摄取抑制药（SSRIs）的反应较差[115, 118]。然而，较高水平的 TNFα 与参加运动疗法的抑郁症个体的较好预后相关[119]。

关于细胞因子如何以及何时与治疗反应相关的相互矛盾的研究结果，反映了我们对炎症和抑郁症之间关系的理解不足。总的来说，外周血中的细胞因子对治疗来说是"好"还是"坏"取决于环境。因此，这些信息需要结合患者的具体情况（如他们是否进行锻炼，他们是否患有医学疾病等）进行分析。最近的 Meta 分析表明，在某些人群中，抗炎药物作为抑郁症的标签外治疗可能具有疗效和耐受性[120-122]。虽然血清炎症标志物的浓度与抗炎反应有关[112, 113]，但需要注意的是，血液检测并不总是提供关于炎症状态的可靠信息。这是因为患者的年龄、性别、吸烟状况等因素，是潜在的混淆变量[123]。

（二）治疗反应相关的影像学和脑电图

神经成像技术使医师有机会检测与各种治疗反应相关的脑代谢异常。正电子发射断层扫描（PET）、结构磁共振成像（MRI）、功能磁共振成像（fMRI）和脑电图（EEG）被用来识别抗抑郁反应的生物信号。这些技术仅在研究环境中使用，尚未作为预测因子进行验证，到目前为止在临床上的应用有限，下面将进行简要介绍。

1. 脑成像

最近一项综合性 Meta 分析研究了 1990 年至 2017 年进行的研究中治疗反应的神经影像学标记。该研究者总结了这些研究中药物治疗和影像学方法的几项研究发现：①前额叶区域，特别是前额叶皮质（PFC），前扣带皮质（ACC），海马，脑岛和杏仁核，与治疗结果最相关；②除杏仁核外，每个区域的脑容量都更大，可以预测更好的抗抑郁治疗结果；③后扣带回皮质（posterior cingulate cortex，PCC）较高的代谢活动，可预测更好的治疗结果。所有其他发现，包括来自大脑功能连接研究的发现，都是变化的和不一致的。这些发现可能存在确认偏倚（我们先前认为，前边缘区与重度抑郁症发病有关），临床上使用有限，因为它们缺乏特异性，而且对于大多数患者来说，在开始治疗之前就做神经成像是不划算的[124]。

2. 脑电图

在确定大脑活动和抗抑郁反应之间的关系时，那些通过定量脑电图获得的数据同样受限。Korb 和同事[125]的一项研究提供的数据表明，眶额部皮质中线部（medial orbitofrontal cortex，mOFC）的高 θ 波活动，可以预测对文拉法辛和氟西汀的反应。此外，研究发现前扣带皮质（ACC）中 θ 波活性的升高与文拉法辛、氟西汀、瑞博西汀、西酞普兰和去甲三嗪的反应相关[125-127]，但这些发现仍有待重复验证。

在开发预测标志物和个体化治疗方面，脑电图确实比神经成像好处更多。特别是，现在有了可穿戴的脑电图设备，它可以将数据从不显眼的监测设备（如眼镜）发送到移动设备（智能手机）。这些神经可穿戴设备价格合理、使用方便，而且可提供大量数据，可用于挖掘治疗反应的个性化特征。

四、临床应用及建议

前面的部分总结了我们关于现象学和生理学因素的最新研究，在我们开始考虑个性化治疗重度抑郁症时，这些因素可能会开始作为治疗反应的假定生物标志物而开发。在本节中，我们将为从业医师如何为抑郁症患者进行个性化治疗提供一些建议。

首先，必须考虑患者的人口统计学因素、社会文化因素、治疗历史以及现有的医学疾病和精神疾病的共病情况。这一步骤可以通过进行全面的临床诊断面谈、身体检查和对常见并发症进行测试来完成。回到本章开头提到的病例，患者为女性，年龄超过 65 岁，白种人，有医学疾病（糖尿病神经病变）和精神疾病（焦虑、睡眠障碍）并发症，以及对药物有不良反应的历史；在为她制定治疗计划的时候，所有这些都必须加以考虑。

然而到目前为止，在临床实践中，对于大多数患者来说，进行药物基因学或炎症标志物的专门血液检测没有太大的用处[128]。在给未接受过治疗的患者开药之前，进行这些检测没有用处。即使患者经过多次药物试验失败之后，进行这些检测的价值仍然不清楚，必须根据患者的病情、风险因素和偏好来权衡。在本章开头我们讨论的病例中，患者的病史符合代谢不良者的特征，并通过药物基因组学检测来进行了证实，而她的保险也可以报销药物基因组学检测的费用。虽然是从低剂量 TCA 开始进行治疗，但这只是出于患者既往治疗史的考虑，而且也不需要进行昂贵的检测。这些药物基因学检测或炎症标志物检测的普遍使用，有待于检测结果预测价值的更深入研究数据。甚至在将来，是通过神经影像学或脑电图来预测治疗反应。

目前，神经影像学或脑电图主要仍用于临床研究中，虽然越来越多地在医院和商业实验室中使用，但由于其敏感性、特异性、可靠性和预测价值的研究数据有限，尚未被普遍认为可以用于临床实践。随着对神经影像学或脑电图的实用性、适用性以及成本效益的更深入了解，它们很可能会在普通临床环境中得到更广泛的应用，并可能产生更有效的治疗选择，从而减少失败的抗抑郁药物试验，加快疾病的康复。新的检测方法和程序也可能出现，正如随着微生物培养能力的进步，导致结核病重新分类为一种传染性疾病，而不是一种道德疾病，也不是抗结核分枝杆菌治疗导致的疾病。我们最终可能开发新的方法来认识重度抑郁症，从而实现更有效的治疗。目前，正在考虑使用生物标志物来指导治疗的那些临床医师和患者，需要谨慎并考量现实因素。

五、未来的研究方向和前景

在这一章中，我们总结了抑郁症个性化治疗的主要发现，并根据现有研究证据为从业医师提供了临床建议。正如本章前面提到的，想要开发出一种方法来严格可靠地预测患者的最佳治疗方案，我们还有很长一段路要走。我们希望随着时间的推移和对重度抑郁症的更深入了解，我们将能更好地进行个性化治疗。

要达到个性化治疗的这种先进程度，将需要大量的更深入研究，或许还需要新的研究策略。两个主要的研究方向在不同的规模。第一种是全人口的方法。将保险和医院数据库中现有的大量数据与先进的机器学习技术相结合，已经显示出预测抗抑郁药物治疗反应的准确性显著高于概率（虽然还有很大的提升空间）[129]。提高我们对社会、文化和人口统计学变量对疾病表现和治疗结果影响的理解，对于抑郁症的个性化治疗的未来至关重要。第二种方法是在个人的基础上进行的。这种方法侧重于在健康时使用患者特异性的特征来"自校准"治疗反应。例如这可以在体外进行，在类似用于开发针对恶性肿瘤的个体化治疗的筛选方法中，使用源自患者的神经元，并通过药物筛选，直到它们显示出"健康"特征。这也可以在体内进行，使用可穿戴设备收集抑郁症期间和健康期间的生理数据，然后执行神经 / 生物反馈，以使患者恢复到自己的健康状态。这项工作将得到机制研究的补充和指导，这使我们能够更深入地了解重度抑郁症的生物学基础。希望通过提供更有效的、更具成本效益的治疗方式，这些进展将有助于减轻重度抑郁症的巨大负担，并促进患者的整体健康。

六、常见问题及解答

Q1：什么情况下医护人员可以考虑进行药物基因组学检测？

A1：由于重度抑郁症的药物基因组学数据是初步的，必须与其他生物标志物和临床评估结合起来考虑，因此药物基因组学检测的价值仍然有些模棱两可。尽管如此，如果用药历史表明代谢过快（对许多剂量足够的试验没有反应）或代谢不良（最小剂量却有高不良反应负担），那么使用成本较低的商用基因检测盒可能是有用的。可用于抗抑郁药物反应的基因检测有 Avera Health 公司的 GeneFolio、Genomind、GeneSight 和 Roche 公司的 AmpliChip 检测。重要的是，临床医师要教育他们的患者这些检测的效用和结果的意义。还需要谨慎对待患者的期望，例如提醒患者，药物基因组图谱本质上是某一种或多种治疗成功或失败的"概率标记"，但不能保证这种治疗方法在患者身上一定有效或无效[130]。

Q2：心理治疗在抑郁症个性化治疗中的作用是什么？

A2：心理治疗在很多情况下都被证明和药物治疗一样对抑郁症有效，并且在个性化治疗中有很大的潜力。但是，仍然缺乏个性化心理治疗的可靠指南。例如最近的一项 Meta 分析表明，个性化心理治疗需要耗费大量的时间和资源[131]。然而，有许多研究确定了个体调节因子对抑郁症心理治疗（如认知行为疗法）的治疗反应。所选择的一种对特定个体有效的治疗方法缺乏精确性，部分原因可能是心理治疗研究中的共同因素。例如许多积极的治疗方法对抑郁症是有效的，这可能是由于非特异性的因素，如治疗联盟、支持性环境、共同的治疗目标。综上所述，与抑郁症药物治疗的研究现状相似，个性化心理治疗方法是有限的，需要更多的研究来得出明确的结论或治疗建议。

Q3：患者偏好如何影响个体化治疗？

A3：如果患者不接受治疗，即使是经过最先进方法预测有效的个性化治疗也不会奏效。因此，任何预测方法或治疗计划都应该考虑患者的期望和患者的偏好。

Q4：那些对任何治疗都没有反应的患者，我们如何对其进行个性化的药物治疗？

A4：即使我们目前优化了的治疗方法，也有大约 30% 的重度抑郁症患者没有反应。我们目前的个性化药物治疗方法的目标是，预先预测我们现有的哪种治疗方法对患者最有效。虽然这种个性化的方法可能会在一定程度上减少"无反应者"（这还有待确定），但它仅限于我们目前可用的治疗方法和靶向机制。那么问题就变成了——那些有着独特的疾病机制的患者怎么办？他们无法通过我们目前的治疗获得帮助。这就是"个性化"决定"机制"的力量所在——目标是为患者制订治疗方案。然后检测那些我们鉴定为与特定患者的疾病相关的生理生物标记物，检测它们在促成疾病中的作用。这种方法更类似于肿瘤学中的个性化方法，第一步是识别特定患者肿瘤中携带的特定突变，然后（在免疫治疗的情况下）开发患者自己的免疫细胞以靶向肿瘤。我们仍在研究如何在精神病学中高效地进行这样的操作。这种方法的前景充满希望。

参 考 文 献

[1] Abrahams E, Silver M. Integrative neuroscience and personalized medicine. In: Gordon E, Koslow S, editors. Integrative neuroscience and personalized medicine. New York: Oxford University Press; 2010. p. 1–360.

[2] Sur R, Dahm P. History of evidence-based medicine. Indian J Urol. 2011;27:487.

[3] Feinstein AR, Horwitz RI. Problems in the "evidence" of "evidencebased medicine". Am J Med. 1997;103:529–35.

[4] McGregor AJ. Sex bias in drug research: a call for change. Pharm J. 2016;296. Online. https://www.pharmaceutical-journal. com/opinion/comment/sex-bias-in-drug-research-a-call-forchange/ 20200727. article.

[5] Holdcroft A. Gender bias in research: how does it affect evidence based medicine? J R Soc Med. 2007;100:2–3.

[6] Klein SL, Schiebinger L, Stefanick ML, Cahill L, Danska J, de Vries GJ, et al. Opinion: sex inclusion in basic research drives discovery. Proc Natl Acad Sci U S A. 2015;112:5257–8.

[7] US General Accounting Office. Drug safety: most drugs withdrawn in recent years had greater health risks for women. Washington, DC: Government Publishing Office; 2001.

[8] US Federal Drug Administration. A drug safety communication: risk of next-morning impairment after use of insomnia drugs.2013.

[9] Seedat S, Scott KM, Angermeyer MC, Bromet EJ, Ph D, Brugha TS, et al. Cross-national associations between gender and mental disorders in the WHO World Mental Health Surveys. Arch Gen Psychiatry. 2009;66:785–95.

[10] Kornstein SG, Schatzberg AF, Thase ME, Yonkers KA, McCullough JP, Keitner GI, et al. Gender differences in treatment response to sertraline versus imipramine in chronic depression. Am J Psychiatry. 2000;157:1445–52.

[11] Joyce PR, Mulder RT, Luty SE, McKenzie JM, Rae AM. A differential response to nortriptyline and fluoxetine in melancholic depression: the importance of age and gender. Acta Psychiatr Scand. 2003;108:20–3.

[12] Khan A, Brodhead AE, Schwartz KA, Kolts RL, Brown WA. Sex differences in antidepressant response in recent antidepressant clinical trials. J Clin Psychopharmacol. 2005;25:318–24.

[13] Young EA, Kornstein SG, Marcus SM, Harvey AT, Warden D, Wisniewski SR, et al. Sex differences in response to citalopram: a STAR*D report. J Psychiatr Res. 2009;43:503–11.

[14] Vermeiden M, van den Broek WW, Mulder PGH, Birkenhäger TK. Influence of gender and menopausal status on antidepressant treatment response in depressed inpatients. J Psychopharmacol. 2010;24:497–502.

[15] Sramek JJ, Murphy MF, Cutler NR. Sex differences in the psychopharmacological treatment of depression. Dialogues Clin Neurosci. 2016;18:447–57.

[16] Bebbington P, Dunn G, Jenkins R, Lewis G, Brugha T, Farrell M, et al. The influence of age and sex on the prevalence of depressive conditions: report from the National Survey of Psychiatric Morbidity. Int Rev Psychiatry. 2003;15:74–83.

[17] Berlanga C, Flores-Ramos M. Different gender response to serotonergic and noradrenergic antidepressants. A comparative study of the efficacy of citalopram and reboxetine. J Affect Disord. 2006;95:119–23.

[18] Gleason CE, Dowling NM, Wharton W, Manson JE, Miller VM, Atwood CS, et al. Effects of hormone therapy on cognition and mood in recently postmenopausal women: findings from the randomized, controlled KEEPS–cognitive and affective study. Brayne C, editor. PLOS Med 2015;12:e1001833.

[19] Schneider LS, Small GW, Hamilton SH, Bystritsky A, Nemeroff CB, Meyers BS. Estrogen replacement and response to fluoxetine in a multicenter geriatric depression trial. Am J Geriatr Psychiatry. 1997;5:97–106.

[20] Gordon JL, Rubinow DR, Eisenlohr-Moul TA, Xia K, Schmidt PJ, Girdler SS. Efficacy of transdermal estradiol and micronized progesterone in the prevention of depressive symptoms in the menopause transition. JAMA Psychiat. 2018;75(2):149–57.

[21] Joffe H, Hickey M. Should hormone therapy be used to prevent depressive symptoms during the menopause transition? JAMA Psychiat. 2018;75(2):125–6.

[22] Kanes S, Colquhoun H, Gunduz-Bruce H, Raines S, Arnold R, Schacterle A, et al. Brexanolone (SAGE-547 injection) in post-partum depression: a randomised controlled trial. Lancet. 2017;390:480–9.

[23] Slowik A, Lammerding L, Hoffmann S, Beyer C. Brain inflammasomes in stroke and depressive disorders: regulation by estrogen. J Neuroendocrinol. 2018;30(2). https://doi.org/10.1111/jne.12482.

[24] Gilman SE, Cherkerzian S, Buka SL, Hahn J, Hornig M, Goldstein JM. Prenatal immune programming of the sex-dependent risk for major depression. Transl Psychiatry. 2016;6:e822.

[25] Majidi-Zolbanin J, Doosti M-H, Kosari-Nasab M, Salari A-A. Prenatal maternal immune activation increases anxiety- and depressive-like behaviors in offspring with experimental autoimmune encephalomyelitis. Neuroscience. 2015;294:69–81.

[26] Kornstein SG, Sloan DME, Thase ME. Gender-specific differences in depression and treatment response. Psychopharmacol Bull. 2002;36(4):99–112. Available: http://www.ncbi.nlm.nih.gov/pubmed/12858149

[27] Givens JL, Houston TK, Van Voorhees BW, Ford DE, Cooper LA. Ethnicity and preferences for depression treatment. Gen Hosp Psychiatry. 2007;29:182–91.

[28] Cooper LA, Gonzales JJ, Gallo JJ, Rost KM, Meredith LS, Rubenstein LV, et al. The acceptability of treatment for depression among African-American, Hispanic, and white primary care patients. Med Care. 2003;41:479–89.

[29] Alegría M, Chatterji P, Wells K, Cao Z, Chen C, Takeuchi D, et al. Disparity in depression treatment among racial and ethnic minority populations in the United States. Psychiatr Serv. 2008;59: 1264–72.

[30] Guarnaccia PJ, Martinez I, Ramirez R, Canino G. Are Ataques de Nervios in Puerto Rican children associated with psychiatric disorder? J Am Acad Child Adolesc Psychiatry. 2005;44: 1184–92.

[31] Weller SC, Baer RD, Garcia de Alba Garcia J, Salcedo Rocha AL. Susto and nervios: expressions for stress and depression. Cult Med Psychiatry. 2008;32:406–20.

[32] Yeung AS, Kam R. Illness beliefs of depressed Chinese American patients in a primary care setting. In: Georgiopoulos AM, Rosenbaum JF, editors. Perspectives in cross-cultural psychiatry. Philadelphia: Lippincott Williams & Wilkins; 2005. p. 21–36.

[33] Georg Hsu LK, Wan YM, Chang H, Summergrad P, Tsang BYP, Chen H. Stigma of depression is more severe in Chinese Americans than Caucasian Americans. Psychiatry Interpersonal Biol Process. 2008;71:210–8.

[34] Chen JA, Papakostas GI, Youn SJ, Baer L, Clain AJ, Fava M, et al. Association between patient beliefs regarding assigned treatment and clinical response. J Clin Psychiatry. 2011;72:1669–76.

[35] Trivedi MH, Rush AJ, Wisniewski SR, Nierenberg AA, Warden D, Ritz L, et al. Evaluation of outcomes with citalopram for depression using measurement-based care in STAR*D: implications for clinical practice. Am J Psychiatry. 2006;163:28–40.

[36] Murphy E, Hou L, Maher BS, Woldehawariat G, Kassem L, Akula N, et al. Race, genetic ancestry and response to antidepressant treatment for major depression. Neuropsychopharmacology. 2013;38:2598–606.

[37] Pitychoutis PM, Kokras N, Sanoudou D, Dalla C, Papadopoulou- Daifoti Z. Pharmacogenetic considerations for late life depression therapy. Expert Opin Drug Metab Toxicol. 2013;9:989–99.

[38] Davis L, Uezato A, Newell JM, Frazier E. Major depression and comorbid substance use disorders. Curr Opin Psychiatry. 2008;21:14–8.

[39] Duntas LH, Maillis A. Hypothyroidism and depression: salient aspects of pathogenesis and management. Minerva Endocrinol. 2013;38:365–77.

[40] Penninx BW, Milaneschi Y, Lamers F, Vogelzangs N. Understanding the somatic consequences of depression: biological mechanisms and the role of depression symptom profile. BMC Med. 2013;11:129.

[41] Whooley MA, Wong JM. Depression and cardiovascular disorders. Annu Rev Clin Psychol. 2013;9:327–54.

[42] Sonawalla SB, Papakostas GI, Petersen TJ, Yeung AS, Smith MM, Sickinger AH, et al. Elevated cholesterol levels associated with nonresponse to fluoxetine treatment in major depressive disorder. Psychosomatics. 2002;43:310–6.

[43] Papakostas GI, Petersen T, Iosifescu DV, Burns AM, Nierenberg AA, Alpert JE, et al. Obesity among outpatients with major depressive disorder. Int J Neuropsychopharmacol. 2005;8:59–63.

[44] Kloiber S, Ising M, Reppermund S, Horstmann S, Dose T, Majer M, et al. Overweight and obesity affect treatment response in major depression. Biol Psychiatry. 2007;62:321–6.

[45] Papakostas GI, Petersen T, Lebowitz BD, Mischoulon D, Ryan JL, Nierenberg AA, et al. The relationship between serum folate, vitamin B12, and homocysteine levels in major depressive disorder and the timing of improvement with fluoxetine. Int J Neuropsychopharmacol. 2005;8:523.

[46] Papakostas GI, Iosifescu DV, Renshaw PF, Lyoo IK, Lee HK, Alpert JE, et al. Brain MRI white matter hyperintensities and one-carbon cycle metabolism in non-geriatric outpatients with major depressive disorder (Part II). Psychiatry Res Neuroimaging. 2005;140:301–7.

[47] Pan LA, Martin P, Zimmer T, Segreti AM, Kassiff S, McKain BW, et al. Neurometabolic disorders: potentially treatable abnormalities in patients with treatment-refractory depression and suicidal behavior. Am J Psychiatry. 2017;174:42–50.

[48] Papakostas GI, Mischoulon D, Shyu I, Alpert JE, Fava M. S-Adenosyl Methionine (SAMe) augmentation of serotonin reuptake inhibitors for antidepressant nonresponders with major depressive disorder: a double-blind, randomized clinical trial. Am J Psychiatry. 2010;167:942–8.

[49] Papakostas GI, Cassiello CF, Iovieno N. Folates and S-adenosylmethionine for major depressive disorder. Can J Psychiatr. 2012;57:406–13.

[50] Papakostas GI, Shelton RC, Zajecka JM, Etemad B, Rickels K, Clain A, et al. L-methylfolate as adjunctive therapy for SSRI-resistant major depression: results

of two randomized, double-blind, parallel-sequential trials. Am J Psychiatry. 2012;169:1267–74.

[51] Pan L, McKain BW, Madan-Khetarpal S, Mcguire M, Diler RS, Perel JM, et al. GTP-cyclohydrolase deficiency responsive to sapropterin and 5-HTP supplementation: relief of treatment- refractory depression and suicidal behaviour. BMJ Case Rep. 2011; 1–3. https://doi.org/10.1136/bcr.03.2011.3927.

[52] Avenevoli S, Swendsen J, He J-P, Burstein M, Merikangas KR. Major depression in the national comorbidity survey–adolescent supplement: prevalence, correlates, and treatment. J Am Acad Child Adolesc Psychiatry. 2015;54:37–44.e2.

[53] Ionescu DF, Niciu MJ, Richards EM, Zarate CA. Pharmacologic treatment of dimensional anxious depression. Prim Care Companion CNS Disord. 2014;16(3):PCC.13r01621.

[54] Fava M, Rush AJ, Alpert JE, Balasubramani GK, Wisniewski SR, Carmin CN, et al. Difference in treatment outcome in outpatients with anxious versus nonanxious depression: a STAR*D report. Am J Psychiatry. 2008;165:342–51.

[55] Fava M, Uebelacker LA, Alpert JE, Nierenberg AA, Pava JA, Rosenbaum JF. Major depressive subtypes and treatment response. Biol Psychiatry. 1997;42:568–76.

[56] Davidson JRT, Meoni P, Haudiquet V, Cantillon M, Hackett D. Achieving remission with venlafaxine and fluoxetine in major depression: its relationship to anxiety symptoms. Depress Anxiety. 2002;16:4–13.

[57] Papakostas GI, Stahl SM, Krishen A, Seifert CA, Tucker VL, Goodale EP, et al. Bupropion versus SSRIs in anxious depression efficacy of bupropion and the selective serotonin reuptake inhibitors in the treatment of major depressive disorder with high levels of anxiety (anxious depression): a pooled analysis of 10 studies. J Clin Psychiatry. 2008;69869:1287–92.

[58] Ionescu DF, Luckenbaugh DA, Niciu MJ, Richards EM, Slonena EE, Vande Voort JL, et al. Effect of baseline anxious depression on initial and sustained antidepressant response to ketamine. J Clin Psychiatry. 2014;75:e932–8.

[59] Baer L, Trivedi MH, Huz I, Rush AJ, Wisniewski SR, Fava M. Prevalence and impact of obsessive-compulsive symptoms in depression: a STAR∗D report. J Clin Psychiatry. 2015;76:1668–74.

[60] Marinova Z, Chuang D-M, Fineberg N. Glutamate-modulating drugs as a potential therapeutic strategy in obsessive-compulsive disorder. Curr Neuropharmacol. 2017;15(7):977–95.

[61] Klengel T, Mehta D, Anacker C, Rex-haffner M, Jens C, Pariante CM, et al. Childhood trauma interactions. Nat Neurosci. 2013;16:33–41.

[62] Nemeroff CB, Heim CM, Thase ME, Klein DN, Rush AJ, Schatzberg AF, et al. Differential responses to psychotherapy versus pharmacotherapy in patients with chronic forms of major depression and childhood trauma. Proc Natl Acad Sci. 2003;100:14293–6.

[63] Daviss WB. Depressive disorders and ADHD.

Moodiness in ADHD. Cham: Springer International Publishing; 2018. p. 91–109.

[64] Daviss WB, Bentivoglio P, Racusin R, Brown KM, Bostic JQ, Wiley L. Bupropion sustained release in adolescents with comorbid attention-deficit/hyperactivity disorder and depression. J Am Acad Child Adolesc Psychiatry. 2001;40:307–14.

[65] Findling RL. Open-label treatment of comorbid depression and attentional disorders with co-administration of serotonin reuptake inhibitors and psychostimulants in children, adolescents, and adults: a case series. J Child Adolesc Psychopharmacol. 1996;6:165–75.

[66] Bair MJ, Robinson RL, Eckert GJ, Stang PE, Croghan TW, Kroenke K. Impact of pain on depression treatment response in primary care. Psychosom Med. 2004;66(1):17–22.

[67] Kroenke K, Shen J, Oxman TE, Williams JW, Dietrich AJ. Impact of pain on the outcomes of depression treatment: results from the RESPECT trial. Pain. 2008;134:209–15.

[68] Fishbain DA, Cole B, Lewis JE, Gao J. Does pain interfere with antidepressant depression treatment response and remission in patients with depression and pain? An evidence-based structured review. Pain Med. 2014;15:1522–39.

[69] Jann MW, Slade JH. Antidepressant agents for the treatment of chronic pain and depression. Pharmacotherapy. 2007;27:1571–87.

[70] Burford NT, Traynor JR, Alt A. Positive allosteric modulators of the μ-opioid receptor: a novel approach for future pain medications. Br J Pharmacol. 2015;172:277–86.

[71] Ehrich E, Turncliff R, Du Y, Leigh-Pemberton R, Fernandez E, Jones R, et al. Evaluation of opioid modulation in major depressive disorder. Neuropsychopharmacology. 2015;40:1448–55.

[72] Fava M, Memisoglu A, Thase ME, Bodkin JA, Trivedi MH, de Somer M, et al. Opioid modulation with buprenorphine/samidorphan as adjunctive treatment for inadequate response to antidepressants: a randomized double-blind placebo-controlled trial. Am J Psychiatry. 2016;173:499–508.

[73] Lee RSC, Hermens DF, Porter MA, Redoblado-Hodge MA. A meta-analysis of cognitive deficits in first-episode major depressive disorder. J Affect Disord. 2012;140:113–24.

[74] Rock PL, Roiser JP, Riedel WJ, Blackwell AD. Cognitive impairment in depression: a systematic review and meta-analysis. Psychol Med. 2014;44:2029–40.

[75] Baune BT, Fuhr M, Air T, Hering C. Neuropsychological functioning in adolescents and young adults with major depressive disorder – a review. Psychiatry Res. 2014;218:261–71.

[76] McDermott LM, Ebmeier KP. A meta-analysis of depression severity and cognitive function. J Affect Disord. 2009;119:1–8.

[77] Hinkelmann K, Moritz S, Botzenhardt J, Riedesel K, Wiedemann K, Kellner M, et al. Cognitive impairment in major depression: association with

salivary cortisol. Biol Psychiatry. 2009;66:879–85.

[78] Chang HH, Lee IH, Gean PW, Lee SY, Chi MH, Yang YK, et al. Treatment response and cognitive impairment in major depression: association with C-reactive protein. Brain Behav Immun. 2012;26:90–5.

[79] Krogh J, Benros ME, Jørgensen MB, Vesterager L, Elfving B, Nordentoft M. The association between depressive symptoms, cognitive function, and inflammation in major depression. Brain Behav Immun. 2014;35:70–6.

[80] Pimontel MA, Rindskopf D, Rutherford BR, Brown PJ, Roose SP, Sneed JR. A meta-analysis of executive dysfunction and antidepressant treatment response in late-life depression. Am J Geriatr Psychiatry. 2016;24:31–41.

[81] Mrazek DA, Hornberger JC, Altar CA, Degtiar I. A review of the clinical, economic, and societal burden of treatment-resistant depression: 1996–2013. Psychiatr Serv. 2014;65:977–87.

[82] De Carlo V, Calati R, Serretti A. Socio-demographic and clinical predictors of non-response/non-remission in treatment resistant depressed patients: a systematic review. Psychiatry Res. 2016;240:421–30.

[83] Papakostas GI, Petersen T, Homberger CH, Green CH, Smith J, Alpert JE, et al. Hopelessness as a predictor of non-response to fluoxetine in major depressive disorder. Ann Clin Psychiatry. 2007;19:5–8.

[84] Coplan JD, Gopinath S, Abdallah CG, Berry BR. A neurobiological hypothesis of treatment-resistant depression – mechanisms for selective serotonin reuptake inhibitor non-efficacy. Front Behav Neurosci. 2014;8:189. eCollection 2014.

[85] The UK ECT Review Group. Efficacy and safety of electroconvulsive therapy in depressive disorders: a systematic review and metaanalysis. Lancet. 2003;361:799–808.

[86] Cusin C, Dougherty DD. Somatic therapies for treatment-resistant depression: ECT, TMS, VNS, DBS. Biol Mood Anxiety Disord. 2012;2:14.

[87] Kedzior KK, Gellersen HM, Brachetti AK, Berlim MT. Deep transcranial magnetic stimulation (DTMS) in the treatment of major depression: an exploratory systematic review and meta-analysis. J Affect Disord. 2015;187:73–83.

[88] Lamers F, Vogelzangs N, Merikangas KR, de Jonge P, Beekman ATF, Penninx BWJH. Evidence for a differential role of HPA-axis function, inflammation and metabolic syndrome in melancholic versus atypical depression. Mol Psychiatry. 2013;18:692–9.

[89] Gaspersz R, Nawijn L, Lamers F, Penninx BWJH. Patients with anxious depression. Curr Opin Psychiatry. 2018;31:17–25.

[90] Geschwind DH, Flint J. Genetics and genomics of psychiatric disease. Science (80-). 2015;349:1489–94.

[91] Cai N, Bigdeli TB, Kretzschmar W, Li Y, Liang J, Song L, et al. Sparse whole-genome sequencing identifies two loci for major depressive disorder. Nature. 2015;523:588–91.

[92] Hyde CL, Nagle MW, Tian C, Chen X, Paciga SA, Wendland JR, et al. Identification of 15 genetic loci associated with risk of major depression in individuals of European descent. Nat Genet. 2016;48:1031–6.

[93] Hyman S. Mental health: depression needs large human-genetics studies. Nature. 2014;515:189–91.

[94] Porcelli S, Drago A, Fabbri C, Gibiino S, Calati R, Serretti A. Pharmacogenetics of antidepressant response. J Psychiatry Neurosci. 2011;36:87–113.

[95] Fabbri C, Porcelli S, Serretti A. From pharmacogenetics to pharmacogenomics: the way toward the personalization of antidepressant treatment. Can J Psychiatr. 2014;59:62–75.

[96] Laje G, McMahon FJ. Genome-wide association studies of antidepressant outcome: a brief review. Prog Neuro-Psychopharmacol Biol Psychiatry. 2011;35:1553–7.

[97] Weizman S, Gonda X, Dome P, Faludi G. Pharmacogenetics of antidepressive drugs: a way towards personalized treatment of major depressive disorder. Neuropsychopharmacol Hung. 2012;14:87–101.

[98] Altar CA, Carhart JM, Allen JD, Hall-Flavin DK, Dechairo BM, Winner JG. Clinical validity: combinatorial pharmacogenomics predicts antidepressant responses and healthcare utilizations better than single gene phenotypes. Pharmacogenomics J. 2015;15:443–51.

[99] Rosenblat JD, Lee Y, McIntyre RS. Does pharmacogenomic testing improve clinical outcomes for major depressive disorder? J Clin Psychiatry. 2017;78:720–9.

[100] Pérez V, Salavert A, Espadaler J, Tuson M, Saiz-Ruiz J, Sáez- Navarro C, et al. Efficacy of prospective pharmacogenetic testing in the treatment of major depressive disorder: results of a randomized, double-blind clinical trial. BMC Psychiatry. 2017;17:250.

[101] Thakur M, Grossman I, McCrory DC, Orlando LA, Steffens DC, Cline KE, et al. Review of evidence for genetic testing for CYP450 polymorphisms in management of patients with nonpsychotic depression with selective serotonin reuptake inhibitors. Genet Med. 2007;9:826–35.

[102] Tsai M-H, Lin K-M, Hsiao M-C, Shen WW, Lu M-L, Tang H-S, et al. Genetic polymorphisms of cytochrome P_{450} enzymes influence metabolism of the antidepressant escitalopram and treatment response. Pharmacogenomics. 2010;11:537–46.

[103] Kuo HW, Liu SC, Tsou HH, Liu SW, Lin KM, Lu SC, et al. CYP1A2 genetic polymorphisms are associated with early antidepressant escitalopram metabolism and adverse reactions. Pharmacogenomics. 2013;14:1191–201.

[104] Hodgson K, Tansey K, Dernovšek MZ, Hauser J, Henigsberg N, Maier W, et al. Genetic differences in cytochrome P_{450} enzymes and antidepressant treatment response. J Psychopharmacol. 2014;28: 133–41.

[105] Hicks JK, Swen JJ, Thorn CF, Sangkuhl K, Kharasch ED, Ellingrod VL, et al. Clinical pharmacogenetics implementation consortium guideline for CYP2D6 and CYP2C19 genotypes and dosing of tricyclic antidepressants. Clin Pharmacol Ther. 2013;93:402–8.

[106] Dowlati Y, Herrmann N, Swardfager W, Liu H, Sham L, Reim EK, et al. A meta-analysis of

cytokines in major depression. Biol Psychiatry. 2010;67:446–57.

[107] Haapakoski R, Mathieu J, Ebmeier KP, Alenius H, Kivimäki M. Cumulative meta-analysis of interleukins 6 and 1β, tumour necrosis factor α and C-reactive protein in patients with major depressive disorder. Brain Behav Immun. 2015;49:206–15.

[108] Miller AH, Raison CL. The role of inflammation in depression: from evolutionary imperative to modern treatment target. Nat Rev Immunol. 2016;16:22–34.

[109] Howren MB, Lamkin DM, Suls J. Associations of depression with C-reactive protein, IL-1, and IL-6: a meta-analysis. Psychosom Med. 2009;71:171–86.

[110] Valkanova V, Ebmeier KP, Allan CL. CRP, IL-6 and depression: a systematic review and meta-analysis of longitudinal studies. J Affect Disord. 2013;150:736–44.

[111] Uher R, Tansey KE, Dew T, Maier W, Mors O, Hauser J, et al. An inflammatory biomarker as a differential predictor of outcome of depression treatment with escitalopram and nortriptyline. Am J Psychiatry. 2014;171:1278–86.

[112] Raison CL, Rutherford RE, Woolwine BJ, Shuo C, Schettler P, Drake DF, et al. A randomized controlled trial of the tumor necrosis factor-alpha antagonist infliximab in treatment resistant depression: role of baseline inflammatory biomarkers. JAMA Psychiat. 2013;70:31–41.

[113] Rapaport MH, Nierenberg AA, Schettler PJ, Kinkead B, Cardoos A, Walker R, et al. Inflammation as a predictive biomarker for response to omega-3 fatty acids in major depressive disorder: a proof-of-concept study. Mol Psychiatry. 2016;21:71–9.

[114] Lanquillon S, Krieg JC, Bening-Abu-Shach U, Vedder H. Cytokine production and treatment response in major depressive disorder. Neuropsychopharmacology. 2000;22:370–9.

[115] O'Brien SM, Scully P, Fitzgerald P, Scott LV, Dinan TG. Plasma cytokine profiles in depressed patients who fail to respond to selective serotonin reuptake inhibitor therapy. J Psychiatr Res. 2007;41:326–31.

[116] Yoshimura R, Hori H, Ikenouchi-Sugita A, Umene-Nakano W, Katsuki A, Atake K, et al. Plasma levels of interleukin-6 and selective serotonin reuptake inhibitor response in patients with major depressive disorder. Hum Psychopharmacol. 2013;28:466–70.

[117] Yang JJ, Wang N, Yang C, Shi JY, Yu HY, Hashimoto K. Serum interleukin-6 is a predictive biomarker for ketamine's antidepressant effect in treatment-resistant patients with major depression. Biol Psychiatry. 2015;77:e19–20.

[118] Eller T, Vasar V, Shlik J, Maron E. Pro-inflammatory cytokines and treatment response to escitalopram in major depressive disorder. Prog Neuro-Psychopharmacol Biol Psychiatry. 2008;32:445–50.

[119] Rethorst CD, Toups MS, Greer TL, Nakonezny PA, Carmody TJ, Grannemann BD, et al. Pro-inflammatory cytokines as predictors of antidepressant effects of exercise in major depressive disorder. Mol Psychiatry. 2013;18:1119–24.

[120] Noto C, Rizzo LB, Mansur RB, McIntyre RS, Maes M, Brietzke E. Targeting the inflammatory pathway as a therapeutic tool for major depression. Neuroimmunomodulation. 2014;21:131–9.

[121] Grosso G, Pajak A, Marventano S, Castellano S, Galvano F, Bucolo C, et al. Role of omega-3 fatty acids in the treatment of depressive disorders: a comprehensive meta-analysis of randomized clinical trials. PLoS One. 2014;9:e96905.

[122] Fond G, Hamdani N, Kapczinski F, Boukouaci W, Drancourt N, Dargel A, et al. Effectiveness and tolerance of anti-inflammatory drugs' add-on therapy in major mental disorders: a systematic qualitative review. Acta Psychiatr Scand. 2014;129:163–79.

[123] Lopresti AL, Maker GL, Hood SD, Drummond PD. A review of peripheral biomarkers in major depression: the potential of inflammatory and oxidative stress biomarkers. Prog Neuro-Psychopharmacol Biol Psychiatry. 2014;48:102–11.

[124] Fonseka TM, MacQueen GM, Kennedy SH. Neuroimaging biomarkers as predictors of treatment outcome in major depressive disorder. J Affect Disord. 2018;233:21–35.

[125] Korb AS, Hunter AM, Cook IA, Leuchter AF. Rostral anterior cingulate cortex theta current density and response to antidepressants and placebo in major depression. Clin Neurophysiol. 2009;120:1313–9.

[126] Pizzagalli D, Pascual-Marqui RD, Nitschke JB, Oakes TR, Larson CL, Abercrombie HC, et al. Anterior cingulate activity as a predictor of degree of treatment response in major depression: evidence from brain electrical tomography analysis. Am J Psychiatry. 2001;158:405–15.

[127] Mulert C, Juckel G, Brunnmeier M, Karch S, Leicht G, Mergl R, et al. Rostral anterior cingulate cortex activity in the theta band predicts response to antidepressive medication. Clin EEG Neurosci. 2007;38:78–81.

[128] Perlis RH. Pharmacogenomic testing and personalized treatment of depression. Clin Chem. 2014;60:53–9.

[129] Chekroud AM, Zotti RJ, Shehzad Z, Gueorguieva R, Johnson MK, Trivedi MH, et al. Cross-trial prediction of treatment outcome in depression: a machine learning approach. Lancet Psychiatry. 2016;3:243–50.

[130] Leuchter AF, Cook IA, Hamilton SP, Narr KL, Toga A, Hunter AM, et al. Biomarkers to predict antidepressant response. Curr Psychiatry Rep. 2010;12:553–62.

[131] Cuijpers P, Ebert DD, Acarturk C, Andersson G, Cristea IA. Personalized psychotherapy for adult depression: a meta- analytic review. Behav Ther. 2016;47:966–80.

第 9 章 抑郁症与抗抑郁药和性功能
Depression, Antidepressants, and Sexual Functioning

Christina M. Dording　Sean D. Boyden　著

一、概述

每种药物都有可能产生不利影响或不良反应，从而延迟甚至阻碍医师增加和优化剂量，使得疗效大打折扣。而且，不良反应是不遵守药物治疗的一个主要原因。

一项在初级保健实践中进行的研究，针对那些已开处 6 个月抗抑郁药物的一组患者，测量了他们的抗抑郁药物的依从性，并进行跟踪。研究发现 50% 的患者已经停止服用抗抑郁药物，其中大多数（89%）没有告诉他们的医师。在这个样本中，对不良反应的担心是不遵从治疗的最强预测因子 [1]。当精神科医师选择抗抑郁药处方时，仅针对特定症状的不良反应，是第二最重要的考虑因素 [2]。显然，临床医师在选择治疗方案时，最重要的是考虑药物的不良反应情况，以预测不良反应的出现，并知道当不良反应出现时如何进行治疗。

抗抑郁药可能会引起各种不良反应，包括但不限于性功能障碍、失眠、体重变化、疲劳、认知功能障碍和恶心。其中，患者抱怨最多的往往是性功能的变化。2004 年的一项调查显示，性功能障碍是患者认为最烦人的不良反应 [3]。此外，虽然选择性 5- 羟色胺再摄取抑制药（SSRIs）引起的许多不良反应随着时间的推移逐渐减少，但性功能障碍却从 2 周增加到 3 个月 [3]。本章重点介绍抗抑郁药引起的性功能障碍及其治疗。

当患者抱怨性功能障碍时，重要的是分清楚他们的性功能障碍是在性反应周期的哪个阶段——性欲（欲望）、性唤起或性高潮。女性的性功能障碍最常见的形式是性欲减退障碍（hypoactive sexual desire disorder，HSDD）。2013 年 5 月，在 DSM-5 中将性欲减退障碍和女性性唤起障碍（female sexual arousal disorder，FSAD）合并为单一诊断，即女性性兴趣 / 唤起障碍（female sexual interest/arousal disorder，FSIAD）[4]。这种疾病的定义是性兴趣或性唤起的完全缺乏或显著减少。当出现以下三种或更多症状时，才可以诊断：缺乏（或大大减少）性活动的欲望；缺乏对性爱的想法或幻想；缺乏与配偶或伴侣的性爱前戏；在性爱中缺乏愉悦感；完全缺乏或显著减少性兴趣或性唤起。这些症状必须引起患者痛苦并持续 6 个月 [4]。女性性兴趣 / 唤起障碍可以是终身的或后天性的，可以是轻度到严重的，也可以是广泛性的或情境性的。目前还没有精确的方法来测量女性性兴趣 / 唤起障碍的患病率。但是，一项针对美国女性的调查发现，12% 的女性报告自己经历了令人痛苦的性问题[5]。

随着年龄的增长，男性性欲下降和勃起困难的可能性增加[6]。虽然很难估计不同病因的男性性功能障碍的患病率，但最近的一份报告表明，5% ～ 20% 的男性患有中重度勃起功能障碍，20% ～ 30% 的男性患有早泄[7]。射精延迟也被视为使用 5- 羟色胺能药物的不良反应[8]；事实上，一些临床医师有意使用 5- 羟色胺能药物来治疗早泄。

二、性功能障碍与抑郁症

性功能障碍的病因可能是多因素的。即使在服用抗抑郁药物的人群中，认为性功能障碍完全是药物引起的也是不明智的。虽然抑郁症患者的性功能障碍可能是由抗抑郁药物引起的，但这一人群还有几个导致性功能障碍的独立危险因素，包括潜在的精神疾病、重度抑郁症。许多抑郁症患者性欲下降或性欲缺乏，这并不奇怪，因为重度抑郁症与日常生活中许多活动的兴趣和愉悦感的丧失有关。抑郁本身会削弱性唤起和达到性高潮的能力。研究发现，患有重度抑郁症的男性发生勃起功能障碍的可能性几乎是没患抑郁症的男性的 2 倍[9]。一项研究发现，除了 70 岁及以上的女性外，失去性兴趣在大多数年龄段都是抑郁症的迹象[10]。抑郁症可能通过减少参与愉悦活动的奖励，降低自尊和对身体形象的感知，干扰社交和维持人际关系的欲望，从而损害性功能。

三、抗抑郁药引起的性功能障碍的流行情况

临床医师曾希望从 1987 年开始引入选择性 5- 羟色胺再摄取抑制药（SSRIs），开始使用氟西汀来降低与较老药物（如三环类抗抑郁药）相关的由抗抑郁药引起的性功能障碍（antidepressant-induced sexual dysfunction，AISD）的发生率。事实上，对第一种选择性 5- 羟色胺再摄取抑制药氟西汀引起的性功能障碍的发病率，初步估计低于 2%。这一估计数是根据自发报告所作的评估。根据评估方法的不同，由抗抑郁药引起的性功能障碍的患病率实际上有很大差异；而依靠自发报告所作的估计，将大大低估实际患病率。在评估性功能障碍时，必须记住这是一个"你不问，我不说"的现象。

在一项经常被引用的研究中，该研究者试图通过自发报告来估计初级保健人群中 AISD 的患病率，然后将其与直接系统地询问得出的患病率进行比较。自发报告估计的患病率为 14.2%，直接系统地询问得出的患病率接近 60%[11]。另一项研究发现，在性功能障碍人群中，自发报告的患病率低于 35%，而直接评估的患病率接近 70%[12]。因此，必须通过直接、详细的询问和（或）使用结构化的和经过验证的有效量表，来准确估计性功能障碍的患病率。

四、性功能障碍的病因和机制

性功能障碍的具体潜在医学原因可能包括（尤其）心脏病、动脉粥样硬化、高胆固醇血症、高血压、糖尿病、肥胖症、代谢综合征、帕金森病、多发性硬化症、佩罗尼病

（Peyronie's disease）、其他药物、烟草 / 酒精和其他形式的物质滥用、睡眠障碍、影响脊髓的手术和骨盆疾病[13]。糖尿病或帕金森病等医学疾病，可能分别通过血管效应或降低大脑中多巴胺的水平，对性功能产生不利影响。用于治疗多种身体疾病的药物，也可通过各种不同的机制影响性功能。例如，非典型抗精神病药物（除了它们对 SSRIs 相关性功能障碍的神经元机制的影响之外）还会引起内分泌系统（催乳素水平）的变化，这也会影响性功能。

　　抗抑郁药引起的性功能障碍的确切神经机制尚不清楚，对这一课题的研究也很少。一般来说，5- 羟色胺被认为会降低性欲和性唤起，而多巴胺则可能会促进性欲和性唤起。性欲可以通过药物或条件来刺激——这些药物或条件可以增加下丘脑和中边缘多巴胺，减少5- 羟色胺的释放，或抑制前额叶皮质突触后结合[14]。像阿扑吗啡（Apomorphine）这样的药物可以增加多巴胺[15] 和降低 5- 羟色胺，从而促进或增加性欲。相反，欲望可以被诸如增加 5- 羟色胺的 SSRIs 之类的药物抑制。这种效应被认为是中枢效应[16]。男性的勃起和射精功能受损可能与中枢效应和周边效应有关。刺激 5- 羟色胺受体的某些亚型（5HT-2C和 5HT1A）实际上可能促进性行为，如勃起或射精。现有的神经影像学研究表明，与多巴胺能药物相比，5- 羟色胺能药物在奖励和情感网络中的作用是相反的，这两者都与性功能密切相关。对健康男性受试者进行的影像学研究显示，服用选择性 5- 羟色胺再摄取抑制药（SSRIs）帕罗西汀后，奖励系统（腹侧纹状体和腹侧被盖区）的神经活动减弱，但服用 5-羟色胺和去甲肾上腺素再摄取抑制药（SNRIs）安非他酮后则没有[17]。此外，其他影像学数据表明，服用安非他酮后，参与处理突出和情绪刺激（因此涉及性加工的性欲阶段）的活动区域，如核下杏仁核和亚属扣带皮质的神经活动增加[17]。

五、不同种类抗抑郁药对性功能障碍的影响

　　总的来说，与选择性 5- 羟色胺再摄取抑制药相比，三环类抗抑郁药（TCAs）的性功能障碍发生率更高，包括性欲下降和（或）阴道润滑减少、抑制射精和（或）抑制高潮。在三环类抗抑郁药（TCAs）中（与氯丙咪嗪、阿米替林和丙咪嗪相比较），氯丙咪嗪也是 5- 羟色胺能药物，最可能引起性功能障碍；事实上，医师已经在临床应用中使用氯丙咪嗪来减少早泄[18, 19]。与其他三环类抗抑郁药（TCAs）相比，地昔帕明（Desipramin）和去甲替林这两种三环类抗抑郁药引起性功能障碍的可能性更小[20]。

　　对单个药物和 AISD 的最大一项研究包含 6297 名患者的数据，其中 802 名患者没有潜在的并发症。安非他酮（5- 羟色胺和去甲肾上腺素再摄取抑制药）组性功能障碍发生率最低（20%～30%），帕罗西汀（选择性 5- 羟色胺再摄取抑制药）组性功能障碍发生率最高（40%～50%）[21]。

　　据报道，选择性 5- 羟色胺再摄取抑制药诱发的性功能障碍在两性中的发生率各不相同，Zajecka 等的研究中，男性为 60%/ 女性为 57%[22]；Montejo 等的研究中，男性为 62.4%/ 女性为 56.9%[23]；Gregorian 等的研究中，男性为 36%/ 女性为 43%[24]。

至于单个 SSRIs 类药物之间的差异，最近的一些综述和 Meta 分析发现，这些药物之间并没有统计学上的显著差异 [25, 26]。但是，包括药物转换试验 [27] 在内的其他研究表明，单个药物引起 AISD 的可能性存在差异。一项大型 Meta 分析研究了与特定药物相关的性功能障碍的回顾性报告，发现西酞普兰、氟西汀、帕罗西汀、舍曲林和文拉法辛的性功能障碍发生率最高；氟伏沙明（Fluvoxamine）、依他普仑、度洛西汀、苯乙肼（Phenelzine）和丙米嗪的发生率较低 [28]。

六、性功能障碍的常用评估工具

亚利桑那性体验量表（Arizona sexual experiences scale，ASEX）是一个简短的五项自评量表，可以测量性冲动、性唤起、阴道润滑 / 阴茎勃起、达到性高潮的能力、性高潮带来的满足感。总分在 5 ～ 30 分范围之间，分数越高说明性功能障碍越严重 [29]。

女性性功能量表（female sexual function inventory，FSFI）是由 19 个项目组成的简短自我报告量表，测量女性的性功能情况，从性功能的 6 个维度进行评分，并得出总分。这 6 个维度包括性欲（2 个项目）、性唤起（4 个项目）、阴道润滑（4 个项目）、性高潮（3 个项目）、性满足感（3 个项目）和性交疼痛（3 个项目）。得分较低说明性功能障碍较轻。完成整个评估量表大约需要 15min[30, 31]。

性功能变化问卷（changes in sexual functioning questionnaire，CSFQ）的原始版本包括 36 个项目，由临床医师进行评分，需要 30 ～ 45min 完成；CSFQ-14 是针对女性的问卷，采用的是自评量表，由性功能的 5 个维度组成，通常需要 5min 左右完成。总分越高表明性功能越好。该问卷的作者认为，男性的总分 CSFQ 低于 47 分，女性低于 41 分，代表临床相关的性功能障碍 [32]。

国际勃起功能指数问卷（international index of erectile function，IIEF）[33] 是由 15 个项目组成的简短可靠的自评问卷，测量了男性性功能的相关维度（勃起功能、高潮功能、性欲、性交满意度和总体满意度），该问卷在心理测量学上是可靠的，并在 10 个民族中得到了验证。分数范围从 5 到 25 分，得分越低表明勃起功能障碍越严重。

七、研究问题：哪些患者可以参加临床试验

在设计抗抑郁药物引起的性功能障碍的研究时，最具挑战性的问题之一是确保参与者对性功能障碍的抱怨是继发于抗抑郁药物治疗的。考虑到抑郁症本身与性功能障碍之间的高共病性，我们用抑郁评分量表对每位患者进行筛查。我们只接受那些得分表明其抑郁症正在缓解的患者，以消除抑郁症对性功能障碍的混淆因素。此外，在我们对由抗抑郁药引起的性功能障碍的研究中，筛选过程包括身体检查、实验室评估筛选，以排除那些可能导致性功能障碍的医疗疾患。

为了说明这一决定过程，我们提供了以下患者病例，这些患者是为一项针对 AISD 治疗的调查性研究而进行门诊筛查的。

案例 1

　　RJ 是一名 48 岁的女性，每日服用帕罗西汀 40mg，她要求参与一项治疗 AISD 的自然疗法研究。患者主诉性唤起困难。进一步的既往史表明，18 个月前，她开始服用帕罗西汀来治疗抑郁症，当时她与新伴侣发生性困难而开始出现抑郁症。目前，根据简明国际神经精神病访谈（mini international neuropsychiatric interview，MINI）筛查得分诊断为重度抑郁症；汉密尔顿抑郁筛查得分为 16 分，提示中度抑郁症。

　　由于她的抑郁症没有得到缓解，所以没有达到这项研究的纳入标准。如果让她加入到这项研究，并且通过积极治疗或安慰剂改善（或恶化）性功能障碍，我们将无法知道这是由于治疗的效果，还是由于她本来的重度抑郁症造成的。

案例 2

　　CM 是名 38 岁的女性，已有 25 年服用抗抑郁药物治疗慢性抑郁症的历史，目前正在服用西酞普兰。她抱怨说完全丧失了性欲，但不清楚她的性功能障碍是从什么时候开始的。

　　其他的既往史表明，虽然患者患有慢性抑郁症，但在她的生活中确实有过一段时间，她记得自己那时情况比较好，烦躁不安和快感缺失都很轻微。这样的日子持续了 6 ~ 12 个月，在这段时间里，患者因为感觉好多了就没再继续服用抗抑郁药物。但是，她的性欲问题一直没有得到改善。

　　这个情况有点复杂。我们无法评估性欲缺乏的病因，因为患者无法回忆起上次她性欲恢复正常的时间，即使没服用抗抑郁药物的那段时间，她的性欲也没有恢复正常。虽然有可能她的回忆不准确，或者即使过了几个月后她患的 AISD 也没有消退，但我们没有让这位患者加入研究。

案例 3

　　AT 是名 52 岁的女性，性关系稳定，主诉性欲减退和性高潮缺乏。她说她 6 个月前开始服用氟西汀 20mg/d，因为重度抑郁症复发。她曾在 25 岁左右进行过一次抗抑郁药物的试验，用的也是氟西汀。她对两项试验都有应答，但不记得第一次试验时出现性功能障碍。这名患者的汉密尔顿抑郁评分为 4 分，证实她对氟西汀有反应，并且她的抑郁实际上正在缓解。由于这位患者是在围绝经期，因此她服用氟西汀可能更容易出现性方面的不良反应。她参加了这项研究，并在性功能方面经历了临床改善。

案例 4

F 先生是名 47 岁的男性，有 7 年的重度抑郁症病史。他在一年前开始每日服用 20mg 氟西汀进行治疗，这使成功缓解了他的抑郁症状。但是他报告说，自他开始接受 SSRIs 治疗以来，就发现性欲明显下降和勃起功能障碍。以前用西地那非（Sildenafil）治疗性功能障碍，成功解决了勃起功能方面的问题，但对性欲问题几乎没有改善。F 先生报告说，性欲下降让他非常痛苦，于是他在 4 周前停用了氟西汀和西地那非，希望能够恢复正常的性功能；但他的性功能仍然没有恢复正常。如果 F 先生继续使用氟西汀，他就适合参加试验。但是，由于他中途停用了会引起性功能障碍的抗抑郁药物，这使他不再适合参加试验，因为这引入了一个变量，会妨碍治疗实验的正确评估。如果让 F 先生加入这项研究，我们将无法确定这种变化是由于新治疗引起的，还是由于之前停药的冲洗效应。

八、AISD 的治疗

（一）AISD 的一般治疗方法

临床医师经常面临管理不良反应的挑战，特别是在该管理策略比另一种更有效的支持证据很少的情况下。在过去，我们抽样调查了参加精神药理学复习课程的精神科医师，了解他们管理 SSRIs 相关不良反应的处方实践。在 800 名临床医师中，虽然并不是所有的受访医师都回答了问卷上的所有四个项目，但共有 439 人（55%）回答了我们在开始复习课程之前发放的问卷。在这些项目中我们设计了一些问题来评估临床医师对 SSRI 引起的不良反应的管理偏好。调查发现，43%（143/330）的医师选择加用安非他酮，36%（120/330）选择换药作为治疗 SSRI 引起的性功能障碍的首选方案[34]。

1. 短期暂停用药

在 20 世纪 90 年代首次提出"假日疗法"（drug holiday）来治疗抗抑郁药物引起的性功能障碍，就是让患者在周末计划性爱活动前的一段时间内暂时停止服用抗抑郁药物。据说这一策略对于那些服用舍曲林和帕罗西汀的患者很有效，但对那些服用氟西汀的患者则没有效果[35]。这种策略有几个潜在的问题。对于那些服用半衰期很短的抗抑郁药物的患者，即使停药时间很短，也可能出现停药症状（戒断症状）；而且，正如 Rothschild 的研究[35]表明，那些服用半衰期较长的抗抑郁药物（即氟西汀）的患者，这种策略可能无法缓解其性功能障碍。此外，我们担心，鼓励患者反复暂时停止服用某些药物，最终可能导致患者更经常地不遵从抑郁症治疗。

2. 减少剂量

理想情况下，所有接受抗抑郁药物治疗的患者服用的都应该是最低有效剂量的药物。因此，减少剂量作为治疗 AISD 的一种策略，可能会导致对原发抑郁症治疗无效的风险。

3. 转换用药

如果患者正在进行第一次或第二次试验，可以考虑更换会引起性功能障碍的抗抑郁药物。对于那些难治性患者和多次其他试验失败的患者来说，这种策略可能不适合，因为这不能保证下一种药物具有与前一种药物同等疗效。虽然许多药物诱发的性功能障碍的发生率相当，但也有一些明显的例外。特别值得注意的是，帕罗西汀更容易引起 AISD，而安非他酮诱发性功能障碍的可能性在统计学上要小得多[36]。对于会引起性功能障碍的抗抑郁药物，安非他酮也被认为是治疗 AISD 的一种潜在附加剂。我们将在下面讨论这种用法。最近的一项 Meta 分析证实了之前的研究结果，即安非他酮的性功能障碍风险在统计学上显著更低；并发现，依他普仑和帕罗西汀的性功能障碍风险显著高于其他抗抑郁药物[37]。

在较新的药物中，沃替西汀和维拉佐酮可能比 SSRIs 类药物更不容易引起性功能障碍[38-41]。在最近的一项研究中，符合条件的患者（那些至少接受了 8 周稳定的 SSRIs 治疗后，抑郁症状得到缓解但出现无法忍受的 AISD 患者）被随机分配到沃替西汀组或依他普仑组，进行为期 8 周的双盲平行剂量研究。在第 8 周，沃替西汀组患者在性功能变化问卷 - 简版（CSFQ-14）评分的平均增加（改善）显著高于依他普仑组[39]。在对沃替西汀治疗重度抑郁症或广泛焦虑症（generalized anxiety disorder，GAD）的汇集分析中发现，与安慰剂相比，沃替西汀组的性功能障碍风险没有显著升高[40]。在对广泛焦虑症患者维拉佐酮疗效的一项研究发现，许多患者（35% ~ 50%）在基线时有性功能障碍，维拉佐酮和安慰剂组对女性和男性患者的影响，在性功能变化问卷（CSFQ）上的结果相似[41]。

（二）注意以下治疗策略

由于很少有试验旨在研究治疗 AISD 的具体效果，本章接下来将回顾性功能障碍的治疗方法，这些治疗方法通常用于治疗性功能障碍，但不一定用于治疗 AISD。读者还应该记住，这些治疗性功能障碍的药物都没有在孕妇或哺乳期妇女（无论她们是否有精神病史）身上研究过，因此这些药物对该人群的安全性是未知的。此外，在给老年人使用任何药物制剂或天然药物时，都需要医师给予特别考虑。老年患者经常服用多种药物，因此添加新药物会增加药物间相互作用的可能性。此外，由于他们新陈代谢通常较慢，偶尔还会损害器官功能，老年患者往往对不良反应更敏感。最后，有记忆障碍的老年患者可能会忘记服药或不按医嘱服药。因此，对于老年人群，我们建议"小量开始，逐渐加量"。

（三）加药治疗

1. 男性加药治疗策略

(1) 男性勃起功能障碍：磷酸二酯酶 5 抑制药（PDE-5-Is）被认为是治疗勃起功能障碍（ED）的一线药物，现在这类药物包括多种药物，包括第一代药物西地那非、伐地那非（Vardenafil）和他达拉非（Tadalafil）。磷酸二酯酶 5 抑制药可以抑制海绵状体中高浓度的PDE5，并负责降解 cGMP，有效保护海绵体中的 cGMP，促进勃起[42]。

西地那非、他达拉非和伐地那非是目前最流行常用的 ED 药物。西地那非是 1998 年批准用于 ED 治疗的第一个 PDE5 抑制药，起效时间为 30min，临床疗效持续 8h，药物代谢动力学与伐地那非几乎相同。在摄入脂肪性食物后，西地那非和伐地那非会延迟起效。相比之下，他达拉非的起效时间较长，为 2h，持续时间为 36h。西地那非、伐地那非和他达拉非均显示出根据需要和长期使用的有效性，且首次剂量反应率较高。

研究已经检验了磷酸二酯酶 5 抑制药对于因抗抑郁药引起的勃起功能障碍的疗效，西地那非[42]和他达拉非[43]均是有效的治疗方法。随后，人们开始关注磷酸二酯酶 5 抑制药的各种罕见不良反应——包括非动脉性视神经病变和听力丧失的风险[44]。我们根据汇集的安全数据估计，对于西地那非，每 10 万名接受西地那非治疗的患者中，非动脉性前部缺血性视神经病变的发生率为 2.8 例[45]。

对使用磷酸二酯酶抑制药治疗妇女性功能障碍的 14 项独立研究（而不是汇总数据）进行 Meta 分析发现，虽然有一些阴性结果，但总体而言，与安慰剂相比，使用磷酸二酯酶 5 抑制药可以显著改善性功能。汇集的数据显示，使用磷酸二酯酶 5 抑制药后，头痛、潮红和视力改变等不良反应的发生率显著提高[46]。因此，磷酸二酯酶 5 抑制药虽然不是女性性功能障碍的一线治疗，但可以考虑作为一种可能的选择[46]。

(2) 射精延迟：对于延迟射精或抑制射精，卡麦角林（Cabergoline）、金刚烷胺（Amantadine）、伪麻黄碱（Pseudoephedrine）、瑞波西汀（Reboxetine）、安非他酮、丁螺环酮、赛庚啶（Cyproheptadine）和催产素（Oxytocin）等药物治疗已取得有限的成功[47]。这些药物通过中枢多巴胺能、抗 5- 羟色胺能、催产素作用机制或外周肾上腺素能作用机制促进射精。然而，监管机构尚未为此用途批准任何药物，而且发现大多数可能使用的药物疗效有限，产生严重不良反应，或仍被认为是实验性药物。

2. 女性加药治疗策略

目前正在研究的治疗女性性兴趣 / 唤起障碍（FSIAD）的方法包括睾酮、丁螺环酮、安非他酮、布美诺肽（Bremelanotide）和氟班色林（Flibanserin）。氟班色林是唯一经美国 FDA 批准的治疗女性性兴趣 / 唤起障碍（FSIAD）的药物，但仅用于绝经前人群[48]。

(1) 氟班色林：在临床相关剂量下，氟班色林主要作用于 $5-HT_{1A}$ 受体作为激动药，其次作用于 $5-HT_{2A}$ 受体作为拮抗药；而且对于 $5-HT_{2C}$ 和 $5-HT_{2B}$ 受体也有较弱的拮抗作用，对多巴胺 D4 受体的活性较低。氟班色林的 $5-HT_{1A}$ 作用仅见于突触后[49]。2015 年 8 月，氟班色林获 FDA 批准用于治疗绝经前妇女的性兴趣 / 唤起障碍[50]。在批准之前还进行了一次小组讨论，其中一些成员对氟班色林的益处是否大于风险表示担忧。据报道，氟班色林治疗的好处是每月满意的性生活次数增加了一半。最常见的不良反应是严重程度为轻度至中度的晕厥和低血压[50]，严重不良事件的发生率较低。关于氟班色林的最重要的安全问题，有低血压、晕厥和中枢神经系统抑郁（如嗜睡）的风险。由于许多服用抗抑郁药物的患者已经因为服用抗抑郁药物或同时服用精神药物，而出现了一定程度的中枢神经系统抑郁，因此中枢神经系统抑郁的风险尤其令人担忧。当白天服用氟班色林，并同时服用大量中效或强效细胞色素 P_{450} 3A4（CYP3A4）抑制药，包括一些抗逆转录病毒药物、抗高血压药物、抗生素和氟康唑（Fluconazole，会使氟班色林的全身暴露增加 4.5 ～ 7 倍），以及饮酒，都会导致这些风险增加[50]。其他干预措施，如睾酮、睾酮 + 西地那非、睾酮 + 丁螺环酮、安非他酮、布美诺肽（见下文），都在一些临床试验中提高了性功能指数得分，但推荐这些药物的证据仍然很少[51]。

(2) 激素治疗：卵巢皮质激素可以调节性欲，但它们对性欲减退障碍（hypoactive sexual desire disorder，HSDD）的确切作用仍不清楚[13]。在绝经前妇女中，每天测量性欲水平和卵巢激素水平发现，雌二醇与性欲呈正相关，黄体酮与性欲降低有关，睾酮水平不能预测女性性欲的任何方面[52]。临床共识不支持使用雌激素来治疗性欲低下[52]。如果没有血管舒缩症状，不推荐进行全身雌激素治疗，而且全身雌激素治疗与性欲无直接关系。但是，对于伴有阴道萎缩和性交困难的患者，阴道雌激素是有用的。奥培米芬（Ospemifene）是一种选择性雌激素受体调节药，获 FDA 批准用于治疗继发于阴道 / 外阴萎缩的绝经后妇女的阴道性交困难，但由于脑卒中和深静脉血栓形成的发生率增加，现在带有"黑匣子"警告。奥培米芬的不良反应还可能会引起热潮红。

对于绝经前妇女，大多数综述性研究未能证实睾酮血清水平与性欲之间的显著相关性，也没有证实睾酮治疗可以显著改善性欲。目前现有的证据不支持使用睾酮血清来评估或治疗绝经前妇女的性欲低下[53]。最近对 7 项研究绝经后妇女经皮睾酮治疗性欲减退障碍的随机对照试验结果进行的 Meta 分析表明，与安慰剂组相比，睾酮组有更多的性快感、性行为、性高潮、性欲和个人痛苦量表（personal distress scale）得分的显著改变；但睾酮组通常也有更多的雄激素不良事件、痤疮、毛发生长。这篇综述支持了经皮睾酮治疗对性功能改善和安全性的短期疗效——对于那些患有性欲减退障碍的服用或没服用雌激素 / 黄体酮激素治疗的自然绝经期妇女和手术绝经期妇女[53]。研究已经证实了外源性睾酮在治疗绝经后妇女的性欲丧失方面有效。但是，应该告知患者睾酮没有获得 FDA 批准用于治疗性欲丧失，并且长期安全性方面的研究数据有限[54]。

3. 男女两性治疗策略

(1) 安非他酮：安非他酮是一种去甲肾上腺素和多巴胺再摄取抑制药类的抗抑郁药，已被证实可以改善某些有抑郁症和无抑郁症的妇女的性欲。与安慰剂相比，安非他酮在提高性满意度、性功能和性欲方面表现出了有效性[55]。与许多其他抗抑郁药物一样，标签警告包括躁动、头痛、失眠、食欲下降、体重减轻、高血压、肝肾功能受损，以及抑郁症、精神病或躁狂症的恶化。关于 AISD，一项随机双盲安慰剂对照试验研究了 42 例（其中 37 名女性）每日两次服用 150mg 安非他酮缓释制剂的 AISD 患者，结果显示，在 4 周时自我报告的性欲和性活动频率显著增加[56]。在另一项对 38 名患者（18 名服用金刚烷胺，20 名服用安非他酮）的研究中，两组患者的亚利桑那性体验量表（ASEX）平均得分在试验期间逐渐下降。安非他酮组的亚利桑那性体验量表（ASEX）得分的平均降幅明显大于金刚烷胺组。因此，与金刚烷胺相比，在更高剂量下添加安非他酮可能是一种更有效的方法[57]。

(2) 布美诺肽：布美诺肽是一种黑皮质素 –3 和黑皮质素 –4 受体激动药。对 327 名绝经前妇女的研究，在性活动前 45min 将受试者随机分配至 0.75mg/1.25mg/1.75mg 皮下布美诺肽组或安慰剂组，研究结果显示，与安慰剂相比，高剂量布美诺肽组的性生活满意度有所提高[58]。截至本文撰写之时，已经成功完成两项布美诺肽治疗女性性功能障碍的Ⅲ期临床试验，制药商已宣布计划向 FDA 提出批准布美诺肽用于治疗女性性功能障碍的申请。

(3) 丁螺环酮：丁螺环酮治疗 AISD 的研究数据有限且结果不一。但是，有一项旨在探讨丁螺环酮作为附加治疗对单独 SSRIs 治疗无应答患者（男性和女性）的疗效的安慰剂对照试验，在基线时，所有患者都符合 DSM-4 的重度抑郁发作的标准，并且在对治疗无应答的情况下接受西酞普兰或帕罗西汀至少 4 周。将丁螺环酮（灵活剂量，20 ～ 60mg/d）或安慰剂加入 SSRIs 中 4 周；丁螺环酮在终点的平均日剂量为 48.5mg（SD=1.0）。使用结构化访谈评估性功能障碍，发现在开始使用丁螺环酮或安慰剂治疗之前，40% 的受试者（117 人中有 47 人）报告至少有一种性功能障碍（性欲减退、射精功能障碍、性高潮功能障碍）。在 4 周的治疗中，那些接受丁螺环酮治疗的受试者中，约有 58% 报告性功能有所改善；安慰剂组的反应率为 30%。安慰剂和主动药物治疗之间的差异显著，且女性比男性更明显。第一周的反应是明显的，但在研究过程中没有进一步的改善[59]。然而，在第二年发表的另一项研究中，丁螺环酮和金刚烷胺在改善抗抑郁药相关的性功能障碍方面均不比安慰剂更有效，尽管所有组都有明显的非特异性改善[60]，这可能是由于样本数量有限或主动治疗药物剂量不足所致。

（四）行为干预

1. 心理社会干预

国际妇女性健康研究协会（International Society for the Study of Women's Sexual Health）最近发表女性性欲减退障碍研究结果的小组共识，回顾了性欲减退障碍（HSDD）的神经内分泌和神经化学治疗方法，并综述了简短办公室咨询、认知疗法、性感集中疗法、正念等心理治疗方法。但是，该文作者提醒说，如果心理治疗针对的是性功能障碍，那么应该将患者转诊到性治疗师那里进行治疗[13]。

关于男性性功能障碍，对临床对照试验的系统回顾得出的结论认为，对患有勃起功能障碍的男性进行心理社会干预（包括性治疗、催眠、认知行为治疗和团体治疗）是有效的。对于早泄，停 – 动技术（stop-start technique）和阴茎挤捏技术（squeeze technique）比等待治疗组更有效。然而，纳入研究的治疗方法往往不太理想[61]。

(1) 针灸：最近的研究证实了这种方法对传统方法难治的性功能障碍的益处。关于 AISD，一项针对女性的研究发现，针灸显著改善了性欲和阴道润滑[62]；对性欲减退的绝经前妇女的另一项研究发现，针灸显著改善了性功能，尤其是性欲[63]。对于男性的勃起功能障碍，针灸治疗的效果令人鼓舞，几项相关的研究[64, 65]已被最近的综述引用。

(2) 瑜伽：这种以专注力和整体身体健康为目标的古老艺术，是治疗性功能障碍的一种合乎逻辑的方法；但是有关瑜伽对女性性功能障碍的有效性的实证研究相对较少。然而，最近对患有代谢综合征和多发性硬化等共病医学疾病的妇女进行的几项随机对照试验的结果，支持了瑜伽可以改善这些人群的性功能。在另一项对 22—55 岁女性的研究中，瑜伽是改善性功能所有方面的有效方法。对于男性，有积极的报道认为瑜伽可以改善前列腺癌患者和接受放射治疗患者的早泄[66] 和性功能障碍[67]。

(3) 运动：在一项小型随机临床试验发现，对于那些服用 5- 羟色胺能抗抑郁药的女性，在性活动前 30min 进行心血管运动和力量训练运动，可以显著改善她们的性功能[68]。

(4) 调度性活动：在相同的运动对照试验中，那些性功能严重不良性的女性通过每周安排三次性活动，她们的性功能得到了明显改善，尤其是性欲[68]。

2. 自然 / 补充疗法

虽然女性性功能障碍的患病率很高，但目前还没有得到 FDA 批准的治疗绝经后女性性功能障碍的药物；而且对其他人群来说，可选择的药物也很有限。此外，虽然男性确实可以通过磷酸二酯酶抑制药有效地治疗由抗抑郁药引起的勃起功能障碍，但对于继发于抗抑郁药的性欲减退，他们也没有多少治疗选择。因此，不难理解为什么许多这类患者转而求助于自然 / 补充疗法来减轻症状。对于那些性功能障碍是必需药物不良反应的人群（如患有 AISD 的人群），自然疗法可能特别有吸引力。这类药物越来越受欢迎，其疗效似乎已经超过了有效的科学证据。针对女性性功能障碍的自然疗法，很少有经过精心设计的双盲安慰剂对照试验。在性增强药剂（最终被确定为有效）的临床试验中，报道的安慰剂的反应率为 25% ~ 50%。由于治疗性功能障碍时安慰剂反应率高，因此进行随机安慰剂对照的研究是至关重要的。由于缺乏关于疗效和安全性的数据，在这种情况下通常很难衡量使用这些药剂的风险和获益。为了真正衡量天然药剂和补充药剂的风险和获益，我们需要进行更多精心设计的安慰剂对照试验。在可能的情况下，我们尽量纳入安慰剂对照试验；但试验中的样本量一般较小，而且试验的质量也不尽相同。

许多患有抗抑郁药或其他药物引起的性功能障碍的患者，更喜欢用非药物治疗来改善他们的 AISD。这里考虑的策略主要是推测性的，没有广泛的基于证据的研究数据来支持或反驳它们。在本节中，我们将回顾并强调随机和安慰剂对照的临床试验。对于这些产品，都没有研究数据证明其对儿童或孕妇或哺乳期妇女的安全性，因此应避免在这类人群中使用。在这里，我们将讨论一些被认为具有催情特性的更受欢迎的自然疗法。

(1) L- 精氨酸（L-arginine）：L- 精氨酸常与其他多种天然药物结合使用，用于增强性功能；例如，健安喜(ArginMax)是一种含有 L- 精氨酸、人参、银杏、达米阿那(Damiana)、多种维生素和矿物质的混合补充剂。在一项随机对照试验中，与安慰剂相比，接受健安喜治疗的 77 名 21 岁及以上的健康女性，在性满意度方面有显著的更大改善（$P < 0.01$）。在性欲、阴道干燥、性交和性高潮频率、阴蒂感觉方面都得到了改善。治疗耐受性良好，无不良反应[69]。在后续另一个相同补充药剂的随机对照试验中，108 名年龄在 22—73 岁的性欲丧失的妇女（59 名绝经前妇女，20 名围绝经期妇女，29 名绝经后妇女）接受健安喜或安慰剂治疗 4 周。治疗结果通过女性性功能量表（FSFI）进行测量[70]。与接受安慰剂治疗的

妇女相比，那些接受健安喜治疗的绝经前妇女在性欲水平（72%）、对整体性生活的满意度（68%）、性欲频率（60%）和性交频率（56%）方面得到了显著改善（$P < 0.05$）。在围绝经期妇女中，性交频率（86%）、对性关系的满意度（79%）和阴道干燥（64%）有显著改善（$P < 0.05$）。绝经后妇女的性欲（51%）显著高于安慰剂组（8%）（$P < 0.05$）[71]。

一项早期研究比较了"L- 精氨酸 + 育亨宾（Yohimbine）vs 单用育亨宾 vs 安慰剂"对绝经后性唤起障碍患者的性唤起的作用。与安慰剂相比，联合治疗显示阴道对性刺激的反应显著增加，但性唤起的主观报告在三组间没有差异[72]。最近，对市场上销售的含有 200mg L- 精氨酸的 Lady Prelox 产品进行研究发现，与安慰剂相比，绝经前和绝经后妇女的女性性功能量表（FSFI）得分都有所提高[73, 74]。在这些研究中，L- 精氨酸本身是安全的，与其他各种性增强药联合使用的协同效应得到了目前研究证据的支持。然而，人们仍然担心 L- 精氨酸的安全性，反对使用的观点集中在"L- 精氨酸会增加一氧化氮（nitric oxide，NO）的产生"，这可能会带来不良反应，例如腹泻、血尿素氮和血肌酐水平升高、冲洗和低血压。

L- 精氨酸在勃起功能中起着重要作用。阴茎勃起的过程是由 NO 释放驱动的，NO 是 L- 精氨酸在一氧化氮合成酶（nitric oxide synthase，NOS）的作用下产生的代谢产物。在随机对照试验中，并未证实 L- 精氨酸是治疗勃起功能障碍（ED）的有效药物[75]，但男性血浆或尿液样本中一氧化氮衍生物水平降低的病例除外[76]。然而，精氨酸与其他具有一氧化氮合酶活性的补充药剂结合使用的研究，已经证明了其治疗勃起功能障碍的前景。碧萝芷（Pycnogenol）是一种代谢 L- 精氨酸以产生一氧化氮的补充剂，已经被发现能显著改善勃起功能 [通过国际勃起功能指数问卷（IIEF）测定][77, 78]。在另一项研究[79]中，含有 L- 精氨酸、丙酰左旋肉碱（Propionyl-L-Carnitine）和烟酸（Niacin）的复合营养补充剂，40% 的受试者表现较小的但统计学上显著的勃起功能改善，其中 77% 的受试者报告至少部分缓解。这些结果表明，L- 精氨酸与其他生化介质联合使用可能对勃起过程最有效。

(2) 银杏叶（Ginkgo Biloba）：长期以来人们一直认为，银杏叶中含有能增强性欲的成分；而且人们单独使用银杏叶，或与其他药剂联合使用，来增强性欲。然而，目前为止，银杏叶治疗性功能障碍的随机安慰剂对照试验结果并不是特别理想。银杏叶在治疗抗抑郁药引起的性功能障碍（AISD）方面，已初步取得了良好的疗效；Cohen 和 Bartlik[80] 在 1998 年的一项开放标签研究中发现，91% 的女性和 76% 的男性 AISD 有显著改善。但是，这些结果尚未得到重复验证。在这 2 年后发表的一项研究中，22 名患者（13 名女性，9 名男性）接受了 1 个月银杏叶治疗，其中仅 3 名女性患者的性功能有显著改善[81]。一项针对 37 名成年人的抗抑郁药引起的性功能障碍的银杏叶试验发现，在试验的第 2、4 和 8 周，治疗方法之间没有显著差异。但是，两个治疗组患者在性功能的某些方面都有所改善，表明存在安慰剂效应[82]。另一项安慰剂对照试验表明，银杏叶增加了性唤起的短期生理标志物，但没有增加性唤起的主观改善[83]。对于抗抑郁药引起的性功能障碍，银杏叶的三盲（研究者、患者和统计员）试验报告了治疗组和安慰剂对照组都有一些"惊人的个体反应"，但总体上没有统计学上的显著差异[84]。总的来说，比较综合性别人群"银杏叶 vs 安慰剂"的随机对照试验中，银杏叶治疗组和安慰对照剂组之间并没有一贯地表现出具有统计学意义的显著差异。银杏叶的一个吸引人的特点是，它与大多数药物联合使用的表现是安全的，并且它的常见不良反应相对温和：胃肠道功能紊乱、头痛和一般中枢神经系统激活（如躁动），其中一个主要禁忌证是服用抗凝血药物的患者有出血的风险[85]。银杏叶在治疗性功能障碍方面的全部潜力尚需更深入的研究发现。

(3) 人参（Ginseng）：在最近的一项系统综述中，系统性回顾了两项对绝经前妇女和绝经后妇女进行的随机安慰剂对照试验，评估了人参对性功能的疗效。结果显示，对性功能评分产生了有利影响[86]。另外至少有两项关于高丽红参的研究表明，红参对绝经期（但不是绝经前）妇女的性功能有益；对于绝经前妇女，红参治疗组在女性性功能量表（FSFI）上的评分与安慰剂组没有差异，但在另一项安慰剂对照试验中，红参治疗组的绝经后妇女的性唤起得到了显著改善[87, 88]。

对高丽红参对男性性功能的影响的系统回顾发现，当时所有 7 个随机对照试验都证明了其有效性，但认为其纳入试验的方法学质量不是太理想[89]。在最近的一项多中心安慰剂对照试验中，那些口服高丽参浆果提取物的患有勃起功能障碍的受试者，他们的性功能所有方面都得到了改善[90]。

(4) 玛卡（Maca，Lepidium Meyenii）：玛卡是生长在秘鲁山区海拔 11 000 ～ 14 500 英尺的一种根茎类（块茎）植物。玛卡（也称为秘鲁人参）的起源尚不完全清楚，但秘鲁人早在印加时代前就知道将玛卡作为食物和药用。玛卡的历史用途包括在恶劣环境中为生命提供营养补充，以及提高生育能力和性能力。1961 年文献首次报道了玛卡增强生育能力的特性，当时有研究表明，玛卡可以提高大鼠的生育能力[91]。如今，玛卡越来越受欢迎，市场宣传声称玛卡具有提神、提高生育能力和壮阳功效。玛卡还可用于缓减月经不规律和女性荷尔蒙失衡；人们还认为玛卡可以有效地改善更年期症状，如热潮红[91, 92]。在美国和其他地方，玛卡以胶囊或粉末的形式在药店和保健食品店出售。大多数市售的玛卡制剂，每颗胶囊中含有约 500mg 玛卡块茎磨粉。推荐剂量为每日 3 ～ 6g，但对玛卡的最佳治疗剂量没有一致共识。虽然科学家们对玛卡的成分已有比较全面的研究，但关于玛卡的活性成分仍然存在争议。此外，科学家还研究了玛卡块茎的 50 多种油脂成分和次级代谢产物。目前尚不清楚玛卡中的哪些营养成分具有性增强的作用；但最显著的成分有植物甾醇和异硫氰酸酯[93]。虽然玛卡很受欢迎，也得到了很多民间证据的支持，但是，将玛卡作为女性性功能障碍的潜在治疗手段进行试验的系统人体研究很少。大多数已发表的人体研究，已经检测了玛卡对健康男性的性功能和激素水平的影响。

为了检验玛卡对抗抑郁药物引起的性功能障碍的疗效，我们对抑郁症已得到缓解的同时还有由 SSRIs/SNRIs 引起的性功能障碍的女性患者（平均年龄 41.5 ± 12.5 岁）进行了为期 12 周的双盲安慰剂对照试验。研究发现，玛卡组缓解率高于安慰剂组，两组在亚利桑那州性体验量表（ASEX）的总得分 ≤ 10（玛卡组为 9.5%，安慰剂组为 4.8%）；两组在麻省总医院性功能问卷（MGH-SFQ）的得分≤ 12（玛卡组为 30.0%，安慰剂组为 20.0%），并达到 MGH-SFQ 评分≤ 8 分（玛卡组为 9.5%，安慰剂组为 5.0%）。玛卡组性功能较高的缓解率与绝经后状态有相关，表明玛卡根可能优先缓解绝经后妇女 SSRIs 引起的性功能障碍[94]。由于缺乏支持使用玛卡作为性增强剂的系统研究数据，目前很难提供任何具体的临床治疗建议。对于那些对使用自然疗法治疗性功能障碍有特殊兴趣的绝经后妇女来说，玛卡是一种很有前景的药物。到目前为止，玛卡没有显示出毒性和不良的药理作用。我们避免在晚上给药，因为玛卡可能会扰乱睡眠。建议在有乳腺癌或其他激素癌症病史的女性避免使用玛卡，因为在动物身上进行的某些研究发现，玛卡会影响女性生殖激素[92]。

关于玛卡在男性中使用，最近的一项研究也发现，对于那些患有轻度勃起功能障碍男性患者，玛卡对其性生活有微小但显著的影响[95]。

在对性功能障碍的玛卡治疗研究的系统性回顾中，四个随机对照试验中有两个分别表明玛卡对健康绝经期女性和健康成年男性的性功能障碍或性欲有显著的积极作用，而另一个随机对照试验没有显示出玛卡对健康自行车运动员有任何影响[96]。

(5) 脱氢表雄酮（Dehydroepiandrosterone，DHEA）：脱氢表雄酮和硫酸脱氢表雄酮（DHEAS）都是很受欢迎的非处方补充剂，是卵巢中雌二醇和雄激素的前体，低水平与女性性功能下降有关。最近对已发表的关于脱氢表雄酮的研究进行的一项综述发现，总的来说，在整个性反应周期的大部分时间里，脱氢表雄酮对绝经前妇女和绝经后妇女的性功能障碍都有益[97]。

(6) 蒺藜（Tribulus Terrestris，Puncture Vine）：蒺藜（刺蒺藜）被认为是地中海地区土著医学中的一种情绪兴奋药和活化剂[98]。它从古代就开始使用，但很少有精心设计的试验支持它对女性的功效。此外，人们还担心蒺藜的不良反应与其相关的脱氢表雄酮（DHEA）水平升高。至少有 1 例报告了由于使用蒺藜而导致了男性乳房发育的病例[98]。另一个担忧是光毒性反应。到目前为止，由于数据太有限，不能推荐这种化合物用于治疗性功能障碍。

蒺藜在近期文献中备受关注，因为蒺藜在治疗男性性功能障碍方面具有很好的应用前景，但研究结果存在一定的争议。在 2014 年进行的一项为期 30 天的随机对照试验，让受试者每日服用 800mg"蒺藜提取物 vs 安慰剂"，结果发现两组受试者的性功能没有显著差异[99]。在 2017 年进行的一项规模更大的为期 12 周的研究中，将 180 名男性受试者随机分为两组，每日服用 1500mg 蒺藜制剂三贝坦（Tribestan）或安慰剂。通过国际勃起功能指数问卷（IIEF）测评发现，与安慰剂组相比，三贝坦组受试者的性功能出现了显著改善[100]。这些不一致的研究发现可以解释为世界各地种植的蒺藜品种的原薯蓣皂苷元（Protodioscin）含量差异很大。原薯蓣皂苷元是蒺藜的活性成分，可以将原薯蓣皂苷转化为脱氢表雄酮（DHEA），而脱氢表雄酮（DHEA）对性功能和勃起功能至关重要[101]。进一步研究蒺藜的分离植物化学物质，有助于阐明蒺藜在治疗男性性功能障碍中的作用。

(7) 总状升麻（Cimicifuga Racemosa，Black Cohosh）：总状升麻（黑升麻）是北美地区的一种多年生草本植物，广泛用于治疗更年期症状。它是一种选择性雌激素受体调节药，具有雌激素和多巴胺能的双重作用。虽然有的研究未能证明黑升麻对黄体生成素（LH）、卵泡刺激素（FSH）、催乳素、雌二醇和性激素结合球蛋白（SHBG）等女性性激素有任何影响 [102, 103]，但一项研究确实报告了有更年期症状的妇女黄体生成素血清水平显著降低 [104]。虽然一些研究表明更年期妇女阴道干涩和性功能其他方面得到了改善 [102, 105]，但缺乏长期使用黑升麻的安全性方面的研究数据 [106]。

(8) 番红花（Crocus sativus L，saffron）：番红花（藏红花）是鸢尾科的一种开花植物，它最出名的是从花丝中生长出来的香料藏红花。在一项对 34 名妇女进行的随机安慰剂对照试验中，测试了藏红花对 AISD 的特异性治疗效果。在 4 周结束时，与安慰剂组相比，藏红花组受试者在女性性功能量表（FSFI）的评分、性唤起、阴道润滑和疼痛等方面都有显著改善。在性欲、性高潮和性满足感方面没有明显的改善 [107]。在对患有氟西汀引起的勃起障碍的男性进行的另一项为期 4 周的随机双盲安慰剂对照研究显示，与安慰剂组相比，藏红花组受试者患者在勃起功能、性交满意度和总分方面得到了显著更大的改善。在高潮功能、总体满意度或性欲方面的得分，藏红花组与安慰剂组没有显著差异 [108]。

(9) 育亨宾（Yohimbine）：在 Meta 分析发现，育亨宾是治疗器质性勃起功能障碍的一种有效方法 [109]；但是，育亨宾是一种 α_2 肾上腺素能拮抗药，我们要提醒的是，对于那些容易出现焦虑或恐慌发作的精神病患者，慎用育亨宾。

(10) 大马士革玫瑰油（Rosa Damascene Oil，Damask Rose Oil）：大马士玫瑰油，也称为茴香（verum），早在公元 7 世纪就被波斯医学用于治疗多种疾病，包括性功能障碍。一项为期 8 周的随机对照试验评估了在患有重度抑郁症和 SSRIs 引起的性功能障碍的男性患者给予"茴香 vs 安慰剂"辅助治疗的效果。研究发现，在第 8 周，与安慰剂组相比，茴香治疗组的性功能障碍症状（勃起功能、性欲）得到了显著缓减 [110]。

九、结论

性反应周期的任何阶段的功能障碍通常是多因素的；抑郁症本身可能与性功能障碍有关，但它也可能是不同抗抑郁药物的不良反应。性功能障碍是一个常见的问题，可能会对个人造成严重后果，尤其是不遵从抗抑郁药物治疗。但是遗憾的是，患者不太可能自发地报告这些不良反应，因此，处方医师有责任评估性功能障碍是否存在，并在假定性功能障碍是由抗抑郁药引起之前，应先排除其他潜在的原因，如医学疾病。评估应包括直接询问或施测结构化量表。

不幸的是，针对这种不良反应的治疗选择有限，而且精心设计的比较各种治疗策略的研究很少。勃起功能障碍是 AISD 的一种症状，磷酸二酯酶抑制药是一种有效的治疗方案。对于性欲丧失，几乎没有有效的治疗方法。有一种经 FDA 批准的治疗女性性兴趣 / 唤起障碍（FSIAD）的药物，仅用于绝经前妇女。因此，对男性和女性来说，补充和替代疗法已成为治疗性欲减退的一种流行选择，这并不令人惊讶。然而，在大多数情况下，精心设计的支持这些补充和替代疗法的疗效临床研究相对很少。对于那些正在寻求治疗抗抑郁药引起的性功能障碍（AISD）的患者，临床医师应该先全面阐述和讨论上述治疗方法的利弊，之后再开始新的疗程。

十、常见问题及解答

Q1： 性功能障碍影响性反应周期的哪个阶段？

A1： 性功能障碍可以影响性反应周期的所有阶段——性欲、性唤起和性高潮。当患者抱怨性困难时，临床医师应获得其性困难所涉阶段的相关具体信息，因为这可能影响正确的诊断和治疗。

Q2： 评估这种特殊不良反应的最佳方法是什么？

A2： 临床医师应直接询问患者在性功能方面是否有困难。如果存在这种情况，临床医师就要获取患者的全面的医疗既往史，以确定潜在的原因；医疗既往史包括精神疾病、医学疾病和药物不良反应等方面的信息。

Q3： 请描述"假日疗法"（drug holiday）对于治疗因抗抑郁药物引起的性功能障碍的利弊。

A3： 这种方法的优点是简单（不需要添加任何药物）和患者的可接受性高。缺点是，如果使用的是半衰期短的抗抑郁药物，有戒断综合征的风险；使用半衰期长的抗抑郁药物，则缺乏改善；一般来说，这种做法可能会阻碍患者对药物治疗的良好依从性。

Q4： 请描述一些可能导致性功能障碍的医学疾病。

A4： 可能导致性功能障碍的疾病包括心脏病、动脉粥样硬化、高胆固醇血症、高血压、糖尿病、肥胖、代谢综合征、帕金森病、多发性硬化症、佩罗尼病、烟草或酒精使用、物质滥用、睡眠障碍、影响脊髓的外科手术、盆腔疾病。使用某些药物也会引起性功能方面的不良反应。对于出现性功能障碍的所有患者，临床医师应仔细检查这些患者的既往病史。

Q5： 请列出一些比较常见的评估性功能障碍的评定量表。

A5： 通常用来评估性功能障碍严重程度的评分量表有亚利桑那性体验量表（ASEX）、女性性功能量表（FSFI）、性功能变化问卷、国际勃起功能指数（IIEF）和麻省总医院性功能问卷（MGH-SFQ）。这些量表主要用于研究环境，但也可用于临床环境，视情况而定。

Q6： 哪种抗抑郁药物导致性功能障碍的概率较小？

A6： 安非他酮被认为是最不可能引起性功能障碍的抗抑郁药。安非他酮甚至可以帮助改善性功能。

Q7： 请介绍一些治疗性功能障碍的自然疗法。

A7： 有几种自然疗法，已经得到一些证据的支持，可以作为性功能障碍的潜在治疗方法。其中包括 L- 精氨酸、银杏叶、不同形式的人参、玛卡根、脱氢表雄酮（DHEA）和硫酸脱氢表雄酮（DHEAs）、蒺藜、总状升麻（黑升麻）、番红花（藏红花）、育亨宾和大马士革玫瑰精油。鉴于已发表研究的局限性，应将这些证据视为初步证据。

[1] Hunot VM, Horne R, Leese MN, Churchill RC. A cohort study of adherence to antidepressants in primary care: the influence of antidepressant concerns and treatment preferences. Prim Care Companion J Clin Psychiatry. 2007;9(2):91–9.

[2] Zimmerman M, Posternak M, Friedman M, Attiullah N, Baymiller S, Boland R, et al. Which factors influence psychiatrists' selection of antidepressants? Am J Psychiatry. 2004;161(7):1285–9.

[3] Hu XH, Bull SA, Hunkeler EM, Ming E, Lee JY, Fireman B, Markson LE. Incidence and duration of side effects and those rated as bothersome with selective serotonin reuptake inhibitor treatment for depression: patient report versus physician estimate. J Clin Psychiatry. 2004;65(7):959–65.

[4] American Psychiatric Association. Diagnostic and statistical manual of mental disorders. 5th ed. Washington, DC; 2013.

[5] Shifren JL, Monz BU, Russo PA, Segreti A, Johannes CB. Sexual problems and distress in United States women – prevalence and correlates. Obstet Gynecol. 2008;112(5):970–8.

[6] Rosen RC, Cappelleri JC, Smith MD, Lipsky J, Peña BM. Development and evaluation of an abridged, 5-item version of the international index of erectile function (IIEF-5) as a diagnostic tool for erectile dysfunction. Int J Impot Res. 1999;11(6):319–26.

[7] Hatzimouratidis K, Amar E, Eardley I, Giuliano F, Hatzichristou D, Montorsi F, European Association of Urology, et al. Guidelines on male sexual dysfunction: erectile dysfunction and premature ejaculation. Eur Urol. 2010;57(5):804–14.

[8] Seagraves RT, Balone R. Antidepressant-induced sexual dysfunction in men. Pharmacol Biochem Behav. 2014;121:132–7.

[9] Araujo AB, Durante R, Feldman HA, Goldstein I, McKinley J. The relationship between depressive symptoms and male erectile dysfunction: cross-sectional results from the Massachusetts Male Aging Study. Psychosom Med. 1998;60:458–65.

[10] Kivelä SL, Pahkala K. Symptoms of depression in old people in Finland. Z Gerontol. 1988;21(5):257–63.

[11] Bonierbale M1, Lançon C, Tignol J. The ELIXIR study: evaluation of sexual dysfunction in 4557 depressed patients in France. Curr Med Res Opin. 2003;19(2):114–24.

[12] McCool ME, Zuelke A, Theurich MA, Knuettel H, Ricci C, Apfelbacher C. Prevalence of female sexual dysfunction among premenopausal women: a systematic review and meta-analysis of observational studies. Sex Med Rev. 2016;4(3):197–212.

[13] Goldstein I, Kim NN, Clayton AH, DeRogatis LR, Giraldi A, Parish SJ, et al. Hypoactive sexual desire disorder: International Society for the Study of Women's Sexual Health (ISSWSH) expert consensus panel review. Mayo Clin Proc. 2017;92(1):114–28.

[14] Frohlich PF, Meston CM. Evidence that serotonin affects female sexual functioning via peripheral mechanisms. Physiol Behav. 2000;71(3–4):383–93.

[15] Giuliani D, Ottani A, Ferrari F. Influence of sildenafil on copulatory behaviour in sluggish or normal ejaculator male rats: a central dopamine mediated effect? Neuropharmacology. 2002;42(4):562–7.

[16] Graf H, Walter M, Metzger CD, Abler B. Antidepressant-related sexual dysfunction – perspectives from neuroimaging. Pharmacol Biochem Behav. 2014;121:138–45.

[17] Abler B, Seeringer A, Hartmann A, Grön G, Metzger C, Walter M, Stingl J. Neural correlates of antidepressant-related sexual dysfunction: a placebo-controlled fMRI study on healthy males under subchronic paroxetine and bupropion. Neuropsychopharmacology. 2011;36(9):1837–47.

[18] Eaton H. Clomipramine (Anafranil) in the treatment of premature ejaculation. J Int Med Res. 1973;1:432.

[19] Rowland DL, De Gouveia Brazao CA, Koos Slob A. Effective daily treatment with clomipramine in men with premature ejaculation when 25 mg (as required) is ineffective. BJU Int. 2001;87(4):357–60.

[20] La Torre A, Giupponi G, Duffy D, Conca A. Sexual dysfunction related to psychotropic drugs: a critical review – part I: antidepressants. Pharmacopsychiatry. 2013;46(5):191–9.

[21] Clayton AH, Pradko JF, Croft HA, Montano CB, Leadbetter RA, Bolden-Watson C, et al. Prevalence of sexual dysfunction among newer antidepressants. J Clin Psychiatry. 2002;63(4):357–66.

[22] Zajecka J, Mitchell S, Fawcett J. Treatment-emergent changes in sexual function with selective serotonin reuptake inhibitors as measured with the Rush Sexual Inventory. Psychopharmacol Bull. 1997;33(4):755–60.

[23] Montejo AL, Llorca G, Izquierdo JA, Rico-Villademoros F. Incidence of sexual dysfunction associated with antidepressant agents: a prospective multicenter study of 1022 outpatients. Spanish Working Group for the Study of Psychotropic-Related Sexual Dysfunction. J Clin Psychiatry. 2001;62(Suppl 3):10–21.

[24] Gregorian RS, Golden KA, Bahce A, Goodman C, Kwong WJ, Khan ZM. Antidepressant-induced sexual dysfunction. Ann Pharmacother. 2002;36(10):1577–89.

[25] Reichenpfader U, Gartlehner G, Morgan LC, Greenblatt A, Nussbaumer B, Hansen RA, et al. Sexual dysfunction associated with second-generation antidepressants in patients with major depressive disorder: results from a systematic review with network meta-analysis. Drug Saf. 2014;37(1):19–31.

[26] Ashton AK, Mahmood A, Iqbal F. Improvements in SSRI/SNRIinduced sexual dysfunction by switching to escitalopram. J Sex Marital Ther. 2005;31(3):257–62.

[27] Thase ME, Danchencko N, Brignone M, Florea I, Diamand F, Jacobsen PL, Vieta E. Comparative evaluation of vortioxetine as a switch therapy in patients with major depressive disorder. Eur

Neuropsychopharmacol. 2017;27:773–81.

[28] Serretti A, Chiesa A. Treatment-emergent sexual dysfunction related to antidepressants: a meta-analysis. J Clin Psychopharmacol. 2009;29(3):259–66.

[29] McGahuey CA, Gelenberg AJ, Laukes CA, Moreno FA, Delgado PL, McKnight KM, Manber R. The Arizona Sexual Experience Scale (ASEX): reliability and validity. J Sex Marital Ther. 2000;26(1):25–40.

[30] Meston CM. Validation of the Female Sexual Function Index (FSFI) in women with female orgasmic disorder and in women with hypoactive sexual desire disorder. J Sex Marital Ther. 2003;29(1):39–46.

[31] Rosen R, Brown C, Heiman J, Leiblum S, Meston C, Shabsigh R, et al. The Female Sexual Function Index (FSFI): a multidimensional self-report instrument for the assessment of female sexual function. J Sex Marital Ther. 2000;26(2):191–208.

[32] Clayton AH, McGarvey EL, Clavet GJ. The Changes in Sexual Functioning Questionnaire (CSFQ): development, reliability, and validity. Psychopharmacol Bull. 1997;33(4):731–45.

[33] Rosen R, Riley A, Wagner G, Osterloh I, Kirkpatrick J, Mishra A. The International Index of Erectile Function (IIEF): a multidimensional scale for assessment of erectile dysfunction. Urology. 1997;49:822–30.

[34] Dording CM, Mischoulon D, Petersen TJ, Kornbluh R, Gordon J, Nierenberg AA, et al. The pharmacologic management of SSRI-induced side effects: a survey of psychiatrists. Ann Clin Psychiatry. 2002;14(3):143–7.

[35] Rothschild AJ. Selective serotonin reuptake inhibitor-induced sexual dysfunction: efficacy of a drug holiday. Am J Psychiatry. 1995;152(10):1514–6.

[36] Montejo AL, Montejo L, Navarro-Cremades F. Sexual side-effects of antidepressant and antipsychotic drugs. Curr Opin Psychiatry. 2015;28(6):418–23.

[37] Schweitzer I, Maguire K, Ng C. Sexual side-effects of contemporary antidepressants: review. Aust N Z J Psychiatry. 2009;43(9):795–808.

[38] Citrome L. Vortioxetine for major depressive disorder: an indirect comparison with duloxetine, escitalopram, levomilnacipran, sertraline, venlafaxine, and vilazodone, using number needed to treat, number needed to harm, and likelihood to be helped or harmed. J Affect Disord. 2016;196:225–33.

[39] Jacobsen PL, Mahableshwarkar AR, Chen Y, Chrones L, Clayton AH. Effect of vortioxetine vs. escitalopram on sexual functioning in adults with well-treated major depressive disorder experiencing SSRI-induced sexual dysfunction. J Sex Med. 2015;12(10):2036–48.

[40] Jacobsen PL, Mahableshwarkar AR, Palo WA, Chen Y, Dragheim M, Clayton AH. Treatment-emergent sexual dysfunction in randomized trials of vortioxetine for major depressive disorder or generalized anxiety disorder: a pooled analysis. CNS Spectr. 2016;21(5):367–78.

[41] Clayton AH, Durgam S, Tang X, Chen C, Ruth A, Gommoll C. Characterizing sexual function in patients with generalized anxiety disorder: a pooled analysis of three vilazodone studies. Neuropsychiatr Dis Treat. 2016;12:1467–76.

[42] Nurnberg HG, Hensley PL, Gelenberg AJ, Fava M, Lauriello J, Paine S. Treatment of antidepressant-associated sexual dysfunction with sildenafil: a randomized controlled trial. JAMA. 2003;289:56–64.

[43] Seagraves RT, Lee J, Stevenson R, Walker DJ, Wang WC, Dickson RA. Tadalafil for treatment of erectile dysfunction in men on antidepressants. J Clin Psychopharmacol. 2007;27(1):62–6.

[44] Huang SA, Lie JD. Phosphodiesterase-5 (PDE5) inhibitors in the management of erectile dysfunction. P T. 2013;38(7):407, 414–419.

[45] Gorkin L, Hvidsten, Sobel RE, Siegel R. Sildenafil citrate use and the incidence of nonarteritic anterior ischemic optic neuropathy. Int J Clin Pract. 2006;60(4):500–3.

[46] Gao L, Yang L, Qian S, Li T, Han P, Yuan J. Systematic review and meta-analysis of phosphodiesterase type 5 inhibitors for the treatment of female sexual dysfunction. Int J Gynaecol Obstet. 2016;133(2):139–45.

[47] McMahon CG. Management of ejaculatory dysfunction. Intern Med J. 2014;44(2):124–31.

[48] Stahl SM, Sommer B, Allers KA. Multifunctional pharmacology of flibanserin: possible mechanism of therapeutic action in hypoactive sexual desire disorder. J Sex Med. 2011;8(1):15–27.

[49] Jaspers L, Feys F, Bramer WM, Franco OH, Leusink P, Laan ET. Efficacy and safety of flibanserin for the treatment of hypoactive sexual desire disorder in women: a systematic review and meta-analysis. JAMA Intern Med. 2016;176(4):453–62.

[50] Joffe HV, Chang C, Sewell C, Easley O, Nguyen C, Dunn S, et al. FDA approval of flibanserin – treating hypoactive sexual desire disorder. N Engl J Med. 2016;374(2):101–4.

[51] Reed BG, Bou Nemer L, Carr BR. Has testosterone passed the test in premenopausal women with low libido? A systematic review. Int J Womens Health. 2016;8:599–607. eCollection 2016.

[52] Dennerstein L, Randolph J, Taffe J, Dudley E, Burger H. Hormones, mood, sexuality, and the menopausal transition. Fertil Steril. 2002;77(Suppl 4):S42–8.

[53] Achilli C, Pundir J, Ramanathan P1, Sabatini L, Hamoda H, Panay N. Efficacy and safety of transdermal testosterone in postmenopausal women with hypoactive sexual desire disorder: a systematic review and meta-analysis. Fertil Steril. 2017;107(2):475–482.e15.

[54] Kingsberg SA, Woodard T. Female sexual dysfunction: focus on low desire. Obstet Gynecol. 2015;125(2):477–86.

[55] Safarinejad MR, Hosseini SY, Asgari MA, Dadkhah F, Taghva A. A randomized, double-blind, placebo-controlled study of the efficacy and safety of bupropion for treating hypoactive sexual desire disorder in ovulating women. BJU Int. 2010;106(6):832–9.

[56] Clayton AH, Warnock JK, Kornstein SG, Pinkerton R, Sheldon-Keller A, Mcgarvey EL. A placebo-

controlled trial of bupropion SR as an antidote for selective serotonin reuptake inhibitor-induced sexual dysfunction. J Clin Psychiatry. 2004;65(1):62–7.

[57] Zahiroddin A, Faridhosseini F, Zamani A, Shahini N. Comparing the efficacy of bupropion and amantadine on sexual dysfunction induced by a selective serotonin reuptake inhibitor. Iran Red Crescent Med J. 2015;17(12):e24998.

[58] Clayton AH, Althof SE, Kingsberg S, DeRogatis LR, Kroll R, Goldstein I, et al. Bremelanotide for female sexual dysfunctions in premenopausal women: a randomized, placebo-controlled dose-finding trial. Womens Health (Lond). 2016;12(3):325–37.

[59] Landén M, Eriksson E, Agren H, Fahlén T. Effect of buspirone on sexual dysfunction in depressed patients treated with selective serotonin reuptake inhibitors. J Clin Psychopharmacol. 1999;19(3):268–71.

[60] Michelson D, Bancroft J, Targum S, Kim Y, Tepner R. Female sexual dysfunction associated with antidepressant administration: a randomized, placebo-controlled study of pharmacologic inter-vention. Am J Psychiatry. 2000;157(2):239–43.

[61] Berner M, Gunzler C. Efficacy of psychosocial interventions in men and women with sexual dysfunctions – a systematic review of controlled clinical trials. J Sex Med. 2012;9:3089–107.

[62] Khamba B, Aucoin M, Lytle M, Vermani M, Maldonado A, Iorio C, et al. Efficacy of acupuncture treatment of sexual dysfunction secondary to antidepressants. J Altern Complement Med. 2013;19(11):862–9.

[63] Oakley SH, Walther-Liu J, Crisp CC, Pauls RN. Acupuncture in premenopausal women with hypoactive sexual desire disorder: a prospective cohort pilot study. Sex Med. 2016;4(3):e176–81.

[64] Lee MS, Shin BC, Ernst E. Acupuncture for treating erectile dysfunction: a systematic review. BJU Int. 2009;104(3):366–70.

[65] Tsai MY, Liu CT, Chang CC, Chen SY, Huang ST. Overview of the relevant literature on the possible role of acupuncture in treating male sexual dysfunction. Acupunct Med. 2014;32(5):406–10.

[66] Dhikav V, Karmarkar G, Gupta M, Anand KS. Yoga in premature ejaculation: a comparative trial with fluoxetine. J Sex Med. 2007;4(6):1726–32.

[67] Ben-Josef AM, Wileyto EP, Chen J, Vapiwala N. Yoga intervention for patients with prostate cancer undergoing external beam radiation therapy: a pilot feasibility study. Integr Cancer Ther. 2016;15(3):272–8.

[68] Lorenz TA, Meston CM. Exercise improves sexual function in women taking antidepressants: results from a randomized cross-over trial. Depress Anxiety. 2014;31(3):188–95.

[69] Ito TY, Trant AS, Plan ML. A double-blind placebo-controlled study of ArginMax, a nutritional supplement for enhancement of female sexual function. J Sex Marital Ther. 2001;7:541–9.

[70] Rosen R, Brown C, Heiman J, Leiblum S, Meston C, Shabsigh R, et al. The Female Sexual Function Index (FSFI):a multidimensional self-report instrument for the assessment o female sexual function. J Sex

Marital Ther. 2000;26:191–208.

[71] Ito TY, Polan ML, Whipple B, Trant AS. The enhancement of female sexual function with Argin Max, a nutritional supplement, among women differing in menopausal status. J Sex Marital Ther. 2006;32:369–78.

[72] Meston CM, Worcel M. The effects of yohimbine plus L-arginine glutamate of sexual arousal in postmenopausal women with sexual arousal disorder. Arch Sex Behav. 2002;31:323–32.

[73] Bottari A, Belcaro G, Ledda A, Cesarone MR, Vinciguerra G, Di Renzo A, et al. Lady Prelox improves sexual function in post-menopausal women. Panminerva Med. 2012;54(Suppl):3–9.

[74] Bottari A, Belcaro G, Ledda A, Luzzi R, Cesarone MR, Dugall M. Lady Prelox improves sexual function in generally healthy women of reproductive age. Minerva Ginecol. 2013;65:435–44.

[75] Klotz T, Mathers MJ, Braun M, Bloch W, Engelmann U. Effectiveness of oral L-arginine in first-line treatment of erectile dysfunction in a controlled crossover study. Urol Int. 1999;63(4):220–3.

[76] Chen J, Wollman Y, Chernichovsky T, Iaina A, Sofer M, Matzkin H. Effect of oral administration of high-dose nitric oxide donor L-arginine in men with organic erectile dysfunction: results of a double-blind, randomized, placebo-controlled study. BJU Int. 1999;83(3):269–73.

[77] Stanislavov R, Nikolova V. Treatment of erectile dysfunction with pycnogenol and L-arginine. J Sex Marital Ther. 2003;29(3):207–13.

[78] Aoki H, Nagao J, Ueda T, Strong JM, Schonlau F, Yu-Jing S, Lu Y, Horie S. Clinical assessment of a supplement of Pycnogenol® and L-arginine in Japanese patients with mild to moderate erectile dysfunction. Phytother Res. 2012;26(2):204–7.

[79] Gianfrilli D, Lauretta R, Di Dato C, Graziadio C, Pozza C, De Larichaudy J, et al. Propionyl-L-carnitine, L-arginine and niacin in sexual medicine: a nutraceutical approach to erectile dysfunction. Andrologia. 2012;44(Suppl 1):600–4.

[80] Cohen AJ, Bartlik B. Gingko biloba for antidepressant-induced sexual dysfunction. J Sex Marital Ther. 1998;24:149–3.

[81] Ashton AK, Ahrens K, Gupta S, Masand PS. Antidepressant-induced sexual dysfunction and Ginkgo Biloba. Am J Psychiatry. 2000;157(5):836–7.

[82] Kang BJ, Lee SJ, Kim MD, Cho MJ. A placebo-controlled, double-blind trial of Ginkgo biloba for antidepressant-induced sexual dysfunction. Hum Psychopharmacol. 2002;17:279–84.

[83] Meston CM, Rellini AH, Telch MJ. Short- and long-term effects of Ginkgo biloba extract on sexual dysfunction in women. Arch Sex Behav. 2008;37:530–47.

[84] Wheatley D. Triple-blind, placebo-controlled trial of Ginkgo biloba in sexual dysfunction due to antidepressant drugs. Hum Psychopharmacol. 2004;19:545–8.

[85] Corazza O, Martinotti G, Santacroce R, Chillemi E, Di Giannantonio M, Schifano F, Cellek S. Sexual

enhancement products for sale online: raising awareness of the psychoactive effects of yohimbine, maca, horny goat weed, and Ginkgo biloba. Biomed Res Int. 2014;2014:841798.

[86] Lee HW, Choi J, Lee Y, Kil KJ, Lee MS. Ginseng for managing menopausal women's health: a systematic review of double-blind, randomized, placebo-controlled trials. Medicine (Baltimore). 2016;95:e4914.

[87] Oh KJ, Chae MJ, Lee HS, Hong HD, Park K. Effects of Korean red ginseng on sexual arousal in menopausal women: placebo-controlled, double-blind crossover clinical study. J Sex Med. 2010;7:1469–77.

[88] Chung HS, Hwang I, Oh KJ, Lee MN, Park K. The effect of Korean red ginseng on sexual function in premenopausal women: placebo-controlled, double-blind crossover clinical trial. Evid Based Complement Intern Med. 2015;2015:913158.

[89] Jang DJ, Lee MS, Shin BC, Lee YC, Ernst E. Red ginseng for treating erectile dysfunction: a systematic review. Br J Clin Pharmacol. 2008;66(4):444–50.

[90] Choi YD, Park CW, Jang J, Kim SH, Jeon HY, Kim WG, et al. Effects of Korean ginseng berry extract on sexual function in men with erectile dysfunction: a multicenter, placebocontrolled, double-blind clinical study. Int J Impot Res. 2013;25(2):45–50.

[91] Chacon RC. Estudio fitquimico de Lepidium meyenii (Phytochemical study of Lepidium meyenii). Disertation, Peru: University Nacionale Mayo de San Marcos; 1961.

[92] Advisory Committee on Technical Innovation, Board on Science and Technology for International Development, National Research Council. Lost crops of the Incas: little know plants of the Andes with promise for worldwide. Washington, DC: Nation Research Council; 1989.

[93] Dini A, Migliuolo G, Rastrelli L, Saturnino P, Schettino O. Chemical composition of Lepidum meyenii. Food Chem. 1994;49:347–9.

[94] Dording CM, Schettler PJ, Dalton ED, Parkin SR, Walker RS, Fehling KB, et al. A double-blind placebo-controlled trial of maca root as treatment for antidepressant-induced sexual dysfunction in women. Evid Based Complement Alternat Med. 2015;2015:949036.

[95] Zenico T, Cicero AF, Valmorri L, Mercuriali M, Bercovich E. Subjective effects of Lepidium meyenii (Maca) extract on wellbeing and sexual performances in patients with mild erectile dysfunction: a randomised, double-blind clinical trial. Andrologia. 2009;41(2):95–9.

[96] Shin BC, Lee MS, Yang EJ, Lim HS, Ernst E. Maca (L. meyenii) for improving sexual function: a systematic review. BMC Complement Altern Med. 2010;10:44.

[97] Peixoto C, Carrilho CG, Barros JA, Ribeiro TT, Silva LM, Nardi AE, et al. The effects of dehydroepiandrosterone on sexual function: a systematic review. Climacteric. 2017;20:129–37.

[98] Jameel JK, Kneeshaw PR, Rao VS, Drew PJ. Gynaecomastia and the plant product "Tribulis terrestris". Breast. 2004;13(5):428–30.

[99] Santos CA Jr, Reis LO, Destro-Saade R, Luiza-Reis A, Fregonesi A. Tribulus terrestris versus placebo in the treatment of erectile dysfunction: a prospective, randomized, double blind study. Actas Urol Esp. 2014;38(4):244–8.

[100] Kamenov Z, Fileva S, Kalinov K, Jannini EA. Evaluation of the efficacy and safety of Tribulus terrestris in male sexual dysfunction- a prospective, randomized, double-blind, placebo-controlled clinical trial. Maturitas. 2017;99:20–6.

[101] Adimoelja A. Phytochemicals and the breakthrough of traditional herbs in the management of sexual dysfunctions. Int J Androl. 2000;23(Suppl 2):82–4.

[102] Wuttkek W, Gorkow C, Seidlova-Wuttke D. Effects of black cohosh (Cimicifuga racemose) on bone turnover, vaginal mucosa, and various blood parameters in postmenopausal women: a double-blind, placebo-controlled, and conjugated estrogen-controlled study. Menopause. 2016;13:185–96.

[103] Low Dog T, Powell L, Weisman SM. Critical evaluation of the safety of Cimicifuga racemosa in menopause symptom relief. Menopause. 2003;10:299–313.

[104] Duker EM, Kopanski L, Jarry H, Wuttke W. Effects of extracts from Cimicifuga racemosa on gonadotropin release in menopausal women and ovariectomized rats. Planta Med. 1991;57(5):420–4.

[105] Molla MD, Hidalgo-Mora JJ, Soteras MG. Phytotherapy as alternative to hormone replacement therapy. Front Biosci (Schol Ed). 2011;3:191–204.

[106] Mazaro-Costa R, Andersen ML, Hachul H, Tufik S. Medicinal plants as alternative treatment for female sexual dysfunction: utopian vision or possible treatment in climacteric women. J Sex Med. 2010;7:3695–714.

[107] Kashani L, Raisi F, Saroukhani S, Sohrabi H, Modabbernia A, Nasehi AA, et al. Saffron for treatment of fluoxetine-induced sexual dysfunction in women: randomized double-blind placebo-controlled study. Hum Psychopharmacol Clin Exp. 2012;28(1):54–60.

[108] Modabbernia A, Sohrabi H, Nasehi AA, Raisi F, Saaroukhani S, Jamshidi A, et al. Effect of saffron on fluoxetine-induced sexual imprairment in men: randomized double-blind placebo-controlled trial. Psychopharmacology. 2012;223(4):381–8.

[109] Morales A. Yohimbine in erectile dysfunction: the facts. Int J Impot Res. 2000;12(Suppl 1):S70–4.

[110] Farnia V, Shirzadifar M, Shakeri J, Rezaei M, Bajoghli H, Holsboer-Trachsler E, Brand S. Rosa damascena oil improves SSRI-induced sexual dysfunction in male patients suffering from major depressive disorders: results from a double-blind, randomized, and placebo-controlled clinical trial. Neuropsychiatr Dis Treat. 2015;11:625–35.

第10章 氯胺酮快速治疗抑郁症

Ketamine as a Rapid Antidepressant

Cristina Cusin 著

案例

　　Larry 是一名单身中年男子，长期患有难治性抑郁症。他的抑郁症状表现为一天中大部分时间情绪低落、无精打采、早期失眠、食欲严重增加、体重在过去一年里增加了 40 多磅、缺乏主动性和动力、缺乏自尊、自责，以及反复出现的自杀念头。Larry 的抑郁症史可以追溯到他的童年时代，他经常被忽视，经常遭到情感虐待，在这样的环境中长大的。Larry 十几岁时曾多次试图自杀，但从未送去接受过治疗或住院治疗。Larry 有显著的精神病理学家族史，他的好几个亲戚都患有严重的情绪障碍，其中还有两名自杀死亡者。在过去的 5 年里，Larry 服用过了两种选择性 5- 羟色胺再摄取抑制药（SSRIs），一种 5- 羟色胺和去甲肾上腺素再摄取抑制药（SNRI），两种非典型抗精神病药物作为增强剂，以及一种单胺氧化酶抑制药（MAOI）；此外，他接受了长疗程的双额电休克治疗，但没有明显改善。最后，Larry 接受了几次不同形式的心理治疗，同样没有任何明显的改善。Larry 参加了一项氯胺酮研究，在接受一次氯胺酮注射后，他的症状减少了 80%，他感到明显好转。改善持续了约 2 周，并逐渐减弱。

一、概述

　　近年来，氯胺酮引起了越来越多的关注，这种药物可能为抑郁症治疗提供了一个新的途径。与 FDA 批准的主要调节单胺能神经递质的抗抑郁药物不同，氯胺酮的主要机制是调节谷氨酸系统，这是一种独特的作用机制。氯胺酮最初在 1970 年被 FDA 批准为麻醉药，在人类和兽医实践中被用作镇痛药和麻醉药；由于其解离作用和极度兴奋效应，它也是一种在年轻人中流行的滥用药物。氯胺酮的娱乐性使用的实际流行情况尚不清楚，但估计与可卡因、3,4- 甲基二氧基甲基苯丙胺（MDMA）和安非他明等其他娱乐性药物的使用情况相似或略低。在香港寻求治疗的药物滥用者中，氯胺酮是一种主要的滥用药物，在年轻成年人中发生率达 4.5%[1]。氯胺酮滥用在英国、澳大利亚和美国等国家及中国台湾地区也很常见。大约 1% 的 12 年级学生（17—18 岁）自我报告在 2017 年使用氯胺酮[2]，但没有成年人使用情况的可比数据。

平均而言，针对单胺系统的抗抑郁药物治疗可以缓解约 2/3 的患者的抑郁症状，而那些对多种抗抑郁药物试验没有充分响应的抑郁症患者的反应率显著降低[3]。响应的时间通常在 6 ～ 8 周，在严重抑郁症或急性自杀的情况下，响应时间可能相当长。因此，精神病学迫切需要更有效、更迅速的抗抑郁药物，以及对难治性抑郁症（TRD）患者有帮助的药物。虽然存在滥用和依赖的问题，但氯胺酮因其起效快速（数小时内）、药效强（可用于多种症状）和药效相对持久（长达 1 周或更长时间）的抗抑郁作用而迅速成为抑郁症研究的焦点。这一课题正在进行的多项试验，到本书出版时，很可能会有新的研究发现和研究成果发表。各大制药公司正在加大该领域的投入，以期能开发出一种类似氯胺酮的药物——疗效显著、用药方便且没有急性不良反应或滥用可能。

二、氯胺酮治疗抑郁症：从早期病例到对照研究

Berman 和同事[4] 在 2000 年发表了一项小型研究，7 名重度抑郁症患者在随机双盲条件下接受氯胺酮或生理盐水的静脉注射。大约一半的受试者在注射氯胺酮后 72h 内抑郁症状有明显改善，而接受安慰剂治疗的患者则没有明显改善。从那时起，对难治性抑郁症患者的多项随机和开放标签试验表明，与安慰剂或主动对照条件相比，氯胺酮注射液能快速缓减抑郁症状。这些研究发现为快速起效抗抑郁药物的研究和开发提供了一个新的范例。最近的 Meta 分析和综述中总结了研究中氯胺酮的功效，这里不再详述[5-7]。

简而言之，在对难治性重度抑郁发作患者（定义为对至少两种抗抑郁药物试验无响应者）的 6 项对照随机双盲研究中，研究人员一致报告，在静脉缓慢输注 0.5mg / kg 剂量的氯胺酮后 24h 症状得到显著改善（根据抑郁评定量表）。只有一项对照研究报告了鼻腔给予低剂量氯胺酮时具有相似的快速抗抑郁效果；据报道，难治性抑郁症患者的解离不良反应较少，且无药物引起的极度兴奋[8]。相对于比较物［生理盐水或咪达唑仑（Midazolam）作为治疗对照组］，氯胺酮的临床缓解率更高：24h［优势比（OR）=7.06，需治数（number needed to treat，NNT）=5］、3 天（OR=3.86，NNT=6）、7 天（OR=4.00，NNT=6）；氯胺酮的临床响应率更高：24h（OR=9.10，NNT=3）、3 天（OR=6.77，NNT=3）、7 天（OR=4.87，NNT=4）。根据抑郁评定量表的评分，在 24h 观察到氯胺酮的标准平均差为 0.90；组间比较显示，对单相抑郁症的疗效比双相抑郁更高（1.07 vs 0.68）[7]。氯胺酮是一种外消旋混合物，含有等量的 S- 氯胺酮（艾氯胺酮，Esketamine）和 R- 氯胺酮。杨森（Janssen）制药公司一直在研发一种新型抗抑郁药物——艾氯胺酮鼻腔喷雾剂，该药已获得 FDA "快速通道" 认定[9]。要获得这一认定，也被称为 "突破性疗法"，候选药物必须显示出高于现有疗法的潜在效益。目前正在进行艾氯胺酮鼻腔喷雾剂的随机对照试验。

三、氯胺酮对自杀意念的疗效

急性或慢性自杀意念（suicidal ideation，SI）患者的治疗选择非常有限，包括住院治疗加药物治疗、心理治疗、电休克治疗（ECT）或这些疗法的综合治疗。锂盐[10]和氯氮平治疗、辩证行为疗法（DBT）[11]和认知行为疗法（CBT）[12]已被证实可以减少自杀死亡和自杀企图。然而，尽管这些治疗和干预措施长期有效地降低自杀风险，但在急性环境中它们并未显示出有效性。

在两项小型观察性研究中，一项针对门诊的[13]和一项针对住院的[14]有自杀意念的男性勃起功能障碍患者，报告了氯胺酮在降低自杀水平方面的快速和持续疗效。这一结果在双相抑郁症[15]和重度抑郁症[13]的对照试验的二次分析中得到了证实。在我们对极度难治性抑郁症和慢性自杀意念患者的开放标签研究中，多次注射氯胺酮可降低自杀意念[16]。在最近的一项包含167名患者的Meta分析中，氯胺酮在1天内和至多1周内迅速降低了一半以上受试者的自杀念头，在给药后的所有时间点，效应大小从中等到较大（Cohen's d=0.48～0.85）。此外，氯胺酮对自杀意念的影响在一定程度上独立于其对情绪的影响[17]，而且也没有明确的指标表明哪些患者将从氯胺酮对自杀意念的疗效中获益最多。在一项严格的安慰剂对照双盲研究中，80名重度抑郁症和自杀意念患者随机分配接受氯胺酮或咪达唑仑滴注。氯胺酮组和咪达唑仑组在第1天的应答者（定义为自杀意念严重程度评分降低≥50%）比例分别为55%和30%（优势比=2.85，95%CI 1.14～7.15；需治数=4.0）[18]。

四、适应证

目前，氯胺酮的适应证包括难治性重度抑郁症和难治性双相抑郁症[15]。支持氯胺酮用于其他疾病的研究数据非常有限。对于创伤后应激障碍，有一项已发表的对照研究[19]表明，即使对那些没有抑郁症的患者，氯胺酮也能有效降低创伤后应激障碍的症状；对强迫症患者的小样本研究中，有两项研究发现相互矛盾，一项开放标签研究得到的结果是阴性[20]，而一项对照研究得到的结果是显著阳性[21]；对急性给药后有应答的严重焦虑症患者的一项研究发现，氯胺酮的疗效维持了3个月[22]；对可卡因依赖患者的一项小型研究得到了阳性结果[23]。

五、安全性和耐受性

根据上述已发表的短期试验，我们可以估计与氯胺酮给药有关的急性不良反应的发生率；但是，罕见但严重的不良事件和长期影响不太可能被发现。因此，对于氯胺酮的潜在长期安全问题，认识有限，只能通过长期的观察研究来揭示。关于氯胺酮滥用者的严重不良反应的认识，也来自于文献报道。值得注意的是，大多数已发表的试验采用了静脉注射的方式给药，而这种给药方式的急性不良反应发生率和严重程度最高。

（一）急性不良反应

在本节中，我们将回顾不同类型的不良反应，并将列出常见和罕见的不良事件。最常见的拟精神病性不良反应是解离、感知障碍、奇怪或异常的感觉、现实感丧失和人格解体、感觉奇怪、怪异或不真实。在单次剂量氯胺酮用药后，没有报道长期（定义为在给药后1周观察到的）拟精神病性不良反应。常见的精神病性不良反应是焦虑、易怒、极度兴奋、不寻常的想法（甚至是思维紊乱）、冷漠或情感迟钝，但幻觉或明显的精神病症状比较罕见。氯胺酮常见的心血管不良反应有血压升高、心率加快、头晕等，临床表现一般不明显，并在观察期间逐渐消退。其他报道了心血管不良反应包括心悸、胸痛、血压下降和心率降低。最常见的神经不良反应是镇静或嗜睡、意识混乱、头痛和头晕，以及不太常见的协调性差或姿势不稳、记忆问题和震颤。其他不良反应包括口干、视物模糊、恶心或呕吐以及睡眠障碍。氯胺酮急性用药可引起注意力障碍，包括执行功能缺陷和严重的情境记忆损害，尤其损害将信息编码到情境记忆中的过程。

（二）慢性不良反应

关于多次使用氯胺酮的慢性不良反应的数据，来自对不同人群的观察性研究，包括接受麻醉的患者、用氯胺酮治疗慢性疼痛的患者和娱乐性氯胺酮使用者。长期使用氯胺酮与尿毒症、肝毒性、持续性认知缺陷（即情境记忆的长期损害），以及滥用和依赖的风险有关。例如，Shahani和同事[24]在2007年首次阐述了氯胺酮长期使用者出现的严重泌尿生殖系统症状。从那时起，大量与氯胺酮膀胱毒性相关的其他报道描述了膀胱炎和膀胱功能障碍、严重尿急、尿频、间歇性血尿、夜间尿频、排尿困难和膀胱疼痛[25-27]。尿毒性的实际发生率尚不清楚，但据信与剂量有关。此外，在对297名连续慢性氯胺酮滥用者进行的横断面调查发现，尿路功能障碍患者中，肝损伤患病率为9.8%，存在胆管扩张、显微镜下胆道损伤，甚至有明显的肝纤维化[28]。

关于精神病性的长期不良反应，已有躁狂症状和神经错乱的病例报告；但是，这些不良反应的实际发生率尚不清楚。据报道，那些接受氯胺酮静脉注射（intravenous，IV）治疗的反射性交感神经营养不良患者[29]和滥用氯胺酮的年轻受试者[30]，出现了躁狂和精神病性症状。开处氯胺酮的主要问题之一是可能导致包括滥用和依赖在内的成瘾。氯胺酮的正强化特性包括解离麻醉和极度兴奋效应，在动物模型中，氯胺酮类似于其他具有高滥用可能的药物，已被证明是一种强化刺激，可诱导大鼠自我给药和条件性位置偏好[31, 32]。

在灵长类动物中，氯胺酮长期给药引起的变化与前额皮质神经细胞凋亡以及异常行走、跳跃和攀登相关[33]。在人类中，中国对氯胺酮滥用障碍患者进行的一项小规模核磁共振研究发现，在氯胺酮成瘾发作后1年内，大脑多个区域出现病变，皮质浅表白质中出现高强度变性斑点，并随着氯胺酮成瘾的持续时间而进展到多个皮质和皮质下结构[34]。长期滥用氯胺酮会引起耐受性，急性停药可能会导致不愉快的身体症状，最常见的是疲乏、食欲不振和嗜睡，以及对氯胺酮的渴求、焦虑、睡眠障碍和烦躁等心理症状[35, 36]。

六、禁忌证

（一）怀孕

临床前研究多次发现，氯胺酮的早期暴露（即使是单次暴露于高剂量）对发育中的大脑也是有毒的，其中的结果是胎儿大脑中细胞大量凋亡、神经细胞减少和锥体神经元的成熟受到干扰[37, 38]。此外，母亲接触氯胺酮与后代的情绪障碍有关，如焦虑、抑郁样行为、认知障碍[39]。由于这个原因，孕妇不能接受氯胺酮治疗，因此一直没有将孕妇纳入到研究中。

（二）精神病

由于理论上，氯胺酮可能会加重精神病易感患者的精神病风险；因此，通常将当前有精神病症状或有精神病病史的受试者排除在氯胺酮试验外。对于有精神病既往史的患者，氯胺酮疗效的研究数据非常有限[40]，而目前没有关于精神病症状患者的数据，因此指南通常建议在这些病例中避免使用氯胺酮。

（三）其他疾病

对于那些因血压和心率升高而引起的高血压、缺血性心脏病等既往心血管疾病患者，应谨慎使用氯胺酮。此外，已知泌尿系统病理或异常的患者不应长期接受氯胺酮治疗，因为氯胺酮可能导致尿毒性发生率增加。

七、药理和作用机制

关于氯胺酮的药理特性，值得注意的是，给药途径对氯胺酮的生物利用度有显著影响，静脉给药可高达 100%，鼻腔给药约 50%，口服则低至 20%[41]。氯胺酮代谢迅速，血浆再分布半衰期为 4min，血浆终末半衰期为 2.5h[42]。氯胺酮的抗抑郁作用通常出现在静脉注射后 4h 左右，也就是药物从血液中清除后。抑郁症状通常在 1 ～ 2 周内恢复到基线水平[43]。氯胺酮由肝脏代谢为两种主要代谢产物：去甲氯胺酮（Norketamine），具有氯胺酮的 1/3 效力；脱氢去甲氯胺酮（Dehydronorketamine），是 α_7- 烟碱乙酰胆碱受体的有效和选择性负变构调节药，对 N- 甲基 -D- 天门冬胺酸受体具有弱活性，在动物模型中不具有抗抑郁作用。肝脏结合后，氯胺酮及其代谢产物全部经肾排出体外，多日后仍可在尿液中检测到：氯胺酮，5 ～ 11 天；去甲氯胺酮，6 ～ 14 天；脱氢去甲氯胺酮，10 天。

氯胺酮的快速抗抑郁作用被认为是一系列事件的结果，其中包括：①阻断神经元间 N- 甲基 -D- 天门冬胺酸受体；②锥体细胞的去抑制导致谷氨酸激增；③激活突触前 α- 氨基 -3- 羟基 -5 甲基 -4- 异噁唑丙酸（AMPA）谷氨酸受体；④阻断兴奋性突触外 N- 甲基 -D- 天门冬胺酸受体；⑤激活突触内信号传导，包括 mTORC1 和 BDNF 途径。有关氯胺酮作用机制的详细信息，请参见 Abdallah 的综述[44]。值得注意的是，据报道，氯胺酮增强的突触发生在给药后可持续长达 7 天，在药物已经完全代谢后持续很长时间[45, 46]。关于 S- 氯胺酮和 R- 氯胺酮在疗效、持续时间和作用机制方面的差异，存在很大争议，这些争议来源于对健康志愿者[47]和抑郁症动物模型[48]的影像学研究。总的来说，被认为是针对神经可塑性相关信号通路和突触发生的药物，对重度抑郁症和其他与慢性应激相关的精神疾病具有很强的应用前景。

八、研究新进展

虽然氯胺酮对抑郁症状的积极疗效已在给药后数小时内观察到，但遗憾的是，这种疗效是有时间限制的，患者在氯胺酮给药后数天至数周内复发。此外，静脉注射氯胺酮费用高昂，而且是侵入性的，并且长期潜在的不良反应尚不清楚。因此，需要确定加强氯胺酮治疗、预防复发和长期保持抗抑郁作用的策略。然而，到目前为止，还没有任何药物能延长氯胺酮的疗效[49]，除了动物模型中的锂盐[50]。最近的一项小型开放标签研究表明，认知行为疗法可以维持氯胺酮对难治性抑郁症的抗抑郁作用[51]，为氯胺酮与心理治疗干预相结合的研究铺平了道路。在一项包含100名患者的多中心研究中，我们比较了4种不同剂量的氯胺酮与安慰剂，以更好地了解其在抑郁症患者中的药理作用，并且所有剂量的氯胺酮都比安慰剂更有效（未发表研究数据）。由于氯胺酮的作用机制尚不清楚，研究人员正在进行影像学、脑电图和动物研究，以期能发现氯胺酮对大脑影响的关键步骤，从而开发出更安全、耐受性更好的氯胺酮类药物。

九、临床应用及建议

强有力的证据表明氯胺酮是一种有效的快速作用的抗抑郁药，适用于某些抑郁症患者。静脉注射和鼻内给药已被证明在短期内是有效的；然而，静脉注射的效力和持续时间明显优于鼻腔给药，但是长期的相对安全性和有效性尚不清楚。在急性给药（通常一周两次，持续3周）之后，每月进行一次氯胺酮静脉注射，而鼻腔给药所需的给药频率更高。美国目前在学术中心和私人诊所等许多机构都提供氯胺酮治疗；然而，患者选择标准、伴随的医学并发症和药物治疗可能是非常多变的。必须强调的是，选择氯胺酮作为抑郁症的潜在治疗方法有几个禁忌证，包括精神疾病和医学疾病，临床医师对此必须心中有数。氯胺酮的急性应答率（定义为症状严重程度改善50%）是可变的，在40%～60%的病例中，症状完全缓解的病例是相当罕见的，这取决于抑郁症的严重程度和治疗耐药性情况。临床医师必须准备好治疗那些有很高期望但没有任何改善的患者，他们可能感觉更糟或更有自杀倾向，觉得没有其他治疗选择。虽然很少有研究调查潜在的并发症，但氯胺酮的安全性和耐受性在低剂量或短期治疗中通常都较好。氯胺酮也是一种用于娱乐性药物，长期使用后滥用、误用或依赖的发生率尚不清楚。基于以上原因，有必要建立一个知情同意的程序，包括在开始治疗前对氯胺酮的利弊进行全面的讨论。

在2017年，Sanacora和其他氯胺酮研究人员发表了一份关于氯胺酮用于精神疾病的共识声明[52]，目前为止，这是临床医师愿意推荐或开出氯胺酮处方的参考。鉴于氯胺酮研究的快速发展，这些指南在未来几年可能会经常修改。

十、结论

毫无疑问，氯胺酮快速抗抑郁特性的发现对精神病学有着重大影响。如果临床研究继续支持氯胺酮治疗抑郁症的有效性和安全性，我们可以预见将来静脉注射疗法和其他快速应答干预措施将越来越多地用于患者。通过谨慎的患者选择，氯胺酮对于那些患难治性抑郁症和自杀意念的患者来说是个很有价值的治疗选择；但是，目前还不清楚其潜在的长期后果。因此，氯胺酮应该留给那些多次治疗失败的抑郁症患者。

十一、常见问题及解答

Q1：哪些人适合氯胺酮治疗？

A1：在 2017 年，一组研究人员和临床医师发表了一份关于精神病学中使用氯胺酮的共识声明[52]。由于缺乏对照研究数据，特别是关于患者选择方面，文献中可用的信息仅限于无既往精神病史、无物质使用障碍、没有明显的医学并发症的难治性抑郁症成年患者。氯胺酮对于难治性抑郁症的疗效及其在其他疾病中的可能作用，尚不明确。此外，目前还不清楚氯胺酮的安全性是否受到并发症的严重影响，或者是否存在与标准抗抑郁药物之外的精神药物的未知的相互作用。

Q2：氯胺酮的长期影响是什么？

A2：关于氯胺酮治疗心境障碍的长期有效性和安全性，目前发表的资料极为有限，大多数是一些病例分析。对于每个患者，必须详细讨论使用氯胺酮的风险和益处，并经常重新评估，特别是在获得有关安全性的新研究数据时。建议对认知功能、泌尿系统症状和药物使用情况进行持续评估。

Q3：哪些人可以使用氯胺酮？氯胺酮安全吗？

A3：关于临床医师在被允许使用低剂量氯胺酮之前应该完成的培训，目前还没有具体的指南。血压和心率的短暂升高是常见现象，严重的心血管事件和对呼吸状态的影响是比较少见的（至少在健康人中），但仍然可能发生，并需要进行医疗处理。最后，由于解离或拟精神病性作用的可能性很高，临床医师应熟悉精神状态改变患者的行为管理。应配备相关的管理设施，以监测心血管和呼吸状况，并在需要时提供矫治药物。

Q4：氯胺酮对自杀意念有效吗？

A4：许多对照研究支持氯胺酮对急性自杀意念的疗效；但是，在这些研究中，氯胺酮的使用总是伴随着住院治疗或其他治疗，这些治疗遵循特定病例的护理标准，而这些治疗本身可能有助于降低自杀意念。在急性情况下，在给药后的某个未知时间点，氯胺酮的快速改善可能会同样迅速恶化；目前，对氯胺酮在急性情况下的作用尚不清楚。

Q5：氯胺酮的作用能持续多久？

A5：氯胺酮的急性不良反应持续 30 ～ 90min。如果氯胺酮在给药后 24h 出现了阳性反应，那么其持续时间从几天到几周不等，差异很大。目前，尚无已知的氯胺酮阳性反应预测因子或疗效持续时间的预测因子。大多数患者需要持续给予氯胺酮来维持反应。

Q6：氯胺酮成瘾的可能性有多大？

A6：鉴于滥用氯胺酮的可能性很高，因此只应在可监测患者的临床环境中使用氯胺酮。对于既往有或无酒精滥用或药物滥用史的患者，其新发物质使用障碍的实际发生率尚不清楚。

参考文献

[1] Tang A, Liang HJ, Ungvari GS, Tang WK. Referral patterns and clinical characteristics of subjects referred to substance abuse clinic of a regional hospital in Hong Kong. East Asian Arch Psychiatry. 2011;21(1):22–7.

[2] https://www.drugabuse.gov/drugs-abuse/hallucinogens.

[3] Trivedi MH, Rush AJ, Wisniewski SR, Nierenberg AA, Warden D, Ritz L, et al. Evaluation of outcomes with citalopram for depression using measurement-based care in STAR*D: implications for clinical practice. Am J Psychiatry. 2006;163(1):28–40.

[4] Berman RM, Cappiello A, Anand A, Oren DA, Heninger GR, Charney DS, Krystal JH. Antidepressant effects of ketamine in depressed patients. Biol Psychiatry. 2000;47(4):351–4.

[5] Fond G, Loundou A, Rabu C, Macgregor A, Lancon C, Brittner M, et al. Ketamine administration in depressive disorders: a systematic review and meta-analysis. Psychopharmacology (Berl). 2014;231(18):3663–76.

[6] Romeo B, Choucha W, Fossati P, Rotge JY. Meta-analysis of shortand mid-term efficacy of ketamine in unipolar and bipolar depression. Psychiatry Res. 2015;230(2):682–8.

[7] McGirr A, Berlim MT, Bond DJ, Fleck MP, Yatham LN. Lam RW. A systematic review and meta-analysis of randomized, doubleblind, placebo-controlled trials of ketamine in the rapid treatment of major depressive episodes. Psychol Med. 2015;45(4):693–704.

[8] Lapidus KA, Levitch CF, Perez AM, Brallier JW, Parides MK, Soleimani L, et al. A randomized controlled trial of intranasal ketamine in major depressive disorder. Biol Psychiatry. 2014;76(12):970–6.

[9] Singh JB, Fedgchin M, Daly E, Xi L, Melman C, De Bruecker G, et al. Intravenous esketamine in adult treatment-resistant depression: a double-blind, double-randomization, placebo-controlled study. Biol Psychiatry. 2016;80(6):424–31.

[10] Cipriani A, Hawton K, Stockton S, Geddes JR. Lithium in the prevention of suicide in mood disorders: updated systematic review and meta-analysis. BMJ. 2013;346:f3646.

[11] Linehan MM, Comtois KA, Murray AM, Brown MZ, Gallop RJ, Heard HL, et al. Two-year randomized controlled trial and followup of dialectical behavior therapy vs therapy by experts for suicidal behaviors and borderline personality disorder. Arch Gen Psychiatry. 2006;63(7):757–66.

[12] Brown GK, Ten Have T, Henriques GR, Xie SX, Hollander JE, Beck AT. Cognitive therapy for the prevention of suicide attempts: a randomized controlled trial. JAMA. 2005;294(5):563–70.

[13] Price RB, Nock MK, Charney DS, Mathew SJ. Effects of intravenous ketamine on explicit and implicit measures of suicidality in treatment-resistant depression. Biol Psychiatry. 2009;66(5):522–6.

[14] Larkin GL, Beautrais AL. A preliminary naturalistic study of lowdose ketamine for depression and suicide ideation in the emergency department. Int J Neuropsychopharmacol. 2011;14(8):1127–31.

[15] Diazgranados N, Ibrahim L, Brutsche NE, Newberg A, Kronstein P, Khalife S, et al. A randomized add-on trial of an N-methyl-Daspartate antagonist in treatment-resistant bipolar depression. Arch Gen Psychiatry. 2010;67(8):793–802.

[16] Ionescu DF, Swee MB, Pavone KJ, Taylor N, Akeju O, Baer L, et al. Rapid and sustained reductions in current suicidal ideation following repeated doses of intravenous ketamine: secondary analysis of an open-label study. J Clin Psychiatry. 2016;77(6):e719–25.

[17] Wilkinson ST, Ballard ED, Bloch MH, Mathew SJ, Murrough JW, Feder A, et al. The effect of a single dose of intravenous ketamine on suicidal ideation: a systematic review and individual participant data meta-analysis. Am J Psychiatry. 2018;175(2):150–8.

[18] Grunebaum MF, Galfalvy HC, Choo TH, Keilp JG, Moitra VK, Parris MS, et al. Ketamine for rapid reduction of suicidal thoughts in major depression: a midazolam-controlled randomized clinical trial. Am J Psychiatr. 2017. https://doi.org/10.1176/appi.ajp.2017.17060647.

[19] Feder A, Parides MK, Murrough JW, Perez AM, Morgan JE, Saxena S, et al. Efficacy of intravenous ketamine for treatment of chronic posttraumatic stress disorder: a randomized clinical trial. JAMA Psychiat. 2014;71(6):681–8.

[20] Bloch MH, Wasylink S, Landeros-Weisenberger A, Panza KE, Billingslea E, Leckman JF, et al. Effects of ketamine in treatmentrefractory obsessive-compulsive disorder. Biol Psychiatry. 2012;72(11):964–70.

[21] Rodriguez CI, Kegeles LS, Levinson A, Feng T, Marcus SM, Vermes D, et al. Randomized controlled crossover trial of ketamine in

obsessive-compulsive disorder: proof-of-concept. Neuropsychopharmacology. 2013;38(12):2475–83.

[22] Glue P, Neehoff SM, Medlicott NJ, Gray A, Kibby G, McNaughton N. Safety and efficacy of maintenance ketamine treatment in patients with treatment-refractory generalised anxiety and social anxiety disorders. J Psychopharmacol. 2018;32:663:269881118762073.

[23] Dakwar E, Levin F, Foltin RW, Nunes EV, Hart CL. The effects of subanesthetic ketamine infusions on motivation to quit and cueinduced craving in cocaine-dependent research volunteers. Biol Psychiatry. 2014;76(1):40–6.

[24] Shahani R, Streutker C, Dickson B, Stewart RJ. Ketamineassociated ulcerative cystitis: a new clinical entity. Urology. 2007;69(5):810–2.

[25] Chu PS, Ma WK, Wong SC, Chu RW, Cheng CH, Wong S, et al. The destruction of the lower urinary tract by ketamine abuse: a new syndrome? BJU Int. 2008;102(11):1616–22.

[26] Tsai JH, Tsai KB, Jang MY. Ulcerative cystitis associated with ket-amine. Am J Addict. 2008;17(5): 453.

[27] Tam YH, Ng CF, Pang KK, Yee CH, Chu WC, Leung VY, et al. One-stop clinic for ketamine-associated uropathy: report on service delivery model, patients' characteristics and non-invasive investigations at baseline by a cross-sectional study in a prospective cohort of 318 teenagers and young adults. BJU Int. 2014;114(5):754–60.

[28] Wong GL, Tam YH, Ng CF, Chan AW, Choi PC, Chu WC, et al. Liver injury is common among chronic abusers of ketamine. Clin Gastroenterol Hepatol. 2014;12(10):1759–62 e1.

[29] Ricke AK, Snook RJ, Anand A. Induction of prolonged mania during ketamine therapy for reflex sympathetic dystrophy. Biol Psychiatry. 2011;70(4):e13–4.

[30] Lu YY, Lin CH, Lane HY. Mania following ketamine abuse. Neuropsychiatr Dis Treat. 2016;12:237–9.

[31] Botanas CJ, de la Pena JB, Dela Pena IJ, Tampus R, Yoon R, Kim HJ, et al. Methoxetamine, a ketamine derivative, produced conditioned place preference and was self-administered by rats: evidence of its abuse potential. Pharmacol Biochem Behav. 2015;133:31–6.

[32] Venniro M, Mutti A, Chiamulera C. Pharmacological and non-pharmacological factors that regulate the acquisition of ketamine self-administration in rats. Psychopharmacology. 2015;232(24):4505–14.

[33] Sun L, Li Q, Li Q, Zhang Y, Liu D, Jiang H, Pan F, Yew DT. Chronic ketamine exposure induces permanent impairment of brain functions in adolescent cynomolgus monkeys. Addict Biol. 2012;19(2):185–94.

[34] Wang C, Zheng D, Xu J, Lam W, Yew DT. Brain damages in ket-amine addicts as revealed by magnetic resonance imaging. Front Neuroanat. 2013;7:23.

[35] Chen WY, Huang MC, Lin SK. Gender differences in subjective discontinuation symptoms associated with ketamine use. Subst Abuse Treat Prev Policy. 2014;9:39.

[36] Bonnet U. Long-term ketamine self-injections in major depressive disorder: focus on tolerance in ketamine's antidepressant response and the development of ketamine addiction. J Psychoactive Drugs. 2015;47(4):276–85.

[37] Rudin M, Ben-Abraham R, Gazit V, Tendler Y, Tashlykov V, Katz Y. Single-dose ketamine administration induces apoptosis in neonatal mouse brain. J Basic Clin Physiol Pharmacol. 2005;16(4):231–43.

[38] Scallet AC, Schmued LC, Slikker W Jr, Grunberg N, Faustino PJ, Davis H, et al. Developmental neurotoxicity of ketamine: morphometric confirmation, exposure parameters, and multiple fluorescent labeling of apoptotic neurons. Toxicol Sci. 2004; 81(2):364–70.

[39] Zhao T, Li C, Wei W, Zhang H, Ma D, Song X, Zhou L. Prenatal ketamine exposure causes abnormal development of prefrontal cortex in rat. Sci Rep. 2016;6:26865.

[40] Pennybaker SJ, Luckenbaugh DA, Park LT, Marquardt CA, Zarate CA Jr. Ketamine and psychosis history: antidepressant efficacy and psychotomimetic effects postinfusion. Biol Psychiatry. 2017;82(5):e35–6.

[41] Mion G, Villevieille T. Ketamine pharmacology: an update (pharmacodynamics and molecular aspects, recent findings). CNS Neurosci Ther. 2013;19(6):370–80.

[42] Zhao X, Venkata SL, Moaddel R, Luckenbaugh DA, Brutsche NE, Ibrahim L, et al. Simultaneous population pharmacokinetic modelling of ketamine and three major metabolites in patients with treatment-resistant bipolar depression. Br J Clin Pharmacol. 2012;74(2):304–14.

[43] Aan Het Rot M, Zarate CA Jr, Charney DS, Mathew SJ. Ketamine for depression: where do we go from here? Biol Psychiatry. 2012;72(7):537–47.

[44] Abdallah CG, Adams TG, Kelmendi B, Esterlis I, Sanacora G, Krystal JH. Ketamine's mechanism of action: a path to rapid-acting antidepressants. Depress Anxiety. 2016;33(8):689–97.

[45] Li N, Lee B, Liu RJ, Banasr M, Dwyer JM, Iwata M, et al. mTOR- dependent synapse formation underlies the rapid antidepressant effects of NMDA antagonists. Science. 2010;329(5994):959–64.

[46] Duman RS, Aghajanian GK. Neurobiology of rapid acting antidepressants: role of BDNF and GSK-3beta. Neuropsychopharmacology. 2014;39(1):233.

[47] Vollenweider FX, Leenders KL, Oye I, Hell D, Angst J. Differential psychopathology and patterns of cerebral glucose utilisation produced by (S)- and (R)-ketamine in healthy volunteers using positron emission tomography (PET). Eur Neuropsychopharmacol. 1997;7(1):25–38.

[48] Zanos P, Moaddel R, Morris PJ, Georgiou P, Fischell J, Elmer GI, et al. NMDAR inhibition-independent antidepressant actions of ketamine metabolites. Nature. 2016;533(7604):481–6.

[49] Ibrahim L, Diazgranados N, Franco-Chaves J, Brutsche N, Henter ID, Kronstein P, et al. Course of improvement in depressive symptoms to a single intravenous infusion of ketamine vs add-on rilu-

zole: results from a 4-week, double-blind, placebo-controlled study. Neuropsychopharmacology. 2012;37(6):1526–33.

[50] Chiu CT, Scheuing L, Liu G, Liao HM, Linares GR, Lin D, Chuang DM. The mood stabilizer lithium potentiates the antidepressant- like effects and ameliorates oxidative stress induced by acute ket-amine in a mouse model of stress. Int J Neuropsychopharmacol. 2014;18(6):pyu102.

[51] Wilkinson ST, Wright D, Fasula MK, Fenton L, Griepp M, Ostroff RB, Sanacora G. Cognitive behavior therapy may sustain antide-pressant effects of intravenous ketamine in treatment-resistant depression. Psychother Psychosom. 2017;86(3):162–7.

[52] Sanacora G, Frye MA, McDonald W, Mathew SJ, Turner MS, Schatzberg AF, et al. A consensus statement on the use of ket-amine in the treatment of mood disorders. JAMA Psychiat. 2017;74(4):399–405.

第 11 章　神经活性类固醇治疗抑郁症
Neuroactive Steroids and Depression

Karen K. Miller　著

案例

  A 女士现年 64 岁，在 30 多岁的时候就患上了抑郁症。3 个月前，她被诊断出患有重度抑郁症。尽管进行了 2 个多月的足够剂量的选择性 5- 羟色胺再摄取抑制药（SSRIs）抗抑郁试验，但她的抑郁症仍然严重，蒙哥马利抑郁评定量表（MADRS）评分为中度抑郁。A 女士的抑郁症如此严重，以至于她很难维持人际关系和事业，甚至有时，她发现走出家门都很困难。她已经得到了多种增强治疗方案，包括非典型抗精神病药物，但她担心潜在的不良反应，因此拒绝了。她决定参加一项为期 8 周的开放标签的加奈索酮（Ganaxolone，Marinus Pharmaceuticals 制药公司）试点研究，加奈索酮是一种口服神经活性类固醇类似物，用于治疗难治性抑郁症。在为期 8 周的试验结束时，A 女士报告了轻微的残余抑郁症，虽然她确实注意到疲劳加剧和一些头晕的不良反应。因为还没有进行安慰剂对照试验，所以目前尚不清楚这种神经活性类固醇类似物对难治性抑郁症是否有疗效，或者 A 女士是否经历了安慰剂效应。

一、何为神经活性类固醇

  类固醇激素是由卵巢、睾丸和肾上腺合成的胆固醇的衍生物。这些激素的某些代谢产物，在酶促转化后形成，可以进入大脑，作用于已知的调节情感和神经系统疾病的受体。Majewska 等在 1986 年的《科学》杂志上发表了开创性的发现，孕酮和脱氧皮质酮的代谢物增加了 γ- 氨基丁酸（gamma-aminobutyricacid，GABA）——这是一种强效的中枢神经系统抑制神经递质——在大鼠海马和脊髓神经元培养中的抑制活性[1]。研究最多的神经活性类固醇是孕酮的代谢产物。在孕酮的代谢物中，人们的关注焦点是四氢孕酮（Allopregnanolone），这是孕酮通过酶 5α- 还原酶和 3α- 羟基类固醇脱氢酶（3α-HSD）两步处理转化而来[2, 3]（图 11-1）。四氢孕酮是苯二氮䓬类药物作用的 γ- 氨基丁酸 A 型受体的一种正变构调节药。但是，在这些受体上，四氢孕酮的效力大约是苯二氮䓬类药物的

10 倍 [1, 2, 4]，这提高了它在情感、焦虑和其他精神疾病中发挥作用的可能性，并且可能是一个有效的治疗靶点。

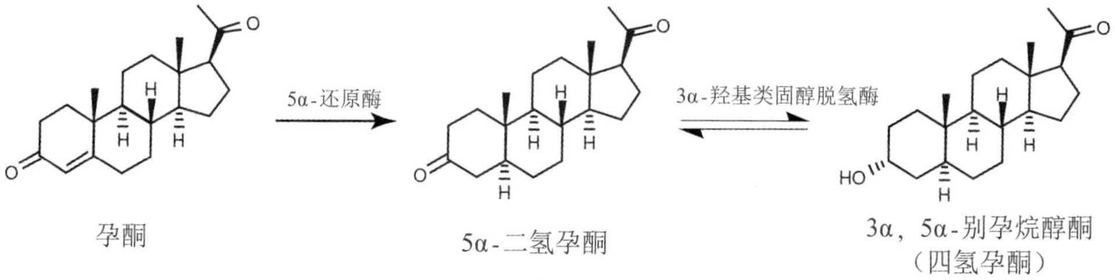

图 11-1　孕酮通过酶促转化为神经活性类固醇四氢孕酮 [8]
（改编自 Dichtel 等）

二、神经活性类固醇影响抑郁症的证据

有几个证据支持抑郁症中神经活性类固醇的作用。例如有一些小的横断面研究表明，四氢孕酮水平与抑郁症症状的严重程度之间存在负相关。还有研究发现，女性重度抑郁症患者的平均脑脊液（cerebrospinal fluid，CSF）四氢孕酮水平 [5] 和血清四氢孕酮水平普遍低于无重度抑郁症对照组 [6, 7]。

此外，我们最近报道了在各种体重的神经性厌食症患者、正常对照组受试者、肥胖女性中，血清四氢孕酮水平与抑郁症状的严重程度呈负相关。神经性厌食症和肥胖症都因合并抑郁症的高发病率而复杂化。因此，我们假设神经性厌食症患者血清四氢孕酮水平相对较低，且与抑郁症状的严重程度呈负相关，与体重无关。我们研究了 36 名女性，12 名神经性厌食症患者，12 名健康对照组受试者和 12 名肥胖患者。这三组患者年龄相仿，没有人服用抗抑郁药物或其他精神药物。所有患有神经性厌食症的女性都闭经，所有健康瘦体对照组和肥胖女性均有规律的月经周期，并在月经周期的卵泡期分别在上午和禁食时进行研究。采用气相色谱 / 质谱法这一金标准来测定四氢孕酮和孕酮水平。与预期一致，神经性厌食症组的抑郁症和焦虑症状严重程度得分最高（$P < 0.0001$）。虽然超重 / 肥胖组没有抑郁症或焦虑症的病史，但其平均抑郁症和焦虑症状严重程度得分高于瘦体对照组。与抑郁症和焦虑症得分较高的这两组相一致，我们发现神经性厌食症患者的平均血清四氢孕酮水平最低，超重 / 肥胖组居中，瘦体对照组（$P < 0.01$）。这之间的关系与前体（孕酮）水平无关。此外，四氢孕酮（而不是孕酮）水平与抑郁症和焦虑症状的严重程度呈负相关；因此，四氢孕酮水平最低的女性，其抑郁症和焦虑症通常更严重。这在整个神经性厌食症组以及组内都是如此。这种关系与受试者的体重和孕酮水平无关。最后一点的重要性在于，它表明我们不仅仅是在测量卵巢来源的神经活性类固醇前体激素水平的变异性，而且是测量这些激素代谢的调节差异，这可能是情绪的重要调节因子 [8]。

此外，还有研究表明，选择性 5- 羟色胺再摄取抑制药（SSRIs）可以增加脑脊液和血液四氢孕酮水平，这使得一些研究人员假设：神经活性类固醇的增加可能是选择性 5- 羟色胺再摄取抑制药（SSRIs）降低抑郁症严重程度的一种机制[5, 7, 9, 10]。Uzunova 等测量了 15 例单相重度抑郁症患者在接受 SSRIs 治疗前和治疗后的脑脊液四氢孕酮水平（四氢孕酮及其异构体）；他们报告说，抑郁症患者的脑脊液四氢孕酮水平比正常对照组低约 60%，并在 SSRIs 治疗后趋于正常；而且，脑脊液四氢孕酮水平的升高程度与抑郁症状严重度的降低显著相关[5]。此外，Romeo 等的研究显示，血清四氢孕酮及其异构体水平的增加与 SSRIs 治疗相关[9]。这些研究表明，至少在某些抑郁症患者中，神经活性类固醇的水平可能相对较低，而 SSRIs 疗法可能会增加这些患者的四氢孕酮水平。然而，在另一项研究中，Strohle 等报道了 9 名抑郁症患者在服用抗抑郁药物后血清四氢孕酮水平升高。在这项研究中，使用了几种不同类别的抗抑郁药物——没有一种是选择性 5- 羟色胺再摄取抑制药（SSRIs）或相关药物。因此，需要进一步的研究来确定这些研究中观察到的神经活性类固醇水平的增加是否为 SSRIs 效应的机制提供了线索，或者仅仅是抑郁症和（或）焦虑症状严重程度本身改善的反映。但是，选择性 5- 羟色胺再摄取抑制药（SSRIs）的直接作用是可能的，Griffin 等的研究也提供了支持 SSRIs 可以提高四氢孕酮水平这一特定机制的数据[11]。他们证实了氟西汀、帕罗西汀和舍曲林，而不是丙咪嗪，降低了人类胎儿脑细胞中从孕酮到四氢孕酮的途径中最后一次酶转化的 Km 值[11]，这表明 SSRIs 给药可能是导致四氢孕酮增加的机制。因此，有必要对这此进行更深入的研究。

三、神经活性疗法对抑郁症的疗效研究

制药公司正在进行这方面的研究，它们最初开发了四氢孕酮制剂和类似药物，用于治疗标准医学方法难以治疗的癫痫；以及个别学术研究人员也在进行这方面的研究。在最近有希望但初步的研究中，四氢孕酮给药已被证明对患有产后抑郁症的妇女具有抗抑郁作用。一项对 21 名重度抑郁症患者进行的双盲随机安慰剂对照的 II 期试验[12]证实了之前一项开放标签试验显示的抗抑郁效果[13]。别孕烯醇酮（Brexanolone，由 Sage 生物医药公司生产）是一种四氢孕酮静脉制剂，需要连续输注 60h，可显著降低抑郁症状的严重程度（HAM-D 平均 21 分）[12]。没有严重到足以导致研究中止的不良事件发生[12]。这些初步的小试验，很有前景。该疗法尚未获得 FDA 批准，进一步的研究正在进行中。

Sage 生物医药公司在 2017 年 12 月的一份新闻稿中，提供了口服试验性药物 Sage-217 的第 II 期安慰剂对照研究的阳性结果预览，Sage-217 是 γ- 氨基丁酸 A 型受体的一种正变构调节药，用于治疗重度抑郁症。在研究中，89 名中度至重度 MDD 患者随机接受药物治疗或安慰剂治疗 14 天，根据汉密尔顿抑郁评定量表，抑郁症状严重程度显著降低[14]。此外，我们最近完成了一项开放标签的试点研究，研究加纳索酮对绝经后难治性抑郁症患者的抑郁症状严重程度的影响（结果待定），如果结果为阳性，可以为未来的对照研究奠定基础。

虽然这一领域的研究大多集中在四氢孕酮及其类似物上，但也有一些研究孕烯醇酮（Pregnenolone）的文献，孕烯醇酮是一种具有神经活性的类固醇激素。孕烯醇酮由胆固醇酶促转化而成，是孕酮的前体。它可作为膳食补充剂，可以通过配制药房来制备。Brown 等随

机选择 80 名双相抑郁症的成人患者，接受每日 500mg 孕烯醇酮的附加治疗，根据汉密尔顿抑郁评定量表，抑郁症状严重程度有所降低；但抑郁症严重程度量表 – 自我报告（inventory of depression severity–self–report）没有降低，躁狂症状没有增加 [15]。那些接受孕烯醇酮治疗的受试者，体内四氢孕酮水平升高 [15]，其他研究表明，服用孕烯醇酮会导致孕酮水平升高 [16]，这就提出了一个问题：观察到的抑郁严重程度改善应归因于哪种神经类固醇？

四、神经活性类固醇对其他精神疾病的作用

神经活性类固醇对其他精神疾病的潜在作用，包括对焦虑症的疗效 [17]，也是一个研究领域，但不在本综述的范围。考虑到经前综合征（premenstrual syndrome，PMS）和经前烦躁障碍（premenstrual dysphoric disorder，PMDD）的黄体期时间，孕酮代谢产物的病因学作用是一个很有吸引力的假设，并且在一些经前综合征妇女的研究中已经检测了四氢孕酮水平。在使用高效液相色谱法将四氢孕酮与其前体激素分离的研究中，有一些证据但相对不足 [18]；而使用免疫分析的研究，得出的结果则是矛盾的 [19, 20]。这方面的更多研究可能会提供有趣的见解。

关于神经活性类固醇在创伤后应激障碍（PTSD）中的作用，也已发表了大量的研究。创伤后应激障碍女性患者的脑脊液四氢孕酮水平比健康对照组低 60%，而四氢孕酮 / 脱氢表雄酮水平与消极情绪症状呈负相关 [21]。由于研究受试者具有正常水平的四氢孕酮前体——5α– 二氢孕酮，而且其 5α– 二氢孕酮与四氢孕酮的比率较高；因此该者推断认为，这些受试者的脑脊液四氢孕酮水平相对较低，可能是因为 3α– 羟基类固醇脱氢酶的表达或活性较低，或他们的四氢孕酮代谢高于健康对照组。这项研究引起了人们开发神经活性类固醇治疗创伤后应激障碍的兴趣。然而，第一个这样的研究——口服四氢孕酮类似物加奈索酮的多地点双盲安慰剂对照试验——并没有证明与安慰剂相比，加奈索酮对创伤后应激障碍症状、生活质量或情绪有显著更大的影响 [22]。这项研究的结果是否可以推广，或者依从性、安慰剂的大效应，或与特定研究受试者相关的其他因素，或所施用的特定药物，是否是这些负面结果的原因，尚不清楚。

五、未来深入研究的挑战

在该领域深入研究的一个主要挑战是，同一激素的不同的神经活性代谢物之间、同一激素的相关的神经活性代谢物之间、激素的神经活性代谢物与其前体激素之间，是高度同源性的。文献中报道的许多研究都使用了免疫分析法，这种方法无法准确或可靠地区分这些非常相似的化合物 [23]；因此，这些研究的读者不能确定文中说的所测代谢物就是唯一被测的代谢物。最近，在高压液相色谱之后，使用气相色谱 – 质谱分析技术（GC/MS），克服了这一障碍 [8]。这是种敏感的和特异性的方法，但需要特定技能和大量的劳动量。极少有研究人员可以测量人体中极低水平的这些类固醇，而且对于许多研究者来说，测量费用高得令人望而却步。

其他挑战包括有很多因素会影响这些激素的水平。其中最主要的是育龄妇女月经功能的变异性。在这些女性中，孕酮等前体激素在月经周期中会发生变化，这可能导致其代谢物浓度的变化。前体激素与代谢物的比例，是在月经周期中发生变化，还是在情感性疾病中发生变化，目前尚不清楚。目前还不清楚这种变化是否具有临床意义。此外，我们还不知道血液中甚至脑脊液中神经类固醇的水平是否反映了大脑的水平，以及这些水平在大脑不同区域之间是否存在差异或如何变化。

最后，应当指出的是，开发用于治疗的神经活性代谢物也存在挑战。四氢孕酮的半衰期很短，而且可被胃酸降解。因此，在其未改变的形式，它必须通过静脉连续输液。正在进行研究的天然前体，如孕烯醇酮，可以在没有处方的情况下作为补充剂或从复方药店购买；但是孕烯醇酮除了转化为四氢孕酮，还会转化为孕酮和其他代谢物；这可能会产生不必要的医学影响和精神病学影响。因此孕烯醇酮并不是一种靶向治疗，但它可能对某些精神疾病有效。制药公司已经开发了一些（也正在研究其他一些）具有足够生物利用度的且不会被转化为前体激素的口服制剂，但这些制剂还无法通过处方或 FDA 批准获得。

六、临床应用及建议

由于神经活性类固醇在抑郁症的发展和治疗中所起的作用还没有得到明确，而且 FDA 也尚未批准使用任何神经活性类固醇药物，因此目前不建议在临床实践中使用这些药物处方。但是，考虑到上述研究结果的前景，医师可能希望在适当和可行的情况下，考虑将那些对标准抗抑郁药物治疗难治的患者转到临床试验。

七、常见问题及解答

Q1：什么是"神经活性类固醇"？

A1：神经活性类固醇是性腺类固醇的代谢产物，如孕酮，通过传统的神经递质受体途径发挥作用。最常被研究的神经活性类固醇是四氢孕酮，它是孕酮的代谢物，作用于 γ- 氨基丁酸 A 型受体，其效力大约是苯二氮䓬类药物的 20 倍。

Q2：相对神经活性类固醇缺乏是抑郁症的原因吗？

A2：这是未知的。小规模研究表明，与非抑郁症对照组相比，抑郁症患者的平均脑脊液和血液中的四氢孕酮水平相对低。因此，这种内源性神经活性类固醇水平的相对缺乏，可能是抑郁症症状严重程度的一个因素。需要进一步的研究来确定情况是否如此。

Q3：为什么抑郁症患者会出现神经活性类固醇的相对缺乏？

A3：这个问题的答案尚不清楚，但可能涉及酶的相对阻断，这些酶将其前体激素（类固醇激素，如孕酮）转化为神经活性类固醇。

Q4：神经活性类固醇是处方药还是非处方药？

A4：制药公司正在开发和研究未改变的神经活性类固醇和神经活性类固醇类似物的制剂。这些药物都没有获得 FDA 批准，也没有投入市场。某些神经活性类固醇制剂，如孕烯醇酮，可以作为非处方补充剂或通过复方药店购买。但是，这些药物还没有得到充分研究，而且不良反应——尤其是长期使用的不良反应——是未知的。而且，还没有确定适当的（安全的和有效的）剂量。此外，非处方制剂和复合制剂在不同批次之间可能具有不同的激素含量，并且相对于标签上所述含量来说，实际含量可能有差异。因此，目前不推荐使用这些制剂。

Q5： 神经活性类固醇是"天然的"吗？

A5： 是的。神经活性类固醇是内源性的，也就是说它们是由人体制造的。因此，"这些激素的相对缺乏可能导致某些情感类疾病，但可以通过有效治疗而得到补充"的概念很有吸引力。正在开发的一些神经活性类固醇药物已从内源性化合物经过化学改变，例如防止转化回前体化合物，延长其半衰期，或使其口服也具有生物活性。

Q6： 神经活性类固醇是否可以作为下一步的治疗选择？

A6： 还在研究中，而且还需要更深入的研究。更多研究经费投入和患者参与临床试验，将更快地推动该领域的发展。这些研究将阐明正常的生理功能，描述这些激素的正常水平，试图了解血液水平是否准确反映大脑水平，研究特定的大脑区域，并阐明作用机制。

参 考 文 献

[1] Majewska MD, Harrison NL, Schwartz RD, Barker JL, Paul SM. Steroid hormone metabolites are barbiturate-like modulators of the GABA receptor. Science. 1986;232(4753):1004–7.

[2] King SR. Neurosteroids and the nervous system. New York: Springer; 2013.

[3] Reddy DS. Neurosteroids: endogenous role in the human brain and therapeutic potentials. Prog Brain Res. 2010;186:113–37.

[4] Morrow AL, Suzdak PD, Paul SM. Steroid hormone metabolites potentiate GABA receptor-mediated chloride ion flux with nanomolar potency. Eur J Pharmacol. 1987;142(3):483–5.

[5] Uzunova V, Sheline Y, Davis JM, et al. Increase in the cerebrospinal fluid content of neurosteroids in patients with unipolar major depression who are receiving fluoxetine or fluvoxamine. Proc Natl Acad Sci U S A. 1998;95(6):3239–44.

[6] Morgan ML, Rapkin AJ, Biggio G, Serra M, Pisu MG, Rasgon N. Neuroactive steroids after estrogen exposure in depressed postmenopausal women treated with sertraline and asymptomatic postmenopausal women. Arch Womens Ment Health. 2010;13(1):91–8.

[7] Strohle A, Romeo E, Hermann B, et al. Concentrations of 3 alphareduced neuroactive steroids and their precursors in plasma of patients with major depression and after clinical recovery. Biol Psychiatry. 1999;45(3):274–7.

[8] Dichtel LE, Lawson EA, Schorr M, et al. Neuroactive steroids and affective symptoms in women across the weight spectrum. Neuropsychopharmacology. 2018;43:1436–44. 2017/11/01/online.

[9] Romeo E, Strohle A, Spalletta G, et al. Effects of antidepressant treatment on neuroactive steroids in major depression. Am J Psychiatry. 1998;155(7):910–3.

[10] Agis-Balboa RC, Guidotti A, Pinna G. 5alpha-reductase type I expression is downregulated in the prefrontal cortex/Brodmann's area 9 (BA9) of depressed patients. Psychopharmacology. 2014;231(17):3569–80.

[11] Griffin LD, Mellon SH. Selective serotonin reuptake inhibitors directly alter activity of neurosteroidogenic enzymes. Proc Natl Acad Sci U S A. 1999;96(23):13512–7.

[12] Kanes S, Colquhoun H, Gunduz-Bruce H, et al. Brexanolone (SAGE-547 injection) in post-partum depression: a randomised controlled trial. Lancet. 2017;390(10093):480–9.

[13] Kanes SJ, Colquhoun H, Doherty J, et al. Open-label, proof-of-concept study of brexanolone in the treatment of severe postpartum depression. Hum Psychopharmacol. 2017;32(2):e2576.

[14] Sage therapeutics reports positive top-line results from phase 2 placebo-controlled trial of SAGE-217 in major depressive disorder. [press release]. Cambridge, MA: Sage Therapeutics; 2017.

[15] Brown ES, Park J, Marx CE, et al. A randomized, double-blind, placebo-controlled trial of pregnenolone for bipolar depression. Neuropsychopharmacology. 2014;39(12):2867–73.

[16] Marx CE, Keefe RS, Buchanan RW, et al. Proof-of-concept trial with the neurosteroid pregnenolone targeting cognitive and negative symptoms in schizophrenia. Neuropsychopharmacology. 2009;34(8):1885–903.

[17] Eser D, Romeo E, Baghai TC, et al. Neuroactive steroids as modulators of depression and anxiety. Neuroscience. 2006;138(3): 1041–8.

[18] Rapkin AJ, Morgan M, Goldman L, Brann DW, Simone D, Mahesh VB. Progesterone metabolite allopregnanolone in women with premenstrual syndrome. Obstet Gynecol. 1997;90(5):709–14.

[19] Monteleone P, Luisi S, Tonetti A, et al. Allopregnanolone concentrations and premenstrual syndrome. Eur J Endocrinol. 2000;142(3):269–73.

[20] Schmidt PJ, Purdy RH, Moore PH Jr, Paul SM, Rubinow DR. Circulating levels of anxiolytic steroids in the luteal phase in women with premenstrual syndrome and in control subjects. J Clin Endocrinol Metab. 1994;79(5):1256–60.

[21] Rasmusson AM, Pinna G, Paliwal P, et al. Decreased cerebrospinal fluid allopregnanolone levels in women with posttraumatic stress disorder. Biol Psychiatry. 2006;60(7):704–13.

[22] Rasmusson AM, Marx CE, Jain S, et al. A randomized controlled trial of ganaxolone in posttraumatic stress disorder. Psychopharmacology. 2017;234(15):2245–57.

[23] Friedman MJ, Keane TM, Resick PA, editors. Handbook of PTSD: science and practice. 2nd ed. New York: The Guilford Press; 2014.

第四篇
心理治疗方法

Part Ⅳ Psychotherapy Approaches

第 12 章 抑郁症治疗的统一方案
Unified Protocol for Treatment of Depression

Kate H. Bentley   Laren R. Conklin   James F. Boswell   Benjamin G. Shapero
Olenka S. Olesnycky   著

案例

患者 Will 由他的父母带着来进行个人心理治疗。Will 是一名 18 岁的异性恋白种人男孩，他在一家常规心理健康诊所接受了 22 次门诊心理治疗。Will 接受了 DSM–5 焦虑障碍访谈手册 [1] 的全面初步评估。在开始治疗期间每 2 个月和治疗结束时进行自我报告测量，以评估各症状维度的治疗反应：总体抑郁严重性和损害量表（overall depression severity and impairment scale, ODSIS）[2]、总体焦虑严重性和损害量表（overall anxiety severity and impairment scale, OASIS）[3]、贝克抑郁量表（Beck depression inventory, BDI–II）[4]、宾州忧虑问卷（Penn state worry questionnaire, PSWQ）[5] 和社交焦虑量表（social interaction anxiety scale, SIAS）[6]。

Will 报告说，他的各项发育指标都在正常范围，身体健康状况一直都很好。他报告说，之前的一个心理治疗持续了四个疗程，主要关注与焦虑相关的问题，他发现这很有帮助。Will 有抑郁症和焦虑相关问题的家族史。患者自诉没有服用精神药物的既往史。在初步评估时，Will 在读高三年级，在治疗中毕业。Will 此前曾参加过高中体育活动；但是，他最近已经没再参加这些体育活动和学校其他活动了。他还报告说，自从抑郁症发作以来，他对演奏和听音乐就没什么兴趣了，也不太去参加娱乐活动和社交活动。

Will 的症状与重度抑郁症发作相一致，包括明显的情绪低落、快感缺乏、睡眠障碍（入睡和保持睡眠的问题）、精神运动性兴奋、持续的无价值感、羞耻感和内疚感。他还偶尔出现消极的自杀想法，但他否认曾有过伤害自己的具体计划。他的真实性检验（reality testing）是完整的，他否认任何酒精或药物使用。他说自己"总是很安静，很害羞"，而且在高一和高二转学后，就更是如此。根据诊断评估期间收集的资料，Will 符合重度抑郁症的主要（即大部分是困扰和痛苦）诊断标准 [MDD；临床严重程度评分（CSR）=6] 和广泛性焦虑的二级诊断标准（GAD；CSR=5）。表 12–1 列出了自我报告测评的基线分数。

病例规划：Will 描述了一段压抑、容易思维反刍和忧虑的日子。在他重度抑郁症发作之前，他就开始担心社会评价、能力表现和自己的未来，而他不断恶化的情绪症状促使他的父母带他去进行治疗。Will 说，越来越重的日常责任和社会压力快将自己压倒了，这导致了持续不断的无助感和失望感，因为没有实现某些目标或成为某一"类型"的人（如自信、能干、受人喜爱等）。他慢慢地不再参加学校的社交活动，并渐渐地陷入回避行为和回避认知中。在初次评估时，Will 大部分时间都是一个人待在房间里睡觉、玩电子游戏或看电视。此外，由于旷课和拖延作业和学习，他的学习成绩开始下降。他在学校表现不佳反过来又加剧了他的内疚感和无价值感，并促进了回避行为和徒劳的反复思考，包括对自己的批判和苛刻的负面想法。Will 情绪障碍的维持和恶化被认为是认知和回避行为、不适宜的认知评估、过度思维反刍和担忧的结果。各种形式的回避起到了负强化的作用，在短期内缓解了痛苦，但随着时间的推移，这会维持着他的抑郁情绪；回避限制了他纠正学习和积极强化的机会。

根据最初的"病例规划"，选择了情绪障碍跨诊断治疗的统一方案（unified protocol for transdiagnostic treatment of emotional disorders，UP）[9, 10]。如下文所述，UP 由认知行为疗法（CBT）的基本原则组成，它针对神经过敏症，促进更适应的情绪调节能力，提高认知灵活性[11]。例如对抗情绪驱动的退缩行为的策略可以促进积极强化的机会，以及专注于当下、不带评判的意识策略，可以瓦解徒劳的思维反刍和忧虑过程。

治疗总结：治疗始于对包括悲伤在内的情绪的性质和功能进行心理教育。要求 Will 开始整周监控自己的情绪，尤其是在悲伤和焦虑增加的时候。这种监测包括识别与他的情绪相关的想法、身体感受和行为，以及在这些情绪出现之前的环境因素。Will 的监控作业表明，他经常感知到与消极表现和社会评价相关的悲伤。他通常认为自己无法在某种情况下做出恰当的反应（"我知道我要把事情搞砸了"），这进一步加深了他对自己的批评和悲观看法中（"我就是个失败者，这根本没有改变"）。

当 Will 开始对他的情绪反应和相关情境的性质和功能有了一个有效的理解时，治疗过渡到教他如何更专注当下、非批判地观察他的内心体验和外部现实。引入了认知灵活性策略，以提高他注意严苛评价模式，并考虑不同的解释和结果的能力。随后，他被鼓励系统地对抗情绪驱动的行为回避。例如建议 Will，当他沮丧的时候，与其把自己关在房间里，还不如开车出去兜兜风，听听喜欢的音乐；与其睡觉而不做家庭作业，不如做一个小时的作业，然后奖励自己玩 30min 的电子游戏。对于 Will 来说，情绪暴露和相关的行为实践，涉及可能导致失望或失败的冒险体验、允许自己对未来充满希望的主题。这些实践包括约一位女士出去约会，参加当地的休闲篮球联赛，以及研究大学院校的情况。在治疗结束时，Will 报告说，他的抑郁症、忧虑和焦虑有了显著缓减（见表 12-1）。他还找到了一份兼职工作，并进入了当地的一所社区大学就读。

一、概述和定义

UP 是一种认知行为疗法，旨在直接解决导致情绪障碍（焦虑、抑郁和相关疾病）发展和维持的核心情绪因素。具体来说，UP 针对的是神经过敏症，这被定义为频繁和强烈的消极情绪体验，再加上认为消极情绪是不可容忍的 [12]。因此，UP 的主要目标是培养对情绪体验的适应性反应，并消除对强烈情绪体验的痛苦反应。该治疗模型假设，通过识别和修正对情绪的问题反应，消极情绪的频率和强度将随着时间的推移而降低。针对由类似功能加工维持的各种常见并发症，UP 提供了一个灵活的框架。这种方法也有潜在的传播优势，因为医护人员可以接受一种方案的培训，以用于患有多种并发症的跨诊断异质性患者。还有人提出，UP 可能比为单一诊断而设计的治疗方法更具时间效率和成本效益 [13]。

UP 由八个治疗模块组成。其中 5 个模块（模块 3 到模块 7）被认为是核心模块，因为它们明确地针对维持情绪障碍症状的对情绪的厌恶反应和逃避型应对。UP 中的治疗策略不一定是"新的"；相反，每个模块都从循证的认知行为治疗干预中提炼出共同的理论驱动原则，用于治疗焦虑、抑郁和相关疾病。虽然大多数研究都是按顺序呈现模块（即从模块 1 到模块 8）来研究 UP，但越来越多的研究数据表明，UP 的模块可以独立运行，甚至在一定程度上可以灵活地重新排序 [14, 15]。每个模块可以在任意次数的会话中灵活应用，并在治疗期间返回；通常，除了模块 6 和模块 7（公开）之外，大多数模块都是在一个或两个疗程中应用，而模块 6 和模块 7 通常是三个或更多疗程的重点。

在 UP 模块 1 中，提供动机增强策略，以促进治疗参与，从而产生最大可能的行为改变。模块 2 提供了关于情绪功能性的心理教育，并介绍了情绪的三要素模型（想法、身体感觉、行为 / 冲动），以及情绪体验的前因和后果。在模块 3 中，我们讨论了正念地（专注于当下和非评判的）情绪觉察的概念，通过简短的专注于情绪的正念练习，患者学会了更客观地观察自己的情绪体验。模块 4 侧重于培养认知灵活性，患者练习识别他们的消极评价模式，并对引发情绪的情境产生不同的解释。模块 5 包括识别和修正不适宜情绪回避（包括行为和认知），并练习将有问题的情绪驱动行为转变为适宜的、非回避的反应。在模块 6 和 7 中，进行内部感受和情绪暴露练习，在此过程中，患者整合并建立在前面疗程中学到的情绪管理策略的基础上。模块 8 的内容为回顾关键治疗概念、规划未来的实践和制定长期目标。

二、研究历程

几项研究和理论为使用 UP 治疗抑郁症提供了理论基础。支持将这种跨诊断治疗用于抑郁症的第一个因素是重度抑郁与其他精神疾病的高度共病。流行病学调查显示，76% 的重度抑郁症患者至少同时患有一种精神疾病 [16]。关于抑郁症和其他情绪障碍的共病，特别是单相抑郁症和焦虑症、创伤后应激障碍（PTSD）和强迫症（OCD）之间，终身共病率和 12 个月共病率都很高。例如，对临床和社区人群的研究报告称，超过一半的重度抑郁症患者也符合至少一条终身焦虑障碍的标准 [17, 18]。在 255 名门诊抑郁症患者的样本中，50.6% 的重度抑郁症患者达到了共病焦虑障碍（以社交焦虑障碍最为常见）的标准[19]。在另一个大样本门诊患者中，在至少有一种单相抑郁症或焦虑症（包括创伤后应激障碍或强迫症）（$n=983$）的患者中，抑郁症和焦虑症的并发症发生率为55%[20]。在所有检查的情绪障碍中，重度抑郁症的主要诊断也与患有共病焦虑症患者的比例相关（64%）。

这种抑郁症和焦虑症之间的高共病模式，使得一些研究者从理论上认为，这些症状可能源自共同的脆弱性。有研究者认为，"一般神经症综合征"[21-23]，最近被称为神经过敏症[12]，是这些疾病发展和维持的基础。由此可见，情感障碍症状的异质性（如抑郁症中的快感缺乏、恐慌发作、担心社会评价）可能是这种更广泛综合征的表面变化[24, 25]。这一概念得到了 Brown 和同事的支持[26, 27]，他们的开创性分类研究表明，诸如神经过敏等情绪特征可以解释焦虑和抑郁障碍的显著差异[28]。其他研究者的实证研究也强调了神经过敏在焦虑、抑郁和相关疾病的发展和维持中的作用，他们将神经过敏称为行为抑制、消极情绪或特质性焦虑[29-31]。与焦虑症类似[27]，很多文献报道了重度抑郁症患者的神经过敏和消极情绪水平升高[32, 33]。UP 是少数专门针对情绪脆弱性（如神经过敏）的行为干预措施之一，而其他措施主要集中在预防儿童焦虑和相关疾病（见 Barlow 等[12]的综述）。考虑到 UP 直接针对神经过敏，该治疗模式不仅适用于重度抑郁症，而且可能是对患有多种情绪障碍共病或症状的患者更简洁的治疗方法。

抑郁症的特征往往是强烈而频繁的消极情绪（通常是悲伤、内疚和愤怒）及对消极情绪的不适应和逃避型应对，这使 UP 把重点放在与这种疾病患者相关的情绪上。此外，UP 的几个核心治疗模块（正念地觉察情绪、认知灵活性和对抗情绪回避）也是现有的抑郁症循证治疗方法的关键组成部分。例如，正念疗法越来越多地被研究用于治疗抑郁症[34]；在模块 2 和模块 3 中，患者学会了更客观地观察他们当下时刻出现的想法、身体感觉和行为/冲动。与正念疗法和接纳疗法类似，模块 4（治疗的"认知"模块）鼓励对痛苦认知的非评判地觉知；该模块还包含"挑战性问题"（类似于认知治疗和传统认知行为治疗方案），用于产生替代解释。在模块 5 中，鼓励患者采用与行为激活策略相一致的适应性替代行为来对抗逃避（如退缩）和情绪驱动行为的不适应模式。在随后的模块中，患者进行系统的暴露练习和行为实践，目的是消除情绪体验与痛苦之间的条件性关联[35]；许多针对抑郁症的认知行为治疗方案中都包含有类似的行为实践。因此，同样地，UP 没有提供"新的"规程；相反，它可以被视为一种对认知－行为疗法、情绪中心疗法的关键原则的新颖升华，同时解决包括重度抑郁症在内的各种情绪障碍，在模块化的"套装"里有患者手册和家庭作业练习，以促进新的学习和技能推广。

三、研究新进展

虽然目前已经积累的 UP 治疗焦虑症的研究证据最多，但 UP 治疗抑郁症患者的支持证据正在增加。下面，我们首先回顾重度抑郁症患者单个病例研究的结果。其次，我们提出了 UP 对抑郁症的研究结果，这些结果来自 UP 对焦虑或抑郁障碍的开放标签研究，随后进行了对照试验。最后，我们简要介绍了 UP 对其他原发性情绪障碍的研究结果，其中包括抑郁症状作为结果变量。

（一）重度抑郁症的单个病例研究

Boswell 和同事[36] 对一名 64 岁的女性进行了单个病例研究，该女性主要患有复发重度抑郁症合并广泛性焦虑症。所有 8 个 UP 模块[9] 都是在 22 个单独的每周治疗中进行的。每周对症状和推定的变化机制进行自我报告评估。从基线到治疗后观察到抑郁症临床显著降低［用自我报告的总体抑郁严重性和损害量表（ODSIS）进行评估］。专注力和认知重新评价的改善在时间上先于抑郁症的变化，并与抑郁症的变化相关；这提供了初步证据，表明这两种有针对性的 UP 技术可能是抑郁症症状变化的机制。在另外两个病例研究中，也观察到抑郁症症状的临床显著变化[37]。

Boswell 等[35] 最近在对一个病例进行 UP 治疗（每周 15 次单独治疗），患者为一名 20 岁男性，主要患有重度抑郁症，伴有惊恐障碍和酒精滥用。患者从基线到治疗后，当总体抑郁严重性和损害量表（ODSIS）总分下降到亚临床范围（≥ 8 分）时，该患者自我报告的抑郁症［采用总体抑郁严重性和损害量表（ODSIS）进行评估］表现出可靠的变化。另一项单个病例实验设计研究对一名患有重度抑郁症和广泛焦虑症[38] 的 67 岁女性进行了为期 8 周的 UP 治疗，研究了 UP 的疗效。从基线到治疗后，采用医院焦虑抑郁量表（hospital anxiety and depression scale，HADS）[39] 对抑郁症状进行的评估发现显著、可靠的个体变化（RCI=5.39，$P < 0.05$）。

（二）焦虑症和（或）抑郁症的开放试验

在最初开放试验中对主要焦虑障碍患者（$n=18$）进行了统一方案治疗，这些患者中 17%（$n=3$）伴有抑郁症；从基线到统一方案治疗后和 6 个月随访，Ellard 和同事[40] 观察到患者在医师评定的 HAM-D 得分上有显著的中等效应；但是，在自我报告的贝克抑郁量表（BDI-Ⅱ）上的得分变化没有统计学意义。抑郁症患者的临床严重程度评分（CSR）降低幅度很大，但也不显著。对所有 3 名伴有抑郁症的患者都进行了 6 个月随访，而且随访时 3 名患者都符合抑郁症治疗"有应答"的研究标准。巴西的研究人员在一项小型开放标签试验（$n=16$）[41] 中，对患有原发性抑郁症或共病性抑郁症的成年患者进行了 UP 测试。进行了 12 次每次 2h 的团体 UP 治疗。从基线到治疗后，研究受试者的抑郁症［使用贝克抑郁量表（BDI）进行评估］得到了改善（$P < 0.001$），具有相应较大的效应大小。

在对主要焦虑障碍患者［$n=11$，其中 3 人（27%）伴有抑郁症］进行的团体 UP 治疗的初步开放研究中，从治疗前到治疗后，观察到 UP 对自我报告的抑郁［使用总体抑郁严重性和损害量表（ODSIS）进行评估］的中等效应[42]。在治疗前报告有临床抑郁症水平的患者中，除一人外，其余所有患者在治疗后都属于总体抑郁严重性和损害量表（ODSIS）的亚临床范围。丹麦的研究人员在一项开放试验中，对焦虑症患者（$n=37$，其中 49% 的患者同时患有抑郁症）进行了团体 UP 治疗[43]；在治疗前至治疗后，患者自我报告的抑郁症状

（BDI-Ⅱ）显著减少。此外，研究还表明，基线时的共病性抑郁症与临床评定的焦虑结果之间，存在显著的相互作用；因此，共病性抑郁症患者的焦虑减少幅度更大，几乎与没有共病性抑郁症的患者相同。最后，Laposa 和同事[44]在一项开放试验中，对主要焦虑症患者（这些患者都有中度抑郁症状）进行了团体 UP 治疗——每周 1 次，每次 2h，共 14 周；并修改了标准模块顺序。从治疗前到治疗后，自我报告的抑郁症状显著减少。

关于 UP 对儿童的适应性，Bilek 和 Ehrenreich-May[45]在一项开放试验中，对 7—12 岁患有主要焦虑症（n=22）的儿童进行了 UP 治疗。在基线时患有共病抑郁症的 5 名儿童中，有 4 名儿童在治疗后不符合抑郁症的标准。该研究者观察到，从治疗前到治疗后，在儿童抑郁量表（children's depression inventory，CDI[46]）中，父母评定的而非儿童评定的抑郁症状显著减少（P < 0.05）；在完成治疗的患者中，儿童报告的抑郁症状显著减少（P < 0.05）。

（三）焦虑症和（或）抑郁症的对照试验

在 UP 的第一个对照试验中，Farchione 和同事[47]将患有主要焦虑症的成年门诊患者（n=37）随机分配到 UP 治疗组（最多 18 个单独疗程）或等待对照组。UP 治疗组的 26 名患者中有 9 名（34.6%）符合单相抑郁症的诊断标准。其中 67%（n=6）在治疗后不再符合抑郁症标准，89%（n=8）在 6 个月的随访中不再符合标准。对于 UP 治疗的效应大小，临床医师评定的抑郁量表和自我报告的抑郁量表都具有统计学显著意义，且效应大小为中等或较大。在治疗后 24 个月后，接受 UP 治疗的一部分受试者（n=15）完成了另一项随访评估，其中约 50% 受试者在基线时伴有抑郁症。组内分析显示，从治疗前到 24 个月随访期，抑郁症状有显著降低的趋势（P =0.11）[48]。

在目前 UP 治疗的最大对照试验中，Barlow 及其同事[49]研究了 UP 治疗对异质性焦虑症的是否等效于金标准——认知行为"单一诊断方案"（single-diagnosis protocols，SDPs）。对那些主要诊断为广泛性焦虑症（GAD）、社交焦虑症、伴或不伴有广场恐惧症或强迫症的恐慌障碍的门诊患者（n=223）随机接受 12 ~ 16 次每周一次的与他们的主要焦虑症相对应的"统一方案治疗 vs 单一诊断方案治疗 vs 等候对照"。在 UP 治疗组的 88 例患者中有 12 例（13.6%）合并重度抑郁症。虽然在发表的主要结果中[49]没有报道抑郁症严重程度的变化（如重度抑郁症的临床严重程度评分），但 UP 治疗组患者的临床医师评定的汉密尔顿抑郁量表（HAM-D[50, 51]）得分从基线时 [平均值（M）=11.55，标准差（SD）=7.02] 至治疗后（M=7.21，SD=6.12）和 6 个月随访（M=7.57，SD=6.12）有所降低[52]。从基线到治疗后和 6 个月的随访评估，在总体抑郁严重性和损害量表（ODSIS）上也观察到类似的结果。治疗后，UP 治疗组和等候对照组两组受试者的结果进行组间比较显示，具有统计学上的显著差异，而且这些中到大的差异有利于 UP 治疗组。对于 UP 治疗组和单一诊断方案治疗组，抑郁变化情况的组间比较没有显著性差异。这些结果表明，UP 对抑郁症状的影响，可能与认知行为治疗单一诊断方案对焦虑症状的影响相似；但是，该研究中合并重度抑郁症患者的比例相对较小，这强调了进一步大规模研究的必要性。

UP 已被翻译为多种语言，并在美国以外国家也进行了对照研究。巴西的研究人员对患有单相抑郁症或焦虑症的成年人进行了一项非随机对照试验[53]，将受试者分为接受 12 次每次 2h 的 UP 团体治疗组（$n=24$）和单药治疗组（$n=24$）。在接受 UP 治疗的患者中，83.3%的受试者诊断为复发性抑郁症。在治疗前和治疗后 4 个月测量抑郁症状；UP 治疗组从治疗前至 4 个月随访时，BDI[54] 评分有所下降（$P < 0.001$）。UP 治疗组 BDI 得分的变化显著大于对照组。Ito 和同事 [55] 对日本的门诊患者（$n=17$）进行了 UP 治疗研究，其中有 9 名患有原发性单相抑郁症（9/17，53%），8 名患有焦虑症（8/17，47%）。该研究平均进行了 18 个疗程的 UP 治疗。该研究者观察到，从基线到治疗后和 3 个月的随访，临床医师评定的抑郁症状和自我报告的抑郁症状有显著的中到大幅度的减少。

UP 也适用于青少年和前文所述的儿童 [56]。这些干预措施基于相同的理论，并包含与最初 UP 相似的核心内容，进行了适当的发展调整，例如添加了家长模块，更强调年轻人常见的疾病（如分离焦虑症）。根据早期小规模研究的较好结果 [57, 58]，Ehrenreich–May 和同事 [59] 最近进行了一项"青少年版 UP 治疗 vs 等待治疗"随机对照试验，受试者为年龄在 12—17 岁的门诊患者，他们患有焦虑症或抑郁症（主要或共病）。在总样本中［$n=51$，21.6% 的患者主要诊断为重度抑郁症（$n=11$）］，76.5% 的患者有原发性或共病性抑郁症。平均进行了 15 次青少年版 UP 治疗。治疗后，UP 治疗组患者的所有结果指标（包括主要诊断症状的临床严重程度评分、共病性焦虑症与抑郁症的自我报告量表得分）都优于等待治疗组患者；但是，文中没有报道 UP 治疗对于抑郁症的影响。值得注意的是，早期的变化曲线分析显示，青少年在急性 UP 治疗阶段，抑郁症状的变化情况与焦虑相似 [60]。

（四）其他疾病的研究

Ellard 和同事 [61] 对成人原发性双相 I/II 型障碍和共病性焦虑症患者（$n=29$）进行了一项"每周 1 次共 18 次的 UP 治疗 + 常规药物治疗 vs 常规药物治疗"随机对照试验。排除那些符合当前重度抑郁症发作标准的患者。结果显示，"UP 治疗 + 常规药物治疗"组患者的抑郁症状显著减少，而且具有较大的组间效应大小。Varkovitzky 和同事 [62] 研究了 UP 对患有创伤后应激障碍的退伍军人（$n=52$）的疗效，这些受试者中 58%（$n=30$）被诊断患有抑郁症。受试者接受每周一次，每次 90min，共 16 次的 UP 团体治疗。研究发现，从治疗前到治疗后，受试者在患者健康问卷（PHQ-9）上的得分显著降低（$P < 0.001$）[63]。在治疗后，36.5%的患者低于临床重度抑郁症临界值，而在开始治疗时为 15.4%；但平均 PHQ-9 得分仍高于临床临界值。

在一项临床验证试验中，5 名边缘型人格障碍（borderline personality disorder，BPD）患者接受每周 16 ~ 20 次的个体化 UP 治疗 [64]。对于那名还符合当前重度抑郁症的患者，在抑郁焦虑压力量表（depression anxiety stress scales，DASS）抑郁子量表上的得分从治疗前（32分，属于极度严重）下降到治疗后（21 分，中度严重）[65]。虽然没有统计学显著意义，但从治疗前到治疗后，观察到 UP 治疗对抑郁症状的中度效应。

两项研究调查了 UP 对自我伤害想法和行为的影响，并将抑郁作为结果。在单个病例的实验设计研究中，研究了 UP 模块 3 和（或）模块 4（每个模块每周 1 次，进行 4 周）对符合 DSM-5 非自杀性自伤（non-suicidal self-injury，NSSI）障碍标准的成年人的具体效果[66]。10 名患者中有 4 名主要诊断为重度抑郁症或持续性抑郁症。其中一名患者从基线到 4 周随访期，自我报告抑郁症［采用总体抑郁严重性和损害量表（ODSIS）进行评估］得到了有临床意义和可靠的缓减。在整个受试者样本中，从基线到随访阶段，抑郁症得到了统计学上显著的和中等程度的缓减。Bentley 和同事[67]在一个紧急危机干预项目中，对近期有自杀企图或有积极自杀意念的成年人进行了试点研究——在常规药物治疗的基础上，加入了经改编的 5 疗程 UP 治疗。把 12 名受试者随机分为"UP 治疗 + 常规药物治疗组"和"只进行常规药物治疗组"，其中 10 人（83%）患有抑郁症。从治疗前到治疗后，两组患者在贝克抑郁量表（BDI-II）上的得分均有下降。在 6 个月的随访中，"UP 治疗 + 常规药物治疗组"的抑郁水平明显低于"只进行常规药物治疗组"。

总之，越来越多的研究表明，对于抑郁症、其他抑郁障碍，以及同时出现的抑郁症症状，UP 有很好的治疗效果。未来有必要进行更大规模的对照试验，研究 UP（特别是对原发性抑郁症患者）的疗效和有效性。这项研究的结果有可能为抑郁症的心理治疗方法提供实用指南。

四、临床应用及建议

当抑郁症患者来接受治疗时，对他们感到痛苦的情绪和部分情绪体验，他们厌恶反应的性质，以及他们试图避免痛苦情绪的方式（可或为了避免最初痛苦增加的那些行为方式，但从长远来看，这些行为方式是在维持他们的症状）的评估，对于案例概念模型和促进对 UP 基本原理的讨论非常重要。例如患者可能会观察到他非常强烈地感到悲伤，发现与这种悲伤厌恶有关的沉重的身体感觉，经常因为感觉很不舒服而没有勉强地做家务或出去办事，并且经常认为自己很"懒惰"。利用患者自身经历可以帮助说明重度抑郁症这种情绪障碍的最初概念，并强调 UP 疗法的基本原理。

培养最初的动机，并讨论如何维持足够水平的治疗动机的方法是至关重要的，特别是因为低动机是抑郁症患者的常见问题。低动机会阻碍患者在疗程间练习治疗技能，增加消耗的可能性，因而非常适合将动机增强纳入到抑郁症患者 UP 治疗中。在 UP 模块 1 中讨论治疗动机时，治疗师可以将许多患者的矛盾心理和起伏不定的动机正常化。根据我们的经验，抑郁症患者更有可能对治疗是否有用表示绝望、不确定感和悲观情绪。非常重要的是，开放性地讨论治疗的挑战（如治疗需要精力和努力，这可能是暂时缺乏的），并共同努力确定患者如何克服或减少障碍。如果患者认为低动力是个挑战，他们可能会发现让家人或朋友提供鼓励和定期监督，有助于他们参加治疗和完成家庭作业。鼓励患者注意他们的动机水平，使用他们计划好的方法来克服障碍，如果他们发现自己在完成家庭作业或参加治疗方面有可能，可以提前告知他们的治疗师，这样可以减少由于低依从性或消耗而导致疗效不佳的可能性。

当为抑郁症患者设定治疗目标时，明确患者的不同想法、行动或感受，可以帮助制定具体的 UP 治疗目标。患者可能会设定一些目标，比如他们希望如何对生活中的各种情况做出不同的反应，比如对自己不那么苛刻，体验更多的活动乐趣，或者对情况不要那么悲观。患者也可能会设定与重新投入生活相关的目标，比如恢复爱好（或寻找新的爱好）、培养友谊，或找到对他们有意义的高效方法。从某种程度上说，患者强烈的悲伤是对失去重要他人或重要活动的一种反应，确定并参与有价值的努力可以帮助减轻症状。对于那些行为孤僻的患者（如大多数时间躺在床上，看电视，或与世隔绝），设定一个参加有益活动相关的目标，并尽早开始为实现这个目标而努力，可以给他们更多的机会实践他们在治疗中学到的策略。否则，练习情感觉察、正念和认知再评估的机会可能会受到明显的限制。

在 UP 模块 2 的心理教育过程中，当讨论情绪的适应性时，患者往往难以理解悲伤是如何成为一种适应性情绪的。因此，习惯地把悲伤看作是快乐的重要对比因素（如"没有悲伤，你就体会不到快乐"），这是很有帮助的。此外，通过具体举例来说明"在面对重大挫折或损失时，悲伤是如何提供信息和激发改变的"，这有助于提供这种重要情感的教育。比如说：你失业了，你感到悲伤，而不是一点也不难过。如果你不感到悲伤，它会告诉你这份工作怎么样？你感到悲伤是因为你真的很喜欢这份工作和你的同事，但当你想到再也不必为那个要求苛刻的老板工作时，你不会感到难过。你如何才能以一种有益的方式利用这些信息来向前看？另一个例子：如果你发现你已经有段时间没和朋友交流了，并且为此感到难过，你会有什么动力？你的具体情绪会激励你做什么反应？这些例子每个都强调了悲伤如何帮助我们认识到某件事或某个人对我们来说是重要的，如何帮助我们感知到与那个人或情况相关的显著的挫折或损失的。适应性悲伤可以让我们有理由暂时退一步，让我们有时间思考什么是重要的，处理挫折或损失，并决定如何前进。

患有重度抑郁症的患者经常会对自己和自己的情绪反应产生负面评价，反复思考过去的错误和挫折，并担心自己何时（或是否）会感到不那么沮丧。将正念地（即专注于当下、非评判地）情绪觉察即作为 UP 模块 3 的重点，这是 UP 区别于其他循证的抑郁症治疗方法的另一个特征，比如认知疗法或行为激活疗法；值得注意的是，正念策略被用于正念认知疗法 [68] 和接纳承诺疗法 [69]，这两种疗法都越来越多地被用于治疗抑郁症。在这一疗程中，患者的目标是以一种有益的方式专注于当下，包括对他们参加的积极活动的正念觉察，并把思维从过去的遗憾或未来的担忧中转移出来——当思考这些问题没有帮助的时候（如当他们从关注的事情上分心时）。如果患者发现特意留出时间来思考他们想要如何弥补过去的错误、完善自己或为未来制定合理的计划，是有帮助的，只要患者正念地、无评判的方式（有时间限制）进行实践，就可以将这些纳入到疗程中。

UP 模块 4 中的认知再评价，与 Beck 抑郁症认知治疗中的认知重建有一定的差异 [70]。在 UP 中，更多的是关注认知灵活性；需要强调的是，尽管消极想法经常会随着情况的变化而不断出现，但患者可以提高他们对其他解释和有益想法的感知能力。当使用 UP 来治疗抑郁症患者和原发性焦虑症患者时，该模块通常花更多的时间在那些引发悲伤或内疚的想法、关于价值的想法（"我毫无价值"），妄下结论、低估自己应对低落情绪的能力。UP 中的向下箭头练习（downward arrow exercise）特别有助于确定患者认为他们的症状将对他们的长期生活产生什么影响（如"我永远找不到伴侣"）以及他们认为情况对他们作为人意味着什么（"我是失败者"，"我不值得爱"）。

模块 5 是行为改变模块，与悲伤相关的退缩行为的替代行为，通常是行为激活。例如与其在床上躺着，人们可以起来，集中精力做些事情；你还可以参加社交活动，并练习正念地参与其中，而不是取消这些计划。对于内疚感——抑郁症中另一种常见的情绪——如果内疚感是有理由的，替代行为可能是与当事人沟通，并在适当的程度上道歉；而不是觉得冤枉了他们而回避他们，也不是向他们过度道歉。如果内疚感是没有理由的，没有足够的证据证明自己做错了什么，那么替代行为可能是与当事人沟通，而不是道歉。考虑到行为激活（更具体地说是对快感缺乏 / 低动机的替代行动）对重度抑郁症患者来说往往是困难的，因此，在治疗期间提前为这些困难制定具体的行动目标和计划是有帮助的。在这个计划中，辨别那些可能放弃的动机（特别是在情绪低落的时候）和遵守纪律的动机（可能是实现这些行为目标所需要的），也很有帮助。

在 UP 模块 6 中，患者学习与情感体验相关的厌恶性身体感觉如何增加避免情绪困扰的愿望。然后，患者进行内感受性练习，以获得对与负面情绪相关的身体感觉的更大接纳度和容忍度，并学习这些身体感觉的新联系。从患者觉得最烦恼或妨碍其机体功能的那些抑郁症相关的身体感觉开始谈起，是很有帮助的。抑郁症治疗中，通常不针对情绪体验中的身体感觉，因为治疗的重点往往是改变行为或想法。然而，就像焦虑、悲伤和内疚一样，与它们相关的身体感觉也令人厌恶。例如患者可能会报告与感觉沉重、反应变缓、疲倦或缺乏动力相关的痛苦。强烈的悲伤甚至会使人感到身体疼痛。对于某些身体感觉，可以进行具体的内感受性练习，比如在脚踝或手腕上戴重物来模拟与情绪相关的沉重感觉。在其他情况下，当难受的感觉出现时，进行头脑风暴创造一种接纳和忍受这种体验的练习，可能会更有帮助。例如感到疲倦不舒服并导致退缩的时候，做一项活动来当作疲倦时的内感受性练习。可以在疲倦的时候整理衣服或完成作业，正念地觉察这种感觉并接受它。

在 UP 模块 7 中，患者需要创建情绪暴露的等级，治疗师和患者都应该对适应不良的想法或行为的情况，以及患者如何继续遭受厌恶和避免情绪体验有很好的理解。抑郁症患者的情绪暴露包括引发悲伤的体验、参与情绪驱动行为的愿望，以及令人痛苦的积极体验，因为它们可能不像没患抑郁症的人那样引发那么多积极情绪。情绪暴露使患者有机会练习他们在治疗中学到的技能，并获得有用信息，了解他们应对退缩情形的程度，以及结果与预期有多大不同。最后，复发预防（模块 8）通过帮助患者总结学到的技能，制定未来的实践计划并概述长期目标来完善治疗。

抑郁症患者的情绪暴露可能包括引发悲伤的经历，渴望从事由情绪驱动的行为，以及令人痛苦的积极经历，因为它们可能不会像不抑郁时那样引发那么多积极的情绪。情绪暴露给患者提供了一个机会，让他们练习使用迄今为止在治疗中所学到的技能，并获得有用的信息，了解他们如何应对避免的情况，以及结果与预期有多大不同。最后，复发预防（模块 8）通过帮助患者总结所学到的技能，制定未来的实践计划，并概述长期目标来完成治疗。

五、结论

在本章中，我们介绍了 UP 的发展和概念模型。总的来说，UP 对于情感障碍的疗效已经获得了大量的研究支持。UP 旨在治疗神经过敏，这是一种与多种情绪障碍（包括抑郁症）的发病和维持相关的核心情绪特征。与侧重于一种特定疾病的认知行为疗法不同，UP 可用于治疗抑郁症、焦虑症和其他相关疾病，并利用一个框架来增强其对并发症患者的适用性。UP 有八个模块，虽然通常是按顺序使用的，但可以根据患者需求灵活地运用。这些模块侧重于识别和修正对情绪的不适应反应，包括认知、行为和生理回避。这种干预措施很有应用前景，有望被广泛传播，并可以减少医务工作者的培训负担，因为他们可以利用这种单一跨诊断干预，而不是学习许多具体的手册。

虽然许多研究已经显示出 UP 的阳性结果，但需要更多的研究来确定其治疗抑郁症的有效性。大多数对 UP 疗效的研究都集中在治疗焦虑症患者上，其中一些患者可能同时患有抑郁症。UP 用于抑郁症患者的研究支持正在增加，但需要对原发性抑郁症患者进行更多的对照研究试验。此外，UP 被认为是模块化的治疗方法；但是，需要分解或灵活开展研究，来确定模块的顺序或模块的完整使用是否是提高疗效所必需的。最后，临床研究人员已经开始在形式和人群方面对 UP 进行调整。也就是说，初步证据表明，UP 可以团体形式进行，也可以单独进行，这可以增加情感障碍患者获得护理的机会。此外，UP 已被改编用于治疗儿童和青少年情感障碍患者。综上所述，对于临床常见的那些被诊断为异质性患者，UP 可能是最佳治疗措施（表 12-1）。

表 12-1 病情介绍：自我报告测评的基线分数

	开始	2 个月	4 个月	结束
ODSIS	15	10	8	5
OASIS	10	9	7	4
BDI-Ⅱ	27	18	12	10
SIAS	30	26	23	20
PSWQ	70	62	48	42

ODSIS. 总体抑郁严重性和损害量表（得分区间 0～20, 临床阈值 =8[2]）；OASIS. 总体焦虑严重性和损害量表（得分区间 0～20, 临床阈值 =7[3]）；SIAS. 社交焦虑量表（得分区间 0～80, 社交恐惧症建议阈值 =36[7]）；PSWQ. 宾州忧虑问卷（得分区间 16～80, 临床阈值 =62[8]）

六、常见问题及解答

Q1: 已经设计了多种循证的治疗方法来治疗抑郁症（如人际关系治疗、认知治疗，行为激活、问题解决治疗、接纳和承诺治疗）。如果临床医师接受过其他治疗方法的培训，他们在什么情况下该建议进行 UP 治疗？

A1: 在决定是否向抑郁症患者建议 UP 治疗时，需要考虑多个因素。如果患者患有共病性焦虑症，或患者还想治疗其他情绪障碍，UP 这种跨诊断治疗方法尤其适合这类患者。同样，如果患者希望学习如何更适宜地应对消极情绪，并希望治疗集中在情绪（而不是人际关系或生活中的问题），那么 UP 将是一个合适的选择。如果患者希望进行结构化治疗，并结合阅读材料以更好地学习技能，那么比起那些没有标准患者工作手册的治疗方法来，UP 治疗将更有优势。

Q2: 什么情况下不建议抑郁症患者进行 UP 治疗？

A2: 当患者表现出不符合"情绪障碍"治疗框架的原发性疾病时，不建议使用 UP。在 UP 治疗中，"情绪障碍"被认为是所有这样一种情绪疾病——在这种情绪疾病情况下，强烈的消极情绪体验、对情绪的厌恶反应、回避反应和不适宜反应的功能过程，都有助于症状维持。根据这个框架，典型的情绪障碍包括焦虑症、抑郁症、创伤后应激障碍、强迫症和躯体化症状障碍，因此通常都适用于 UP 治疗。UP 强调促进更多适宜的情绪管理，这很适合针对双相情感障碍患者中突出的情绪处理缺陷和情绪失调[61, 71]。虽然 UP 框架直接适用于双相情感障碍中经常出现的复发性抑郁发作（正如本章所讨论的那样）但是可以立即稳定情绪的其他治疗方法或危机管理策略，可以直接处理这种情况的（轻度）躁狂发作。某些饮食失调和物质使用障碍也可能符合 UP 治疗框架，这取决于上述功能过程是否适用于发病个体（如患者是否通过饮食失调的行为、主要使用酒精/药物来缓解、抑制或避免不愉快情绪？）。这强调了在治疗开始时进行功能分析的重要性，以确定 UP 是否适合出现原发性疾病的患者——这些患者可能非常符合或不太符合这一治疗框架。精神障碍、冲动行为障碍（Tourette 综合征）和注意缺陷多动障碍（ADHD）通常不适合进行 UP 治疗，因为它们与上面提到的以情绪为中心的过程机制不同。

患者的治疗动机也很重要，因此，如果患者更喜欢另一种循证的治疗方式，则通常优先考虑这种偏好。不想在治疗后做家庭作业的患者，可能更喜欢不那么强调家庭作业的治疗（如人际关系治疗）。最后，如果患者患有抑郁症，并伴有情绪调节、急性自杀或慢性自残等方面的极端困难，可以采用更密集和多模式的治疗，如辩证行为治疗；但是，如前所述，对于边缘型人格障碍（BPD）的低风险表现，UP 已经证明了其具有良好的结果[64]。

Q3: 自杀意念是重度抑郁症的常见症状。可以直接用 UP 解决吗？

A3: 自杀风险评估是抑郁症患者诊断评估的重要组成部分。这种评估以及（如果有必要的话）安全计划的制定，通常先于治疗方案的选择，因此，这是 UP 治疗的开始。在 UP 治疗中，自杀意念通常被认为是一种情感回避的形式。那些被动地希望自己死去（"我希望我不再醒来"）或思考如何结束生命的患者，在短期内，可能会因为想到这种逃避方式而暂时感到宽慰。然而，从长远来看，自杀意念可能会维持低落情绪，并妨碍对情绪困扰作出更健康的反应，或妨碍对生活中的问题得出更适宜的解决办法。常态化的自杀意念在抑郁症患者中非常常见，当人们感到不知所措或绝望时，他们会考虑结束生命的解决方案，这是有意义的，这是开始就自杀意念对他们的整体经验与抑郁症的所起作用进行非评判对话的一部分。关于 UP 对自杀想法和行为自杀的更深入讨论，参见 Bentley 等 [67] 的研究。

Q4： UP 治疗和认知行为治疗有什么不同？

A4： UP 是一种认知行为疗法，它利用了其他认知行为治疗手册中教授的技能，在某种程度上，它与其他认知行为治疗干预措施的功能类似。在临床上，与其他形式的认知行为治疗类似，UP 也可以作为更广泛的治疗"框架"，而不是一个结构化的人工干预。UP 与大多数其他结构化认知行为治疗干预不同之处在于其跨诊断性质（与单一诊断方法相反；重度抑郁症的认知行为治疗，社交焦虑症的认知行为治疗，强迫症的认知行为治疗）和强调情感，而不是特定症状或情境。UP 旨在培养对各种情绪的适应性反应，包括积极的情绪，这对许多有情绪障碍的患者来说，尤其是抑郁症患者来说，可能是不舒服的体验。沿着这些思路，UP 与其他认知行为治疗方案的独特之处在于，它被设计成直接针对神经过敏，一种性情或性格特征，被认为是广泛的焦虑症、抑郁症和相关疾病的基础，而不是单个疾病的表面症状。UP 的模块化方法，其中每个模块都可以独立地进行、重复和（在某些情况下）重新排序，这与许多其他认知行为治疗方案在结构上也有所不同。

Q5： 这种 UP 治疗需要多长时间？

A5： UP 是一种有时间限制的治疗方法；但是，治疗框架和策略可以在各种长度的治疗过程中使用。到目前为止，大多数研究检验的是每周 1 次共 12 ～ 20 次的个人或团体门诊 UP 治疗；但是，我们也在临床上的长程治疗中使用了 UP。我们的团队正在进行各种项目，其中 UP 已被非传统门诊机构采用和实施，如部分医院、危机稳定机构和住院部，这些机构每个都需要不同的疗程长度和治疗结构（如每日多个治疗组、滚动治疗模式）。在这方面，UP 灵活的模块化结构是有利的，因为它可以很好地适应多种治疗模式。

Q6： 我对在实践中使用 UP 很感兴趣。我该如何开始呢？

A6： 已出版的 UP、UP- 青少年版（UP-A）、UP- 儿童版（UP-C）的治疗师指南和患者手册都可以在线购买。我们发现，那些已经精通认知行为治疗的临床医师，更容易接受这种治疗方案。但是，通过参加 UP 研讨会和（或）通过美国 UP 治疗中心（Unified Protocol Institute）接受咨询、督导或项目实施服务，可以促进学习 UP 的跨诊断、强调情感为中心的细微差别。

参 考 文 献

[1] Brown TA, Barlow DH. Anxiety and related disorders interview schedule for DSM-5, adult and lifetime version: clinician manual. New York: Oxford University Press; 2013.

[2] Bentley KH, Gallagher MW, Carl JR, Barlow DH. Development and validation of the Overall Depression Severity and Impairment Scale (ODSIS). Psychol Assess. 2014;26(3):815–30.

[3] Norman SB, Hami-Cissell S, Means-Christensen AJ, Stein MB. Development and validation of an Overall Anxiety Severity and Impairment Scale (OASIS). Depress Anxiety. 2006;23(4):245–9.

[4] Beck AT, Steer RA, Brown GK. Beck depression inventory-II. San Antonio. 1996;78(2):490–8.

[5] Meyer TJ, Miller ML, Metzger RL, Borkovec TD. Development and validation of the Penn State Worry Questionnaire. Behav Res Ther. 1990;28(6):487–95.

[6] Mattick RP, Clarke JC. Development and validation of measures of social phobia scrutiny fear and social interaction anxiety. Behav Res Ther. 1998;36(4):455–70.

[7] Peters L. Discriminant validity of the Social Phobia and Anxiety Inventory (SPAI), the Social Phobia Scale (SPS) and the Social Interaction Anxiety Scale (SIAS). Behav Res Ther. 2000;38(9):943–50.

[8] Behar E, Alcaine O, Zuellig AR, Borkovec TD. Screening for generalized anxiety disorder using the Penn State Worry Questionnaire: a receiver operating characteristic analysis. J Behav Ther Exp Psychiatry. 2003;34(1):25–43.

[9] Barlow DH, Farchione TJ, Fairholme CP, Ellard KK, Boisseau CL, Allen LB, et al. Unified protocol for transdiagnostic treatment of emotional disorders: therapist guide. New York: Oxford University Press; 2011.

[10] Barlow DH, Farchione TJ, Sauer-Zavala S, Latin HM, Ellard KK, Bullis JR, et al. Unified protocol for transdiagnostic treatment of emotional disorders: therapist guide. 2nd ed. New York: Oxford University Press; 2018.

[11] Boswell JF. Intervention strategies and clinical process in transdiagnostic cognitive–behavioral therapy. Psychotherapy (Chic). 2013;50(3):381.

[12] Barlow DH, Sauer-Zavala S, Carl JR, Bullis JR, Ellard KK. The nature, diagnosis, and treatment of neuroticism: back to the future. Clin Psychol Sci. 2014;2(3):344–65.

[13] Bullis JR, Barlow DH. The unified protocol for transdiagnostic treatment of emotional disorders: a progress report. Clin Psychol. 2016;3(68):4–15.

[14] Sauer-Zavala S, Cassiello-Robbins C, Ametaj AA, Wilner JG, Pagan D. Transdiagnostic treatment personalization: the feasibility of ordering Unified Protocol modules according to patient strengths and weaknesses. Behav Modif. 2018. https://doi.org/10.1177/0145445518774914.

[15] Sauer-Zavala S, Cassiello-Robbins C, Conklin LR, Bullis JR, Thompson-Hollands J, et al. Isolating the unique effects of the Unified Protocol treatment modules using single case experimental design. Behav Modif. 2017;41(2):286–307.

[16] Kessler RC, Berglund P, Demler O, Jin R, Merikangas KR, Walters EE. Lifetime prevalence and age-of-onset distributions of DSM-IV disorders in the National Comorbidity Survey Replication. Arch Gen Psychiatry. 2005;62(6):593–602.

[17] Brown TA, Barlow DH. Comorbidity among anxiety disorders: implications for treatment and DSM-IV. J Consult Clin Psychol. 1992;60(6):835.

[18] Kessler RC, Nelson CB, Mcgonagle KA, Liu J, Swartz M, Blazer DG. Comorbidity of Dsm-iii-r major depressive disorder in the general population. Br J Psychiatry. 1996;168(30S):17–30.

[19] Fava M, Rankin MA, Wright EC, Alpert JE, Nierenberg AA, Pava J, et al. Anxiety disorders in major depression. Compr Psychiatry. 2000;41(2):97–102.

[20] Brown TA, Campbell LA, Lehman CL, Grisham JR, Mancill RB. Current and lifetime comorbidity of the DSM-IV anxiety and mood disorders in a large clinical sample. J Abnorm Psychol. 2001;110(4):585.

[21] Andrews G, Stewart G, Morris-Yates A, Holt P, Henderson S. Evidence for a general neurotic syndrome. Br J Psychiatry. 1990;157(1):6–12.

[22] Andrews G. Comorbidity and the general neurotic syndrome. Br J Psychiatry Suppl. 1996 Jun;30:76–84.

[23] Tyrer P. Classification of neurosis. Chichester: Wiley; 1989.

[24] Barlow DH. Unraveling the mysteries of anxiety and its disorders from the perspective of emotion theory. Am Psychol. 2000;55(11):1247.

[25] Barlow DH, Allen LB, Choate ML. Toward a unified treatment for emotional disorders. Behav Ther. 2004;35(2):205–30.

[26] Brown TA, Chorpita BF, Barlow DH. Structural relationships among dimensions of the DSM-IV anxiety and mood disorders and dimensions of negative affect, positive affect, and autonomic arousal. J Abnorm Psychol. 1998;107(2):179.

[27] Brown TA. Temporal course and structural relationships among dimensions of temperament and DSM-IV anxiety and mood disorder constructs. J Abnorm Psychol. 2007;116(2):313.

[28] Brown TA, Barlow DH. A proposal for a dimensional classification system based on the shared features of the DSM-IV anxiety and mood disorders: implications for assessment and treatment. Psychol Assess. 2009;21(3):256.

[29] Griffith JW, Zinbarg RE, Craske MG, Mineka S, Rose RD, Waters AM, Sutton JM. Neuroticism as a common dimension in the internalizing disorders. Psychol Med. 2010;40(7):1125–36.

[30] Kessler RC, Cox BJ, Green JG, Ormel J, McLaughlin KA, Merikangas KR, et al. The effects of latent variables in the development of comorbidity among common mental disorders. Depress Anxiety. 2011;28(1):29–39.

[31] Kasch KL, Rottenberg J, Arnow BA, Gotlib IH. Behavioral activation and inhibition systems and the severity and course of depression. J Abnorm Psychol. 2002;111(4):589.

[32] Brown TA, Rosellini AJ. The direct and interactive effects of neuroticism and life stress on the severity and longitudinal course of depressive symptoms. J Abnorm Psychol. 2011;120(4):844.

[33] Clark LA, Watson D. Tripartite model of anxiety and depression: psychometric evidence and taxonomic implications. J Abnorm Psychol. 1991;100(3):316.

[34] Goldberg SB, Tucker RP, Greene PA, Davidson RJ, Wampold BE, Kearney DJ, et al. Mindfulness-based interventions for psychiatric disorders: a systematic review and meta-analysis. Clin Psychol Rev. 2018;59:52–60.

[35] Boswell JF, Conklin LR, Oswald JM, Bugatti M. The Unified Protocol for major depressive disorders. In: Farchione TJ, Barlow DH, editors. Applications of the unified protocol for transdiagnostic treatment of emotional disorders. New York: Oxford University Press; 2018. p. 67–85.

[36] Boswell JF, Anderson LM, Barlow DH. An idiographic analysis of change processes in the unified transdiagnostic treatment of depression. J Consult Clin Psychol. 2014;82(6):1060.

[37] Boswell JF, Bugatti M. An exploratory analysis of the impact of specific interventions: some clients reveal more than others. J Couns Psychol. 2016;63(6):710.

[38] Hague B, Scott S, Kellett S. Transdiagnostic CBT treatment of comorbid anxiety and depression in an older adult: single case experimental design. Behav Cogn Psychother. 2015;43(1):119.

[39] Zigmond AS, Snaith RP. The hospital anxiety and depression scale. Acta Psychiatr Scand. 1983;67(6):361–70.

[40] Ellard KK, Fairholme CP, Boisseau CL, Farchione TJ, Barlow DH. Unified protocol for the transdiagnostic treatment of emotional disorders: protocol development and initial outcome data. Cogn Behav Pract. 2010;17(1):88–101.

[41] Ornelas Maia AC, Braga AA, Nunes CA, Nardi AE, Silva AC. Transdiagnostic treatment using a unified protocol: application for patients with a range of comorbid mood and anxiety disorders. Trends Psychiatry Psychother. 2013;35(2):134–40.

[42] Bullis JR, Sauer-Zavala S, Bentley KH, Thompson-Hollands J, Carl JR, Barlow DH. The unified protocol for transdiagnostic treatment of emotional disorders: preliminary exploration of effectiveness for group delivery. Behav Modif. 2015;39(2):295–321.

[43] Reinholt N, Aharoni R, Winding C, Rosenberg N, Rosenbaum B, Arnfred S. Transdiagnostic group CBT for anxiety disorders: the unified protocol in mental health services. Cogn Behav Ther. 2017;46(1):29–43.

[44] Laposa JM, Mancuso E, Abraham G, Loli-Dano L. Unified protocol transdiagnostic treatment in group format: a preliminary investigation with anxious individuals. Behav Modif. 2017;41(2):253–68.

[45] Bilek EL, Ehrenreich-May J. An open trial investigation of a transdiagnostic group treatment for children with anxiety and depressive symptoms. Behav Ther. 2012;43(4):887–97.

[46] Kovacs M. Children's depression inventory (CDI). Toronto: Multi- Health Systems; 1992.

[47] Farchione TJ, Fairholme CP, Ellard KK, Boisseau CL, Thompson- Hollands J, Carl JR, et al. Unified protocol for transdiagnostic treatment of emotional disorders: a randomized controlled trial. Behav Ther. 2012;43(3):666–78.

[48] Bullis JR, Fortune MR, Farchione TJ, Barlow DH. A preliminary investigation of the long-term outcome of the unified protocol for transdiagnostic treatment of emotional disorders. Compr Psychiatry. 2014;55(8):1920–7.

[49] Barlow DH, Farchione TJ, Bullis JR, Gallagher MW, Murray-Latin H, Sauer-Zavala S, et al. The unified protocol for transdiagnostic treatment of emotional disorders compared with diagnosis-specific protocols for anxiety disorders. JAMA Psychiat. 2017;74(9):875.

[50] Hamilton M. A rating scale for depression. J Neurol Neurosurg Psychiatry. 1960;23(1):56.

[51] Williams JB. A structured interview guide for the Hamilton Depression Rating Scale. Arch Gen Psychiatry. 1988;45(8):742–7.

[52] Boswell JF, Bentley KH, Sauer-Zavala S, Farchione TJ, Barlow DH. Unified protocol versus single diagnosis protocols: effects on comorbid diagnoses. Paper presented at: ADAA 2016. Proceedings of the Annual Anxiety and Depression Association of American conference. Philadelphia; 2016.

[53] Ornelas Maia AC, Nardi AE, Cardoso A. The utilization of unified protocols in behavioral cognitive therapy in transdiagnostic group subjects: a clinical trial. J Affect Disord. 2015;172:179–83.

[54] Beck AT, Ward CH, Mendelson M, Mock J, Erbaugh J. An inventory for measuring depression. Arch Gen Psychiatry. 1961;4(6):561–71.

[55] Ito M, Horikoshi M, Kato N, Oe Y, Fujisato H, Nakajima S, et al. Transdiagnostic and transcultural: pilot study of unified protocol for depressive and anxiety disorders in Japan. Behav Ther. 2016;47(3):416–30.

[56] Ehrenreich-May J, Kennedy SM, Sherman JA, Bilek EL, Buzzella BA, Bennett SM, et al. Unified protocols for transdiagnostic treatment of emotional disorders in children and adolescents: therapist guide. New York: Oxford University Press; 2017.

[57] Trosper SE, Buzzella BA, Bennett SM, Ehrenreich JT. Emotion regulation in youth with emotional disorders: implications for a unified treatment approach. Clin Child Fam Psychol Rev. 2009;12(3):234–54.

[58] Ehrenreich JT, Goldstein CR, Wright LR, Barlow DH. Development of a unified protocol for the treatment of emotional disorders in youth. Child Fam Behav Ther. 2009;31(1):20–37.

[59] Ehrenreich-May J, Rosenfield D, Queen AH, Kennedy SM, Remmes CS, Barlow DH. An initial waitlist-controlled trial of the unified protocol for the treatment of emotional disorders in adolescents. J Anxiety Disord. 2017;46:46–55.

[60] Queen AH, Barlow DH, Ehrenreich-May J. The trajectories of adolescent anxiety and depressive symptoms over the course of a transdiagnostic treatment. J Anxiety Disord. 2014;28(6):511–21.

[61] Ellard KK, Bernstein EE, Hearing C, Baek JH, Sylvia LG, Nierenberg AA, et al. Transdiagnostic treatment of bipolar disorder and comorbid anxiety using the unified protocol for emotional disorders: a pilot feasibility and acceptability trial. J Affect Disord. 2017;219:209–21.

[62] Varkovitzky RL, Sherrill AM, Reger GM. Effectiveness of the unified protocol for transdiagnostic treatment of emotional disorders among veterans with posttraumatic stress disorder: a pilot study. Behav Modif. 2018;42(2):210–30.

[63] Kroenke K, Spitzer RL. The PHQ-9: a new depression diagnostic and severity measure. Psychiatr Ann. 2002;32(9):509–15.

[64] Sauer-Zavala S, Bentley KH, Wilner JG. Transdiagnostic treatment of borderline personality disorder and comorbid disorders: a clinical replication series. J Personal Disord. 2016;30(1):35–51.

[65] Lovibond PF, Lovibond SH. The structure of negative emotional states: comparison of the Depression Anxiety Stress Scales (DASS) with the Beck Depression and Anxiety Inventories. Behav Res Ther. 1995;33(3):335–43.

[66] Bentley KH, Nock MK, Sauer-Zavala S, Gorman BS, Barlow DH. A functional analysis of two transdiagnostic, emotion-focused interventions on nonsuicidal self-injury. J Consult Clin Psychol. 2017;85(6):632.

[67] Bentley KH, Sauer-Zavala S, Cassiello-Robbins CF, Conklin LR, Vento S, Homer D. Treating suicidal thoughts and behaviors within an emotional disorders framework: acceptability and feasibility of the unified protocol in an inpatient setting. Behav Modif. 2017;41(4):529–57.

[68] Segal ZV, Williams JMG, Teasdale JD. Mindfullness-based cognitive therapy for depression: a new approach to preventing relapse. New York: The Guilford Press; 2002.

[69] Hayes SC, Strosahl K, Wilson KG. Acceptance and commitment therapy. New York: The Guilford Press; 1999.

[70] Beck AT, Rush AJ, Shaw BF, Emery G. Cognitive therapies of depression. New York: The Guilford Press; 1979.

[71] Ellard KK, Deckersbach T, Sylvia LG, Nierenberg AA, Barlow DH. Transdiagnostic treatment of bipolar disorder and comorbid anxiety with the unified protocol: a clinical replication series. Behav Modif. 2012;36(4):482–508.

第13章　正念认知治疗
Mindfulness–Based Cognitive Therapy

Benjamin G. Shapero　Jonathan Greenberg　Paola Pedrelli

Gaelle Desbordes　Sara W. Lazar　著

案例

Sally 是名护士，在一家大医院上班。和许多从事护理工作的同龄人一样，她工作非常努力，经常忽略自己的需求，认为患者的需求更重要。因此，Sally 已经习惯了不注意身体发出的任何信号，也没有好好照顾自己。此外，她还患有反复发作的抑郁症，这种病开始于过去紧张的工作环境，但现在看起来好像已经治愈了。

在经历了几次抑郁症发作后，一位同事推荐了医院提供的正念培训课程。Sally 不太愿意参加，但她从新闻和她的一些朋友那里听到了关于正念的正面消息。在她的第一节课上，给她介绍了一种叫作身体扫描的练习。起初，Sally 在做身体扫描练习时感到非常困难。当时她还是很沮丧，并且不得不注意她平常忽略的身体疼痛部位。她还注意到自己身体的某些部位感觉非常麻木或无知觉。她想知道这个练习的意义何在，她想她自己一定是做错了，而且她确信其他参与者比她容易得多；他们看起来都很放松，有些人甚至睡着了！

不过，在老师的鼓励下，Sally 坚持练习。在家连续一周每天做身体扫描后，她对自己的身体疼痛有了一定的了解。疼痛依然存在，但现在她能够不那么抗拒地、评判地注意它。接下来的一周，她甚至发现自己很期待在一天漫长的工作结束后，晚上的身体扫描练习。仍然感觉不到放松，但老师坚持说放松不是重点，所以她开始觉得自己并没有做错。

随着 8 周课程的展开，Sally 对自己的身体感觉有了越来越多的觉知，她倾向于立即以消极甚至是灾难化的方式解释这些感觉。当她得知这是抑郁症的典型体验，而且小组中的许多其他参与者也有非常相似的体验时，这让她感到非常宽慰。然而，早些时候 Sally 注意到，刚开始做身体扫描时她很容易分心，现在她对自己的身体有了更多的了解。Sally 逐渐找到了空间，让这些无意识的想法出现又消逝，而且可以选择不被它们带入思维反刍的旋涡。

自课程结束以来，Sally 已经有 6 个多月没有抑郁症了。她现在和身体更协调了，不再忽视自己的需要。她知道自己的抑郁症可能会在某个时候复发，但她觉得自己能够接纳更广泛的经历，即使是消极情绪等困难的经历。这个观点是由正念导师在课堂上询问参与者的经历时建立的。

一、概述

正念被定义为"以一种特别的方式、有目的地、不带评判地将注意力集中于当下时刻"[1]。正念的另一个概念提出了由两部分组成的模型。这个模型的一个组成部分是注意力的自我调节，关注当下时刻；第二个组成部分是对自己的体验采取开放和接纳的态度[2]。以正念为基础的课程旨在教导个人如何培养正念，并将其实践融入日常生活中。因此，教授正念技能的干预措施包括增加有意识的注意力，与个人想法建立不同的联结，以及练习不同的策略，以一种不带评判的方式来处理痛苦想法和情绪[3]。通过体验性的实践和练习，参与者学会退后一步，从最初的想法中脱离出来，产生对意识的觉知（元意识觉察），进而反过来对抗重复的消极思维，提高认知灵活性的能力[3,4]。

正念认知疗法（mindfulness-based cognitive therapy，MBCT）是首个旨在治疗心理健康问题的正念干预疗法。该项目最初侧重于预防抑郁症复发，并已显示出降低抑郁症复发风险的有效性[5]。最近，MBCT 也被用于治疗抑郁症和其他病症的急性期症状。在本章中，我们对 MBCT 进行了重点回顾，简要介绍了 MBCT 的发展历程及其应用，并对支持 MBCT 治疗抑郁症疗效的研究进行了综述，并讨论了 MBCT 的可能作用机制。然后，我们描述了治疗方案，并就心理健康从业者如何将这种治疗纳入他们的实践提供了一些建议。最后是一些常见的问题及其解答。

二、研究历程

数百年来，正念冥想一直存在于佛教的修行和哲学中。在 20 世纪末，这些做法才被西方干预方法采纳，用来治疗身体和心理疾病。Jon Kabat-Zinn 和同事首先引入正念冥想练习来治疗慢性疼痛，并开发了一个名为正念减压（mindfulness-based stress reduction，MBSR）的项目[6]。正念减压最初的重点是减少压力和慢性疼痛的体验。随后，Zindel Segal 和同事[5]将正念练习的应用扩展到了精神病学领域，他们开发了一种预防抑郁症复发的治疗方案，将认知行为治疗和正念技术结合起来；这种治疗方法被命名为正念认知疗法（MBCT）[5]。自正念减压（MBSR）和正念认知疗法（MBCT）问世以来，已经开发了许多其他基于正念的干预措施，并且已经进行了数百项研究以检验这些项目的有效性。

重要的是要区分用于干预的术语，这些干预包含应用正念来治疗精神疾病。术语"基于正念"（mindfulness-based）的干预，通常描述的是手动项目，如正念减压和正念认知疗法，这些项目的重点是以结构化方式教授正念冥想。"正念教育"（mindfulness-informed）干预把正念实践作为更广泛治疗方案的一部分，包含一系列非冥想技术。最成熟的两个正念教育干预是辩证行为疗法（dialectical behavior therapy, DBT）和接纳和承诺疗法（acceptance and commitment therapy，ACT）。正念被认为是辩证行为疗法的核心技能，因为它是该课程中四个技能模块中的第一个，并且是所有后续技能模块的核心。但是，辩证行为疗法不需要正式的正念冥想练习，其目的是培养正念技能。

与辩证行为疗法一样，正念是接纳和承诺疗法的核心组成部分，也是早期治疗中教授的内容。ACT使用接纳和正念策略，通过提高心理灵活性，来发展承诺的行为改变。该治疗方法的基本假设是，个体以一种不带评判的方式，关注当下时刻，从而通过有价值的行动来改善功能。最后，注意力觉知和正念已被纳入到了其他干预项目中。例如瑜伽和太极包含注意力觉知体验训练和练习，并已被广泛用于治疗精神疾病。在不同程度上，这些医师可以纳入类似于其他手动疗法的技能。

三、研究新进展

（一）疗效

正念认知治疗最初是为了预防重度抑郁症病史的患者复发而开发的一种心理社会干预手段[5]。有相当多的证据支持使用MBCT降低抑郁症复发的风险。最近对4项随机对照试验（受试者为至少有三次抑郁发作的患者）的Meta分析发现，与单独常规治疗相比，"正念认知治疗＋常规治疗"可以降低重度抑郁症的复发和复发风险[7]。12个月后，接受"正念认知治疗＋常规治疗"组患者的复发率为32%，而"单独常规治疗"对照组的复发率为60%[7]。然而，就正念认知治疗在预防复发方面的优势，使用结构与MBCT相似的活性对照组的研究得到的是不同的结果[8-10]。这表明，虽然正念认知治疗可能是有效的，但它可能并不优于其他积极的心理社会干预。

有研究者认为，对于那些有三次或三次以上重度抑郁症发作史的患者，正念认知治疗可能特别有效，这些患者特别容易陷入反刍思维[11]。一项Meta分析发现，既往抑郁发作的次数是阴性结果的一个显著预测因子[12]。虽然这项分析没有发现，那些复发次数在2次或以下的重度抑郁症患者的复发率有显著减少，但那些复发次数在3次或以上的患者，其复发风险降低了43%[12]。此外，研究已经发现，正念认知治疗在预防重度抑郁症的复发方面，与服用维持性抗抑郁药物同样有效[11, 12]。在一项对424名高复发风险（超过两次重度抑郁症发作）重度抑郁症患者进行的试验中，研究人员比较了"服用维持性抗抑郁药 vs 正念认知治疗"对降低抑郁复发的疗效，结果发现，所有患者都逐渐减少或停用维持性抗抑郁药物。他们发现这两组患者在24个月内的抑郁症复发率没有差异[13]。因此，对于那些想要停止使用抗抑郁药物的患者来说，正念认知治疗可能是一个特别可行的选择[13]。

实证研究证据也在不断增加，表明正念认知治疗也可以有效地治疗急性重度抑郁症[14-16]。这些研究表明，完成正念认知治疗课程的重度抑郁症患者，其症状有显著改善[14-16]。研究还表明，正念认知治疗在减少重度抑郁症发作后的残留症状方面具有初步疗效 [17, 18]。此外，多项研究表明，在治疗急性重度抑郁症患者的抑郁症状方面，正念认知治疗是有效的 [19]。例如两项研究比较了"正念认知治疗 + 常规治疗 vs 单独常规治疗"的疗效，发现在减轻症状方面，"正念认知治疗 + 常规治疗"更有效 [20, 21]。此外，初步研究表明，正念认知疗法还可以治疗慢性重度抑郁症 [22] 或有抗抑郁药物耐药性的慢性重度抑郁症患者 [23]。最近的两项 Meta 分析发现，基于正念的干预（正念认知疗法是其中一种）有助于减轻焦虑症和情绪障碍患者当前的情绪和焦虑症状 [15, 16]。此外，最近一项回顾研究也表明，接受正念认知治疗的急性重度抑郁症患者，其症状减轻程度与接受认知行为治疗相似 [14]。

　　然而，对急性重度抑郁症患者进行正念认知治疗的研究相对较新，其支持证据被认为是初步的 [24]。目前的研究表明，正念认知疗法可以有效地治疗抑郁症，以及很多其他精神疾病。但是，有几个限制性因素需要考虑。这些研究大多没有对照组，即使有对照组，他们采用的是等待对照组，或是常规治疗对照组。虽然这是重要的第一步，但病情的改善是归因于时间因素、心理健康医师的关注，还是正念认知治疗教授的特定技能，尚不清楚。而且，这些研究的纳入标准侧重于特定的目标疾病（即重度抑郁症），并排除了可能影响研究结果的共病性疾病，使得这些研究在研究外环境中的可推广性较低。为了更有力地证明正念认知疗法可以作为重度抑郁症的一线治疗方法 [25]，需要进行带有活性药物对照组和安慰剂干预组的强有力的随机对照试验。在这些疗效研究之后，检查正念认知疗法在临床环境中对并发症患者的有效性是很重要的，因为重度抑郁症患者中并发症的发生率很高。此外，在广泛传播之前，需要包括来自不同种族、人种和经济背景的患者样本。总之，虽然正念认知疗法在减少重度抑郁症复发方面的疗效已得到了证实，但在治疗急性重度抑郁症方面，仍需要进行更多精心设计的研究。

（二）作用机制

　　如上所述，正念认知疗法在降低抑郁症复发风险方面已被证明是有效的，初步证据支持其在减轻抑郁症患者症状方面的有效性。随后的研究已经开始探索正念认知治疗可能导致症状改变的机制，以进一步了解正念认知治疗如何带来病情改善。这些研究检查了认知机制、心理机制和神经机制。

1. 心理和认知机制

　　患有抑郁症的个体特别容易受消极思维影响，这在文献中被称为消极认知方式 [26]。这些消极的认知方式引发了重度抑郁症的发作或复发，并延长了疾病的持续时间 [27-29]。压力生活事件激活了这些消极的认知方式，包括持续的消极思维模式，如抑郁反刍、忧虑和自我批评；如果持续陷入其中，这些可能会恶化为抑郁发作或抑郁复发。正念认知疗法的理论模型 [5] 强调识别出现的这些思维模式，并把它们视为暂时的心理现象，而不是作为事实或现实来认同或反应（这称为"元认知觉察"过程，有时可以与"去中心化"互换使用 [5, 30]）。元认知觉察，加上发展接纳、非评判性、非反应性的态度，被假设为正念认知疗法减少消极思维模式和增加灵活思维的核心过程。研究支持这一机制，并表明这些过程是正念认知疗法的核心组成部分和有效成分。正念认知治疗后，参与者表现出改善的自我报告正念[31-38]、元认知觉察[39-41]、自我同情[42, 43]，并减少思维反思[31-35, 44, 45]、忧虑[31, 35, 44]和情绪反应[46]。此外，这些改善至少在一定程度上调节了正念认知疗法对治疗结果的影响（参见 Van Der Velden 和 Alsubaie 的综述[30, 47]）；正念认知疗法对抑郁症、正念、思维反思、忧虑和情绪反应的改变效果最强。

抑郁症患者或有抑郁症复发风险的个体，也表现出认知功能受损和认知资源减少。他们往往表现出过度概括化的自传体记忆（即很难回忆起具体的个人事件）、注意力调节障碍、难以抑制竞争或当前无关想法，以及其他认知缺陷[28, 48-53]。研究表明，正念认知治疗可以减轻这些认知症状。正念认知治疗已被证明可以减少过度概括化的自传体记忆[41, 54]，改善悲伤情绪期间的注意力分配和维持[55]，并减少注意力偏向负面情绪刺激[36]，虽然这种注意力改善并不普遍存在[35, 56]。此外，正念认知治疗已被证明可以增强对当前无关心理状态的抑制[57]，并促进认知灵活性和整体认知功能[58]；这些益处与抑郁症状的减轻有关[57, 58]。对健康受试者进行的其他正念干预的研究同样表明，认知能力（如工作记忆[59, 60]）、认知灵活性[61, 62]和抑制[63]得到了改善，但有关注意力改善的证据有限（见 Lao 的综述[56]）。虽然尚未确定这些认知改善的具体影响，但这些认知能力是促进摆脱与抑郁症相关的消极思维模式的重要因素，并且对解决与许多临床病症相关的认知缺陷方面可能是至关重要的。

关于正念认知疗法潜在机制的研究主要集中在急性抑郁症或抑郁症复发的治疗上。但是，病情改善的许多潜在心理机制可能跨越精神疾病。例如在正念认知治疗中教授的正念练习和技能并不仅仅针对抑郁症，而是侧重于修正可能导致许多精神疾病的过程。例如忧虑和思维反刍等持续性认知在许多精神病理学中都存在，包括情绪和焦虑障碍、饮食障碍和强迫症[64]。MBCT 侧重于训练个体通过发展注意自己思维模式的技能，然后练习不同的策略使自己远离这些想法，从而培养个体与他们的思想之间的不同联结。通过这种方式，正念认知疗法减轻疾病症状的机制是通过元意识觉察，改变个体对自我的看法，比如自我意识[65-70]。正念认知疗法可能起作用的另一种跨诊断机制是通过增强情绪调节策略。情绪调节缺陷，或情绪失调，发生在各种精神疾病中[71]。参与者通过正念认知治疗中反复的冥想练习，来发展身体觉知、自我调节和情绪调节技能[65-70]。正念认知治疗中所传达的非评判性立场，教会参与者如何更快地从情绪状态中恢复过来，并提高了他们应对压力事件的灵活性[58]。最后，还提出了许多其他的跨诊断机制模型，包括自我超越、暴露、放松、无执、伦理实践和价值澄清[65-70]。

2. 神经机制

目前对正念认知疗法的具体神经机制的了解有限。但是，在许多脑成像研究中，已经对正念和冥想练习对大脑的影响进行了研究。这些研究可以分为两类：结构研究和功能研究。结构性脑成像通常使用磁共振成像（MRI），提供有关大脑解剖学信息，如不同脑区的大小和密度。相反，功能性脑成像是在特定任务或心理状态（如静息 vs 冥想）期间测量脑功能或脑激活。这两种方法提供了关于大脑的独特而互补的信息，并且都被用来评估冥想对大脑的影响。

3. 结构性脑成像

早期结构性脑成像研究采用横断面设计来比较具有长期冥想经历的个体（"冥想者"）与没有冥想经历的个体，这些个体的年龄、性别、教育程度和其他相关变量等人口统计变量相匹配。Fox 和同事[72]对 21 项神经影像学研究（这些研究调查了大约 300 名冥想实践者）进行了系统回顾和 Meta 分析发现，冥想者的 8 个大脑区域与那些没有冥想经验者是完全不同的。这些脑区包括与元认知觉察相关的区域（额极皮质 / BA 10），与觉知身体外部和内部感觉相关的区域（感觉皮质和脑岛），与记忆巩固和重新整合相关的区域（海马），与自我和情绪调节相关的区域（前扣带回和中扣带回、眶额皮质），以及与半球内和半球间沟通相关的区域（上纵束、胼胝体），整体上具有"中等"效应大小[72]。

虽然上述比较令人信服，但他们的横断面设计无法确定冥想训练是否产生了所观察到的变化。事实上，冥想者具有的独特大脑解剖学特征，可能是由于冥想以外的原因（如基因、环境或其他心理差异）造就的。因此，正念冥想训练对大脑影响的最有力证据来自纵向研究。在纵向研究中，参与者在进行冥想训练时（最好在第一次接触冥想之前开始）会在多个时间点进行评估。例如 Hölzel 和同事[73]报道了健康应激受试者在标准的 8 周正念减压课程后，海马、后扣带皮质、颞顶叶交界处和小脑内的灰质浓度增加[73]。他们还发现，受试者感知到的压力显著降低，这与右侧基底外侧杏仁核的灰质密度的降低呈正相关[74]。这些不同的大脑区域与学习和记忆过程、情绪调节、自我参照处理和观点采择相关。但是，还没有研究结构变化是否与行为功能变化相对应，因此必须谨慎解释这些发现。

在正念减压之后纵向观察到的结构变化，并不涉及与长期冥想者和对照组之间横向观察到的相同的大脑区域。因此，现在就得出冥想对大脑结构影响的确切结论还为时过早。

4. 功能性脑成像

相比正念冥想练习对大脑结构的影响，对大脑功能的影响得到了更广泛的研究。然而，功能变化的证据比结构变化的证据更为复杂。在这些研究中，冥想者被要求在接受功能性磁共振成像（fMRI）扫描的同时执行各种任务。这些任务从认知（注意力、记忆、执行功能）到情感（情绪调节）以及其他与自我相关的过程（思维反刍）。最近的一项 Meta 分析回顾了 78 项关于冥想的功能性神经影像学（fMRI 和 PET）研究，并对 527 名受试者参与的 31 项实验中 257 个激活峰值位置进行了激活似然估计[75]。该 Meta 分析包含了各种冥想练习，研究者将其分为四种主要类型：①集中注意力；②咒语诵读；③开放地监督；④慈悲 / 仁爱冥想，以及另外三种研究较少的类型：①形象化；②感觉退缩；③非双重觉知练习。研究人员发现，在这些不同类型的冥想练习中，有几个大脑区域是一致的：脑岛、前 / 补充运动皮质、背侧前扣带皮质和额极皮质。然而，该研究者得出的结论是"趋同是例外，而不是普遍规律"[76]。

虽然一些研究已经显示了正念认知治疗导致神经变化的初步证据，但还需要更多的研究来确定由正念冥想和正念认知治疗引起的具体、一致的神经变化。这在临床人群中尤其如此，越来越多的患者接受基于冥想的干预，越来越多的证据表明其有效性[77]。同样重要的是，未来的研究采用假设驱动的方法，测试特定的行为功能和神经功能。

四、临床应用

（一）治疗方案

正念认知疗法最初是为了治疗抑郁症复发开发的一种人工团体干预方案[5]。正念认知治疗通常每周 1 次，每次 2～2.5h，共 8 次的课程组成，大约有 12 名患者参加。此外，正念认知治疗组通常有为期一天的静修。正念认知治疗的一个关键特征是通过正式和非正式的正念冥想训练，教授训练正念的注意力控制和非评判态度方面的内容，如前文所述[78]。

正念认知疗法结合了几项技术来练习正式和非正式的正念冥想。正式练习包括坐姿冥想、正念运动（包括行走冥想和温和的瑜伽练习）和身体扫描。身体扫描要求患者有意识地专注于不同的身体感觉，从脚或头开始，逐渐地向下或向上移动身体。这些正念冥想练习的重点是关注身体感觉、情绪和想法，同时对重新出现和消失的想法采取非评判的、接纳的态度[79]。正念认知治疗有一个重要的家庭作业组成部分，将指导（通常是录音）和非指导的冥想练习分配作为日常家里练习。该治疗方案还包括旨在将正念觉知融入日常活动的非正式练习，如正念饮食、正念行走和正念刷牙[80]。在正念认知治疗中，"3min 呼吸空间"是一个核心元素，旨在将日常生活中正式冥想练习中所学到的内容整合起来。该练习包括三个步骤：觉察想法、情感和身体感觉，然后将注意力转移到呼吸上，最后将注意力扩展到整个身体[3]。

正念认知治疗的另一个重要方面是基于团体的个人体验探索，称为询问（inquiry）。在小组讨论中，参加者分享他们练习正念的困难和成功的个人经验。通过这个讨论，参与者通过模仿和直接反馈互相学习。正念干预教师需要进行持续的个人正念冥想练习，以"体现"与正念相关的伦理基础和核心素养[81]。每周的团体正念干预项目，如正念认知治疗，具有最高水平的临床疗效证据；但其他形式（如静修）也可能会产生有益的效果[82]。

（二）医师建议

近年来，随着治疗师对正念和正念技能的认可和应用，这些技能的运用迅速增加[83, 84]。有兴趣将正念原则融入工作中的治疗师可能会意识到，他们在某种程度上已经这样做了，不管是有意还是无意的。无论治疗师的正念相关训练背景如何，调节注意力，使之更好地与来访者协调并呈现给来访者，觉察到我们自己对交流的反应，并在治疗环境中抱持开放和接纳的态度，这些是治疗中常用的基本原则。然而，在正念训练之后，这些技能可能会进一步增强，并可能潜在地强化治疗关系[85, 86]。许多为抑郁症提供认知行为治疗和其他临床方法的治疗师，可能已经对正念认知疗法的某些基本组成部分有过经验，比如与来访者合作，了解他们的消极自动思维倾向，并降低他们对这些消极自动思维的反应程度。

许多临床医师选择非正式地教授他们的患者正念技巧。这可能包括帮助患者注意和识别他们在各种情况下的想法、情绪和（或）身体感觉，培养接纳和非判断地对待这些体验，并可能通过正念呼吸和身体扫描等常见的正念冥想练习来指导他们。此外，接受过辩证行为疗法（DBT）和接纳承诺疗法（ACT）培训的心理健康从业者，也可以在实践中加入正念技术或模块。

与认知行为疗法的一个不同是，正念认知疗法、接纳承诺疗法在对抑郁症的治疗中，消极认知没有受到挑战。相反，而是注意到这些想法，接纳它们，不被卷入其中，因此它们不会变得根深蒂固，也不会引起消极的情绪反应。总而言之，包含非系统性或中心性的正念训练的方法，属于"正念教育干预"的范畴，并可以与从业者熟悉的其他模式或方向一起灵活使用。

那些有兴趣获得正念认知治疗正式认证的临床医师，可以启动为临床医师开设的结构化多步骤培训路径[3]。认证途径在英国通常需要 2 ～ 3 年，在北美一般需要 1 ～ 2 年。为了开始教师培训，必须满足一些先决条件。学员在进入培训路径前至少一年，应建立自己的正念练习，并对正念有体验性理解。这通常包括作为参与者参加一个为期 8 周的正念认知治疗项目。学员还必须通过其他专业标准，获得为目标人群提供服务的资格。例如，针对抑郁症的正念认知治疗，受训人员需要持有专业学位（如精神病学医师、心理学家、社会工作者等）和具备临床实践所需的技能，并具有治疗抑郁症患者的经验。

满足了这些先决条件，学员通常会参加为期 5 天的正念认知治疗专业培训，重点是正念认知疗法核心组成部分、教学技能、伦理问题、评估、结果监测和风险管理[84]。学员至少要教授 5 次每次 8 周的正念认知治疗课程，同时接受一位经验丰富的正念认知治疗导师至少 30h 的监督，其中包括检查学员的教学视频。然后，学员在申请教师资格前，须参加为期 5 天的高级教师集训课程。我们鼓励认证教师坚持个人正念练习。建议他们每年参加由教师主导的正念静修，并继续参与同侪咨询，并及时了解正念方法的现有证据基础[87]。正念认知治疗正式认证可能既昂贵又耗时，这对许多人来说是无法接受的。虽然对于专业临床医师来说，正式认证很重要；但是为了简单地将一些正念技能纳入一般实践，可能不需要这些认证。我们建议临床医师考虑正念认知治疗的正式认证，并参加研讨会、培训或接受有关临床医师的监督，以开始将这些技能融入到实践工作中。

五、结论

虽然正念实践有着悠久的历史，但直到 20 世纪末，正念干预才被纳入西方医学。尽管正念认知疗法的发展历程相对较短，但它在有效治疗抑郁症复发方面获得了相当多的支持，并开始在治疗急性抑郁症以及许多其他形式的精神病理学方面获得支持。虽然我们对接受正念认知治疗而获益的患者群体了解很多，但我们还不知道正念认知治疗对哪些患者效果最好。例如，一些研究表明，那些有慢性抑郁症发作史的患者可能从正念认知治疗中获益最多；但是，还有许多其他因素可能有助于获得最佳临床结果。还需要进一步的工作，使临床医师更好地了解正念认知治疗的最佳候选人，以及何时将他们转诊接受治疗。

研究还为正念干预可能改善心理健康的机制提供了证据。正念认知治疗已被证明可以增加正念、元认知觉察和自我同情等积极的心理属性。此外，正念认知治疗已被证明可以减少与精神病理学相关的消极思维模式和反应，如思维反刍、忧虑和情绪反应。而且，正念干预可能会减少与抑郁症相关或由抑郁症引起的认知缺陷，包括过度的自传体记忆、注意力调节不良和认知僵化。正念冥想也可能与神经变化有关。一些研究支持冥想者和不冥想者在结构和功能上的差异。但是，还需要进一步的研究来建立一个与正念认知治疗大脑变化相关的直接因果模型。

尽管正念认知疗法的有效性已经得到了广泛的研究，但还需要进一步的工作来将这些干预措施纳入标准实践中。此外，很少有研究探讨正念认知疗法在现实生活环境中的有效性[75]，以及如何最好地将这种有效干预传播到社区。虽然正念干预本身可能会减轻抑郁症症状，但能否作为当前心理治疗或精神药理学干预的辅助治疗，目前还不太清楚。总之，几十年来的科学和实践的研究已经证明，正念认知疗法对抑郁症患者有明显的益处。现在，该领域必须转向更大规模的疗效试验以及新的有效性试验，以确定在医疗保健中应将正念整合到何种程度。

六、常见问题及解答

Q1：是否每个人都能从正念认知治疗中受益？有什么方法可以预测谁会受益，谁不会受益？

A1：虽然大多数参加正念课程的患者都得到了某种程度的症状减轻，但结果却千差万别。有的患者报告说症状几乎完全消除，有的患者报告说症状部分减轻，有些患者的症状几乎没有变化。目前，还没有办法预测谁将会或不会从该正念课程中受益。但是，许多研究发现，无论症状如何，许多患者的生活质量都有所提高。许多患者报告说他们感到更快乐，他们的症状不像以前那么困扰他们了。正念并不是万灵丹，但它确实在某种程度上对大多数人有益。重要的是，正念的基本技能对治疗各种临床病症很有用，包括焦虑、疼痛和成瘾。因此，患有并发症的患者，他们的这些症状也可能会得到减轻。但是，那些遭受过严重创伤或有精神病风险的个体，是例外——这些患者应该接受专门针对这些疾病设计的正念项目（有关这些诊断的更多详细内容，参见问题8）。

Q2：正念认知疗法是否适用于所有种族、民族或经济背景的个人？

A2：冥想对每个人都很有用，不分性别、种族、年龄、教育程度或收入情况。正念冥想起源于印度，并已传播到世界上的每个国家，包括整个非洲、中东和南美。

Q3：参与者真的需要每天练习40min吗？能从中获益所需的最少练习量是多少？

A3：目前还没有足够的数据来回答这个问题。一些研究表明，即使每天练习5～10min也能带来一些好处。还有些研究表明，症状的变化与练习量之间存在相关（即练习越多获益越大）。然而，结果是千差万别的，一些研究没有发现练习量和结果之间有任何关联（可能是由于所研究的个别特定患者群体或某组症状）。大多数冥想老师建议每周参加一次课程，包含30～40min的练习，然后每天在家练习10～45min。就像体育锻炼一样，偶尔几天没练习也没关系。实践者应该尽其所能地坚持练习，并确定自己需要多少练习量才能达到想要的症状缓减水平。

Q4：冥想练习和其他能让人进入当下时刻意识状态的活动（如运动或演奏音乐）有什么不同吗？

A4： 虽然冥想和其他"心流"状态有一些相似之处，但也有重要的区别。那些既运动又冥想（或者边玩音乐边冥想）的人报告说，冥想能让人进入一种更深层次的状态，让人更加宁静和清醒。这些每种练习都涉及不同的大脑区域，而且在对各种生物标志物和免疫系统的影响方面也有所不同。

Q5： 患者是否必须参加正念认知治疗课程？他们可以只使用应用程序（APP）或去当地冥想中心吗？

A5： 我们强烈推荐参加正念认知治疗课程。该课程包含了帮助抑郁症患者的重要信息和策略，这些都不是应用程序或一般冥想课程所能提供的。当人们冥想时，常常会产生许多问题。正念认知治疗的领导者接受过良好的训练，可以帮助抑郁症患者，并就如何处理抑郁症患者常见的困难情绪或心理状态提供建议。如果不能参加正念认知治疗，我们建议找一位将正念融入当前实践的从业者。

Q6： 来自患者的一个常见问题，他们说当他们试着冥想时，他们无法停止思考，他们的大脑无法平静下来。或者他们一直在睡觉。他们应该怎么做？

A6： 佛陀把心灵比作琵琶（一种类似吉他的乐器）上的琴弦：如果琴弦太紧或太松，琵琶就不能弹奏。同样，当注意力太紧或太松时，你就不能恰当地冥想。每个人都应该试验自己觉知的宽窄程度。例如他们可以试着将注意力集中在鼻子周围一个更小或更宽的区域，或者跟随呼吸的感觉，将注意力从鼻子一直移动到腹部。他们也可以尝试在冥想开始时做几分钟瑜伽，帮助平静和集中精神，然后再转向呼吸觉知冥想。有些人发现专注于声音比专注于呼吸更容易。

Q7： 参与者可能会问："当我冥想时，我体验到了'不寻常的现象'，这是怎么回事？这是高级状态吗？"

A7： "不寻常现象"是注意力过于紧张的症状。这些现象可能包括（但绝不限于）疼痛、瘙痒、脉搏跳动、刺痛、发热/温暖、视觉或听觉上的"怪异"（耳鸣、眼前漂浮的斑点），或者身体某个部位在运动、旋转或生长/收缩的感觉。这些现象可能看似让人愉快或不愉快，但它们都有相同的效果——它们可能会分散注意力。实践者应该尝试增加觉知区域（如现象区域周围的更大区域；或者聆听更远处的声音）。对于可能发生的任何现象，留心自己的想法和态度也很重要。我们的目标不是试图改变任何事情，而是觉察到想要改变它的欲望，然后放松下来，接受它，即使它没有改变。我们的目标不是试图平息风暴，而是在风暴中找到平静。最后，对于实践者来说，记住对自己有同情心是非常重要的——这是一个非常普遍的问题。带着耐心多加练习，这些现象将会过去，并会找到平静。

Q8： 冥想真的安全吗？会有负面影响吗？

A8： 冥想通常是安全的，但就像在锻炼时可能会过度用力并导致受伤一样，在冥想时也可能用力过猛而造成有害心理事件，包括精神病和人格解体。因此，我们建议人们一次练习 45min 或更短时间。如果冥想者在练习的任何时候觉得某些事情不应该发生，他们应该停下来咨询老师。患有精神分裂症或双相情感障碍的个体更可能经历这些类型的事件，他们在开始时应该每天只练习 10min，然后在几个月内逐渐增加到每天 40min。此外，经历过极端创伤事件（如身体或精神虐待、殴打或濒临死亡事故）的个体应该意识到，在冥想时，创伤的旧记忆可能会突然出乎意料地浮现出来，如果他们没有做好处理它们的心理准备，这可能是有害的。就像有心脏病的人应该在医师的密切监督下运动一样，患有这些精神疾病的人也只能在他们的精神健康提供者和经验丰富的冥想老师的密切监督下进行冥想。

Q9：课程结束后，学员是否应继续练习？如果他们停止练习，会发生什么？

A9：正念认知疗法会带来很多好处。某些好处是长期持久的；某些好处，如果在课程结束后停止练习，就会很快消失。因此，我们建议学员每周至少练习 3 次，以保持课程的益处。课程结束后，学员可以继续使用他们在课堂上收到的录音，但我们鼓励他们找到当地的正念冥想小组来帮助支持和指导练习。我们强烈建议学员与现场老师合作。虽然冥想很简单，但也会发生很多令人困惑的事情，因此有一位了解冥想者并能为他们的具体情况提供建议的导师是很有用的。

Q10：其他的身心练习，比如瑜伽或太极、祷告的效果怎样？

A10：冥想方法有很多，包括练习瑜伽、太极或其他冥想训练（有关太极和瑜伽的详细内容，请参阅第 16 章和第 17 章）。有一些初步的数据表明，瑜伽和太极可以帮助减轻抑郁症状，但我们还没有发现任何研究已经检验了其他身心练习或祈祷的效果。此外，还没有任何科学研究直接将正念与瑜伽或太极进行比较，因此我们不知道它们是否同样有效。很可能这三种方法对减轻抑郁症状都很有用，就像有些人喜欢游泳而不喜欢跑步一样，有些人可能更喜欢正念而不是瑜伽或太极，或是更喜欢瑜伽或太极而不是正念。此外，与任何形式的学习一样，个别教师在个性和教学方式上存在差异很大。因此，我们建议"货比三家"，了解不同的老师和冥想方式，找出最有效的方法。

Q11：在线正念项目和手机应用程序、书籍呢，怎么样？

A11：网络上有很多优质资源，包括来自不同老师的冥想指导录音，有不同时间长度，某些还有安静的音乐或自然的声音。在正念认知治疗项目结束后，这些都是支持日常冥想练习的极佳工具，但它们不能代替与现场老师合作。当人们冥想时，经常会出现很多问题，很容易就会开始认为自己做错了，或者冥想不起作用。老师可以提问来帮助学员弄清楚到底发生了什么，并帮助他们进步。老师还将提供很多在录音或书中很少提及的信息。

参 考 文 献

[1] Kabat-Zinn J. Mindfulness-based interventions in context: past, present, and future. Clin Psychol Sci

Pract. 2003;10:144–56.
[2] Bishop SR, Lau M, Shapiro S, et al. Mindfulness: a

proposed operational definition. Clin Psychol Sci Pract. 2004;11:230–41.

[3] Segal Z, Williams J, Teasdale J. Mindfulness-based cognitive therapy for depression. 2nd ed. New York: The Guilford Press; 2012.

[4] Kuyken W, Watkins E, Holden E, et al. How does mindfulnessbased cognitive therapy work? Behav Res Ther. 2010;48:1105–12.

[5] Segal ZV, Williams JMG, Teasdale JD. Mindfulness-based cognitive therapy for depression: a new approach to preventing relapse. New York: Guilford; 2002.

[6] Kabat-Zinn J. Full catastrophe living: using the wisdom of your body and mind to face stress, pain, and illness. New York: Delacorte Press; 1990.

[7] Chiesa A, Serretti A. Mindfulness based cognitive therapy for psychiatric disorders: a systematic review and meta-analysis. Psychiatry Res. 2011;187:441–53.

[8] Shallcross AJ, Gross JJ, Visvanathan PD, et al. Relapse prevention in major depressive disorder: mindfulness-based cognitive therapy versus an active control condition. J Consult Clin Psychol. 2015;83:964–75.

[9] Williams JM, Crane C, Barnhofer T, et al. Mindfulness-based cognitive therapy for preventing relapse in recurrent depression: a randomized dismantling trial. J Consult Clin Psychol. 2014;82:275–86.

[10] Meadows GN, Shawyer F, Enticott JC, et al. Mindfulnessbased cognitive therapy for recurrent depression: a translational research study with 2-year follow-up. Aust N Z J Psychiatry. 2014;48:743–55.

[11] Teasdale JD, Segal ZV, Williams JM, Ridgeway VA, Soulsby JM, Lau MA. Prevention of relapse/recurrence in major depression by mindfulness-based cognitive therapy. J Consult Clin Psychol. 2000;68:615–23.

[12] Piet J, Hougaard E. The effect of mindfulness-based cognitive therapy for prevention of relapse in recurrent major depressive disorder: a systematic review and meta-analysis. Clin Psychol Rev. 2011;31:1032–40.

[13] Kuyken W, Hayes R, Barrett B, et al. Effectiveness and cost-effectiveness of mindfulness-based cognitive therapy compared with maintenance antidepressant treatment in the prevention of depressive relapse or recurrence (PREVENT): a randomised controlled trial. Lancet. 2015;386:63–73.

[14] Strauss C, Cavanagh K, Oliver A, Pettman D. Mindfulness-based interventions for people diagnosed with a current episode of an anxiety or depressive disorder: a meta-analysis of randomised controlled trials. PLoS One. 2014;9:e96110.

[15] Hofmann SG, Sawyer AT, Witt AA, Oh D. The effect of mindfulness- based therapy on anxiety and depression: a meta-analytic review. J Consult Clin Psychol. 2010;78:169–83.

[16] Khoury B, Lecomte T, Fortin G, et al. Mindfulness-based therapy: a comprehensive meta-analysis. Clin Psychol Rev. 2013;33: 763–71.

[17] Geschwind N, Peeters F, Huibers M, van Os J, Wichers M. Efficacy of mindfulness-based cognitive therapy in relation to prior history of depression: randomised controlled trial. Br J Psychiatry. 2012;201:320–5.

[18] Kingston T, Dooley B, Bates A, Lawlor E, Malone K. Mindfulnessbased cognitive therapy for residual depressive symptoms. Psychol Psychother. 2007;80(Pt 2):193–203.

[19] Finucane A, Mercer S. An exploratory mixed methods study of the acceptability and effectiveness of mindfulness-based cognitive therapy for patients with active depression and anxiety in primary care. BMC Psychiatry. 2006;6:1–14.

[20] Cladder-Micus MB, Vrijsen JN, Becker ES, Donders R, Spijker J, Speckens AE. A randomized controlled trial of mindfulnessbased cognitive therapy (MBCT) versus treatment-as-usual (TAU) for chronic, treatment-resistant depression: study protocol. BMC Psychiatry. 2015;15:275.

[21] Forkmann T, Brakemeier EL, Teismann T, Schramm E, Michalak J. The effects of mindfulness-based cognitive therapy and cognitive behavioral analysis system of psychotherapy added to treatment as usual on suicidal ideation in chronic depression: results of a randomized-clinical trial. J Affect Disord. 2016;200:51–7.

[22] Barnhofer T, Crane C, Hargus E, Amarasinghe M, Winder R, Williams JMG. Mindfulness-based cognitive therapy as a treatment for chronic depression: a preliminary study. Behav Res Ther. 2009;47:366–73.

[23] Kenny MA, Williams JMG. Treatment-resistant depressed patients show a good response to mindfulness-based cognitive therapy. Behav Res Ther. 2007;45:617–25.

[24] Davidson RJ. Mindfulness-based cognitive therapy and the prevention of depressive relapse: measures, mechanisms, and mediators. JAMA Psychiat. 2016;73:547–8.

[25] Chambless DL, Hollon SD. Defining empirically supported therapies. J Consult Clin Psychol. 1998;66:7–18.

[26] Hankin BL, Oppenheimer C, Jenness J, Barrocas A, Shapero BG, Goldband J. Developmental origins of cognitive vulnerabilities to depression: review of processes contributing to stability and change across time. J Clin Psychol. 2009;65:1327–38.

[27] Alloy LB, Abramson LY, Whitehouse WG, Hogan ME, Panzarella C, Rose DT. Prospective incidence of first onsets and recurrences of depression in individuals at high and low cognitive risk for depression. J Abnorm Psychol. 2006;115:145.

[28] Shapero BG, Stange JP, Goldstein KE, Black CL, Molz AR, Hamlat EJ, et al. Cognitive styles in mood disorders: discriminative ability of unipolar and bipolar cognitive profiles. Int J Cogn Ther. 2015;8(1):35–60.

[29] Shapero BG, McClung G, Bangasser DA, Abramson LY, Alloy LB. Interaction of biological stress recovery and cognitive vulnerability for depression in adolescence. J Youth Adolesc. 2017;46:91–103.

[30] van der Velden AM, Kuyken W, Wattar U, Crane C, Pallesen KJ, Dahlgaard J, et al. A systematic review of mechanisms of change in mindfulness-based

cognitive therapy in the treatment of recurrent major depressive disorder. Clin Psychol Rev. 2015;37:26–39.

[31] Batink T, Peeters F, Geschwind N, van Os J, Wichers M. How does MBCT for depression work? Studying cognitive and affective mediation pathways. PLoS One. 2013;8:1–13.

[32] Michalak J, Heidenreich T, Meibert P, Schulte D. Mindfulness predicts relapse/recurrence in major depressive disorder after mindfulness-based cognitive therapy. J Nerv Ment Dis. 2008;196:630–3.

[33] Shahar B, Britton WB, Sbarra DA, Figueredo AJ, Bootzin RR. Mechanisms of change in mindfulness-based cognitive therapy for depression: preliminary evidence from a randomized controlled trial. Int J Cogn Ther. 2010;3:402–18.

[34] van Aalderen JR, Donders ART, Giommi F, Spinhoven P, Barendregt HP, Speckens AEM. The efficacy of mindfulness-based cognitive therapy in recurrent depressed patients with and without a current depressive episode: a randomized controlled trial. Psychol Med. 2012;42:989–1001.

[35] van den Hurk PAM, van Aalderen JR, Giommi F, Donders RART, Barendregt HP, Speckens AEM. An investigation of the role of attention in mindfulness-based cognitive therapy for recurrently depressed patients. J Exp Psychopathol. 2012;3:103–20.

[36] De Raedt R, Baert S, Demeyer I, Goeleven E, Raes A, Visser A, et al. Changes in attentional processing of emotional information following mindfulness-based cognitive therapy in people with a history of depression: towards an open attention for all emotional experiences. Cogn Ther Res. 2012;36:612–20.

[37] O'Doherty V, Carr A, McGrann A, O'Neill JO, Dinan S, Graham I, Maher V. A controlled evaluation of mindfulness-based cognitive therapy for patients with coronary heart disease and depression. Mindfulness. 2015;6:405–16.

[38] Kearns NP, Shawyer F, Brooker JE, Graham AL, Enticott JC, et al. Does rumination mediate the relationship between mindfulness and depressive relapse? Psychol Psychother. 2016;89:33–49.

[39] Bieling PJ, Hawley LL, Bloch RT, Corcoran KM, Levitan RD, Young LT, et al. Treatment-specific changes in decentering following mindfulness-based cognitive therapy versus antidepressant medication or placebo for prevention of depressive relapse. J Consult Clin Psychol. 2012;80:365–72.

[40] Teasdale JD, Moore RG, Hayhurst H, Pope M, Williams S, Segal ZV. Metacognitive awareness and prevention of relapse in depression: empirical evidence. J Consult Clin Psychol. 2002;70: 275–87.

[41] Hargus E, Crane C, Barnhofer T, Williams JMG. Effects of mindfulness on meta-awareness and specificity of describing prodromal symptoms in suicidal depression. Emotion. 2010;10:34–42.

[42] Schroevers MJ, Tovote KA, Snippe E, Fleer J. Group and individual mindfulness-based cognitive therapy (MBCT) are both effective: a pilot randomized controlled trial in depressed people with a somatic disease. Mindfulness. 2016;7:1339–46.

[43] Melyani M, Allahyari AA, Falah PA, Ashtiani AF, Tavoli A. Mindfulness based cognitive therapy versus cognitive behavioral therapy in cognitive reactivity and self-compassion in females with recurrent depression with residual symptoms. J Psychol. 2015;18:393–407.

[44] Geschwind N, Peeters F, Drukker M, van Os J, Wichers M. Mindfulness training increases momentary positive emotions and reward experience in adults vulnerable to depression: a randomized controlled trial. J Consult Clin Psychol. 2011;79: 618–28.

[45] van Vugt MK, Hitchcock P, Shahar B, Britton W. The effects of mindfulness-based cognitive therapy on affective memory recall dynamics in depression: a mechanistic model of rumination. Front Hum Neurosci. 2012;6:257.

[46] Britton WB, Shahar B, Szepsenwol O, Jacobs WJ. Mindfulness-based cognitive therapy improves emotional reactivity to social stress: results from a randomized controlled trial. Behav Ther. 2012;43:365–80.

[47] Alsubaie M, Abbott R, Dunn B, Dickens C, Keil TF, Henley W, Kuyken W. Mechanisms of action in mindfulness-based cognitive therapy (MBCT) and mindfulness-based stress reduction (MBSR) in people with physical and/or psychological conditions: a systematic review. Clin Psychol Rev. 2017;55:74–91.

[48] Stordal KI, Lundervold AJ, Egeland J, Mykletun A, Asbjørnsen A, Landrø NI, et al. Impairment across executive functions in recurrent major depression. Nord J Psychiatry. 2004;58:41–7.

[49] Letkiewicz AM, Miller GA, Crocker LD, Warren SL, Infantolino ZP, et al. Executive function deficits in daily life prospectively predict increases in depressive symptoms. Cogn Ther Res. 2014;38:612–20.

[50] Snyder HR. Major depressive disorder is associated with broad impairments on neuropsychological measures of executive function: a meta-analysis and review. Psychol Bull. 2013;139:81–132.

[51] Cotrena C, Branco LD, Shansis FM, Fonseca RP. Executive function impairments in depression and bipolar disorder: association with functional impairment and quality of life. J Affect Disord. 2016;190:744–53.

[52] Biringer E, Lundervold A, Stordal K, Mykletun A, Egeland J, et al. Executive function improvement upon remission of recurrent unipolar depression. Eur Arch Psychiatry Clin Neurosci. 2005;255:373–80.

[53] Watkins E, Teasdale JD. Rumination and overgeneral memory in depression: effects of self-focus and analytic thinking. J Abnorm Psychol. 2001;110:353–7.

[54] Williams JM, Teasdale JD, Segal ZV, Soulsby J. Mindfulness-based cognitive therapy reduces overgeneral autobiographical memory in formerly depressed patients. J Abnorm Psychol. 2000;109: 150–5.

[55] Bostanov V, Keune PM, Kotchoubey B, Hautzinger M. Eventrelated brain potentials reflect increased concentration ability after mindfulness-based cognitive therapy for depression: a randomized clinical trial. Psychiatry Res. 2012;199:174–8070.

[56] Lao SA, Kissane D, Meadows G. Cognitive effects of MBSR/MBCT: a systematic review of neuropsychological outcomes. Conscious Cogn. 2016;45:109–23.

[57] Greenberg J, Shapero BG, Mischoulon D, Lazar SW. Mindfulness-based cognitive therapy for depressed individuals improves suppression of irrelevant mental-sets. Eur Arch Psychiatry Clin Neurosci. 2017;267(3):277–82.

[58] Shapero BG, Greenberg J, Mischoulon D, Pedrelli P, Meade K, Lazar SW. Mindfulness-based cognitive therapy improves cognitive functioning and flexibility among depressed individuals. Mindfulness. 2018;9(5):1457–69. https://doi.org/10.1007/s12671-018-0889-0.

[59] Jha AP, Stanley EA, Kiyonaga A, Wong L, Gelfand L. Examining the protective effects of mindfulness training on working memory capacity and affective experience. Emotion. 2010;10:54–64.

[60] van Vugt MK, Jha AP. Investigating the impact of mindfulness meditation training on working memory: a mathematical modeling approach. Cogn Affect Behav Neurosci. 2011;11:344–53.

[61] Greenberg J, Reiner K, Meiran N. "Mind the Trap": mindfulness practice reduces cognitive rigidity. PLoS One. 2012;7(5): e36206.

[62] Heeren A, Van Broeck N, Philippot P. The effects of mindfulness on executive processes and autobiographical memory specificity. Behav Res Ther. 2009;47:403–9.

[63] Greenberg J, Reiner K, Meiran N. "Off with the old": mindfulness practice improves backward inhibition. Front Psychol. 2013;3:618. eCollection 2012.

[64] Ottaviani C, Thayer JF, Verkuil B, Lonigro A, Medea B, et al. Physiological concomitants of perseverative cognition: a systematic review and meta-analysis. Psychol Bull. 2016;142:231–59.

[65] Baer RA. Mindfulness training as a clinical intervention: a conceptual and empirical review. Clin Psychol Sci Pract. 2003;10: 125–43.

[66] Brown KW, Ryan RM, Creswell JD. Mindfulness: theoretical foundations and evidence for its salutary effects. Psychol Inq. 2007;18:211–37.

[67] Grabovac AD, Lau MA, Willett BR. Mechanisms of mindfulness: a buddhist psychological model. Mindfulness. 2011;2:154–66.

[68] Holzel BK, Lazar SW, Gard T, Schuman-Olivier Z, Vago DR, Ott U. How does mindfulness meditation work? Proposing mechanisms of action from a conceptual and neural perspective. Perspect Psychol Sci. 2011;6:537–59.

[69] Shapiro SL, Carlson LE, Astin JA, Freedman B. Mechanisms of mindfulness. J Clin Psychol. 2006;62:373–86.

[70] Vago DR, Silbersweig DA. Self-awareness, self-regulation, and selftranscendence (S-ART): a framework for understanding the neurobiological mechanisms of mindfulness. Front Hum Neurosci. 2012;6:296.

[71] Aldao A, Nolen-Hoeksema S, Schweizer S. Emotion-regulation strategies across psychopathology: a meta-analytic review. Clin Psychol Rev. 2010;30:217–37.

[72] Fox KCR, Nijeboer S, Dixon ML, et al. Is meditation associated with altered brain structure? A systematic review and meta-analysis of morphometric neuroimaging in meditation practitioners. Neurosci Biobehav Rev. 2014;43:48–73.

[73] Hölzel BK, Carmody J, Vangel MG, Congleton C, Yerramsetti SM, et al. Mindfulness practice leads to increases in regional brain gray matter density. Psychiatry Res. 2011;191:36–43.

[74] Hölzel BK, Carmody J, Evans KC, Hoge EA, et al. Stress reduction correlates with structural changes in the amygdala. Soc Cogn Affect Neurosci. 2010;5:11–7.

[75] Kuyken W, Warren FC, Taylor RS, et al. Efficacy of mindfulnessbased cognitive therapy in prevention of depressive relapse: an individual patient data meta-analysis from randomized trials. JAMA Psychiat. 2016;73:565–74.

[76] Fox KCR, Dixon ML, Nijeboer S, Girn M, et al. Functional neuroanatomy of meditation: a review and meta-analysis of 78 functional neuroimaging investigations. Neurosci Biobehav Rev. 2016;65:208–28.

[77] Goyal M, Singh S, Sibinga EMS, Sibinga EM, Gould NF, Seymour A, et al. Meditation programs for psychological stress and wellbeing: a systematic review and meta-analysis. JAMA Int Med. 2014;174:357–68.

[78] Crane RS, Brewer J, Feldman C, et al. What defines mindfulness- based programs? The warp and the weft. Psychol Med. 2017;47:990–9.

[79] Stahl B, Goldstein E. A mindfulness-based stress reduction workbook. Oakland: New Harbinger Publications; 2010.

[80] Kabat-Zinn J. Wherever you go, there you are: mindfulness meditation in everyday life. New York: Hyperion; 1994.

[81] Marx R, Strauss C, Williamson C. Mindfulness apprenticeship: a new model of NHS-based MBCT teacher training. Mindfulness. 2015;6:253–63.

[82] Creswell JD. Mindfulness interventions. Annu Rev Psychol. 2017;68:491–516.

[83] Cook JM, Biyanova T, Elhai J, Schnurr PP, Coyne JC. What do psychotherapists really do in practice? An internet study of over 2,000 practitioners. Psychother Theory Res Pract Train. 2010;47:260–7.

[84] Waelde LC, Thompson JM, Robinson A, Iwanicki S. Trauma therapists' clinical applications, training, and personal practice of mindfulness and meditation. Mindfulness. 2016;7:622–9.

[85] Millon G, Halewood A. Mindfulness meditation and countertransference in the therapeutic relationship: a small-scale exploration of therapists' experiences using grounded theory methods. Couns Psychother Res. 2015;15:188–96.

[86] Brito G. Rethinking mindfulness in the therapeutic relationship. Mindfulness. 2014;5:351–9.

[87] UCSD Center for Mindfulness. Mindfulness-based cognitive therapy (MBCT) teacher qualification and certification. 2017. Retrieved from http://mbpti.org/programs/mbct/ mbct-teacher-qualification-and-certification/.

第 14 章　科技在抑郁症治疗中的应用
The Role of Technology in the Treatment of Depression

Paola Pedrelli　Kate H. Bentley　Esther Howe　Benjamin G. Shapero　著

案例

Simon 和他的妻子及两个年幼的孩子住在华盛顿的一个小镇上。他在一家大型公司当电脑技术员。Simon 每个月都有好几次很难起床，很少从活动中获得乐趣，或者下班后外出；当他下班回到家，大部分时间都在看电视。在这段时间里，他停止了他的日常活动（比如和妻子和朋友们打保龄球），并退出社交活动，因为他发现自己在一天结束时太累了，也不再享受与他人相处的乐趣。最近，Simon 的家庭开销惊人，所以他的妻子重新工作挣钱以补贴家用。在这之后，Simon 对自己无法养活这个家庭感到非常内疚。Simon 变得越来越烦躁，经常和妻子争吵，这增加了他的愧疚感，认为自己是个"坏丈夫"。经过持续不断的日常争吵之后，Simon 的妻子告诉他应该"找人看看"。

Simon 并不反对去看医师；他曾在 10 年前接受过一次短程治疗，发现它很有用。但是，最近的心理健康诊所离他家也有一小时的路程，考虑到他的工作和家庭需要，每周过去不太可行。此外，他还担心每周去看心理健康医师的费用。有天晚上，Simon 在和妻子激烈争吵后，他熬夜在网上寻找可用的资源，找到了一个治疗抑郁症的在线项目。该项目介绍说它是基于认知行为疗法（CBT）的原则，这个疗法 Simon 之前听说过。考虑到这个在线治疗项目是个可以在家使用的免费工具，并且可以在相对较短的时间内完成，Simon 决定尝试一下。晚上孩子们上床睡觉后，他不再看电视，而是开始学习在线治疗项目。虽然刚开始他很难激励自己，但他发现这个项目很有帮助，并坚持下去。例如，关于重度抑郁症（MDD）症状的心理教育帮助他认识到，他的精力不足是抑郁症的症状，而不是他"懒惰"的表现。回顾不同类型的"认知错误"也引起了 Simon 的共鸣，他开始挑战自己经常产生的消极想法，指出自己定期为妻子和孩子做的积极事情，从而证明自己不是个坏丈夫。最后，它接受了该治疗项目的建议，增加参与愉快（或至少以前愉快）的活动，Simon 重新开始了与妻子的保龄球活动。随着时间的推移，他开始觉得和她更亲近了，他们之间的争吵频率和强度都降低了，他也开始喜欢打保龄球了。通过不断挑战他的无用想法，恢复他以前的爱好，以及每周两次慢慢开始适度的运动疗法，他的抑郁症状减轻了。

一、概述

重度抑郁症（MDD）是最常见的致残性精神疾病之一。重度抑郁症在美国的终身患病率为 16.6%，12 个月患病率约为 6.6%[1, 2]。据估计，目前全世界有 3.5 亿人患有重度抑郁症[3]。抑郁症给个人和社会都带来了巨大的负担：它与工作效率下降、日常活动和社会心理功能受损、巨额医疗费用相关[4-9]。令人担忧的是，根据世界卫生组织地预测估计，到 2030 年，重度抑郁症将成为全球疾病负担的主要原因[10]。

虽然有许多循证的社会心理疗法和药物治疗方法可用于治疗重度抑郁症，但34% ～ 53% 的抑郁症患者并未接受心理健康服务[11-13]。此外，许多患者在症状出现后很久才接受治疗，这增加了症状恶化的可能，并使得疾病更难以治疗。据估计，只有 13% 的重度抑郁症患者接受了最低限度的心理咨询或心理治疗，其中男性、年轻人和城市居民的比例较高[14]。获得适当治疗的主要障碍包括：病耻感、与寻求帮助相关的羞耻感、缺乏时间（包括在正常上班时间的赴诊问题）、交通不便、直接和间接费用高昂、保险范围有限、心理健康素养较低[11, 14]、患者所在区域的临床医师人数不足，以及心理健康诊所的候诊患者太多。例如，认知行为疗法作为一种被广泛认可的治疗抑郁症和焦虑症的一线循证治疗方法[15-19]，但由于训练有素的治疗师相对较少，这阻碍了认知行为疗法的传播[20]。

二、研究历程

基于技术的治疗方法有可能在几个方面解决获得治疗的障碍：它们通常比面对面治疗更便宜，不需要去诊所看医师，并且可以通过提供匿名服务来减少病耻感[21]。例如技术辅助治疗允许临床医师通过远程设备（如电脑界面或电话）提供治疗，从而增加了那些居住在偏远地区或交通不便、无法去诊所看医师的个体获得治疗的机会。科技也可以促进自我治疗。自助疗法（self-help therapy）被认为可以由没有治疗师或支持较少的个体使用的一种治疗方法。阅读疗法（bibliotherapy）是最早的自助疗法之一，主要从认知行为疗法中提炼出应对和缓解症状的策略，为个体提供概述性的书面材料[22-24]。阅读疗法已被证明对抑郁症患者有帮助[22]。最初，这些材料以书籍的形式分发，但由于科技的传播，现在通常可以在基于 web 的程序和移动应用程序（app）上使用这些内容。在接下来的部分，我们介绍了将科技手段纳入重度抑郁症治疗中的不同方法和模型。

三、通过设备进行临床治疗

如前所述，一些抑郁症患者可能由于附近没有临床医师或去寻医就诊的交通不便而无法得到治疗。远程医疗是指通过电话或电脑远程提供治疗，帮助那些在工作时间不能去医院或参加常规预约的需要治疗的患者。电话非常普及，是一种被广泛接受的通讯方式。基于电话的认知行为疗法（T–CBT）已被证明是一种很有前景的抑郁症状干预措施[25]。在基层医疗机构中，基于电话的治疗流失率更低，而且治疗后症状的改善程度与面对面治疗相当[26, 27]。因此，T–CBT 可以带来更广泛、更灵活、更容易获得的心理治疗服务，而且成本更低。值得注意的是，大多数研究并没有将 T–CBT 作为单独的治疗方法进行研究，而是将它作为确保药物治疗依从性的一种辅助手段。最近一项针对心理健康问题（包括抑郁症）的基于电话的干预措施的 Meta 分析表明，这种方法是有效的[28]。然而，已经进行的研究相对较少，现有的研究样本量较小，而且缺乏随机化，这使其得出的结论不够严谨。对文献的回顾表明，有效的电话干预应该包括结构明确的治疗过程和家庭作业。

视频治疗的好处与电话治疗类似，增加了患者获得治疗的机会，并扩展了临床医师的服务范围。在 20 世纪 90 年代首次引入之际，通过视频进行心理治疗的概念最初遭到了临床医师和专业协会（如美国心理协会）的怀疑，主要是因为担心视频治疗会使患者 – 医师联盟的发展变得困难[29]。但是，过去 15 年越来越多的证据表明，视频治疗是一种可行而且有效的心理治疗手段。

在 2012 年对 65 项通过视频提供循证心理治疗的研究进行的一项 Meta 分析显示，视频治疗的总体可行性、患者的总体满意度以及临床结果，与面对面治疗相当[30]。此外，研究已经证明视频治疗对于不同的患者人群和各种类型的治疗方法，都是可行的[30]。2013 年对 26 项研究的 Meta 分析结果与这些发现相一致，表明通过视频提供的治疗与面对面治疗一样有效[31]。虽然该课题最初关注的是通过视频建立联盟，但最近的研究表明，视频治疗和面对面心理治疗之间没有显著差异[32]。

最近的研究表明，通过视频为抑郁症患者进行心理治疗是可行的。最值得注意的是，2013 年对 14 项研究（这些研究使用同步远程健康技术来促进抑郁症心理治疗中的实时沟通）进行的 Meta 分析显示，视频治疗的有效性与面对面治疗没有差异[33]。同步远程健康技术促进了抑郁症心理治疗中的实时交流。此外，由于抑郁症治疗通常不涉及需要治疗师亲自陪同的暴露练习，因此它可能特别适合于视频治疗[31]。

四、计算机化治疗

鉴于互联网的普遍使用，在过去的 20 年里，研究人员开发了一些可归类为"计算机化"治疗的程序，在没有治疗师帮助的情况下，通过电脑界面和（或）互联网提供治疗。虽然存在例外[34]，但绝大多数循证的计算机化抑郁症治疗和在线抑郁症治疗都是以认知行为治疗技术为基础的[35]。计算机化认知行为治疗（computerized CBT，cCBT）项目通过电脑界面提供结构化的治疗过程[36-39]，而且可以结合阅读疗法、视频、录音和互动元素。某些程序包括评估、练习和"功能失调"思维模式的特征，并说明克服无用想法的认知重组技术，以及解决问题的技能。这些程序通常包含多个模块，需要 20 ～ 40min 才能完成。

　　在计算机化治疗的前沿，澳大利亚国立大学国家心理健康研究所开发了几个基于认知行为疗法的计算机化治疗项目，其中一个是针对抑郁症的，其有效性在一系列随机对照试验中得到了证明[19, 40-43]。针对抑郁症的许多其他计算机化治疗项目已经被开发出来，并且与对照组相比，计算机化认知行为治疗对重度抑郁症的有效性已经得到了大量研究的支持[43-45]。研究结果甚至表明，计算机化认知行为治疗项目的疗效比得上"黄金标准"面对面心理治疗的疗效[46-48]。

　　考虑到基于 web 的重度抑郁症干预措施的研究支持，加拿大情绪和焦虑治疗网络（Canadian Network for Mood and Anxiety Treatments，CANMAT）建议，在"没有指明或不能使用一线治疗，或一线治疗不起作用"的情况下，计算机化认知行为治疗（cCBT）项目可以作为二线治疗[49]。但是，还规定该项目必须提供至少 3 级证据（非随机对照前瞻性研究，或病例系列，或高质量回顾性研究）和额外的临床支持[49]。同样，英国国家健康与临床卓越研究所推行的"提高心理治疗可及性"（improving access to psychological therapy）项目建议，将计算机化认知行为疗法（cCBT）作为抑郁症的一种低强度干预[50]。计算机化认知行为治疗（cCBT）项目正在得到广泛应用，澳大利亚国立大学国家心理健康研究所开发的一个项目在全球拥有 100 多万注册用户[51]。

　　由于面对面治疗的障碍，研究人员特别关注通过使用技术促进认知变化。重度抑郁症的认知模型表明，患有抑郁症或可能会患抑郁症的个体，会选择性地关注环境中的负面信息，并倾向于以消极偏见的方式来解释那些意义不明确的刺激[52]。因此，认知行为疗法的核心重点是修正不适宜的认知过程[53]。认知偏差矫正（cognitive bias modification，CBM）是一种新的计算机化方法，已被用于治疗抑郁症和焦虑症[54]。认知偏差矫正（CBM）干预使用实验范式来改变认知偏见，并重点改变与抑郁或焦虑相关的注意力偏见。通常使用点探测范式，在计算机屏幕上同时显示两张脸，一张是消极的（如生气或悲伤的脸），另一张是中性的或积极的（如中性或微笑的脸）。这些范式差异地强化了对中性或积极面孔的关注，以便将注意力转移到这些刺激上。最近的一项 Meta 分析表明，认知偏差矫正（CBM）项目改变认知偏差的效应大小为中等（$g=0.49$）[55]。此外，这项回顾研究还表明，CBM 对解释偏差的干预效果（$g=0.81$）比对注意力偏差的干预效果（$g=0.29$）相对更强[55]。但是，CBM 对抑郁或焦虑症状改变的后续影响普遍较小[56]。因为干预措施设计的多样性、所测试的样本、这些影响的目标，可能使得 CBM 对症状变化的影响减弱。尽管如此，CBM 仍有望灵活地用作那些认知偏差患者的独立干预，预防性干预[57]，心理治疗的补充，或作为中间环节家庭作业[58]。要将 CBM 确立为一种有效的治疗策略，还需要进行更多的研究。

五、移动干预措施

　　在过去的十年里，人们越来越多地使用智能手机和其他移动设备来访问数字信息。大约 95% 的美国人有手机，77% 的美国人有智能手机[59]。重要的是，83% 的手机用户随身不离手机[60]。随着智能手机价格越来越便宜（例如一部预付费的 Android 智能手机目前的售价约为 50 美元），这一比例还将继续上升；据估计 2018 年将有 25.6 亿人使用智能手机（高于 2015 年的 19.1 亿用户）[61]。手机正逐渐成为一种工具，不仅用于通信，而且还可以执行多种功能，如访问与健康有关的信息。研究发现，31% 的手机用户使用手机获取健康资讯，19% 的用户还安装了与他们当前医疗状况相关的或用于管理健康的手机应用程序（APP）[62, 63]。

因此，通过移动应用程序提供心理治疗，出现了爆炸式发展。尤其在过去的十年中，用于治疗抑郁症状和焦虑的应用程序数量激增[64]。智能手机上用于治疗抑郁症和焦虑症的认知行为治疗应用程序，也得到了研究验证，并被广泛使用[61, 65-67]。与基于计算机的在线治疗类似，应用程序具有易获得、可移动、易于操作和经济实惠的优势。对于那些因为心理健康问题相关的病耻感和寻求帮助带来的羞耻感，或者因为时间限制等其他原因，尚未准备好去看临床医师的人来说，这些应用程序是个很好的解决方案。心理健康应用程序（MHapps）甚至比基于互联网的治疗更灵活，因为它们可以随时使用，这是符合人们生活方式的灵活获得治疗的方式。应用程序还可以将治疗内容从面对面治疗（或更传统的计算机化治疗）扩展到疗程外患者的日常生活中。例如对于那些在疗程外的现实生活中出现情绪状况时难以有效应对和难以应用治疗策略的患者来说，心理健康应用程序（MHapps）可能是个理想的选择。因此，将心理健康应用程序比喻为"放在口袋里的治疗师"[68]。

大多数心理健康应用程序（MHapps）有提供抑郁症和焦虑症状方面的教育，并借鉴认知行为疗法或正念的原则。例如应用程序平台可以通过介绍识别功能失调、不适宜想法的策略，以及如何识别更具适应性和平衡的想法的技术，来指导认知重组技能。这些方面遵循认知行为疗法的核心组成部分，即改变功能失调的想法。此外，心理健康应用程序平台使用行为激活原则来激励用户参与愉悦活动或进行行为实验——这是从认知行为疗法其他核心部分中借鉴来的。心理健康应用程序还包含放松技术和正念技术的教学，这些技术来自于抑郁症的正念治疗。令人印象深刻的是，心理健康应用程序正在广泛传播，其中一些拥有数百万注册用户[69]。这些应用程序还有潜在的好处，通过主动与用户互动，发消息提醒他们对自己的健康状况（如情绪、焦虑、压力水平、睡眠质量）进行评估，从而提高患者对自身症状的了解。因此，手机应用程序可能比传统的在线程序更吸引人，因为它们可以直接通过手机轻松、不引人注意地进行访问；例如个人通常可悄悄地使用某款应用程序，而周围的人都不知道他们正在智能手机上做什么。这些应用程序在任何地方、任何时候都可以使用；这在人们可能处于困境的时候（如在上下班途中、在工作中或社交场合），提高了其可访问性。

最近的一项 Meta 分析发现，移动干预（结合基于互联网的治疗）比等待治疗对照组和活性治疗对照组都更有效，且效应大小较大[70]。公共卫生组织也正在逐渐接受使用心理健康应用程序（MHapps）治疗心理健康问题。例如世界卫生组织在其《2013—2020 年精神卫生行动计划》中建议"通过使用电子和移动卫生技术促进自我保健"[3]。此外，英国公共资助的国家医疗系统——国民健康服务部（National Health Service，NHS），在其网页上列出了几个应用程序，作为有用的在线心理健康资源[71]。澳大利亚一项针对普通民众的调查显示，

76% 的受访者有兴趣使用手机进行心理健康监测和自我管理[72]，该调查支持了"移动健康应用程序将会变得更加普遍和主流"的观点。事实上，据估计到 2018 年，全球 34 亿智能手机或平板电脑用户中，将有一半使用移动健康应用程序[73]。

综上所述，计算机化在线平台已被广泛检验，并证明是有效的[16,74,75]。虽然在研究试验中没有得到广泛的研究，但治疗抑郁症和焦虑症的智能手机认知行为治疗应用程序已得到了实证验证，并正在成为一种越来越受欢迎的提供心理健康治疗的方法[60,65-67]。

六、技术治疗模式

有许多不同的模式，计算机和智能手机技术可以使用来治疗抑郁症。这些项目可以作为完全非指导性的自助治疗，而不需要治疗师的参与。通常情况下，在自助治疗中，与面对面的认知行为治疗（如情绪监测、心理教育、认知重组、行为激活和行为实验、家庭作业）相同的内容是通过互联网（即网络化认知行为治疗，iCBT）、计算机程序（即计算机化认知行为治疗，cCBT）提供的，或在没有任何治疗师或临床医师支持的情况下，使用移动健康应用程序提供。这些项目还可以通过电话、互联网或电子邮件得到医师的个性化临床指导，加以补充[76]。临床医师的参与范围从指导性的每周家庭作业反馈、通过审查自我报告问卷数据进行进度监测、和（或）定期提醒提示完成治疗安排，到在整个治疗过程中与患者进行更密集、持续的文本消息交流和实时的"聊天"。一般来说，研究已经表明，当与至少一些心理健康临床医师的支持或指导相结合时，计算机化认知行为治疗是最有效的[77-79]。值得注意的是，指导型计算机化认知行为治疗的依从率，比无指导型更高[43,80-82]。Richards 和 Richardson 估计，指导型干预的流失率约为 26%，而指导型干预的流失率约为 72%[82]。有趣的是，临床医师和技术人员都可以提供帮助。Titov 和同事进行的一项试验[83] 比较了重度抑郁症患者接受"临床医师辅助的网络化认知行为治疗 vs 技术人员辅助的网络化认知行为治疗（由非临床医师指导，由经验丰富的临床医师监督）"。技术人员的辅助主要包括每周通过结构化脚本进行电子邮件或电话联系，并提供鼓励和支持；技术人员不允许提供临床建议，而在临床医师辅助的情况下，临床医师可以自由回答问题，并使用治疗策略（如问题解决策略）积极与患者接触。研究人员在这两种情况下观察到类似的结果，这表明来自被监督的非临床技术人员的指导，而不是心理健康专业人员的指导，对患者来说同样可被接受，并且提供的网络化认知行为治疗同样有效[48]。教练（coach）的理念被称为"支持性责任"[84]。在计算机化、网络化或应用程序化的治疗环境中，低依从性是一个需要考虑的重要因素，因为循证治疗的流失率可能与较差的治疗结果相关[85]。

计算机化和基于应用程序的技术，也可用于增强对重度抑郁症的常规当面治疗［心理治疗和（或）药物治疗］。例如心理健康医师可以通过自动计算机系统、应用程序或电子邮件向他们的患者发送各种自我报告问卷，在定期的当面就诊之间远程完成。医师可以上传和访问这些数据，作为常规结果监测和临床决策的参考依据。根据远程接收的自我报告数据，临床医师可能会建议他们的患者到诊所住院治疗，通过电话联系患者进行风险评估（如在报告急性自杀意念的情况下）和（或）准备新的治疗策略，以便患者下次来就诊时使用。

临床医师可能用来增强当面治疗的另一种策略是，推荐或"开处"移动健康应用程序，作为患者在治疗期间练习技能或完成家庭作业的一种手段。如果患者正在接受正念治疗或与他们的治疗师一起练习放松策略，则可能建议他们使用一个包含本周各种正念和放松记录的应用程序。认知行为疗法导向的治疗师，可能会鼓励他们的患者使用智能手机上的应用程序来悄然地记录并挑战"当下时刻的"认知扭曲；而不是在纸质表格上练习认知重建技术，这可能很不方便，是烦人负担。同样，患者也可以使用应用程序来"实时"监控他们一周内的想法、情感和行为，以便在当面治疗过程中促进对现实生活中的情感体验的讨论，并提高他们对可能有助于维持抑郁症状的模式的觉知。临床医师还可以在治疗期间与患者合作，在他们的智能手机中输入提醒或提示，以促进患者在非治疗期间完成练习和家庭作业。

七、研究新进展

到目前为止，我们已经回顾了传统上用于抑郁症治疗的技术方式，例如远程健康、计算机干预和移动应用程序（如 MHealth）。虽然在克服与当面治疗相关的障碍方面，这些干预措施已经取得了很大的进展；但一个值得注意的局限是，自我指导的网络化治疗中，完成率往往很低[86, 87]，包括针对抑郁症患者的在线认知行为治疗[81]。有研究表明，特别是互联网治疗和移动治疗的流失率在 35% ～ 99%[88-94]。相比之下，抗抑郁药物治疗的流失率在 30% ～ 53%[94, 95]。

近年来，研究人员和临床医师一直在研究将技术融入抑郁症治疗的新方法，这些新方法可能会提高患者的参与度和完成率，进一步增加获得治疗的机会，并在相关技术上取得较大进步。一种策略是在基于 web 或应用程序的治疗中提供同侪支持和（或）同侪指导干预。长期以来的文献表明，同侪支持在减少抑郁症方面很有帮助[96, 97]；因此，随着技术的广泛应用，有望通过在线论坛和移动应用程序扩展对同侪支持的可获得性。沿着这条思路，已经开发出了一些允许患有抑郁症和相关病症的用户与其他用户交流的基于 web 的聊天论坛、程序和应用程序，其中一些已经得到了实证检验[98]。这些程序在所提供的指导、结构和用户培训水平上存在很大差异，以及是否（以及在何种程度上）由心理健康专业人员或技术人员对用户间的交流进行审核，或使用人工智能技术"标记"不合适的帖子或评论。虽然在线同侪支持不太可能作为重度抑郁症的充分独立治疗，但这些技术可能作为其他抑郁症干预措施的有用辅助手段，减少孤立感，并提供来自患有或曾经患有抑郁症的"非专业人士"的有益支持和建议（例如有效的情绪管理策略）。

通过技术进行实时监测，已越来越多地用于更好地了解和告知重度抑郁症的治疗。实时监测，也称为动态评估，是指对个体日常生活中的相关结构（如症状、想法、行为和情绪反应）进行评估。与传统的回顾性自我报告和临床医师评估相比，这些方法有几个优势，包括提高了生态效度，减少了回顾性回忆偏倚，能够在相对较短的时间捕捉动态变化，提高对敏感性、在实验室或在临床门诊环境不能直接观察到的病耻感行为（如自残）的理解[99]。抑郁症研究中最广泛使用的实时监测策略是主动的生态瞬时评估法（ecological momentary assessment，EMA），也称为经验抽样[100]。通过生态瞬时评估法进行的主动数据收集，可以包括对提示响应、对结构化或半结构化问题的响应，或者在患者是实际环境中，在白天实时的各个点或不太频繁(例如每天）的间隔，将数据输入移动设备(如平板电脑、智能手机）。这些方法可以极大地提高我们对重度抑郁症的理解，特别是对于那些我们尚未回答的问题：哪些即时的、日常的组合因素可以预测治疗响应和复发，哪些抑郁症患者的自杀风险最高，在什么时候自杀风险最高。在抑郁症治疗过程中，生态瞬时评估法还可以持续地密切监测结果[101]，因为通过这些方法获取的数据可以提供比传统评估更精细、更敏感的症状严重程度描述和功能描述，从而为临床决策提供持续的参考信息。

用于被动实时监测抑郁症相关现象的新技术已被开发出来。相对于主动生态瞬时评估法，被动实时监测是指使用智能手机和其他数字设备（如可穿戴传感器）悄然地收集数据。由于这些方法不需要个人直接输入任何数据，因此与生态瞬时评估法相比，它们的参与者负担更少，结果数据更客观。例如智能手机和穿戴式传感器可以通过 GPS 和加速度计来捕捉活动模式和运动模式、睡眠时间和质量；通过录音记录声音和语音模式；以及通过生理指标（如心率和皮肤电导）来评估情感唤起情况[102, 103]。我们现在还能够通过智能手机的使用模式（如屏幕时间、短信交换数量和通话时长）和社交媒体活动，来跟踪社交互动的指标[99, 103]，这些指标可能与抑郁症状的发展和（或）维持特别相关[104]。通过被动实时监测收集的动态数据，可以单独使用和（或）结合其他方法获得的数据（如主动生态瞬时评估法、自我报告量表、临床医师评估量表，甚至基因、分子和影像评估），来构建抑郁症和其他精神疾病的"数字表型"[102]。这些不断增长的研究的最终目标是，利用由此得出的表型来更好地描述抑郁症的亚型及其机制，并检测患者是否有症状恶化、抑郁复发或自杀的风险。

使用实时监控技术的合乎逻辑的"下一步"是开发干预措施，在最需要的时候将这些干预措施应用于现实环境中的高危人群[99]。通过移动医疗技术进行的实时干预，也称为实时干预、生态瞬时干预（ecological momentary intervention，EMI）[105] 和实时自适应干预（just-in-time-adaptive intervention，JITAI）[106]，可能覆盖到许多需要治疗的抑郁症患者，他们由于地理位置、费用、病耻感、候诊人数过多等原因而无法获得治疗。总的来说，初步证据表明，实时干预可以有效地减轻抑郁症状[105, 107]。虽然对于所有重度抑郁症患者来说，实时干预可能不是一个足够的单独治疗方案，但这些工具可以通过提供技能指导或策略指导（即"口袋里的治疗师"）有效地增强其他形式的治疗，而这些治疗可能是患者早在现实生活中最需要的。实时干预也可以作为一种手段，将患者分诊到或让他们接受更密集的（计算机化或面对面的）治疗。例如，从被动实时监测方法收集的数据中得出的算法，可以确定个体存在的抑郁症风险或自杀行为风险，并随后立即提供干预（通过短信、应用程序或社交媒体），将其与在线咨询师、自杀热线或转介联系起来。这些策略也可以克服计算机化认知行为治疗的高流失率问题。

聊天机器人：模拟人类对话的计算机程序，以及其他自动化系统，提供了进一步的机会——降低医疗成本，帮助那些特别担心病耻感的患者。这些工具的类人特性也可能比其他不具备"人性"的在线干预更有效地促进依从性[108]。Woebot 是个值得注意的例子，它是一个经过训练的全自动化的聊天机器人，可以提供认知行为治疗，以缓减抑郁症和焦虑相关症状[108]。作为以文本为基础的会话机器人，Woebot 通过与用户的对话来提供自助内容。在最近的一项非盲试验中，70 名有抑郁和焦虑症状的大学生被随机分配为两组，接受为期两周的 Woebot 学习，或通过重点内容为认知行为疗法的一本电子书进行自我导向学习。实验证明了 Woebot 向该人群提供认知行为治疗是可行的，且有效的[108]。

像 Siri 和 Alexa 这样的个人语音助手，以及物理机器人，也有望实现医疗服务的自动化。目前的研究致力于训练 Siri 和 Alexa，为用户对抑郁情绪的抱怨提供智能情绪反应，并对用户自杀风险等危机做出适当反应[109]。虽然机器人目前尚未用于治疗抑郁症，但它们成功地为其他人群（如自闭症谱系障碍患者和有社会局限性的老年人）提供了补充心理治疗，这表明它们可以提高为抑郁症患者提供心理治疗的能力[110]。

八、未来研究方向

在线平台和应用程序可以显著提高治疗的可获得性；但是，重要的是要区分有效和无效的工具，并培养在"开处方"平台或应用程序时做出明智决定的能力。虽然有大量的心理健康工具可以下载使用，但绝大部分都没有经过科学评估。理想情况下，该领域应该这样做——即在公开发布之前，对移动健康程序和计算机程序进行系统评估。此外，就内容和具体实施方法（基于浏览器的 vs 基于应用程序的，等等）而言，我们缺乏关于基于哪种技术的工具对抑郁症最有效的明确指导。例如计算机化认知行为治疗在线课程和认知行为治疗应用程序尚未进行头对头比较研究；如果没有明确的循证研究，患者、家属和医师对于他们应该采用或推荐哪个移动健康程序和计算机程序，几乎没有什么指导信息。调查显示，只有 21% 的医疗机构提供远程医疗工具；44% 的受访者表示，如果得到临床医师的支持，他们会使用虚拟医疗工具；31% 的受访者表示，如果得到保险公司的支持，他们会考虑使用[111]。随着明确指南的出现，医师可能会更容易地为抑郁症和焦虑症患者推荐具体的移动健康工具。

九、临床应用及建议

抑郁症的技术辅助治疗已经使用了几十年，并且已经从提供远程面对面治疗（如电话、视频），发展到通过设备单独或结合人机交互，提供内容和治疗（在线认知行为治疗、移动应用程序）。如前所述，联合治疗方法可以主要由面对面治疗，加上通过技术（如通过应用程序跟踪症状或布置家庭作业）的补充治疗组成；或由基于技术的干预，加上有临床医师或教练指导以提高患者参与度的补充治疗设备组成。技术辅助治疗可能特别适合那些因各种问题（包括经济或交通困难）而在获得治疗方面存在障碍的患者。如前所述，临床医师可以通过使用移动应用程序来跟踪症状、安排行为实验和发送行为激活的提醒，来加强治疗，从而提高治疗目标的实现。旨在提高治疗可及性的医疗卫生系统，可以采用允许开展远程医疗的平台。例如视频治疗已逐渐被许多医疗系统所采用，而且它已被证明是提高治疗可及性的理想策略。

阶梯式护理模型提出，首先提供侵入性最小、最有效的干预，并支持将低强度的社会心理干预作为治疗急性精神病患者和阈下抑郁症状患者的首选方法[112]。在这一框架内，技术辅助治疗（包括基于在线网络的干预措施，或基于手机的干预措施）可以是向患者提供的一线治疗处方。视频治疗可用于那些因行动不便或交通问题而无法前往诊所的症状严重的患者。一些医疗卫生系统已经采用了阶梯式护理框架，在基层医疗机构，抑郁症在线治疗方案首先用于轻度抑郁症，然后才向那些无法从这种方法中恢复的患者进行面对面的干预。

有兴趣使用技术辅助治疗的临床医师应考虑这几个重要因素，包括保险报销限制、许可证要求和患者数据保密。虽然一些主要费用承担方已经开始将通过视频进行的虚拟就诊纳入报销，但许多技术辅助的医疗服务还没被纳入报销范围。因此，在提供服务之前，对技术辅助服务的保险报销政策进行调查就显得很重要。临床医师也必须了解有关许可要求的法规。美国大多数州要求临床医师（内科医师和心理医师）获得本州的执业许可；而有些州则要求临床医师有获得患者居住地（接受服务时）所属州的相关许可。因此，在大多数情况下，临床医师需要有执业地所在的州、患者居住地（接受治疗期间）所属州的有效许可证。但是，有些州的医务委员会颁发与远程医疗相关的特别许可或证书——允许本州外的医师通过远程医疗平台向本州提供服务，或允许临床医师在符合本州的特定条件下（例如同意不会在本州设立办事处）可以通过远程医疗提供服务。许多州已经采用了美国联邦医务委员会联盟（Federation of State Medical Boards，FSMB）的州际医疗执照协议（interstate medical licensure compact），允许州际委员会为持照医师在其他州申请许可证开辟快速许可程序。

对于使用心理健康应用程序来加强治疗的临床医师来说，审查患者可能存在的保密限制，也是至关重要的。由于移动健康不受监管，各应用程序之间在保护用户数据方面存在很大差异[113]。因此，在与患者讨论这些工具时，临床医师应该检查具体应用程序的保密限制、支持与否的证据。最后，虽然视频治疗对抑郁症有很多好处，但必须考虑安全性，尤其是对于那些有潜在自杀倾向的患者[31]。可能需要制定安全计划，并和那些与患者身体接触密切的其他临床医师进行协调。

十、常见问题及解答

Q1：如何接受远程健康方面的培训？

A1：许多专业协会，如行为和认知疗法协会（Association for Behavioral and Cognitive Therapies，ABCT）、美国心理科学协会（Association for Psychological Science，APS）、美国医学会（American Medical Association，AMA）数字健康创新计划和美国心理学会（American Psychological Association，APA）都有专门研究远程技术在临床环境中

应用的兴趣小组。这些兴趣小组往往会建立联系并分享其他相关资源和培训机会。包括美国心理学会、美国远程医疗协会、美国医疗卫生信息和管理系统协会（Healthcare Information and Management Systems Society）等一些组织，提供网络研讨会、在线培训，以及临床治疗技术使用证书（http://www.apa.org/education/ce/1360403.aspx）[114]。美国联邦卫生政策中心（Center for Connected Health Policy，CCHP）是联邦指定的国家远程卫生政策资源中心（NTRC-P），作为一个独立的远程卫生政策卓越中心，CCHP为 12 个联邦资助的远程卫生区域资源中心提供技术援助。这些中心为全国的远程医疗提供者和机构提供一系列的技术和信息支持。CCHP 每年都会编写一份关于美国远程医疗法律和政策的报告。此外，还有远程医疗方面的一些会议，包括每年的互联健康大会、年度远程健康峰会和美国远程医疗协会的会议。熟悉最新研究成果的其他途径是，阅读《医学互联网研究杂志》（Journal of Medical Internet Research，JMIR）等展示新技术研究的出版物。最后，许多医院和社区诊所提供关于远程医疗主题的员工培训。

在提供技术辅助的治疗时，临床医师可能不知道在哪里可以找到合适的设备来提供治疗，以及哪些设备是合适的。医院开始提供视频治疗服务，他们正在设计专门的工具来帮助患者。对提供视频治疗服务感兴趣的临床医师，应该使用他们所在医院支持的软件。同样，对于那些有兴趣使用智能手机应用程序进行行为改变或使用可穿戴传感器收集数据的医师来说，可能已经获得你所在机构认可的具体应用程序和设备。如果你是私人执业，上面列出的许多专业协会可以提供一个其他供应商团体，他们可能会分享一些重要资源。在选择将任何类型的技术整合到你的治疗实践中时，需要考虑的最重要因素是患者信息的保密。

Q2： 对于抑郁症的治疗来说，最好的计算机程序或应用程序是什么？

A2： 考虑到新的计算机程序和移动健康应用程序正在不断开发中，我们将提供如何选择一个工具的指导，而不是在这里推荐具体工具。如果可能的话，我们建议首先选择那些在研究中评估过（并证明有效）的程序和应用程序。这可能并不总是可行的，因为虽然有很多移动健康干预措施，但只有少部分接受了随机对照试验等适当研究方法的检验。一些研究人员开始系统地比较不同的应用程序，并发表 Meta 分析和回顾研究论文，这为如何选择相关工具提供一些指导[66]；然而，考虑到新应用程序的开发速度，这些回顾研究很快就会过时。此外，大多数回顾研究都是对已经在研究中评估过的程序和应用程序进行检查，因此那些之前没有进行过研究测试的就被排除在了回顾研究之外。考虑到这些因素，而且对工作繁忙的医师来说，对现有研究进行文献检索可能非常耗时，因此我们鼓励临床医师求助于"专业机构"，这些机构会持续对不同应用程序进行评估；如心理指南（PsyberGuide，https://psyberguide.org/）、灯塔（Beacon，https://beacon.anu.edu.au/）和美国焦虑与抑郁协会（https://adaa.org/finding-help/mobile-apps），都是很好的资源[115-117]。此外，英国公共资助的国家医疗系统——国民健康服务（NHS）的一个网页上，列出了包括抑郁症在内的心理健康问题的一些应用程序[118]。

决定哪个是抑郁症患者的"最佳"应用程序的另一个有用方法是，询问该领域或优先选用该应用程序的同行、专家、学术医疗中心、大学，或研究小组，以及患者权益组织。在我们的实践中，我们经常倾向于搜索应用商店（app store）并阅读其他用户的评论，了解其他用户提供的反馈是否与患者在移动健康工具中所看到的内容一致。

当选用一款计算机程序或移动健康应用程序来治疗抑郁症时，同样重要的是要考虑抑郁症患者想要解决哪些具体问题或症状（如睡眠、精力、积极活动、情绪低落）。这有助于了解哪款应用程序可能最适合该患者（而不是"一刀切"的办法）；如果患者说自己睡得过多，并从以前喜欢的活动中退出，那么一款包含改善睡眠（如睡眠日记、睡眠卫生）和行为激活策略的特定程序的 app 可能是最佳选择。对于有明显低落情绪和反刍消极想法（如"困在我的脑海里挥之不去"）的患者，包含认知重组和正念策略的认知行为疗法应用程序，可能最适合。临床医师在治疗患有更严重形式的抑郁症和更高自杀行为风险的患者时，可能希望确保所推荐的计算机程序或应用程序具有患者在危机时刻可以使用的功能，如直接拨打自杀热线和紧急服务、能够进入个性化安全计划、和（或）自动向其医师触发警报。

Q3： 在评估应用程序时，我还应该注意些什么？

A3： 除了上面提供的信息，我们还为读者介绍一个用户友好的应用程序评估框架——Torous 和同事[119] 称为 ASPECTS：可操作的（actionable）、安全的（secure）、专业的（professional）、基于证据的（evidence-based）、可定制的（customizable）和透明易懂的（transparent）。总而言之，在决定向某个人推荐什么应用程序时，Torous 和同事[119]鼓励临床医师考虑：该应用程序是收集数据，还是产生有临床意义和相关结果（可操作性）；对违反保密规定的行为是否有充分的保护（安全性，见下文），是否符合"健康保险携带和责任法案"（HIPAA 法案）等法律和伦理标准（专业性，见下文）。建议医师进一步考虑该应用程序是否具有经验支持（基于证据的，如上所述），可以灵活地针对每个患者进行定制（可定制的；例如能够打开或关闭应用程序的功能，添加或跳过相关的内容模块或监视特定的症状），并给出关于如何、在何处、何时使用应用程序中的数据的清晰信息（透明易懂的）。虽然所有这几个"方面"可能并不适用于每个患者或每款应用程序，但我们认为这个框架为推荐甚至开处应用程序的讨论和决策过程，提供了一个良好的开端。美国精神病学会（American Psychiatric Association）也提供了一个类似的应用程序评估框架，包括四个关键方面：安全 / 保密、证据、易用性和互用性（即临床医师和患者之间共享信息的能力）。更多详细信息可以访问 https://www.psychiatry.org/psychiatrists/practice/mentalhealth-apps/app-evaluation-model[120] 获取。

Q4： 如何确保应用程序收集的数据是保密的？

A4： 考虑到与心理健康相关的数据的敏感性，在决定是否使用具体移动健康工具时，数据安全性是临床医师和患者考虑的首要问题，这是很有道理的。虽然对应用程序安全性的全面回顾超出了本章的范围，但是我们鼓励用户寻找几个关键的安全性特性。首先，使用密码或双因素认证来访问应用程序是至关重要的，这个很容易验证[119]。同样重要的是，通过应用程序收集的数据必须在设备上进行加密（这将在设备丢失或被盗的情况下，防止数据泄露），以及在数据的传输过程和最终存储过程中进行加密[119]。关于允许通过设备进行"医师－患者"沟通的技术，还必须考虑到所交换信息的保密性和安全性。例如许多短信服务通常是未加密的；如果是这种情况，必须通过知情同意程序（见下文）让患者知道他们的通信是不安全的。为了验证这些特性，Torous 和同事推荐咨询当地医院或大学的信息技术专家。患者也可以决定不向移动健康应用程序或类似程序输入任何可识别的数据。

Q5：向患者推荐应用程序和其他技术的法律责任是什么？

A5：正如 Armontrout 和同事详细阐述的那样[121]，与心理健康治疗中使用技术相关的法律问题包括（但不限于）隐私和安全、程序的有效性和不起作用（如果患者在其医师建议使用辅助治疗的应用程序后不久死于自杀，该怎么办？如果一款旨在促进药物治疗依从性的应用程序发生错误，并且患者随后因服用不正确的剂量而出现严重不良事件，该怎么办？）、未能根据信息（如自杀意念）采取行动、违反保密规定和所需的许可要求（例如跨州使用临床医师推荐的应用程序）。鉴于将移动健康技术应用于心理健康治疗是一项相对较新的进展，尚未就相应的法律责任达成一致意见。好消息是，有资源可供临床医师获取这方面的最新的知识和建议。例如美国精神病学会在网上提供了一个"远程精神病治疗工具包"，提供关于远程医疗法律问题的信息。有关远程医疗法律的信息也可以在美国远程医疗协会和美国联邦医疗委员会的网站 http://www.americanteleme.org[122] 上查阅。那些在实践中提供、管理和使用移动健康技术的所有机构、供应商，都应该根据具体情况，熟悉美国 HIPAA 法案、食品和药物管理局（FDA）和联邦贸易委员会（Federal Trade Commission，FTC）的相关法律[111]。临床医师也可以根据需要就临床治疗中使用或推荐某一工具或设备寻求法律咨询。

当然，部分常规临床实践是让患者在开始治疗前提供知情同意。在将移动健康技术纳入治疗时，鼓励临床医师获得并记录知情同意书——详细说明应用程序或设备使用可能带来的危害，以及相关的保密限制。这可以整合到常规的服务知情同意中，并在临床医师的就诊记录中报告，也可以作为单独的表格／程序单独归档到患者记录中。

在将移动技术纳入抑郁症治疗方案时，还必须检查和设定与使用移动健康应用程序和其他工具相对应的安全程序的明确预期。例如当使用允许在临床治疗之外进行"医师-患者"沟通技术（如短信、聊天软件、远程健康）时，如果患者在治疗之外或在远程治疗期间向医师报告急性自杀意念，将会怎么处理？如果在上下班时间通过短信或聊天软件报告的自杀意念恶化，在当天或过了几天都没有被看到，该怎么办？这些期望可能因临床医师而异，因环境而异，甚至因患者而异；因此，每个患者都必须准确地理解在这些（和其他相关的）情况下会发生什么，并且清楚地记录下患者的理解。如上所述，在为高风险患者提供治疗时，临床医师可能会鼓励使用应用程序或在线程序，以便在发生精神危机时提供切实的支持和帮助。

Q6: 在实践中使用技术会带来更多的工作吗？

A6: 在临床治疗中使用技术（例如跟踪症状或作为面对面治疗的辅助手段）不一定会产生额外的工作，如果使用得当，有可能会提高效率。试想一下，通过鼓励患者在就诊前通过门户网站输入自我报告数据，临床医师可以在患者到达诊所之前查看他们的进展图表。临床医师不必把就诊前面部分时间花在完成问卷调查和检查症状上，而是立即转向治疗计划和干预措施的实施，从而可能缩短疗程。虽然还需要更多的研究支持，但使用移动健康技术的主要原因是它可以提高标准当面治疗的结果和效率；例如通过鼓励患者在疗程之外使用有助于药物依从性或技能练习的技术，有可能取得更快和更显著的进展，从而降低造成患者耗费时间和情感的不良后果（如自杀企图、急诊就诊、住院治疗）的可能性。旨在提供"口袋里的治疗师"的应用程序，还可能减少临床医师在疗程外联系（如寻呼、电话、短信）患者的数量和时间。然而，根据 Torous 和同事提出的上述"可操作"因素[119]，医师必须考虑通过技术收集数据如何纳入并指导临床决策过程。如果技术所提供的信息对临床医师或患者来说不具有可操作性，则不太可能提高效率或改善临床结果。

　　需要注意的是，许多包含疗程外使用技术（如通过网页界面给患者发短信、跟踪症状）的临床活动目前都没有纳入报销范围。如前所述，远程医疗是一个例外，一些保险公司已经开始将远程医疗纳入报销，承认其对人口管理的好处。随着保险对这些项目的覆盖，也增加了临床医师更广泛地使用这些技术的可行性。任何新技术的使用都可能有学习曲线，对患者和临床医师都一样；考虑到这一点，再加上不可避免可能出现的技术故障，在需要信息技术办公室的治疗环境中，人们可能更倾向于使用易于获得技术支持和（或）使用更复杂技术（如穿戴式监测设备）的程序和应用程序。

Q7: 随着以技术为基础的心理健康治疗越来越普及，也越来越容易获得，治疗师还能做些什么呢？

A7: 随着心理健康治疗越来越多地通过网络和移动应用程序进行，而且总体上取得了良好效果；因此，治疗师可能会担心这会对他们的职业产生影响，甚至会想："这是不是意味着我要失业了？"这种担忧在一定程度上是可以理解的；但是由于这几个关键原因，技术的使用不太可能消除患者对当面治疗的需求。第一，如上所述，通常有临床医师参与的基于网络或计算机的治疗，已被证明具有更好的患者参与度（即中途退出治疗的患者更少），并且比完全自我指导的基于网络的治疗更有效[79-81]。第二，总有一些原因使得有些人喜欢面对面治疗而不喜欢在线模式，如觉得基于技术的治疗让人感觉不舒服，不相信这些技术真的能保护个人的私密信息；相比没有人类支持的自我指导治疗，患者更渴望面对面的交流，并希望在治疗过程中，能与另一个人建立强大的治疗联盟和关系。鉴于治疗联盟是面对面治疗结果的一个重要预测因子[123]，在自我指导、基于网络的治疗中，由于没有机会发展联盟而对治疗结果产生了潜在的负面影响，这强调了很有必要对自我指导的（如移动应用程序）治疗进行更深入的研究。有趣的是，最近的研究结果表明，与面对面治疗相比，有人类支持的网络化认知行为治疗（iCBT）可能比当面治疗具有更强的治疗联盟[124]，虽然这是根据少数几个研究（这些研究检查了有治疗师支持的网络化认知行为治疗中，治疗联盟与治疗结果的关系）得出的结论。第三，正如我们上面提到的，在线治疗也不太适合（至少作为独立治疗）那些患有更严重或更急性精神病的患者。越来越多的移动应用程序被整合到面对面治疗中（例如，促进疗程外的技能练习，在就诊间歇监测患者的症状），以加强面对面治疗，而不是取代它。第四，正如前面提到的，非临床医师支持的移动干预或网络干预的坚持和遵守情况，仍然是这些治疗取得最大疗效的最大挑战之一。定期赴诊接受另一个人提供的治疗，这可能会让一些患者对其治疗参与更加负责；因此对某些患者来说，这是他们康复的关键。第五，由于一些基于技术的治疗目前还不能保险报销，这可能是患者选择当面治疗还是网络治疗的一个关键考虑因素。总之，虽然我们相信，对于许多需要心理健康治疗但却无法获得的患者来说，技术辅助治疗可以增加其获得心理健康治疗的机会；但我们预计，至少在不久的将来，面对面服务的需求不会减少。

参考文献

[1] Kessler RC, Berglund PA, Demler O, Jin R, Walters EE. Lifetime prevalence and age-of-onset distributions of DSM-IV disorders in the National Comorbidity Survey Replication (NCS-R). Arch Gen Psychiatry. 2005;62(6):593–602.

[2] Kessler RC, Aguilar-Gaxiola S, Alonso J, Chatterji S, Lee S, Ormel J, et al. The global burden of mental disorders: an update from the WHO World Mental Health (WMH) surveys. Epidemiol Psychiatr Soc. 2009;18(1):23–33.

[3] World Health Organization. Mental health action plan: 2013–2020. Geneva: World Health Organization; 2013.

[4] Greenberg PE, Fournier AA, Sisitsky T, Pike CT, Kessler RC. The economic burden of adults with major depressive disorder in the United States (2005 and 2010). J Clin Psychiatry. 2015;76:155–62.

[5] Hoffman DL, Dukes EM, Wittchen HU. Human and economic burden of generalized anxiety disorder. Depress Anxiety. 2008;25(1):72–90.

[6] Revicki DA, Travers K, Wyrwich KW, Svedsäter H, Locklear J, Mattera MS, et al. Humanistic and economic burden of generalized anxiety disorder in North America and Europe. J Affect Disord. 2012;140(2):103–12.

[7] Judd LL, Akiskal HS, Zeller PJ, Paulus M, Leon AC, Maser JD, et al. Psychosocial disability during the long-term course of unipolar major depressive disorder. Arch Gen Psychiatry. 2000;57(4):375–80.

[8] Murray CJL, Lopez AD. The global burden of disease: a comprehensive assessment of mortality and disability from diseases, injuries and risk factors in 1990 and projected to 2020: World Health Organization, Harvard University Press; 1996.

[9] Lépine JP, Briley M. The increasing burden of depression. Neuropsychiatr Dis Treat. 2011;7(Suppl 1):3–7.

[10] WHO global burden of disease: 2004 update. Geneva: World Health Organization; 2008. http://www.who.int/healthinfo/ global_burden_disease/GBD_report_2004update_full.pdf. Accessed 1 Jan 2018.

[11] Eisenberg D, Hunt J, Speer N. Help seeking for mental health on college campuses: review of evidence and next steps for research and practice. Harv Rev Psychiatry. 2012;20(4):222–32.

[12] Puyat JH, Kazanjian A, Goldner EM, Wong H. How often do individuals with major depression receive minimally adequate treatment? A population-based, data linkage study. Can J Psychiatr. 2016;61(7):394–404.

[13] Wang PS, Lane M, Olfson M, Pincus HA, Wells KB, Kessler RC. Twelve-month use of mental health services in the United States: results from the National Comorbidity Survey Replication. Arch Gen Psychiatry. 2005;62:629–40.

[14] Andrade LH, Alonso J, Mneimneh Z, Wells JE, Al-Hamzawi A, Borges G, et al. Barriers to mental health treatment: results from the WHO World Mental Health surveys. Psychol Med. 2014;44(6):1303–17.

[15] Depression: the treatment and management of depression in adults. National Collaborating Centre for Mental Health; 2010. https://www.nice.org.uk/

guidance/cg90/evidence/cg90- depression- in-adults-full-guidance2. Accessed 1 Jan 2018.

[16] Griffiths KM, Farrer L, Christensen H. The efficacy of internet interventions for depression and anxiety disorders: a review of randomised controlled trials. Med J Aust. 2010;192(11 Suppl):S4–11.

[17] Linde K, Rücker G, Sigterman K, Jamil S, Meissner K, Schneider A, Kriston L. Comparative effectiveness of psychological treatments for depressive disorders in primary care: network metaanalysis. BMC Fam Pract. 2015;16:103.

[18] Cuijpers P, Sijbrandij M, Koole S, Huibers M, Berking M, Andersson G. Psychological treatment of generalized anxiety disorder: a meta-analysis. Clin Psychol Rev. 2014;34(2):130–40.

[19] Twomey C, O'Reilly G. Effectiveness of a freely available computerised cognitive behavioural therapy programme (MoodGYM) for depression: meta-analysis. Aust N Z J Psychiatry. 2017;51(3):260–9.

[20] Cavanagh K. Geographic inequity in the availability of cognitive behavioural therapy in England and Wales: a 10-year update. Behav Cogn Psychother. 2014;42(4):497–501.

[21] Marks IM, Cavanagh K, Gega L. Computer-aided psychotherapy: revolution or bubble? Br J Psychiatry. 2007;191:471–3.

[22] Gualano MR, Bert F, Martorana M, Voglino G, Andriolo V, Thomas R, et al. The long-term effects of bibliotherapy in depression treatment: systematic review of randomized clinical trials. Clin Psychol Rev. 2017;58:49–58.

[23] McNaughton JL. Brief interactions for depression in primary care: a systematic review. Can Fam Physician. 2009;55:789–96.

[24] Jorm AF1, Christensen H, Griffiths KM, Rodgers B. Effectiveness of complementary and self-help treatments for depression. Med J Aust. 2002;176:S84–96.

[25] Mohr DC, Vella L, Hart S, Heckman T, Simon G. The effect of telephone-administered psychotherapy on symptoms of depression and attrition: a meta-analysis. Clin Psychol. 2008;15: 243–53.

[26] Mohr DC, Ho J, Duffecy J, Reifler D, Sokol L, Burns MN, et al. Effect of telephone-administered vs face-to-face cognitive behavioral therapy on adherence to therapy and depression outcomes among primary care patients. A randomized trial. JAMA. 2012;207(21):2278–85.

[27] Mohr DC, Hart SL, Julian L, Catledge C, Honos-Webb L, Vella L, et al. Telephone-administered psychotherapy for depression. Arch Gen Psychiatry. 2005;62(9):1007–14.

[28] Coughtrey AE, Pistrang N. The effectiveness of telephone-delivered psychological therapies for depression and anxiety: a systematic review. J Telemed Telecare. 2016;24:65:1357633X1668654.

[29] Kraus R. Online counseling: does it work? Research to date. In: Kraus R, Stricker G, Speyer S, editors. Practical resources for mental health professionals. Cambridge, MA: Academic; 2011. p. 55–63.

[30] Backhaus A, Agha Z, Maglione ML, Repp A, Ross B, Zuest D, et al. Videoconferencing psychotherapy: a systematic review. Psychol Serv. 2012;9(2):111–31.

[31] Gros DF, Morland LA, Greene CJ, Acierno R, Strachah M, Egede LE, et al. Delivery of evidence-based psychotherapy via video telehealth. J Psychopathol Behav Assess. 2013;35:506–21.

[32] Nelson E, Duncan AB. Cognitive behavioral therapy using televideo. Cogn Behav Pract. 2015;22:269–80.

[33] Osenback JE, O'Brien KM, Mishkind M, Smolenski DJ. Synchronous telehealth technologies in psychotherapy for depression: a meta-analysis. Depress Anxiety. 2013;30(11):1058–67.

[34] Johansson R, Ekbladh S, Hebert A, Lindstrom M, Moller S, Eleanor P, et al. Psychodynamic guided self-help for adult depression through the internet: a randomized controlled trial. PLoS One. 2012;7:e38021.

[35] Renton T, Tang H, Ennis N, Cusimano MD, Bhalerao S, Schweizer TA, et al. Web-based intervention programs for depression: a scoping review and evaluation. J Med Internet Res. 2014;16(9):e209.

[36] Marks I, Cavanagh K, Gega L. Hands-on help: computer-aided psychotherapy. New York: Psychology Press; 2007.

[37] Proudfoot J, Goldberg D, Mann A, Everitt B, Marks I, Gray JA. Computerized, interactive, multimedia cognitive-behavioural program for anxiety and depression in general practice. Psychol Med. 2003;33(02):217–27.

[38] Proudfoot J, Ryden C, Everitt B, Shapiro DA, Goldberg D, Mann A, et al. Clinical efficacy of computerised cognitive–behavioural therapy for anxiety and depression in primary care: randomised controlled trial. Br J Psychiatry. 2004;185(1):46–54.

[39] Titov N. Status of computerized cognitive behavioural therapy for adults. Aust N Z J Psychiatry. 2007;41:95–114.

[40] Christensen H, Griffiths KM, Korten A. Web-based cognitive behavior therapy: analysis of site usage and changes in depression and anxiety scores. J Med Internet Res. 2002;4(1):e3.

[41] Christensen H, Griffiths KM, Korten AE, Brittliffe K, Groves C. A comparison of changes in anxiety and depression symptoms of spontaneous users and trial participants of a cognitive behavior therapy website. J Med Internet Res. 2004;6(4):e46.

[42] Christensen H, Griffiths KM, Groves C, Korten A. Free range users and one hit wonders: community users of an internet-based cognitive behaviour therapy program. Aust N Z J Psychiatry. 2006;40:59–62.

[43] Andersson G, Cuijpers P. Internet-based and other computerized psychological treatments for adult depression: a meta-analysis. Cogn Behav Ther. 2009;38:196–205.

[44] Andrews G, Cuijpers P, Craske MG, McEvoy P, Titov N. Computer therapy for the anxiety and depressive disorders is effective, acceptable and practical health care: a meta-analysis. PLoS One. 2010;5:e13196.

[45] Perini S, Titov N, Andrews G. Clinician-assisted Internet-based treatment is effective for depression: a randomized controlled trial. Aust N Z J Psychiatry. 2009;43:571–8.

[46] Andersson G, Cuijpers P, Carlbring P, Riper H, Hedman E. Guided internet-based vs. face-to-face cognitive behavior therapy for psychiatric and somatic disorders: a systematic review and meta-analysis. World Psychiatry. 2014;13:288–95.

[47] Cuijpers P, Donker T, van Straten A, et al. Is guided self-help as effective as face-to-face psychotherapy for depression and anxiety disorders? A meta-analysis of comparative outcome studies. Psychol Med. 2010;40:1943–57.

[48] Titov N. Internet-delivered psychotherapy for depression in adults. Curr Opin Psychiatry. 2011;24:18–23.

[49] Parikh SV, Segal ZV, Grigoriadis S, Ravindran AV, Kennedy SH, Lam RW. Canadian Network for Mood and Anxiety Treatments (CANMAT) clinical guidelines for the management of major depressive disorder in adults. II. Psychotherapy alone or in combination with antidepressant medication. J Affect Disord. 2009;117(Suppl 1):S15–25.

[50] Clark DM. Implementing NICE guidelines for the psychological treatment of depression and anxiety disorders: the IAPT experience. Int Rev Psychiatry. 2011;23:375–38.

[51] Mood Gym. Welcome to moodgym. https://moodgym.anu.edu.au/welcome/faq. Accessed 30 Apr 2018.

[52] Mathews A, MacLeod C. Cognitive vulnerability to emotional disorders. Annu Rev Clin Psychol. 2005;1:167–95.

[53] Beck AT, Haigh EAP. Advances in cognitive theory and therapy: the generic cognitive model. Annu Rev Clin Psychol. 2014;10:1–24.

[54] Koster EHW, Fox E, MacLeod C. Introduction to the special section on cognitive bias modification in emotional disorders. J Abnorm Psychol. 2009;118:1–4.

[55] Hallion LS, Ruscio AM. A meta-analysis of the effect of cognitive bias modification on anxiety and depression. Psychol Bull. 2011;137:940–58.

[56] Cristea IA, Kok RN, Cuijpers P. Efficacy of cognitive bias modification interventions in anxiety and depression: meta-analysis. Br J Psychiatry. 2015;206:7–16.

[57] Browning M, Holmes EA, Charles M, Cowen PJ, Harmer CJ. Using attentional bias modification as a cognitive vaccine against depression. Biol Psychiatry. 2012;72:572–9.

[58] MacLeod C, Koster EHW, Fox E. Wither cognitive bias modification research? Commentary on the special section articles. J Abnorm Psychol. 2009;118:89–99.

[59] Pew Research Center 2017; Source: survey conducted Sept. 29–Nov. 6, 2016.

[60] Bakker D, Kazantzis N, Rickwood D, Rickard N. Mental health smartphone apps: review and evidence-based recommendations for future developments. JMIR Ment Health. 2016;3(1):e7.

[61] eMarketer. 2 billion consumers worldwide to get smart(phones) by 2016. http://www.emarketer.com/Articles/Print.aspx?R=1011694. Accessed 10 Jan 2018.

[62] Fox S, Duggan M. Pewinternet. Washington, DC: Pew Research Center's Internet & American Life Project; 2012. Mobile Health 2012. http://www.pewinternet.org/2012/11/08/mobile-health-2012/. Accessed 12 Nov 2017.

[63] Rathbone AL, Prescott J. The use of mobile apps and SMS messaging as physical and mental health interventions: systematic review. J Med Internet Res. 2017;19(8):e295.

[64] Shen N, Levitan M, Johnson A, Bender J, Hamilton-Page M, Jadad A, et al. Finding a depression app: a review and content analysis of the depression app marketplace. J Med Internet Res. 2015;3:e16.

[65] Martínez-Pérez B, de la Torre-Díez I, López-Coronado M. Mobile health applications for the most prevalent conditions by the World Health Organization: review and analysis. J Med Internet Res. 2013;15:e120.

[66] Donker T, Petrie K, Proudfoot J, Clarke J, Birch MR, Christensen H. Smartphones for smarter delivery of mental health programs: a systematic review. J Med Internet Res. 2013;15(11):e247.

[67] Leigh S, Flatt S. App-based psychological interventions: friend or foe? Evid Based Ment Health. 2015;18:97–9.

[68] Anthes E. Mental health: there's an app for that. 2016. http://www.nature.com/news/mental-health-there-s-an-app-for-that-1.19694. Accessed 1 Jan 2018.

[69] Pacifica. https://www.thinkpacifica.com/research/. 2017. Accessed 1 Jan 2018.

[70] Josephine K, Josefine L, Philipp D, David E, Harald B. Internet and mobile-based depression interventions for people with diagnosed depression: a systematic review and meta-analysis. J Affect Disord. 2017;223:28–40.

[71] NHS. 2017. http://www.nhs.uk/Conditions/stress-anxiety-depres-sion/Pages/mental-health-apps.aspx. Accessed 1 Jan 2017.

[72] Proudfoot J, Parker G, Hadzi Pavlovic D, Manicavasagar V, Adler E, Whitton A. Community attitudes to the appropriation of mobile phones for monitoring and managing depression, anxiety, and stress. J Med Internet Res. 2010;12(5):e64.

[73] Jahns R-G. 500m people will be using healthcare mobile applications in 2015. Research2Guidance [serial on the Internet]. 2010 [cited 2014 Jan 2]. Available from: http://www.research2guidance.com/500m-people-will-be-using-healthcare-mobile-applica-tions-in-2015/42.

[74] Høifødt RS, Strøm C, Kolstrup N, Eisemann M, Waterloo K. Effectiveness of cognitive behavioural therapy in primary health care: a review. Fam Pract. 2011;28(5):489–504.

[75] Ruwaard J, Lange A, Schrieken B, Emmelkamp P. Efficacy and effectiveness of online cognitive behavioral treatment: a decade of in-therapy research. Stud Health Technol Inform. 2011;167: 9–14.

[76] Venmark K, Lenndin J, Bjarehed J, Carlsson M, Karlsson J, Oberg J, et al. Internet administered guided self-help versus individualized e-mail therapy: a randomized trial of two versions of CBT for major depression. Behav Res Ther. 2010;48:368–76.

[77] Andersson G, Carlbring P, Berger T, Almlov J, Cuijpers P. What makes Internet therapy work? Cogn Behav Ther. 2009;38(S1):55–60.

[78] Saddicha S, Al-Desouki M, Lamia A, Linden IA, Krausz M. Online interventions for depression and anxiety – a systematic review. Health Psychol Behav Med. 2014;2(1):841–81.

[79] van Ballegooijen W, Cuijpers P, van Straten A, Karyotaki E, Andersson G, Smit JH, Riper H. Adherence to internet-based and face-to-face cognitive-behavioural therapy for depression: a meta-analysis. PLoS One. 2014;9(7):e100674.

[80] Cuijpers P, Donker T, Johansson R, Mohr DC, van Straten A, Andersson G. Self-guided psychological treatment for depressive symptoms: a meta-analysis. PLoS One. 2011;6:e21274.

[81] Gellatly J, Bower P, Hennessy S, Richards D, Gilbody S, Lovell K. What makes self-help interventions effective in the management of depressive symptoms? Meta-analysis and meta-regression. Psychol Med. 2007;37:1217–28.

[82] Richards D, Richardson T. Computer-based psychological treatments for depression: a systematic review and meta-analysis. Clin Psychol Rev. 2012;32:329–42.

[83] Titov N, Andrews G, Davies M, McIntyre K, Robinson E, Solley K. Internet treatment for depression: a randomized controlled trial comparing clinician vs. technician assistance. PLoS One. 2010;5(6):e10939.

[84] Karyotaki E, Kleiboer A, Smit F, Turner DT, Pastor AM, Andersson G, et al. Predictors of treatment dropout in self-guided web-based interventions for depression: an 'individual patient data' meta-analysis. Psychol Med. 2015;45(13):2717–26.

[85] Donkin L, Christensen H, Naismith SL, Neal B, Hickie IB, et al. A systematic review of the impact of adherence on the effectiveness of e-therapies. J Med Internet Res. 2011;13:e52.

[86] Christensen H, Griffiths KM, Farrer L. Adherence in internet interventions for anxiety and depression. J Med Internet Res. 2009;11:e13–7.

[87] Kelders SM, Kok RN, Ossebaard HC, Van Gemert-Pijnen JEWC. Persuasive system design does matter: a systematic review of adherence to web-based interventions. J Med Internet Res. 2012;14:e152.

[88] Finkelstein J, Lapshin O. Reducing depression stigma using a web-based program. Int J Med Inform. 2007;76(10):726–34.

[89] Klein B, Meyer D, Austin DW, Kyrios M. Anxiety online: a virtual clinic: preliminary outcomes following completion of five fully automated treatment programs for anxiety disorders and symptoms. J Med Internet Res. 2011;13(4):e89.

[90] van den Berg S, Shapiro DA, Bickerstaffe D, Cavanagh K. Computerized cognitive-behaviour therapy for anxiety and depression: a practical solution to the shortage of trained therapists. J Psychiatr Ment Health Nurs. 2004;11(5):508–13.

[91] Rothert K, Strecher VJ, Doyle LA, Caplan WM, Joyce JS, Jimison HB, et al. Web-based weight management programs in an integrated health care setting: a randomized, controlled trial. Obesity (Silver Spring). 2006;14(2):266–72.

[92] Eysenbach G. The law of attrition. J Med Internet Res. 2005;7(1):e11.

[93] Melville KM, Casey LM, Kavanagh DJ. Dropout from Internetbased treatment for psychological disorders. Br J Clin Psychol. 2010;49(Pt 4):455–71.

[94] Demyttenaere K. Compliance and acceptance in antidepressant treatment. Int J Psychiatry Clin Pract. 2001;5(1):29–35.

[95] Anderson IM, Tomenso BM. Treatment discontinuation with selective serotonin reuptake inhibitors compared with tricyclic antidepressants: a meta-analysis. Br Med J. 1995;310(6992):1433–8.

[96] Dennis CL. Peer support within a health care context: a concept analysis. Int J Nurs Stud. 2003;40(3):321–32.

[97] Rogers ES, Teague GB, Lichenstein C, Campbell J, Lyass A, Chen R, Banks S. Effects of participation in consumer-operated service programs on both personal and organizationally mediated empowerment: results of multisite study. J Rehabil Res Dev. 2007;44(6):785.

[98] Morris RR, Schueller SM, Picard RW. Efficacy of a web-based, crowdsourced peer-to-peer cognitive reappraisal platform for depression: randomized controlled trial. J Med Internet Res. 2015;17(3):e72.

[99] Kleiman EM, Nock MK. Advances in scientific possibilities offered by real-time monitoring technology. Psychiatry. 2017;80(2):118–24.

[100] Armey MF, Schatten HT, Haradhvala N, Miller IW. Ecological momentary assessment (EMA) of depression-related phenomena. Curr Opin Psychol. 2015;1(4):21–5.

[101] Torous J, Staples P, Shanahan M, Lin C, Peck P, Keshavan, Onnela JP. Utilizing a personal smartphone custom app to assess Patient Health Questionnaire-9 (PHQ-9) depressive symptoms in patients with major depressive disorder. JMIR Mental Health. 2015;2(1):e8.

[102] Ben-Zeev D, Scherer EA, Wang R, Xie H, Campbell AT. Nextgeneration psychiatric assessment: using smartphone sensors to monitor behavior and mental health. Psychiatr Rehabil J. 2015;38(3):218–26.

[103] Torous J, Onnela JP, Keshavan M. New dimensions and new tools to realize the potential of RDoC: digital phenotyping via smartphones and connected devices. Transl Psychiatry. 2017;7:e1053.

[104] Twenge JM, Joiner TE, Rogers ML, Martin GN. Increases in depressive symptoms, suicide-related outcomes, and suicide rates among U.S. adolescents after 2010 and links to increased new media screen time. Clin Psychol Sci. 2017;6(1):3–18.

[105] Schueller SM, Aguilera A, Mohr DC. Ecological momentary interventions for depression and anxiety. Depress Anxiety. 2017;34(6):540–5.

[106] Nahum-Shani I, Smith SN, Tewari A, Witkiewitz K, Collins M, Spring B, Murphy SA. Just-in-Time Adaptive Interventions (JITAIs): an organizing framework for ongoing health behavior support. Technical Report No. 14-126. University Park: The Methodology Center, Penn State; 2014.

[107] Burns MN, Begale M, Duffecy J, Gergle D, Karr

CJ, Giangrande E, Mohr DC. Harnessing context sensing to develop a mobile intervention for depression. J Med Internet Res. 2011;13(3): e55.

[108] Fitzpatrick KK, Darcy A, Vierhile M. Delivering cognitive behavior therapy to young adults with symptoms of depression and anxiety using a fully automated conversational agent (Woebot): a randomized controlled trial. J Med Internet Res Ment Health. 2017;4(2):e19.

[109] Miner AS, Milstein A, Schueller S, Hegde R, Mangurian C, Linos E. Smartphone-based conversational agents and responses to questions about mental health, interpersonal violence, and physical health. JAMA Intern Med. 2016;176(5):619–25.

[110] Costescu CA, Vanderborght B. The effects of robot-enhanced psychotherapy: a meta-analysis. Rev Gen Psychol. 2014;18(2):127–36.

[111] Patients want more access to telehealth, mHealth treatment. In: Patient engagement HIT. 2017. http://patientengagementhit.com/ news/patients-want-more-access-to-telehealth-mhealth-treatment. Accessed 1 Jan 2018.

[112] Depression in adults: recognition and management. In: National Institute for Health and Care Excellence; 2016. https://www.nice. org.uk/guidance/cg90. Accessed 30 Apr 2018.

[113] Martinez-Martin N, Kreitmair K. Ethical issues for direct-to-consumer digital psychotherapy apps: addressing accountability, data protection, and consent. JMIR Ment Health. 2018;5(2):e32.

[114] American Psychological Association. A practitioner's guide to telemental health: how to conduct legal, ethical and evidencebased telepractice. http://www.apa.org/education/ce/1360403. aspx. Accessed 30 Apr 2018.

[115] PsyberGuide. Looking for a mental health app? psyberguide.org. Accessed 30 Apr 2018.

[116] Beacon 2.0. https://beacon.anu.edu.au/. Accessed 30 Apr 2018.

[117] The Anxiety and Depression Association of America. https://adaa. org/finding-help/mobile-apps. Accessed 30 Apr 2018.

[118] National Health Service. https://apps.beta.nhs. uk/?category=Mental%20Health. Accessed 30 Apr 2018.

[119] Torous JB, Chan SR, Yellowlees PM, Boland R. To use or not? Evaluating ASPECTS of smartphone apps and mobile technology for clinical care in psychiatry. J Clin Psychiatry. 2016;77(6):e734–8.

[120] American Psychiatric Association. App evaluation model. https:// www.psychiatry.org/psychiatrists/practice/mental-health-apps/ app-evaluation-model. Accessed 30 Apr 2018.

[121] Armontrout JB, Torous T, Fisher M, Drogin E, Gutheil T. Mobile mental health: navigating new rules and regulations for digital tools. Curr Psychiatry Rep. 2016;18:90–7.

[122] American Telemedicine Association. http://www. americantelemed. org. Accessed 30 Apr 2018.

[123] Norcross JC. Psychotherapy relationships that work. 2nd ed. New York: Oxford University Press; 2011.

[124] Pihlaja S, Stenberg J, Joutsenniemi K, Mehik H, Ritola V, Joffe G. Therapeutic alliance in guided internet therapy programs for depression and anxiety disorders – a systematic review. Internet Interv. 2018;11:1–10.

第五篇
其他治疗方法
Part Ⅴ　Alternative Treatment Approaches

第 15 章　抑郁症的补充疗法和自然疗法
Supplements and Natural Remedies for Depression

David Mischoulon　Nadia Iovieno　著

案例

　　Bill 是一名 35 岁的已婚白种人男性，没有明显的抑郁症病史。在初级保健医师的建议下，他来到精神科找医师就诊。Bill 几个月来一直感到沮丧，极不情愿地接受了初级保健医师的每日 20mg 氟西汀试验。当 3 个月后他的抑郁症只得到了部分缓减，初级保健医师试着增加了氟西汀的剂量，这导致了不良反应（头痛和性功能障碍）；初级保健医师向他解释说未经治疗的抑郁症可以随着时间的推移变得更加严重，并且抑郁症最好是由专家进行治疗，于是 Bill 同意去看精神科医师。

　　精神科医师诊断 Bill 患有轻度重症抑郁症，并建议他换用另一种标准抗抑郁药。Bill 很不情愿，因为根据既往经验来看，他很容易受到各种药物的不良反应影响。在进一步考虑处方抗抑郁药物之前，精神科医师和他讨论了尝试非处方天然物质的可能性。他向 Bill 解释说，许多人从这些疗法中受益，这些疗法通常耐受性更好，但与FDA 批准的药物相比，其特征不那么明显。Bill 喜欢这个主意，并同意试用一种天然产品。

　　他们检查了一些可选择产品。由于担心圣约翰草（St John's wort）与氟西汀的不良相互反应，而 Bill 希望目前不要停用氟西汀，于是将圣约翰草排除了。考虑到 ω_3-脂肪酸和 S- 腺苷 –L- 蛋氨酸（S-adenosyl–L-methionine，SAMe）与标准抗抑郁药物联合使用的安全性，他们随后考虑了这两种物质。Bill 同意尝试一种 ω_3- 制剂。精神科医师建议他开始时每日服用 1000mg 至少含有 60% 二十碳五烯酸（eicosapentaenoic acid，EPA）的制剂，Bill 在当地药店买了一种。按照精神科医师的指示，他开始服用补充剂，一个月后回来进行随访，没有发现任何改善。将剂量增加到每日 2000mg 后一个月，也没有产生任何其他获益。

　　精神科医师停止服用 ω_3- 脂肪酸，让 Bill 开始每日服用 800mg 的 S- 腺苷 –L-蛋氨酸（S-adenosyl–L-methionine，SAMe）。4 周后 Bill 回来时，他报告说他感觉好多了。他的情绪没有那么低落了，睡眠略有改善，他的注意力更好了，虽然他仍然感到注意力有点分散。他报告说没有不良反应。鉴于这种有希望但不完全的反应，精神科医师建议在接下来的一个月，将 SAMe 增加到更可接受的治疗剂量 1600mg/d。4 周后当 Bill 回来时，他的抑郁症已经完全消除了，没有新的不良反应。

一、相关术语的定义及概述

数千年来，天然药物已被用于各种医学疾病和精神病适应证。它们通常被描述和分类为天然药物、替代品、补充剂或别的其他名称。补充和替代医疗（complementary and alternative medicine，CAM）也可以指诸如针灸、冥想和其他不涉及药物治疗的干预。天然药物作为非处方对健康有益的膳食补充剂出售，通常未经美国食品药品管理局（FDA）批准[1]。本章中在介绍所涵盖的具体产品时，将使用"天然物质""营养保健品""补充剂"和"替代品"等术语。简而言之，1994 年《膳食补充剂健康与教育法》（Dietary Supplement Health and Education Act，DSHEA 法案）定义的"膳食补充剂"（dietary supplement）是指通过增加总膳食摄入量来补充膳食中维生素、矿物质、氨基酸、草药或其他天然物质的含量的产品[2]。这些物质可以是浓缩物、代谢物、有效成分、提取物或上述形式的组合，不作为食物或作为单一膳食／饮食。"营养保健品"（nutraceutical）是指提供一些健康益处的食品（增加了营养的食品或膳食补充剂）。本章中讨论的补充剂可以用这些术语中的任何一个来定义。

二、研究历程和社会经济价值

自然疗法已经成为美国文化的一个重要组成部分，是医疗卫生和自我保健中不断增长的部分，而抑郁症等精神疾病已成为使用替代疗法治疗的主要系列疾病之一。虽然已有超过 40 种 FDA 批准的抗抑郁药物，但那些接受药物治疗的抑郁症患者中，多达一半的患者没有应答；在那些有应答的患者中，许多会有抑郁复发[3]。药物相关的不良反应也可能导致依从性差和早期停药，从而影响药物治疗的成功[4]。因此，鉴于天然药物的有效性、良好的可接受性和耐受性，自然疗法可能是临床医学的一个有价值的补充[5]。

虽然营养保健品很受欢迎，前景广阔，但人们对其日益增长的使用仍有许多担忧。第一，营养保健品不像 FDA 批准用于治疗疾病的药物那样受到严格监管[1]。因此，制造商可能不声称该产品对具体疾病有预防或治疗功效，措辞谨慎地说明其安全性和有效性。第二，同一药物的有效成分相对浓度在不同制剂中可能不同，这可能会影响疗效和不良反应。第三，天然药物通常没有纳入医疗保险范围内，需要消费者自掏腰包购买。因此，考虑这些疗法的患者需要谨慎权衡营养保健品的成本和效益。

考虑到这些问题，来自临床和试验研究的数据可以阐明这些疗法的有效性、安全性和作用机制。同样，成本效益研究也有助于确定保险公司是否应将其作为使用医疗服务（如住院治疗）的一种方式。遗憾的是，针对这些营养保健品进行的设计良好的大规模、严格对照试验非常稀少。营养保健品行业没有与制药行业相同的财政资源，这限制了它们资助研究的能力。考虑到将产品进行测试的风险，即使是有足够资源投入研究的营养保健品制造商，也可能不愿意这么做[1]。支持补充剂功效的临床试验所带来的销量增加并不一定能够足以弥补研究费用；但如果有试验结果显示阴性（疗效还不如安慰剂）这可能会显著减少销量。例如在 21 世纪初，圣约翰草（SJW）的三次大规模临床试验表明，圣约翰草的疗效不比安慰剂更显著[6-8]。这导致了圣约翰草的负面报道，全球销量下滑[9]，而且在某些项目中，提前结束了对圣约翰草的研究资助[10, 11]。

虽然用于营养保健品研究的工业资金仍然有限，但幸运的是美国政府继续支持自然疗法的研究。随着美国国家补充和综合卫生中心（National Center for Complementary and Integrative Health，NCCIH）等组织的持续资助，或利益冲突最小的私人基金会等机构的持续赞助，与营养保健品行业资助的研究相比，所做的研究可能更可信[1]。

如果医学界能利用这些数据向公众发布更可靠的建议，消费者就可以对这些疗法做出更明智的决定。同样，高质量的研究和谨慎的安全监测有助于预防这些药物产生广泛的灾难性毒性反应，例如卡瓦（kava）导致的肝衰竭[11]、圣约翰草导致的移植排斥反应和抗艾滋病病毒药物的失效[12, 13]，以及麻黄导致的突然死亡[14]。

对营养保健品以及这本书中介绍的其他补充疗法继续进行研究，无论是对科学还是消费者保护，都是至关重要的。希望科学家能够继续严格研究自然疗法的益处和坏处。

本章接下来将重点介绍选定的自然疗法、疗效证据、可能的作用机制，以及已知或潜在的不利影响。

三、研究新进展

（一）圣约翰草

圣约翰草（SJW，贯叶连翘）是一种在世界各地广受欢迎的草药。它是治疗抑郁症的天然药物之一，大约有 40 项已发表的临床试验[15]。圣约翰草单药治疗抑郁症的疗效已与三环类抗抑郁药（TCAs）进行了比较，而且最近还与选择性 5- 羟色胺再摄取抑制药（SSRIs）进行了比较。随着证据数量的增加，出现了各种系统性回顾研究和 Meta 分析研究，将这些研究作为一个整体进行研究[15, 16]。总之，圣约翰草抗抑郁效果的这些综合支持证据大于安慰剂，且与低剂量三环类抗抑郁药（TCAs）和治疗剂量的选择性 5- 羟色胺再摄取抑制药（SSRIs）相当，虽然个别研究之间存在分歧。与处方抗抑郁药物相比，圣约翰草还显示出良好的耐受性和较低的停药率，这可能在一定程度上解释了其受欢迎程度[15]。已发表的研究也有一些局限性，这些研究侧重于不那么严重的抑郁症，不良反应的数据有限，以及比一般抗抑郁药物更短的治疗周期。

研究认为圣约翰草是通过金丝桃素（hypericin）、假金丝桃素（pseudohypericin）和贯叶金丝桃素（hyperforin）发挥作用的[17, 18]——它们可能与下丘脑 - 垂体 - 肾上腺轴相互作用，以减少细胞因子的产生，并具有一定的 5- 羟色胺活性。圣约翰草还可以轻度抑制单胺氧化酶活性[19]。虽然服用圣约翰草的患者不需要特殊饮食禁忌，但不应与选择性 5- 羟色胺再摄取抑制药（SSRIs）联合服用，因为这样会有 5- 羟色胺综合征（高血压、高热、潮红、反射亢进、头晕、定向障碍和肌阵挛）的风险[12]。还有其他研究文献记载，圣约翰草通过诱导细胞色素 P（CYP）-3A4 的相互作用，导致华法林、环孢素、口服避孕药、茶碱、芬普罗克蒙（Fenprocoumon）、地高辛、英地那韦、唑吡坦、伊立替康、奥氮平以及其他药物的临床疗效降低[20]。因此，对于那些服用多种药物的患者，必须谨慎，因为可能会发生一些严重的反应，如移植排斥反应、突破性妊娠和抗 HIV 毒株的形成。除了这些问题，圣约翰草通常是安全的，且耐受性良好。典型的不良反应为口干、头晕和便秘[20]。可能会出现光毒性或对阳光的敏感性增加；因此出于这些考虑，我们建议那些服用圣约翰草的患者在去海滩或徒步旅行时要小心。应采取适当的防护措施，如涂抹防晒霜和戴帽子。在双相情感障碍患者中，有患者在抑郁期自行服用圣约翰草治疗时出现躁狂情绪循环发作的病例[21]。出于这些原理，这些患者应该在临床医师的监督下，联合使用圣约翰草与心境稳定剂。关于怀孕的安全性，初步报告显示没有明显的风险，但仍建议谨慎使用[22]。

　　总的来说，虽然研究之间存在一些不一致的地方，但总体证据支持圣约翰草作为天然的抗抑郁药。研究报道的推荐剂量为每日 300 ～ 1800mg，通常分为每日 2 次或 3 次。医务人员应该知道，根据不同制剂所含有效成分的量，用药剂量可能会有所不同，这可能会导致不同品牌之间的功效差异。

（二）S- 腺苷 -L- 蛋氨酸

　　S- 腺苷 -L- 蛋氨酸（S-adenosyl-L-methionine，SAMe）是另一种天然抗抑郁药物，在欧洲已广泛使用数十年，但直到 20 世纪 90 年代末才在美国流行起来[23, 24]。所有生物都会产生 S- 腺苷 -L- 蛋氨酸，并在许多重要的生理反应（尤其是神经递质合成）中起着甲基供体的作用。SAMe 包含部分一碳代谢循环——涉及叶酸、维生素 B_{12} 以及其他一些因子[25]。SAMe 的合成部分取决于亚甲基四氢叶酸还原酶（MTHFR）。某些基因多态性可使这种酶功能降低，并对一碳循环平衡产生负面影响[26]。因此，对于 MTHFR 有缺陷的抑郁症患者，使用 SAMe 可能会绕过对 MTHFR 的需要；它还可以通过简单地促进关键神经递质如 5- 羟色胺、多巴胺等的产生，来帮助无 MTHFR 缺陷的患者。

　　与圣约翰草一样，SAMe 是一种已得到充分研究的天然抗抑郁药。已发表了约 50 项临床试验，包括口服、肌内注射和静脉注射等给药方案，剂量范围为 200 ～ 3200mg/d[23, 24, 27]。Hardy 和同事[23] 进行的一项重要 Meta 分析发现，总体支持 SAMe 比安慰剂更有效，并且与三环类抗抑郁药的疗效相当。最近对 SAMe 辅助治疗和其他疗法进行的一项小型 Meta 分析，也支持 SAMe[28]。最近的一项系统性回顾[24] 指出，自 2002 年以来，新的 SAMe 研究相对较少，这意味着 Hardy 的 Meta 分析研究仍然是最全面的。最近的一些研究对 SAMe 和依他普仑进行了比较[29]，这仍然是目前 SAMe 和选择性 5- 羟色胺再摄取抑制药（SSRIs）之间的唯一比较研究。该研究招募了 189 名患者，并将他们随机分配至 SAMe（1600 ～ 3200mg/d）组，依他普仑（10 ～ 20mg/d）组，或安慰剂组，接受 12 周的治疗。虽然每组的改善都很显著，但是该研究受到高安慰剂反应率的限制，导致三个治疗组之间的疗效相当。辅助分析表明，男性对 SAMe 的响应优于女性[30]。

SAMe 吸引人的一个特性是，它与其他药物的相互作用很少，因此可以安全地与标准抗抑郁药联合使用。目前，已有与 TCAs、SSRIs 和 SNRIs 联合使用的研究。例如，Alpert 和同事[31] 在 30 名 SSRIs 无应答者的小样本中检查了 SAMe 增强；受试者接受每日 800 ～ 1600mg SAMe 的开放标签治疗，总应答率为 50%，缓解率为 43%，并且出现的不良反应最小。Papakostas 和同事[32] 通过对 SSRIs 和 SNRIs 无应答者的双盲对照实验继续对 SAMe 增强进行研究；受试者在接受每日两次、每次 800mg SAMe 或安慰剂治疗 6 周后，结果显示 SAMe 的疗效显著优于安慰剂，应答率分别为 36.1% 和 17.6%，缓解率分别为 25.8% 和 11.7%。

总的来说，SAMe 的最佳疗效剂量为 400 ～ 3200mg/d，但某些患者可能需要更高的剂量。SAMe 通常具有良好的耐受性和安全性。建议使用泡罩包装，这样可以避免药物在使用前分解[33]。在患者中观察到的最常见的不良反应是肠胃不适[29, 32]。其他报道的不良反应有失眠、厌食、口干、出汗、头晕和焦虑。也曾有过使用 SAMe 的双相抑郁症患者出现躁狂和轻度躁狂的案例[34, 35]。关于怀孕，目前已知妊娠与 SAMe 和甲基化活性降低有关。一项对孕妇肝内胆汁淤积症的研究进行的 Meta 分析，发现 SAMe 对孕妇是有益的[36]。虽然对于患有抑郁症的孕妇来说可能是安全的，但在做出确切的建议之前，还需要更全面深入的安全数据。关于 SAMe 的最后一个警告是，它是这些治疗抑郁症的天然物质中较为昂贵的一种，400mg 片剂的价格为 0.75 美元至 1.25 美元。因此，许多消费者在开始 SAMe 疗程之前，需要与他们的临床医师讨论成本效益问题。

（三）ω_3- 脂肪酸

ω_3- 脂肪酸是一种长链多不饱和脂肪酸。它们主要存在于鱼油和其他海洋资源中[33]。精神病学研究中认为最具有精神活性的两种主要 ω_3- 脂肪酸是二十碳五烯酸（eicosapentaenoic acid，EPA）和二十二碳六烯酸（docosahexaenoic acid，DHA）[33]。自 20 世纪 90 年代末以来，被作为潜在的精神药物进行了广泛研究。研究者认为它们具有多种功能，包括 G 蛋白信号抑制、神经膜稳定、抗炎作用和其他活性[37]。

目前，已有 30 多篇已发表的临床试验（研究了抑郁症人群中不同的 ω_3- 脂肪酸制剂）以及各种系统回顾研究和 Meta 分析，这些研究普遍支持 ω_3- 脂肪酸制剂对治疗抑郁症有效[33, 37, 38]。这些研究大多在那些对标准抗抑郁药物反应有限的患者样本中进行 ω_3- 脂肪酸制剂辅助治疗，但也有一些 ω_3 制剂单药治疗的研究。这些研究大多使用 EPA 作为唯一的 ω_3 制剂，或者 EPA 和 DHA 联合使用。使用的剂量也不相同，但在大多数研究中一般在每日 1 ～ 2g。Sublette 和同事[38] 最近的一项 Meta 分析发现，与 DHA 相比，至少含有 60% EPA

的制剂最有效。

关于 DHA 的证据有限[39-42]。Mischoulon 和同事在一项双盲非对照的剂量研究中，比较了 DHA 单药治疗的三种方案的疗效；研究发现，效果最好的是 1g/d，其次是 2g/d 和 4g/d。对 EPA 和 DHA 的比较研究发现，DHA 的益处较小，但 EPA 对超重和（或）炎症加重的患者可能更有效[42,43]。Marangell 和同事发现，每日 2gDHA 没有任何获益[40]。

虽然研究还很有限，但 ω3- 脂肪酸还有其他多种潜在适应证，其中包括产后抑郁症[44,45]和双相情感障碍[46,47]。对于双相情感障碍，ω3- 脂肪酸的大部分益处可能处于抑郁期，而不是躁狂期[48]。虽然 ω3- 脂肪酸的最佳功效可能在精神疾病的预防而不是治疗，但已有研究表明它对精神疾病有益[49]。ω3- 脂肪酸可以缓减边缘性人格障碍的某些特征[50]。最近的证据表明，ω3- 脂肪酸对患有抑郁症[51]和注意缺陷障碍[52]的儿童和青少年有益。到目前为止，ω3- 脂肪酸对痴呆症疗效的证据很少[53]。有一项试验正在研究 ω3- 脂肪酸和维生素 D 对老年人抑郁症的预防作用[54]。

总的来说，ω3- 脂肪酸的数据很难解释。正如前面提到的，Meta 分析总体上是支持的，但也发现不同临床试验之间的分歧，这主要是由于各个研究在 ω3- 脂肪酸制剂、剂量和研究设计方面的不一致造成的[33,38,48,55-58]。同样，也没有不同制剂的头对头研究发表。

根据目前的研究和认识，可以提出以下建议。对于单相抑郁症，每日服用含 EPA ≥ 60% 的 EPA/DHA 混合剂 1 ~ 2g[38]，可能是最佳的起始治疗方案。虽然双相情感障碍的研究使用了更高的剂量（6 ~ 10g/d），但应该谨慎，因为曾有症状循环发作的案例。如今随着生产标准的提高，包括胃部不适和鱼腥味等其他不良反应已经不常见了。同样，早期对出血风险的担忧可能被夸大了[59]，但仍建议谨慎使用[60]。对于孕妇来说，ω3- 脂肪酸对婴儿大脑的发育至关重要，而妊娠会消耗母亲体内的 ω3- 脂肪酸[61]。因此，有理由假设 ω3- 脂肪酸对孕妇、胎儿和婴儿有益。虽然现有研究支持怀孕期间食用鱼类[62]，但我们还不知道 ω3- 脂肪酸对怀孕期间的全部影响，以及剂量的安全上限，因此建议谨慎使用。

（四）红景天

红景天（Rhodiola Rosea）通常被称为"金根"（Golden Root）或"北极玫瑰"（Arctic Root），生长在欧洲和亚洲山区的高海拔地区[63]。在亚洲、斯堪的纳维亚和东欧的传统医学中，已经使用了几个世纪。虽然其作用机制还不清楚，但它被认为是一种"适应原"（adaptogen）药物，能增强对化学、生物和物理应激源的抵抗力。红景天还可以刺激神经系统的活动，提高身心功能。与精神病学特别相关的是，红景天被认为可以缓解疲劳、压力、抑郁症和阳痿[63]。

红景天虽然在俄罗斯和斯堪的纳维亚半岛已经被广泛研究了 40 多年，但是这些研究大部分还没被翻译成英文，这对美国研究人员来说仍然很难理解。翻译过来的研究普遍支持红景天治疗抑郁症的有效性。至少有四项对照试验表明，红景天具有抗抑郁、抗焦虑作用，并能提高认知能力[63,64]。其他研究的结果则不那么理想。例如比较"红景天 340mg vs 舍曲林50mg vs 安慰剂"疗效的研究并没有显示存在显著的临床差异，但红景天的耐受性更好[65]。另一项试验使用的剂量从 100 ～ 680mg/d，结果显示并不支持对自我报告的焦虑、压力、认知和其他情绪症状的疗效[65]。

红景天含有多种对情绪有益的化学物质。肉桂醇苷（rosavin）、红景天苷（salidroside）、苷元酪醇（p-tyrosol）被认为可以提供适应原作用[66]。黄酮类化合物和有机酸是抗氧化剂。其他被提出的机制包括单胺和儿茶酚胺调节，部分通过MAO-A和MAO-B的抑制作用，从而影响5-羟色胺、多巴胺和去甲肾上腺素水平[67, 68]。也有报道称，红景天可以通过诱导阿片类生物合成并激活中枢和外周阿片类受体的阿片样作用[69]。红景天还能减少皮质激素释放因子（corticotrophin-releasing factor，CRF）的分泌，从而通过逆转CRF的焦虑源性活动来调节压力[70, 71]。红景天的典型市售制剂被标准化为至少含3%的肉桂醇苷和0.8%的红景天苷（天然含量比为3∶1）。

红景天的不良反应很少，而且比较轻微。最常见的不良反应为过敏反应、易怒、失眠、疲乏和不愉快的感觉，特别是在高剂量时。红景天最好在饭前30min 或白天早些时候服用，因为在晚上它可能会干扰睡眠或引起生动的梦境[63]。红景天与其他药物几乎没有相互作用，并且已经成功地与三环类抗抑郁药（TCAs）联合使用，甚至显示出三环类抗抑郁药不良反应的减少[63]。然而，最近一份关于帕罗西汀引起轻度5-羟色胺综合征的报道[72]，警示了在将红景天与标准药物联合使用时要谨慎。在小鼠身上进行的一项研究表明，红景天在妊娠期和哺乳期是安全的[73]，但还需要人类研究来阐明这个发现。目前还没有关于双相情感障碍循环发作的研究数据，但是考虑到红景天的提神特性，在双相情感障碍患者人群中应该谨慎使用。

总的来说，虽然目前对红景天的研究还没有老一代药物那么透彻，但是红景天是治疗情感障碍的一种很有前景的天然药物。许多研究的译文无法获得，这阻碍了对相关研究发现的全面评估；因此，需要进行更多的研究来更深入地了解如何最好地应用红景天。红景天最明显的适应证是那些由于剧烈的身心压力引起的虚弱或昏睡状态[63]。从作用机制上来讲，单胺类药物的调节作用，与红景天的抗抑郁作用是一致的。红景天是否应该与标准的抗抑郁药物联合使用，目前尚不清楚。理论上，红景天与SSRIs 或 SNRIs 联合使用可能会减少诸如记忆力差、性功能障碍和体重增加等不良反应；但帕罗西汀引起的5-羟色胺综合征的病例报告[72]表明，联合治疗时必须谨慎，还应进行进一步的对照研究。

（五）维生素补充剂

1. 叶酸

尽管叶酸缺乏与抑郁症之间的联系众所周知，但对叶酸补充治疗抑郁症的研究相对较少[74]。虽然研究总体上是阳性的，但这些研究受到小样本和叶酸制剂（如叶酸、亚叶酸等）异质性的限制。L-甲基叶酸盐（5-甲基四氢叶酸盐，5-MTHF），市场上称为德普林（Deplin®），已经成为精神病治疗药物的一个增长部分[75]。经 FDA 批准用于补充或预防维生素缺乏症，它已成为抑郁症患者常用的一种增强剂。Papakostas 等的一项多中心随机双盲研究，支持了德普林的抗抑郁疗效[75]。在该研究中，将 18—65 岁患有重度抑郁障碍和中度至重度抑郁症且 SSRI ≥ 8 周无反应的成年患者随机分为两组，接受"L- 甲基叶酸 15mg/d vs 安慰剂"的增强治疗。结果表明，根据几种诊断工具的测评，15mg/d 的 L- 甲基叶酸对抑郁症状的缓减效果比安慰剂更大。

其他 L- 甲基叶酸制剂还有康瑞福林（Cerefolin®），其中含有 5.6mg L- 甲基叶酸（Metafolin®）、1mg 维生素 B_{12}（氰钴维生素）、50mg 维生素 B_2（核黄素）和 5mg 维生素 B_6（吡哆醇）。康瑞福林 NAC 是它的变体，包含甲基钴胺素 2mg 和 N- 乙酰半胱氨酸（N-acetylcysteine，NAC）600mg（N- 乙酰半胱氨酸在线粒体调节剂一节中讨论）。与德普林一样，康瑞福林和康瑞福林 NAC 被批准用于治疗或预防维生素缺乏，并可通过处方获得。它们经常被"标签外"用于精神病适应证，包括抑郁症和痴呆症；它们对这些疾病的作用值得进一步研究。

2. 其他维生素补充剂

人们对于广谱微量营养素的应用越来越感兴趣，如 EmpowerPlus™（EMP）用于治疗不同的健康问题。EMP 含有大约 40 种微量矿物质、维生素和肌醇。Rucklidge 和同事已经发表了大量关于 EMP 及其变体对各种心理健康疾病的疗效的文章，结果令人鼓舞，但好坏参半[76-78]。这些制剂可能对压力[79, 80]、儿童和成人的注意缺陷障碍[81-83]、双相情感障碍、强迫症[84, 85]和认知功能[86]有好处。虽然有许多索赔的法律争议，但大多数诉讼都是以制造商获胜而告终。需要对这类广谱补充剂进行更系统的研究。

其他的大剂量维生素疗法（>200% 推荐膳食供给量）也被作为许多疾病的"治疗方法"推向市场。然而，许多含有脂溶性维生素（如维生素 A 和维生素 D）的制剂，在理论上确实存在维生素过多症的风险[87, 88]，因此应谨慎使用。

（六）5- 羟色氨酸

5- 羟色胺前体 5- 羟色氨酸（5-hydroxytryptophan，5-HTP），是一种从非洲植物加纳籽中提取获得的氨基酸类物质。它是由必需氨基酸 L- 色氨酸（L-tryptophan，L-TRP）化学合成的。L- 色氨酸也可用于 5- 羟色胺能的增强，但 5- 羟色氨酸的优势是可以绕过色氨酸羟化酶，将 L- 色氨酸转化为 5- 羟色氨酸，这是色氨酸向 5- 羟色胺转化的限速步骤[63]。色氨酸羟化酶可能受到各种疾病状态和生理或心理应激的抑制。在这种情况下，L- 色氨酸通过色氨酸 2,3- 双加氧酶转化为犬尿氨酸，这降低了 L- 色氨酸产生 5- 羟色胺的有效性。补充 5- 羟色氨酸可以绕过这一步，并增加通过血脑屏障（blood-brain barrier，BBB）向 5- 羟色胺转化的转运量[89, 90]。研究表明，随着口服 5- 羟色氨酸的摄入，情绪和睡眠的其他关键调节因子（包括褪黑激素、多巴胺、去甲肾上腺素和 β- 内啡肽）升高。5- 羟色氨酸的 L- 对映体的生物活性最强。5- 羟色氨酸的适应证包括抑郁症、纤维肌痛、失眠、暴食症、小脑性共济失调和头痛[63]。

5- 羟色氨酸的大多数关键试验都是在 20 世纪 70 年代和 80 年代进行的，当时抑郁症的
5- 羟色胺假说很流行 [63]。已发表的抑郁症临床研究大约有 27 项，其中 8 项为双盲试验，4
项采用活性药物对照；其中 3 项涉及尼亚酰胺、氯丙咪嗪或色氨酸的增强；1 项研究采用预
防复发交叉设计；1 项研究检查了 5- 羟色氨酸 / 多巴胺激动药联合使用的疗效。总的来说，
在大多数研究中，5- 羟色氨酸的表现优于安慰剂，通常在两周内疾病症状就会有所改善。
这些研究的局限性是样本小，而且只有 6 项研究显示 5- 羟色氨酸比安慰剂更具有统计学上
的显著优势。Cochrane 的一项综述表明，只有两项研究显示 5- 羟色氨酸优于安慰剂，这两
项确实足够严谨，值得考虑进行小型 Meta 分析 [91]。

20 世纪 90 年代，两个重大事件导致了 5- 羟色氨酸研究的实质性中断：第一，在 20 世
纪 80 年代末，出现了处方药选择性 5- 羟色胺再摄取抑制药（SSRIs）；第二，在 1989 年
和 1990 年暴发了约 1500 例 L- 色氨酸相关的嗜酸性粒细胞增多 – 肌痛综合征（eosinophilia-
myalgia syndrome，EMS），导致至少 38 人死亡。FDA 因此禁止色氨酸的使用，直到进一步
的研究表明，嗜酸性粒细胞增多 – 肌痛综合征是由于 L- 色氨酸在生产过程中过滤不充分产
生的细菌发酵产物所致。最终，以更严格规范生产的 5- 羟色氨酸重新投入市场，而且目前
的研究数据支持其安全性 [63]。

与 5- 羟色氨酸相关的最常见不良反应是胃肠道反应（恶心、呕吐和腹泻 [63]），这些不良
反应往往是剂量相关的和暂时性的。Gijsman 和同事建议将 5- 羟色氨酸与外周脱羧酶抑制药
（peripheral decarboxylase inhibitor，PDI）联合使用，以阻止 5- 羟色氨酸向 5- 羟色胺的外周转化，
从而降低肠道蠕动，进而降低胃肠道紊乱 [92]。不太常见的不良反应为头痛、失眠和心悸。5-
羟色氨酸与 SSRIs（氟西汀）或 MAOIs 联合使用可引起 5- 羟色胺综合征 [93]。然而，在一项
对 26 名服用氟西汀的患者单次服用 5- 羟色氨酸（200mg）的研究中，没有患者出现 5- 羟色
胺综合征的迹象或症状 [94]。尽管如此，正在服用抗抑郁药物的患者应谨慎使用 5- 羟色氨酸。
关于怀孕或双相情感障碍患者的安全性数据很少，因此在这些人群中需要谨慎。

根据研究文献的推荐剂量范围为 20 ～ 3250mg/d。典型的起始剂量为 50mg，每日三次，
随餐服用，两周后可根据需要向上滴定。由于 5- 羟色氨酸的半衰期相对较短（4.3±2.8）h，
因此每日的剂量应分为 2 ～ 4 次 [63]。总之，鉴于其安全性和以前的支持性文献，尤其是考
虑到需要更严格的临床试验，值得重新考虑将 5- 羟色氨酸作为一种抗抑郁药物。

（七）肌醇

肌醇（inositol）也叫维生素 B_8，是一种糖醇，葡萄糖的结构异构体，主要存在于细胞
膜中。肌醇是人体内 9 种不同异构体的主要成分。肌醇存在于豆类、谷物、坚果和许多水果
中 [95]。在中枢神经系统中，肌醇参与膜磷脂的合成，并且是磷脂酰肌醇（phosphatidylinositol，
PI）循环的前体，产生肌醇三磷酸（inositol triphosphate，IP_3）和二酰基甘油（diacylglycerol，
DAG）——这两种重要的第二信使通过神经递质受体参与细胞内过程 [96]。

早期发现抑郁症患者的脑脊液（CSF）中肌醇含量降低，促使精神病学家考虑使用肌

醇治疗抑郁症[97]。关于肌醇对精神疾病的疗效，那些对精神病患者与健康对照组的各种比较研究提供的证据不一[63]。自杀者和双相情感障碍患者额叶皮质中肌醇水平低于健康对照组[98]。同样，未经治疗的双相抑郁症患者和单相抑郁症患者的额叶中的肌醇也有所减少[99]。另一方面，双相抑郁症的锂盐短期治疗（5～7天）和长期治疗（3～4周）也与额叶中低肌醇水平相关[95]。对接受药物治疗和未接受药物治疗的重度抑郁症患者的大脑皮质中的肌醇水平进行磁共振波谱分析得出的结果也不一致[100]。此外，基线脑脊液肌醇水平不能预测治疗反应[101, 102]。因为心境稳定剂被认为是通过稳定肌醇信号来起作用的，狂躁可能是肌醇过量引起的继发症；反之，抑郁症可能与肌醇不足有关，而肌醇不足可以通过补充肌醇来逆转[63]。

目前大约有 6 项已发表的肌醇治疗抑郁症的临床试验（其中 5 项是安慰剂对照试验），其中大多数试验使用肌醇作为单极和双相抑郁症患者抗抑郁药和心境稳定剂的增强剂。在 5 项对照研究中，有 3 项肌醇的表现优于安慰剂，其中 2 项关于单极抑郁症的研究结果为阴性。然而，这些比较大多没有达到显著性，可能是由于样本量较小。其他试点研究已经证明了肌醇对恐慌障碍、强迫症（OCD）和神经性贪食症的疗效[103]。这表明肌醇具有像 SSRIs 类药物那样的广泛范围。另一方面，肌醇对精神分裂症、注意力缺陷障碍、阿尔茨海默病、自闭症和电休克治疗（ECT）导致的认知障碍的疗效的研究结果均为阴性[63]。建议剂量范围为 6～20g/d，通常约 12g/d，每日分 2～4 次服用。强迫症可能需要更高的剂量[63]。

肌醇的耐受性和安全性良好。不良反应可能包括血糖升高、胀气、恶心、嗜睡、失眠、头晕和头痛。还没发现肌醇有毒性反应或药物间相互作用。肌醇诱发的躁狂症在双相情感障碍患者中已有报道，因此对于双相情感障碍患者，肌醇最好与心境稳定剂联合使用。不推荐孕妇服用肌醇，因为它有诱发子宫过早收缩的风险[63]。

总的来说，到目前为止的研究结果表明肌醇在缓解情绪障碍和焦虑症方面是有效的。然而，迫切需要样本量更大的研究以获得更确切的结论。

（八）铬

铬（chromium）是一种参与碳水化合物、蛋白质和脂类代谢的微量元素。作为一种减重补充剂非处方出售。铬缺乏可能导致糖尿病，人们认为补充铬可以通过刺激胰岛素活性和胰岛素敏感性来提高糖尿病患者的糖耐量。铬还被认为是一种抗抑郁药物，对非典型抑郁症具有潜在的益处；非典型抑郁症的特点是食欲增加、对碳水化合物的渴求和体重增加——所有这些都可以由铬进行控制[63]。

虽然铬缺乏和抑郁症之间没有明确的关系，但研究显示铬支持单胺能神经传递和色氨酸通过血脑屏障进入中枢神经系统（CNS）。铬还能刺激 5- 羟色胺（5-HT）的合成和功能，以及去甲肾上腺素的释放。铬可降低动物和人类的 5-HT 2A 受体活性；在大鼠的研究中，铬可引起大鼠血浆和大脑中色氨酸、大脑中 5- 羟色胺的显著增加。铬还可以通过 N-

甲基 –D– 天冬氨酸(N–methyl–D–aspartate，NMDA）和 α– 氨基 –3– 羟基 –5– 甲基异噁唑 –4–
丙酸（ alpha–amino–3–hydroxy–5–methylisoxazole–4–propionic acid，AMPA ）受体与谷氨酸
能通路相互作用。这些机制共同支持铬的抗抑郁作用[63]。

有一些报告值得注意，支持铬在精神患者群中的应用。在一组由 5 名正在服用标准抗抑
郁药的心境恶劣患者组成的系列病例中，铬的补充使其病情得到了缓解[104]。在一项包含 15
名非典型抑郁症患者的随机对照试验中，研究人员发现铬与安慰剂之间存在显著差异：铬
的应答率为 70%，安慰剂为 0%；铬的缓解率为 60%，安慰剂为 0%[105]。另一项针对 113 名
非典型抑郁症患者的随机对照试验研究发现，铬与安慰剂在改善抑郁症严重程度方面没有
显著差异，但对非典型症状，尤其是对碳水化合物的渴求有显著影响[106]。最近的其他研究
表明，铬对经前焦虑症[107]和暴食症[108]有益。

铬（尤其是吡啶甲酸铬）安全性和耐受性都很好[63]。报道的不良反应有早期失眠、震
颤和轻微的精神运动激活，但没有严重的毒性作用。曾有过铬引起生动梦境的报道；因此，
铬剂最好在早上服用。有一篇关于尿酸性肾结石的报道，但铬剂是否直接导致尿酸性肾结
石尚不清楚[109]。

总的来说，虽然支持铬剂对非典型抑郁症的疗效的研究数据还只是初步的，但这很
让人鼓舞。铬剂可以有效治疗食欲增加和对碳水化合物的渴求。推荐剂量为吡啶甲酸铬
400 ～ 600μg/d。应开展进一步的对照试验，以确定其作为单一疗法和增强疗法的疗效，特
别是对于非典型抑郁症。

（九）线粒体调节剂

有几种天然物质被认为是通过调节线粒体活性，影响电子传递链而起作用的。
Nierenberg 和同事提出，线粒体调节紊乱可能导致双相情感障碍[110]，其他研究者则认为线
粒体调节紊乱可能与阿尔茨海默病有关[111]。这些天然物质包括前面提到的 N– 乙酰半胱
氨酸（见维生素补充剂部分）、乙酰左旋肉碱（acetyl–L–carnitine，ALCAR）和 α– 硫辛酸
（ alpha–lipoic acid，ALA ）。

1. 乙酰左旋肉碱

肉碱是一种将脂肪酸转运到线粒体中并清除活性氧的脂肪酸。它们以酰基肉碱的形式
进入线粒体，并在氧化时释放能量，形成乙酰辅酶 A，然后进入柠檬酸循环。乙酰左旋肉碱
（acetyl–L–carnitine，ALCAR）可穿过血脑屏障和保护脑细胞，从而发挥治疗精神疾病的作
用。它可以逆转或放缓动物与年龄有关的退化，包括大鼠的认知衰退和运动能力下降。其
他机制包括降低氧化应激和逆转对环境的反应性降低[110]。

Bersani 和同事对 80 名患有情绪障碍症的老年患者进行了一项多中心的双盲随机对照试
验，让受试者接受 7 周的"乙酰左旋肉碱每日 3 次，每次 1000mg vs 氟西汀 20mg/d"治疗。
乙酰左旋肉碱组患者在各种临床医师评估量表和自我报告量表上，抑郁症和焦虑症状都有
显著改善。氟西汀组的结果相似，但这些个患者的反应潜伏期更长（2 周 vs 1 周）。这表明

乙酰左旋肉碱可能通过不同的作用机制发挥抗抑郁作用，可能是由于神经元活动的快速支持[112]。一项随机对照试验比较了胸腺功能障碍患者每日服用"乙酰左旋肉碱 500mg vs 阿米舒必利（Amisulpride）50mg"的疗效，发现两组患者的抑郁症严重程度均有临床显著改善，但没有显著差异[113]。一项研究检查了联合治疗（乙酰左旋肉碱 1000～3000mg/d 和 α- 硫辛酸 600～1800mg/d）对双相抑郁症患者的疗效，发现联合治疗与安慰剂相比没有显著优势[114]。Tempesta 等[115]在对 24 名住院老年抑郁症患者的交叉研究中发现，与安慰剂组相比，乙酰左旋肉碱组患者的抑郁症严重程度得到了显著降低。

Wang 等[116]对乙酰左旋肉碱潜在的抗抑郁作用的研究进行了回顾研究，对目前已发表的研究提出了谨慎乐观的观点，但强调了还需要进行更有力的严格设计的试验。Veronese 等[117]对 12 项研究进行了 Meta 分析发现，与安慰剂或不干预相比，乙酰左旋肉碱显著降低了抑郁症状，不良反应也比抗抑郁药少。该研究者还呼吁进行更多大规模的精心设计的试验。

乙酰左旋肉碱还接受了其他指标的检验。一项关于乙酰左旋肉碱对儿童和青少年多动症患者疗效的研究呈阴性[118]。Cochrane 的一项回顾研究发现，不支持乙酰左旋肉碱对痴呆症有益处[119]。然而，一项研究发现，乙酰左旋肉碱可以减轻老年患者的身心疲劳，提高他们的认知能力[120]。一项研究发现，与口服乙酰左旋肉碱相比，接受乙酰左旋肉碱静脉注射的酗酒患者的快感缺乏、忧郁和阴性症状有所改善[121]。

很少有乙酰左旋肉碱引起严重不良反应的报告。在使用乙酰左旋肉碱减肥的患者中，有 1 例患者出现精神错乱[122]和 1 例患者出现躁狂复发[123]的不良反应报道。总的来说，乙酰左旋肉碱基本上是安全的，早期的疗效证据支持进行更深入的研究。

2. N- 乙酰半胱氨酸

研究已经发现 N- 乙酰半胱氨酸（N-acetylcysteine，NAC）可以独立地增加谷胱甘肽（glutathione，GSH）的合成，从而减少氧化应激。N- 乙酰半胱氨酸可以防止线粒体电子传递链的氧化损伤，并保护脑细胞；它的功能可能类似于锂盐和丙戊酸钠。也许正是由于这个原因，大多数报道的 N- 乙酰半胱氨酸治疗心境障碍的临床试验都集中在双相情感障碍而不是单相抑郁症。由于临床试验相对较少，我们在这里介绍了一些双相情感障碍的研究。

Berk 和同事[124]对 75 名双相情感障碍患者进行了双盲安慰剂对照试验，受试者随机接受 6 个月的"N- 乙酰半胱氨酸 2000mg/d vs 安慰剂＋常规治疗"，研究结果显示，与安慰剂组相比，N- 乙酰半胱氨酸组在抑郁程度和整体功能方面都有所改善。Berk 等随后对 149 例双相情感障碍患者进行了为期 8 周的 N- 乙酰半胱氨酸 2000mg/d 的开放试验，然后随机选择 N- 乙酰半胱氨酸或"安慰剂＋常规治疗"维持治疗。抑郁症状在开放期得到改善，但在维持期症状的改善很小[125]。Magalhaes 和同事[126]对 15 名双相情感障碍患者进行了为期 6 个月的双盲安慰剂对照试验；结果发现，N- 乙酰半胱氨酸改善了躁狂症状，而安慰剂组患者的抑郁症状加重了。

Berk 及其同事最近在单相重度抑郁症患者中进行的一项研究发现，N- 乙酰半胱氨酸组的缓解率和应答率更高，但需要 16 周后才与安慰剂组有显著差异[127]。在 N- 乙酰半胱氨酸组中，胃肠道和肌肉骨骼的不良反应更为常见。系统回顾和 Meta 分析 [128] 检查了 N- 乙酰半胱氨酸在不同患者样本中的 5 项临床试验，包括两项双相情感障碍研究、一项重度抑郁症研究，以及研究拔毛癖和重度吸烟患者的抑郁症状的两项研究；总体而言，与安慰剂相比，N- 乙酰半胱氨酸组患者在临床总体印象 – 疾病严重程度量表（clinical global impressions–severity of illness scale）的得分较低，总体功能也更好，而且 N- 乙酰半胱氨酸耐受性较好。

总的来说，N- 乙酰半胱氨酸的证据仍然很初步，特别是对于单相抑郁症，还需要进行更多的试验研究。

3. α- 硫辛酸

α- 硫辛酸（alpha-lipoic acid，ALA）是丙酮酸脱氢酶复合物的辅因子。它通过提高胰岛素敏感性来增加细胞对葡萄糖的吸收，它还通过抗氧化活性清除活性氧。Salazar 认为，由于胰岛素活动可以增加色氨酸流入大脑（从而增加 5- 羟色胺），因此通过补充 α- 硫辛酸提高胰岛素敏感性可能会治疗抑郁症 [129]。据报道的病例证据，α- 硫辛酸对某些患者的情绪有一定的益处。

在动物身上的研究表明，α- 硫辛酸可能有抗抑郁作用 [130, 131]，特别是对于脑源性神经营养因子（BDNF）缺乏的情况 [132]。一项研究对糖尿病患者进行了两周的对照试验，比较了静脉注射"α- 硫辛酸（600mg/d）vs 美西多（Mexidol，300mg/d）"对情感状态、认知功能、生活质量以及血糖控制的影响。两种治疗方法都能降低高血糖和内疚感。α- 硫辛酸还减少了患者的注意力缺陷 [133]。前文提到，乙酰左旋肉碱和 α- 硫辛酸的联合使用对双相抑郁症的疗效并不理想 [114]。报道的不良反应很少，可能包括过敏反应、恶心和低血糖。

虽然 α- 硫辛酸表现出良好的耐受性和安全性，但还需要在情绪障碍患者中进行更多的临床试验，来确定 α- 硫辛酸是否能在精神药物中占有一席之地。

（十）咖啡和含咖啡因的饮料

虽然咖啡和其他含咖啡因的饮料在世界范围内非常受欢迎，并以其兴奋作用而闻名，但关于咖啡是否具有抗抑郁的潜力，无论是作为一种预防剂或治疗剂，研究相对较少。尽管如此，还是有一些令人信服的早期证据。

在一项针对 50 739 名女性的大型观察性研究中，哈佛大学公共卫生学院报告称，患抑郁症的风险与饮用含咖啡因的咖啡呈负相关。与很少或不喝咖啡的女性相比，每天喝 4 杯或以上含咖啡因的咖啡，可使抑郁症风险降低 20%，这表明咖啡因可能对抑郁症有预防作用 [134]。同样，2013 年对日本人群的一项调查表明，每天喝 4 杯绿茶或两杯咖啡可以预防抑郁症 [135]。

在对 7 项研究共计 330 677 名受试者的 11 篇观察文章的分析发现，每天多喝一杯咖啡，抑郁症的风险就会降低 8%，这表明了剂量 – 反应关系。当每天咖啡因摄入量达到 68 ～ 509mg（相当于 1 ～ 5 杯普通咖啡）时，患抑郁症的风险下降得更快，而且这种关联达到显著水平。该研究者的结论是，咖啡和咖啡因的摄入与抑郁风险降低显著相关 [136]。另一项对芬兰男性的研究表明，每天喝大约 8 杯咖啡的男性，患抑郁症的风险降低了 77% [137]。

这就不难理解，许多抑郁症患者可能会将咖啡作为一种自我治疗的手段[138]。

如果咖啡可以帮助预防抑郁症，那么它是如何起作用的呢？考虑到抑郁症与炎症活动增加之间的已知联系[139]，以及咖啡具有抗炎症作用的事实[140]，有可能控制咖啡的摄入对轻度抑郁症患者有益。咖啡的另一个作用机制是增加 5- 羟色胺的产生[141]，这反过来又能刺激与情绪调节相关的神经递质的合成。其他研究表明，某些不含咖啡因的咖啡，特别是多酚和绿原酸（特别是 3- 咖啡基奎宁酸；3-caffeoylquinic acid，3-CQA）含量高的咖啡，也能改善情绪和表现[142]。咖啡具有抗炎和 5- 羟色胺能作用的假设表明，如果使用得当，它可能对抑郁症患者有益。

然而，应该指出的是，含咖啡因的能量饮料越来越受欢迎，特别是在那些饮用"能量饮料"的青少年和年轻人中，过量饮用导致了一些严重的不良事件——包括心动过速、呕吐、心律失常、癫痫、甚至死亡，以及肥胖和牙釉质腐蚀等长期问题[143]。鉴于上述这些原因，临床医师应定期询问抑郁症患者咖啡因的使用情况。

考虑到含咖啡因饮料无处不在、它们的受欢迎程度、可负担性和容易获得性，如果某些类型的咖啡确实能够预防或治疗抑郁症，那么它们很容易在精神科医师的抑郁症治疗药物中找到一席之地。对急性情绪障碍的前瞻性研究，可能证明咖啡是有疗效的。

四、临床应用及建议

自然疗法是治疗抑郁症的一种很有前景的方法，因为越来越多的证据表明其有效性和安全性。随着时间的推移，天然药物可能会更紧密地融入医学和精神病学实践中。然而，截至撰写本文时，还需要做更多的工作来更好地理解这些治疗方法，并明确它们对精神疾病的疗效。目前，临床医师应该谨慎使用这些药物。自然疗法的最佳候选者是那些对尝试天然药物有强烈兴趣的轻度疾病患者。尝试天然药物对这些患者不会有什么损失，即使是在最坏的情况下，他们也还可以转向其他更有效的疗法。另一种情况是，尝试了许多处方药物，但由于疗效有限或烦人的不良反应而没有成功的患者。这些患者也可能会从天然药物（或天然药物与标准药物联合使用，或天然药物作为标准药物的替代）中获益。但是，这些患者有更多的难治性疾病，因此可能不是自然疗法的最佳候选者。与任何治疗方法一样，临床医师应该与患者就天然药物的利弊进行全面透彻的讨论，以便患者能够在知情的情况下决定如何进行治疗。表 15-1 总结了本章所介绍的几种主要天然药物，以及推荐剂量、不良反应和与其他药物的相互作用。

五、常见问题及解答

Q1: 天然药物安全吗？

A1: 在大多数情况下，天然药物是安全的，而且与处方药物相比，其不良反应往往较少且更轻微。但是，有些天然药物可能有潜在的危险不良反应和与其他药物的相互作用。因此，应该像处方药物那样谨慎使用，最好在医学专业人员的监督下使用。

表 15-1　抑郁症的自然疗法：剂量和不良反应 / 相互作用

药品	建议剂量	不良反应 / 相互作用
乙酰左旋肉碱（ALCAR）	1000 ～ 3000mg/d	精神错乱、躁狂症（罕见）
α- 硫辛酸（ALA）	600 ～ 1800mg/d	过敏反应、恶心、低血糖
铬	400 ～ 600µg/d（ 吡 啶 甲 酸铬）	早期失眠、震颤、轻度精神运动激活、生动的梦境，可能有尿酸性肾结石
咖啡	68 ～ 509mg/d（相当于 1 ～ 5 杯普通咖啡）	失眠、心动过速、呕吐、心律失常、癫痫、肥胖、牙釉质腐蚀、死亡（尤其是高咖啡因能量饮料）
叶酸	5- 甲基四氢叶酸(5-MTHF；Deplin®) 7.5 ～ 15mg/d；叶 酸：200 ～ 500µg/d；亚叶酸（甲酰四氢叶酸）：15 ～ 30mg/d	过敏反应
5- 羟色氨酸（5-HTP）	20 ～ 3250mg/d	恶心、呕吐、腹泻、头痛、失眠、心悸，与标准抗抑郁药联合使用时，可能会导致 5- 羟色胺综合征
肌醇	6 ～ 20g/d（强迫症可能需要更高剂量）	血糖、胀气、恶心、嗜睡、失眠、头晕和头痛的轻微增加，双相情感障碍患者的躁狂症，子宫过早收缩
N- 乙酰半胱氨酸(NAC)	2000mg/d	胃肠道不适和肌肉骨骼不适
ω_3- 脂肪酸（EPA 和 DHA）	1000 ～ 2000mg/d（有些研究给予双相情感障碍患者高达 10g/d）	胃肠道症状，双相抑郁症患者躁狂情绪循环发作
红景天	100 ～ 680mg/d	过敏、易怒、失眠 / 生动的梦境、疲劳，以及不愉快的感觉（特别是高剂量时），与帕罗西汀联合使用时，可能会出现轻微的 5- 羟色胺综合征
S- 腺苷 -L- 蛋氨酸（SAMe）	200 ～ 3200mg/d（某些患者可能需要更高的剂量）	肠胃不适、失眠、厌食、口干、出汗、头晕、神经过敏，双相情感障碍患者的躁狂症
圣约翰草	300 ～ 1800mg/d，分为每日 2 ～ 3 次	与 SSRIs 联合使用时，口干、头晕、便秘、对光敏感、5- 羟色胺综合征，双相情感障碍患者的躁狂症，与华法林、环孢素、口服避孕药、茶碱、芬普罗克蒙、地高辛、英地那韦、唑吡坦、伊立替康和奥氮平会发生不良相互作用
维生素补充剂	剂量不定	某些情况下可引起维生素过多症

Q2： 天然药物比处方药物更好吗？

A2： 比较天然药物和处方药物的研究相对较少。一些比较表明，天然药物可能和那些经FDA 批准的同类药物一样有效，但其中许多研究的严谨度不够，没达到得出确切结论所需的严谨度。

Q3： 天然药物能与常规药物联合使用吗？

A3： 许多天然药物可以与标准药物联合使用。通常，效果可能是协同的，产生比单药治疗更好的效果。但是，由于存在相互作用的风险，某些天然药物（如圣约翰草）需要谨慎使用。

Q4： 天然抗抑郁药的作用有多快？

A4： 大多数天然精神药物的作用时间与处方药物大致相同。对于抗抑郁药物，通常需要6 ～ 12 周的治疗才能确定该药物是否有效。

Q5： 应该向患者推荐天然药物吗？哪些患者最适合？

A5： 一般来说，临床医师坚持使用 FDA 批准的药物更安全，因为这些药物有更多的有效性和安全性证据。但是，如果患者对尝试天然药物感兴趣，最好的候选者是那些病情较轻的患者。有时，那些尝试了许多处方药物，但由于疗效有限或烦人的不良反应而没有成功的耐药患者，也可以考虑尝试其他的治疗方法。

Q6： 如果患者不告知医师就服用天然药物，怎么办？

A6： 如果你怀疑患者可能在你不知情的情况下服用天然药物（这经常发生），你应该非评判地询问他们，并提到许多这类自然疗法是有效的且完全适合使用；但作为医师，你需要了解他们所服用的天然药物，这样你才能确保不会开处可能与患者正在服用的天然药物产生不良相互作用的药物。

Q7： 天然药物会上瘾吗？

A7： 没有证据表明这里讨论的任何一种天然药物会上瘾或导致依赖，也许除了咖啡——经常会导致对咖啡因的依赖和突然停用的戒断症状。在这里没有提到的其他天然药物（如镇静药和兴奋药），在某些情况下可能会被滥用，因此应谨慎管理。

Q8： 现在大麻越来越合法化，医师会定期开大麻处方吗？

A8： 不一定。医学界仍然极不情愿开大麻处方，这是正确的，因为精神疾病患者使用大麻的风险 / 收益比的系统性研究数据有限。

Q9： 如何才能更多地了解自然疗法？互联网是个很好的信息来源吗？

A9： 互联网上当然有很多关于自然疗法的信息来源。但是，有些信息比其他的更可靠，但也确实存在偏颇。通常 PubMed 或 clinicaltrials.gov 等网站是很好的信息来源，因为它们反映了对这些疗法的临床试验。你也可以参加那些侧重于这些自然疗法的继续教育课程或学术会议。

Q10： 患者是否应该继续使用天然的非处方药进行自我治疗？

A10： 通常来说，对于患有抑郁症等严重疾病的患者来说，自我治疗不是一个好主意。最好在临床医师的监督下使用这些天然药物。

参考文献

[1] Mischoulon D. Nutraceuticals in psychiatry, part 1: social, technical, economic, and political perspectives. Contemp Psychiatry. 2004;2:1–6.

[2] Coleman E. DSHEA. FDA guide to supplements. NCRHI Newsl. 1999;22.

[3] Safer DJ. Differing antidepressant maintenance methodologies. Contemp Clin Trials. 2017;61:87–95.

[4] Cassano P, Fava M. Tolerability issues during long-term treatment with antidepressants. Ann Clin Psychiatry. 2004;16:15–25.

[5] Mischoulon D. Update and critique of natural remedies as antidepressant treatments. Obstet Gynecol Clin N Am. 2009;36:789–807. x.

[6] Hypericum Depression Trial Study Group. Effect of Hypericum perforatum (St John's wort) in major depressive disorder: a randomized controlled trial. JAMA. 2002;287:1807–14.

[7] Lecrubier Y, Clerc G, Didi R, Kieser M. Efficacy of St. John's wort extract WS 5570 in major depression: a double-blind, placebocontrolled trial. Am J Psychiatry. 2002;159:1361–6.

[8] Shelton RC, Keller MB, Gelenberg A, et al. Effectiveness of St John's wort in major depression: a randomized controlled trial. JAMA. 2001;285:1978–86.

[9] Hellmich N. Bloom is off herbal-product sales. USA Today. 2001.

[10] Fava M, Alpert J, Nierenberg AA, Mischoulon D, Otto MW, Zajecka J, et al. A double-blind, randomized trial of St John's wort, fluoxetine, and placebo in major depressive disorder. J Clin Psychopharmacol. 2005;25:441–7.

[11] Sarris J, Kavanagh DJ. Kava and St. John's wort: current evidence for use in mood and anxiety disorders. J Altern Complement Med N Y N. 2009;15:827–36.

[12] Baede-van Dijk PA, van Galen E, Lekkerkerker JF. Drug interactions of Hypericum perforatum (St. John's wort) are potentially hazardous. Ned Tijdschr Geneeskd. 2000;144:811–2.

[13] Markowitz JS, Donovan JL, DeVane CL, Taylor RM, Ruan Y, Wang J-S, Chavin KD. Effect of St John's wort on drug metabolism by induction of cytochrome P450 3A4 enzyme. JAMA. 2003;290:1500–4.

[14] Wallace P. Baseball player's death renews ephedra debate. Food Chem News. 2003;24:22.

[15] Apaydin EA, Maher AR, Shanman R, Booth MS, Miles JNV, Sorbero ME, Hempel S. A systematic review of St. John's wort for major depressive disorder. Syst Rev. 2016;5:148.

[16] Linde K, Berner MM, Kriston L. St John's wort for major depression. Cochrane Database Syst Rev. 2008;4:CD000448.

[17] Brockmöller J, Reum T, Bauer S, Kerb R, Hübner WD, Roots I. Hypericin and pseudohypericin: pharmacokinetics and effects on photosensitivity in humans. Pharmacopsychiatry. 1997;30(Suppl 2):94–101.

[18] Seifritz E, Hatzinger M, Holsboer-Trachsler E. Efficacy of Hypericum extract WS(®) 5570 compared with paroxetine in patients with a moderate major depressive episode - a subgroup analysis. Int J Psychiatry Clin Pract. 2016;20:126–32.

[19] Gnerre C, von Poser GL, Ferraz A, Viana A, Testa B, Rates SM. Monoamine oxidase inhibitory activity of some Hypericum species native to South Brazil. J Pharm Pharmacol. 2001;53:1273–9.

[20] Rodríguez-Landa JF, Contreras CM. A review of clinical and experimental observations about antidepressant actions and side effects produced by Hypericum perforatum extracts. Phytomedicine Int J Phytother Phytopharm. 2003;10:688–99.

[21] Nierenberg AA, Lund HG, Mischoulon D. St. John's wort: a critical evaluation of the evidence of antidepressant effects. In: Mischoulon D, Rosenbaum J, editors. Natural medications for psychiatric disorders: considering alternatives. 2nd ed. Philadelphia: Lippincott Williams & Wilkins; 2008. p. 27–38.

[22] Gregoretti B, Stebel M, Candussio L, Crivellato E, Bartoli F, Decorti G. Toxicity of Hypericum perforatum (St. John's wort) administered during pregnancy and lactation in rats. Toxicol Appl Pharmacol. 2004;200:201–5.

[23] Hardy ML, Coulter I, Morton SC, et al. S-adenosyl-L-methionine for treatment of depression, osteoarthritis, and liver disease. Evid Rep Technol Assess. 2003;64:1–3.

[24] Sharma A, Gerbarg P, Bottiglieri T, Massoumi L, Carpenter LL, Lavretsky H, et al. As work group of the American psychiatric association council on research. S-Adenosylmethionine (SAMe) for neuropsychiatric disorders: a clinician-oriented review of research. J Clin Psychiatry. 2017;78:e656–67.

[25] Alpert JE, Papakostas GI, Mischoulon D. One-carbon metabolism and the treatment of depression: roles of S-adenosyl Methionine (SAMe) and folate. In: Mischoulon D, Rosenbaum J, editors. Natural medications for psychiatric disorders: considering alter-natives. 2nd ed. Philadelphia: Lippincott Williams & Wilkins; 2008. p. 68–83.

[26] Mischoulon D, Lamon-Fava S, Selhub J, et al. Prevalence of MTHFR C677T and MS A2756G polymorphisms in major depressive disorder, and their impact on response to fluoxetine treatment. CNS Spectr. 2012;17:76–86.

[27] Galizia I, Oldani L, Macritchie K, Amari E, Dougall D, Jones TN, et al. S-adenosyl methionine (SAMe) for depression in adults. Cochrane Database Syst Rev. 2016;10:CD011286.

[28] Turner P, Kantaria R, Young AH. A systematic review and meta-analysis of the evidence base for add-on treatment for patients with major depressive disorder who have not responded to antidepressant treatment: a European perspective. J Psychopharmacol Oxf

Engl. 2014;28:85–98.

[29] Mischoulon D, Price LH, Carpenter LL, et al. A double-blind, randomized, placebo-controlled clinical trial of S-adenosyl-L- methionine (SAMe) versus escitalopram in major depressive disorder. J Clin Psychiatry. 2014;75:370–6.

[30] Sarris J, Price LH, Carpenter LL, Tyrka AR, Ng CH, Papakostas GI, et al. Is S-adenosyl methionine (SAMe) for depression only effective in males? A re-analysis of data from a randomized clinical trial. Pharmacopsychiatry. 2015;48:141–4.

[31] Alpert JE, Papakostas G, Mischoulon D, Worthington JJ, Petersen T, Mahal Y, et al. S-adenosyl-L-methionine (SAMe) as an adjunct for resistant major depressive disorder: an open trial following partial or nonresponse to selective serotonin reuptake inhibitors or venlafaxine. J Clin Psychopharmacol. 2004;24:661–4.

[32] Papakostas GI, Mischoulon D, Shyu I, Alpert JE, Fava M. S-adenosyl methionine (SAMe) augmentation of serotonin reuptake inhibitors for antidepressant nonresponders with major depressive disorder: a double-blind, randomized clinical trial. Am J Psychiatry. 2010;167:942–8.

[33] Appleton KM, Sallis HM, Perry R, Ness AR, Churchill R. ω-3 fatty acids for major depressive disorder in adults: an abridged Cochrane review. BMJ Open. 2016;6:e010172.

[34] Mischoulon D, Fava M. Role of S-adenosyl-L-methionine in the treatment of depression: a review of the evidence. Am J Clin Nutr. 2002;76:1158S–61S.

[35] Papakostas GI. Evidence for S-adenosyl-L-methionine (SAM-e) for the treatment of major depressive disorder. J Clin Psychiatry. 2009;70(Suppl 5):18–22.

[36] Zhang Y, Lu L, Victor DW, Xin Y, Xuan S. Ursodeoxycholic acid and S-adenosylmethionine for the treatment of intrahepatic cholestasis of pregnancy: a meta-analysis. Hepat Mon. 2016;16:e38558.

[37] Grosso G, Galvano F, Marventano S, Malaguarnera M, Bucolo C, Drago F, Caraci F. Omega-3 fatty acids and depression: scientific evidence and biological mechanisms. Oxidative Med Cell Longev. 2014;2014:313570.

[38] Sublette ME, Ellis SP, Geant AL, Mann JJ. Meta-analysis of the effects of eicosapentaenoic acid (EPA) in clinical trials in depression. J Clin Psychiatry. 2011;72:1577–84.

[39] Lewis MD, Hibbeln JR, Johnson JE, Lin YH, Hyun DY, Loewke JD. Suicide deaths of active-duty US military and omega-3 fatty-acid status: a case-control comparison. J Clin Psychiatry. 2011;72:1585–90.

[40] Marangell LB, Martinez JM, Zboyan HA, Kertz B, Kim HFS, Puryear LJ. A double-blind, placebo-controlled study of the omega-3 fatty acid docosahexaenoic acid in the treatment of major depression. Am J Psychiatry. 2003;160:996–8.

[41] Mischoulon D, Best-Popescu C, Laposata M, et al. A doubleblind dose-finding pilot study of docosahexaenoic acid (DHA) for major depressive disorder. Eur Neuropsychopharmacol. 2008;18:639–45.

[42] Mischoulon D, Nierenberg AA, Schettler PJ, Kinkead BL, Fehling K, Martinson MA, Hyman Rapaport M. A double-blind, randomized controlled clinical trial comparing eicosapentaenoic acid versus docosahexaenoic acid for depression. J Clin Psychiatry. 2015;76:54–61.

[43] Rapaport MH, Nierenberg AA, Schettler PJ, Kinkead B, Cardoos A, Walker R, Mischoulon D. Inflammation as a predictive biomarker for response to omega-3 fatty acids in major depressive disorder: a proof-of-concept study. Mol Psychiatry. 2016;21:71–9.

[44] Freeman MP, Hibbeln JR, Wisner KL, Brumbach BH, Watchman M, Gelenberg AJ. Randomized dose-ranging pilot trial of omega-3 fatty acids for postpartum depression. Acta Psychiatr Scand. 2006;113:31–5.

[45] Marangell LB, Martinez JM, Zboyan HA, Chong H, Puryear LJ. Omega-3 fatty acids for the prevention of postpartum depression: negative data from a preliminary, open-label pilot study. Depress Anxiety. 2004;19:20–3.

[46] Keck PE, Mintz J, McElroy SL, et al. Double-blind, randomized, placebo-controlled trials of ethyl-eicosapentanoate in the treatment of bipolar depression and rapid cycling bipolar disorder. Biol Psychiatry. 2006;60:1020–2.

[47] Stoll AL, Severus WE, Freeman MP, Rueter S, Zboyan HA, Diamond E, et al. Omega 3 fatty acids in bipolar disorder: a preliminary double-blind, placebo-controlled trial. Arch Gen Psychiatry. 1999;56:407–12.

[48] Sarris J, Mischoulon D, Schweitzer I. Omega-3 for bipolar disorder: meta-analyses of use in mania and bipolar depression. J Clin Psychiatry. 2012;73:81–6.

[49] Pawełczyk T, Grancow-Grabka M, Trafalska E, Szemraj J, Pawełczyk A. Oxidative stress reduction related to the efficacy of n-3 polyunsaturated fatty acids in first episode schizophrenia: secondary outcome analysis of the OFFER randomized trial. Prostaglandins Leukot Essent Fatty Acids. 2017;121:7–13.

[50] Zanarini MC, Frankenburg FR. Omega-3 fatty acid treatment of women with borderline personality disorder: a double-blind, placebo- controlled pilot study. Am J Psychiatry. 2003;160: 167–9.

[51] Trebatická J, Hradečná Z, Böhmer F, Vaváková M, Waczulíková I, Garaiova I, et al. Emulsified omega-3 fatty-acids modulate the symptoms of depressive disorder in children and adolescents: a pilot study. Child Adolesc Psychiatry Ment Health. 2017;11:30.

[52] Tan ML, Ho JJ, Teh KH. Polyunsaturated fatty acids (PUFAs) for children with specific learning disorders. Cochrane Database Syst Rev. 2016;9:CD009398.

[53] Burckhardt M, Herke M, Wustmann T, Watzke S, Langer G, Fink A. Omega-3 fatty acids for the treatment of dementia. Cochrane Database Syst Rev. 2016;4:CD009002.

[54] Okereke OI. VITAL-DEP: depression endpoint prevention in the VITamin D and OmegA-3 trial (VITAL-DEP). In progress. https://clinicaltrials.gov/ct2/show/NCT01696435.

[55] Bloch MH, Hannestad J. Omega-3 fatty acids for the

treatment of depression: systematic review and meta-analysis. Mol Psychiatry. 2012;17:1272–82.

[56] Grosso G, Pajak A, Marventano S, Castellano S, Galvano F, Bucolo C, et al. Role of omega-3 fatty acids in the treatment of depressive disorders: a comprehensive meta-analysis of randomized clinical trials. PLoS One. 2014;9:e96905.

[57] Lin P-Y, Su K-P. A meta-analytic review of double-blind, placebocontrolled trials of antidepressant efficacy of omega-3 fatty acids. J Clin Psychiatry. 2007;68:1056–61.

[58] Mocking RJT, Harmsen I, Assies J, Koeter MWJ, Ruhé HG, Schene AH. Meta-analysis and meta-regression of omega-3 polyunsaturated fatty acid supplementation for major depressive disorder. Transl Psychiatry. 2016;6:e756.

[59] Begtrup KM, Krag AE, Hvas A-M. No impact of fish oil supplements on bleeding risk: a systematic review. Dan Med J. 2017;64(5):A5366.

[60] Gross BW, Gillio M, Rinehart CD, Lynch CA, Rogers FB. Omega-3 fatty acid supplementation and warfarin: a lethal combination in traumatic brain injury. J Trauma Nurs. 2017;24:15–8.

[61] Ostadrahimi A, Salehi-Pourmehr H, Mohammad-Alizadeh- Charandabi S, Heidarabady S, Farshbaf-Khalili A. The effect of perinatal fish oil supplementation on neurodevelopment and growth of infants: a randomized controlled trial. Eur J Nutr. 2017. https://doi.org/10.1007/s00394-017-1512-1. [Epub ahead of print].

[62] U.S. Food and Drug Administration advice about eating fish: what pregnant women and parents should know. Washington, DC. https:// www.fda.gov/downloads/Food/ResourcesForYou/Consumers/UCM536321.pdf.

[63] Iovieno N, Dalton ED, Fava M, Mischoulon D. Second-tier natural antidepressants: review and critique. J Affect Disord. 2011;130:343–57.

[64] Hung SK, Perry R, Ernst E. The effectiveness and efficacy of Rhodiola rosea L.: a systematic review of randomized clinical trials. Phytomedicine Int J Phytother Phytopharm. 2011;18:235–44.

[65] Cropley M, Banks AP, Boyle J. The effects of Rhodiola rosea L. extract on anxiety, stress, cognition and other mood symptoms. Phytother Res PTR. 2015;29:1934–9.

[66] Ming DS, Hillhouse BJ, Guns ES, Eberding A, Xie S, Vimalanathan S, Towers GHN. Bioactive compounds from Rhodiola rosea (Crassulaceae). Phytother Res PTR. 2005;19:740–3.

[67] Kelly GS. Rhodiola rosea: a possible plant adaptogen. Altern Med Rev J Clin Ther. 2001;6:293–302.

[68] van Diermen D, Marston A, Bravo J, Reist M, Carrupt P-A, Hostettmann K. Monoamine oxidase inhibition by Rhodiola rosea L. roots. J Ethnopharmacol. 2009;122:397–401.

[69] Lishmanov IB, Naumova AV, Afanas'ev SA, Maslov LN. Contribution of the opioid system to realization of inotropic effects of Rhodiola rosea extracts in ischemic and reperfusion heart damage in vitro. Eksp Klin Farmakol. 1997;60:34–6.

[70] Lishmanov IB, Trifonova ZV, Tsibin AN, Maslova LV, Dement'eva LA. Plasma beta-endorphin and stress hormones in stress and adaptation. Biull Eksp Biol Med. 1987;103:422–4.

[71] Maslova LV, Kondrat'ev BI, Maslov LN, Lishmanov IB. The cardioprotective and antiadrenergic activity of an extract of Rhodiola rosea in stress. Eksp Klin Farmakol. 1994;57:61–3.

[72] Maniscalco I, Toffol E, Giupponi G, Conca A. The interaction of Rhodiola rosea and antidepressants. A case report. Neuropsychiatr Klin Diagn Ther Rehabil Organ Ges Osterreichischer Nervenarzte Psychiater. 2015;29:36–8.

[73] Lewicki S, Skopińska-Różewska E, Lewicka A, Zdanowski R. Long-term supplementation of Rhodiola kirilowii extracts during pregnancy and lactation does not affect mother health status. J Matern Fetal Neonatal Med. 2017;2:1–7. https://doi.org/10.1080/ 14767058.2017.1393069. [Epub ahead of print].

[74] Almeida OP, Ford AH, Flicker L. Systematic review and metaanalysis of randomized placebo-controlled trials of folate and vitamin B12 for depression. Int Psychogeriatr. 2015;27:727–37.

[75] Papakostas GI, Shelton RC, Zajecka JM, et al. L-methylfolate as adjunctive therapy for SSRI-resistant major depression: results of two randomized, double-blind, parallel-sequential trials. Am J Psychiatry. 2012;169:1267–74.

[76] Retallick-Brown H, Rucklidge J, Blampied N. Study protocol for a randomized double blind, treatment control trial comparing the efficacy of a micronutrient formula to a single vitamin supplement in the treatment of premenstrual syndrome. Medicines (Basel). 2016;3(4):E32.

[77] Romijn AR, Rucklidge JJ. Systematic review of evidence to support the theory of psychobiotics. Nutr Rev. 2015;73:675–93.

[78] Romijn AR, Rucklidge JJ, Kuijer RG, Frampton C. A doubleblind, randomized, placebo-controlled trial of Lactobacillus helveticus and Bifidobacterium longum for the symptoms of depression. Aust N Z J Psychiatry. 2017;51:810–21.

[79] Rucklidge JJ, Andridge R, Gorman B, Blampied N, Gordon H, Boggis A. Shaken but unstirred? Effects of micronutrients on stress and trauma after an earthquake: RCT evidence comparing formulas and doses. Hum Psychopharmacol. 2012;27:440–54.

[80] Rucklidge JJ, Blampied N, Gorman B, Gordon HA, Sole E. Psychological functioning 1 year after a brief intervention using micronutrients to treat stress and anxiety related to the 2011 Christchurch earthquakes: a naturalistic follow-up. Hum Psychopharmacol. 2014;29:230–43.

[81] Rucklidge JJ, Eggleston MJF, Johnstone JM, Darling K, Frampton CM. Vitamin-mineral treatment improves aggression and emotional regulation in children with ADHD: a fully blinded, randomized, placebo-controlled trial. J Child Psychol Psychiatry. 2018 Mar;59(3):232–46.

[82] Rucklidge JJ, Frampton CM, Gorman B, Boggis

A. Vitamin- mineral treatment of attention-deficit hyperactivity disorder in adults: double-blind randomised placebo-controlled trial. Br J Psychiatry J Ment Sci. 2014;204:306–15.

[83] Rucklidge JJ, Frampton CM, Gorman B, Boggis A. Vitamin- mineral treatment of ADHD in adults. J Atten Disord. 2017;21:522–32.

[84] Rucklidge JJ. Successful treatment of OCD with a micronutrient formula following partial response to Cognitive Behavioral Therapy (CBT): a case study. J Anxiety Disord. 2009;23:836–40.

[85] Rucklidge JJ, Harrison R. Successful treatment of bipolar disorder II and ADHD with a micronutrient formula: a case study. CNS Spectr. 2010;15:289–95.

[86] Rucklidge JJ, Harrison R, Johnstone J. Can micronutrients improve neurocognitive functioning in adults with ADHD and severe mood dysregulation? A pilot study. J Altern Complement Med N Y N. 2011;17:1125–31.

[87] Granado-Lorencio F, Rubio E, Blanco-Navarro I, Pérez-Sacristán B, Rodríguez-Pena R, García López FJ. Hypercalcemia, hypervitaminosis A and 3-epi-25-OH-D3 levels after consumption of an "over the counter" vitamin D remedy. A case report. Food Chem Toxicol Int J Publ Br Ind Biol Res Assoc. 2012; 50:2106–8.

[88] Mansuri ZH, Kaji BC, Dumra S, Buch HN. Hypervitaminosis-D, an uncommon reality! J Assoc Physicians India. 2014;62:58–60.

[89] Green AR, Aronson JK, Curzon G, Woods HF. Metabolism of an oral tryptophan load. I: effects of dose and pretreatment with tryptophan. Br J Clin Pharmacol. 1980;10:603–10.

[90] Maes M, Jacobs MP, Suy E, Vandewoude M, Minner B, Raus J. Effects of dexamethasone on the availability of L-tryptophan and on the insulin and FFA concentrations in unipolar depressed patients. Biol Psychiatry. 1990;27:854–62.

[91] Shaw K, Turner J, Del Mar C. Tryptophan and 5- hydroxytryptophan for depression. Cochrane Database Syst Rev. 2002;1:CD003198.

[92] Gijsman HJ, van Gerven JMA, de Kam ML, Schoemaker RC, Pieters MSM, Weemaes M, et al. Placebo-controlled comparison of three dose-regimens of 5-hydroxytryptophan challenge test in healthy volunteers. J Clin Psychopharmacol. 2002;22:183–9.

[93] Lane R, Baldwin D. Selective serotonin reuptake inhibitor- induced serotonin syndrome: review. J Clin Psychopharmacol. 1997;17:208–21.

[94] Meltzer H, Bastani B, Jayathilake K, Maes M. Fluoxetine, but not tricyclic antidepressants, potentiates the 5-hydroxytryptophan- mediated increase in plasma cortisol and prolactin secretion in subjects with major depression or with obsessive compulsive disorder. Neuropsychopharmacology. 1997;17:1–11.

[95] Moore CM, Breeze JL, Kukes TJ, Rose SL, Dager SR, Cohen BM, Renshaw PF. Effects of myo-inositol ingestion on human brain myo-inositol levels: a proton magnetic resonance spectroscopic imaging study. Biol Psychiatry. 1999;45:1197–202.

[96] Baraban JM, Worley PF, Snyder SH. Second messenger systems and psychoactive drug action: focus on the phosphoinositide system and lithium. Am J Psychiatry. 1989;146:1251–60.

[97] Barkai AI, Dunner DL, Gross HA, Mayo P, Fieve RR. Reduced myo-inositol levels in cerebrospinal fluid from patients with affective disorder. Biol Psychiatry. 1978;13:65–72.

[98] Shimon H, Agam G, Belmaker RH, Hyde TM, Kleinman JE. Reduced frontal cortex inositol levels in postmortem brain of suicide victims and patients with bipolar disorder. Am J Psychiatry. 1997;154:1148–50.

[99] Frey R, Metzler D, Fischer P, Heiden A, Scharfetter J, Moser E, Kasper S. Myo-inositol in depressive and healthy subjects determined by frontal 1H-magnetic resonance spectroscopy at 1.5 tesla. J Psychiatr Res. 1998;32:411–20.

[100] Kim H, McGrath BM, Silverstone PH. A review of the possible relevance of inositol and the phosphatidylinositol second messenger system (PI-cycle) to psychiatric disorders—focus on magnetic resonance spectroscopy (MRS) studies. Hum Psychopharmacol. 2005;20:309–26.

[101] Levine J, Kurtzman L, Rapoport A, Zimmerman J, Bersudsky Y, Shapiro J, et al. CSF inositol does not predict antidepressant response to inositol. Short communication. J Neural Transm Vienna Austria. 1996;103:1457–62.

[102] Levine J, Witztum E, Greenberg BD, Barak Y. Inositol-induced mania? Am J Psychiatry. 1996;153:839.

[103] Belmaker RH, Levine J. Inositol in the treatment of psychiatric disorders. In: Mischoulon D, Rosenbaum JF, editors. Natural medications for psychiatric disorders: considering alternatives. 2nd ed. Philadelphia: Lippincott Williams & Wilkins; 2008. p. 105–15.

[104] McLeod MN, Gaynes BN, Golden RN. Chromium potentiation of antidepressant pharmacotherapy for dysthymic disorder in 5 patients. J Clin Psychiatry. 1999;60:237–40.

[105] Davidson JRT, Abraham K, Connor KM, McLeod MN. Effectiveness of chromium in atypical depression: a placebo- controlled trial. Biol Psychiatry. 2003;53:261–4.

[106] Docherty JP, Sack DA, Roffman M, Finch M, Komorowski JR. A double-blind, placebo-controlled, exploratory trial of chromium picolinate in atypical depression: effect on carbohydrate craving. J Psychiatr Pract. 2005;11:302–14.

[107] Brownley KA, Girdler SS, Stout AL, McLeod MN. Chromium supplementation for menstrual cycle-related mood symptoms. J Diet Suppl. 2013;10:345–56.

[108] Brownley KA, Von Holle A, Hamer RM, La Via M, Bulik CM. A double-blind, randomized pilot trial of chromium picolinate for binge eating disorder: results of the Binge Eating and Chromium (BEACh) study. J Psychosom Res. 2013;75:36–42.

[109] McLeod MN, Golden RN. Chromium treatment of depression. Int J Neuropsychopharmacol.

2000;3:311–4.

[110] Nierenberg AA, Kansky C, Brennan BP, Shelton RC, Perlis R, Iosifescu DV. Mitochondrial modulators for bipolar disorder: a pathophysiologically informed paradigm for new drug development. Aust N Z J Psychiatry. 2013;47:26–42.

[111] Pettegrew JW, Levine J, McClure RJ. Acetyl-L-carnitine physical- chemical, metabolic, and therapeutic properties: relevance for its mode of action in Alzheimer's disease and geriatric depression. Mol Psychiatry. 2000;5:616–32.

[112] Bersani G, Meco G, Denaro A, Liberati D, Colletti C, Nicolai R, et al. L-Acetylcarnitine in dysthymic disorder in elderly patients: a double-blind, multicenter, controlled randomized study vs. fluoxetine. Eur Neuropsychopharmacol. 2013;23:1219–25.

[113] Zanardi R, Smeraldi E. A double-blind, randomised, controlled clinical trial of acetyl-L-carnitine vs. amisulpride in the treatment of dysthymia. Eur Neuropsychopharmacol. 2006;16:281–7.

[114] Brennan BP, Jensen JE, Hudson JI, Coit CE, Beaulieu A, Pope HG, et al. A placebo-controlled trial of acetyl-L-carnitine and α-lipoic acid in the treatment of bipolar depression. J Clin Psychopharmacol. 2013;33:627–35.

[115] Tempesta E, Casella L, Pirrongelli C, Janiri L, Calvani M, Ancona L. L-acetylcarnitine in depressed elderly subjects. A cross-over study vs placebo. Drugs Exp Clin Res. 1987;13:417–23.

[116] Wang S-M, Han C, Lee S-J, Patkar AA, Masand PS, Pae C-U. A review of current evidence for acetyl-l-carnitine in the treatment of depression. J Psychiatr Res. 2014;53:30–7.

[117] Veronese N, Stubbs B, Solmi M, Ajnakina O, Carvalho AF, Maggi S. Acetyl-l-carnitine supplementation and the treatment for depressive symptoms: a systematic review and meta-analysis. Psychosom Med. 2018;80(2):154–9.

[118] Abbasi S-H, Heidari S, Mohammadi M-R, Tabrizi M, Ghaleiha A, Akhondzadeh S. Acetyl-L-carnitine as an adjunctive therapy in the treatment of attention-deficit/hyperactivity disorder in children and adolescents: a placebo-controlled trial. Child Psychiatry Hum Dev. 2011;42:367–75.

[119] Hudson S, Tabet N. Acetyl-L-carnitine for dementia. Cochrane Database Syst Rev. 2003;2:CD003158.

[120] Malaguarnera M, Gargante MP, Cristaldi E, Colonna V, Messano M, Koverech A, et al. Acetyl L-carnitine (ALC) treatment in elderly patients with fatigue. Arch Gerontol Geriatr. 2008;46:181–90.

[121] Martinotti G, Andreoli S, Reina D, et al. Acetyl-l-carnitine in the treatment of anhedonia, melancholic and negative symptoms in alcohol dependent subjects. Prog Neuro-Psychopharmacol Biol Psychiatry. 2011;35:953–8.

[122] Evcimen H, Mania I, Mathews M, Basil B. Psychosis precipitated by acetyl-l-carnitine in a patient with bipolar disorder. Prim Care Companion J Clin Psychiatry. 2007;9:71–2.

[123] Goodison G, Overeem K, de Monte V, Siskind D. Mania associated with self-prescribed acetyl-l-carnitine in a man with bipolar I disorder. Australas Psychiatry Bull R Aust N Z Coll Psychiatr. 2017;25:13–4.

[124] Berk M, Copolov DL, Dean O, Lu K, Jeavons S, Schapkaitz I, et al. N-acetyl cysteine for depressive symptoms in bipolar disorder – a double-blind randomized placebo-controlled trial. Biol Psychiatry. 2008;64:468–75.

[125] Berk M, Dean O, Cotton SM, et al. The efficacy of N-acetylcysteine as an adjunctive treatment in bipolar depression: an open label trial. J Affect Disord. 2011;135:389–94.

[126] Magalhães PV d S, Dean OM, Bush AI, Copolov DL, Malhi GS, Kohlmann K, et al. A preliminary investigation on the efficacy of N-acetyl cysteine for mania or hypomania. Aust N Z J Psychiatry. 2013;47:564–8.

[127] Berk M, Dean OM, Cotton SM, et al. The efficacy of adjunctive N-acetylcysteine in major depressive disorder: a doubleblind, randomized, placebo-controlled trial. J Clin Psychiatry. 2014;75:628–36.

[128] Fernandes BS, Dean OM, Dodd S, Malhi GS, Berk M. N-acetylcysteine in depressive symptoms and functionality: a systematic review and meta-analysis. J Clin Psychiatry. 2016;77:e457–66.

[129] Salazar MR. Alpha lipoic acid: a novel treatment for depression. Med Hypotheses. 2000;55:510–2.

[130] Silva MCC, de Sousa CNS, Sampaio LRL, Ximenes NC, Araújo PVP, da Silva JC, et al. Augmentation therapy with alpha-lipoic acid and desvenlafaxine: a future target for treatment of depression? Naunyn Schmiedeberg's Arch Pharmacol. 2013;386:685–95.

[131] Silva MCC, de Sousa CNS, Gomes PXL, et al. Evidence for protective effect of lipoic acid and desvenlafaxine on oxidative stress in a model depression in mice. Prog Neuro-Psychopharmacol Biol Psychiatry. 2016;64:142–8.

[132] de Sousa CNS, Meneses LN, Vasconcelos GS, Silva MCC, da Silva JC, Macêdo D. Reversal of corticosterone-induced BDNF alterations by the natural antioxidant alpha-lipoic acid alone and combined with desvenlafaxine: emphasis on the neurotrophic hypothesis of depression. Psychiatry Res. 2015;230:211–9.

[133] Volchegorskiĭ IA, Rassokhina LM, Koliadich MI, Alekseev MI. Comparative study of alpha-lipoic acid and mexidol effects on affective status, cognitive functions and quality of life in diabetes mellitus patients. Eksp Klin Farmakol. 2011;74:17–23.

[134] Lucas M, Mirzaei F, Pan A, Okereke OI, Willett WC, O'Reilly ÉJ, et al. Coffee, caffeine, and risk of depression among women. Arch Intern Med. 2011;171:1571–8.

[135] Pham NM, Nanri A, Kurotani K, Kuwahara K, Kume A, Sato M, et al. Green tea and coffee consumption is inversely associated with depressive symptoms in a Japanese working population. Public Health Nutr. 2014;17:625–33.

[136] Wang L, Shen X, Wu Y, Zhang D. Coffee and caffeine consumption and depression: a meta-analysis of observational studies. Aust N Z J

260

Psychiatry. 2016;50:228–42.

[137] Ruusunen A, Lehto SM, Tolmunen T, Mursu J, Kaplan GA, Voutilainen S. Coffee, tea and caffeine intake and the risk of severe depression in middle-aged Finnish men: the Kuopio Ischaemic Heart Disease Risk Factor Study. Public Health Nutr. 2013;13:1215–20.

[138] Rusconi AC, Valeriani G, Carluccio GM, Majorana M, Carlone C, Raimondo P, et al. Coffee consumption in depressive disorders: it's not one size fits all. Riv Psichiatr. 2014;49:164–71.

[139] Jha MK, Trivedi MH. Personalized antidepressant selection and pathway to novel treatments: clinical utility of targeting inflammation. Int J Mol Sci. 2018;19(1):E233. https://doi.org/10.3390/ijms19010233.

[140] Jung S, Kim MH, Park JH, Jeong Y, Ko KS. Cellular antioxidant and anti-inflammatory effects of coffee extracts with different roasting levels. J Med Food. 2017;20:626–35.

[141] Gostner JM, Schroecksnadel S, Jenny M, Klein A, Ueberall F, Schennach H, Fuchs D. Coffee extracts suppress tryptophan breakdown in mitogen-stimulated peripheral blood mononuclear cells. J Am Coll Nutr. 2015;34:212–23.

[142] Camfield DA, Silber BY, Scholey AB, Nolidin K, Goh A, Stough C. A randomised placebo-controlled trial to differentiate the acute cognitive and mood effects of chlorogenic acid from decaffeinated coffee. PLoS One. 2013;8:e82897.

[143] De Sanctis V, Soliman N, Soliman AT, Elsedfy H, Di Maio S, El Kholy M, Fiscina B. Caffeinated energy drink consumption among adolescents and potential health consequences associated with their use: a significant public health hazard. Acta Bio-Med Atenei Parm. 2017;88:222–31.

第16章 太极拳和气功治疗焦虑症和抑郁症

The Effects of Tai Chi and Qigong on Anxiety and Depression

Albert Yeung　Benjamin Campbell　Jessie S. M. Chan　著

案例

　　Chen 女士是位已婚中国妇女，现年 61 岁，30 多年前从中国台湾移民来到美国。她和丈夫住在一起，有一个成年的孩子在做兼职。她到美国求学，上了四年大学，然后做了大约 20 年的办公室工作，直到 3 年前被解雇。她报告说，她第一次抑郁症发作是在她快 30 岁的时候。在之前的一次发作期间，她接受了短期的氟西汀治疗，但出现了一些不良反应，于是她停止了服药。她目前的抑郁症发作大约是在 3 个月前。她报告说，生活压力主要是婚姻问题和对儿子的担忧。她的儿子大学毕业后没有找到全职工作，没有努力打拼事业。在这段时间里，她没有接受精神治疗，因为她不太相信服用抗抑郁药物的有效性。她也不想依赖药物来治疗她的抑郁症，因为她已经断断续续地忍受了很长一段时间。她说自己没有双相情感障碍、精神病症状、创伤后应激障碍或药物使用障碍的既往病史。她报告说自己情绪低落、兴趣丧失、失眠、疲乏、食欲不振、内疚感，工作表现和家庭关系都受到了抑郁症的影响。她在患者健康问卷（patient health questionnaire）上的总分为 18 分，达到中度抑郁。她看到一则抑郁症研究的广告，说可以进行太极拳治疗。她从未练过太极拳或其他身心干预方法，但听说这些对健康有好处。她联系了研究人员，然后接受了面谈评估，并认为符合研究条件，于是将她纳入研究。在那段时间里，Chen 女士没有接受抑郁症的药物治疗或心理治疗。

　　Chen 女士和其他七名受试者一起参加了这项为期 8 周的研究，接受太极治疗抑郁症。他们的教练是一位有 20 多年经验的太极教练。每周教学两次，共 8 周，每次课 90min。每次课程都以热身运动开始，包括一些放松身体的伸展运动。教练在 8 周的课程中，教授了杨氏太极长拳（Yang-style long-form Tai Chi，详细内容将在后面介绍）的前面 1/3 部分。课程包括教练的反复示范，学员的练习，以及充分的提问和讨论。鼓励学员在课堂上相互交流和支持，每天在家练习 30min 或更长时间，每周至少练习 5 天。在 3～4 周后，学员逐渐能够独立完成杨氏太极长拳的第一部分，并利用剩下的课程来完善他们的姿势和动作。在研究过程中，参与者表现出极大的学习太极拳的热情，他们之间相互支持，对练习太极拳和对自己都有了信心，并且在学习过程中逐渐缓解了抑郁症状。在这 8 周课程结束时，Chen 女士的抑郁症已经缓解了，症状也基本消失了。她报告说，虽然家里的情况没有太大的变化，但她已经不太担心了。她变得更加乐观，相信随着时间的推移情况会有所好转。

一、何为太极拳

太极（太极拳）是中国古代退役将军陈王廷在 17 世纪创立的一种传统自卫武术。太极拳不同于大多数武术形式。它主要靠敏锐地感知对手的动作和身体重心，再以适当的反应使对手失去平衡。因此，太极拳的主要训练是在与对手接触时有效地破坏其身体重心。平衡、协调和放松关节，而不是绷紧肌肉，以抵消、化解或发起攻击。太极的哲学思想是，如果用武力来对抗武力，那么双方都会受到一定程度的伤害。为了防止这种情况的发生，太极拳武术学员被教导要以柔和的方式对待武力，而不是强硬对抗。教导学员要与对手保持身体接触，通过改变方向来消耗对手的力量，从而达到刚（阳）柔（阴）相济 [1]。正如老子在《道德经》中所常说的"弱之胜强，柔之胜刚" [2]。

太极拳最初是一种赤手空拳的软功夫，其特点是协调身体姿势和动作，有节奏的深呼吸、冥想和精神集中。太极拳有五大流派，每个流派都以其起源的中国家族姓氏命名：陈氏太极拳（动作大、节奏快、动作有力、姿势低）、杨氏太极拳（缓慢流畅、连贯、动作大、姿势高）、孙氏太极拳（平稳流畅、动作紧凑）及吴氏和武氏太极拳（节奏适中、动作紧凑、姿势高）。最近，以太极为基础的武器形式（如太极剑和太极杖）得到了发展。此外，太极扇和太极柔力球（Tai Chi Softball）练习用于训练注意力和平衡。这些新形式植根于太极拳原则，但它们是为满足特定的训练需求而设计的。如太极的许多武器形式旨在加强上肢力量（如握力）、肩膀的灵活性和手眼协调。

如今，大多数学员把太极练习当作一种非竞技性的、自我调节的、优雅的体育锻炼和伸展运动。它包括一系列缓慢、集中注意力的动作，并伴随着深呼吸。每个姿势都会在没有完全停顿的情况下连贯地进入下一个动作，确保你的身体在不断地运动。太极拳的核心原则是静心，练习方法是坐禅，现在主要用作一种专注心灵的冥想运动（meditative movement，MM），动作和呼吸轻柔流畅，达到一种深层放松状态，促进身体健康和自我修养 [3]。

二、何为气功

气功（Qigong）由两个汉字翻译而来；根据中国传统哲学，气（qi）是负责健康与活力的基本生命能量，功（gong）是指培养。合起来，气功指的是"能量培养"或"用生命能量"来进行健康、心灵和武术训练。根据中医理论，"气"存在于人体三大丹田能量中心，位于双眉毛间、胸腔中部和脐下（图 16-1），并通过 12 条主要经络或通路在体内循环（图 16-2）。中医认为，自由流畅、平衡良好的气，反映了良好的健康状况；而包括心身疾病在内的疾病，则是身体某些部位气滞造成的。气功和太极作为身心技术，被认为可以促进气的平衡，缓解气的阻塞，并能预防或延缓疾病的进展。为了使气在体内流动，练习者使用以意向和意象为中心的技术，来引导气沿着经络的方向流动。有经验的太极和气功练习者经常声称，他们能感觉到气在身体特定方向的流动[4]。

气功作为一种健康促进手段的起源，可以追溯到 4000 多年前。在中国古代，有关自我治疗的知识，是由修为很高的大师秘密地传授给家族下一代。这些自我治疗的知识最初是由多种练习（在中医里，具有预防和治疗功能；在儒学中，通过道德意识而成为君子或雅士；在道学中，提供实现长生不老和精神启迪，以及与自然界更紧密联系的方法；在佛教中，作为冥想练习的一部分，或作为通往觉悟或成佛的精神道路；在中国武术中，提升战斗能力）组成的，这些练习是中国社会不同阶层的各种实践和形式所形成的。现代气功结合

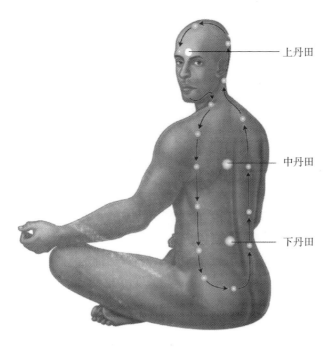

图 16-1　三个丹田能量中心 [5]

［修改自 NYC Qigong（http://www.nycqigong.com/qigong_dantian.php）］

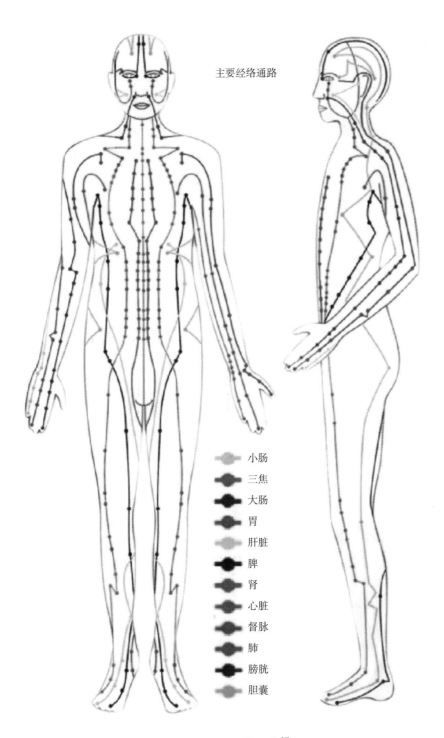

主要经络通路

小肠
三焦
大肠
胃
肝脏
脾
肾
心脏
督脉
肺
膀胱
胆囊

图 16-2　经络通路 [6]

引自 The Guild of Enerqists/web: https://goe.ac/about.htm. The Association for
Meridian and Energy Therapies. http://TheAMT.com（经授权转载）

了这些不同传统的许多方面。例如气功融合了古代冥想练习的"行气"和"站桩"、道教冥想练习的"内丹术"、缓慢呼吸练习的"导引"等[7]。

气功包括一套以中国哲学为基础的协调身体（调身）、呼吸（调息）和心灵（调心）的不同练习。练习包括移动和静止的冥想、按摩、诵经、声音冥想，以及在没有身体接触的情况下，以各种身体姿势传输"气"来进行治疗。气功一般分为两个基本类别：①动态的或主动气功（动功），动作缓慢、流畅；②静坐或被动气功（静功），姿势静止和内部呼吸运动。从治疗的角度来看，气功可以分为两个系统：①内部气功，侧重于自我保健和自我修养；②外部气功，由治疗师指导或传输"气"进行治疗。

（一）气功技术

虽然气功有多个不同的宗派，但大多数气功锻炼的基本操作是：采用一系列连续的设定动作，通过深、长、柔、细的呼吸，借助单一具体事物的感性特征，以排除杂念和诱导感受，达到特定意识状态；想象"气"的流动、将哲学、美学原则形象化，通过念诵/将声音作为注意焦点；眉头舒展，面部放松，脊柱挺直，将身体重心下移，伸腰沉胯，轻松安稳地站立。在高级阶段，练习者可以达到松静、动触和虚无的境界（表16-1）。

表16-1　气功锻炼的基本操作

基本技术	说　明
设定动作	这是一系列连续的设定动作，强调运用内气导引动作，切勿生硬和使拙力
吐纳	深、长、柔、细，微弱而绵绵不绝的呼吸
意守	借助单一具体事物的感性特征，以排除杂念和诱导感受，达到特定意识状态
观想/存想	不受实有事物的局限。想象"气"的流动，将哲学、美学原则形象化
默念/念诵	将声音作为注意焦点
头正颈松	眉头舒展，面部肌肉放松
含胸拔背	保持直立站姿，脊柱挺直
松肩坠肘	肩部肌肉放松，手臂下垂，关节轻微弯曲
伸腰沉胯轻松安稳	两腿放松，双膝微屈，将身体重心下移
高级技术	**说　明**
松静阶段	身心内外的彻底放松，进入安静舒适的境界
动触阶段	大脑无杂念，对各种机体感觉高度觉察
虚无阶段	自我意识消失，从有限走向无限，从瞬时走向永恒

（二）气功的发展历程

20世纪40年代末，中国政府根据中医"气"的概念，广泛整理了气功相关的自我修养和自我治疗的实践。1976—1990 年，中国政府鼓励国民练习气功。在此期间，估计有 2 亿中国人参加了气功和太极练习。随着气功越来越受欢迎，一些气功大师声称拥有与气功练习相关的超自然力量，并利用伪科学解释并夸大气功的力量，来打动大众以谋取私利。这其中的许多人产生了重大影响，吸引了大批追随者。这一趋势引起了中国政府的担忧，并在 20 世纪 90 年代末开始限制与气功有关的活动。2000 年，中国政府又重新放开了对气功的限制，并成立了中国健身气功协会（Chinese Health Qigong Association，CHQA），以规范气功练习 [8]。从那时起，只有国家认可的健身气功才能在合格的健身气功教练的监督下进行练习。中国健身气功协会对气功和太极拳的标准化和公众宣传，促进了它们在中国和世界范围内的传播。历史上，中国社会各培训学校发展出了多种健康气功形式。目前，最流行的官方认可的气功形式有易筋经、五禽戏、六字诀、八段锦、健身气功·太极养生杖、十二段锦、导引养生功十二法、马王堆导引术和大舞 [9, 10]。

这些气功的许多形式包括重复的动作，旨在通过培养良好的平衡和流畅的气血来达到特定的健康效果。这些动作很容易学会，通常不需要费力的身体和认知努力 [11]。气功练习通常包括缓慢有效的常规肌肉骨骼放松、平衡姿势、与腹式呼吸相协调的动作，所有这些都要在冥想状态下完成。一般的气功形式通常需要 8 ～ 12min 才能完成。初学者可以从学习身体动作开始，专注于形式。在学习了上肢和下肢的等长运动（增加肌肉张力而不缩短肌肉长度）和等张运动（肌肉保持与缩短时相同的张力）序列之后，练习者可以结合呼吸技术。人们认为，身体运动与协调呼吸相结合，会增强气功的作用，引导体内气血的流动。

三、太极拳和气功对健康的作用机制

目前尚不清楚太极拳和气功影响人体健康的确切机制。根据有关冥想和正念对心理和生理影响的文献，提出了几种理论。Benson 根据对冥想练习的生理学研究，他认为冥想会产生一种"放松反应"，它减弱了压力期间由下丘脑 - 垂体 - 肾上腺轴（hypothalamus–pituitary–adrenal，HPA 轴）介导的应激反应 [12]。在应对压力时，下丘脑被触发激活垂体，分泌促肾上腺皮质激素，进而刺激肾上腺皮质产生皮质醇。皮质醇会增加血压和血糖水平，将脂肪酸转化为能量，并抑制免疫系统。同时，压力触发交感神经系统刺激肾上腺髓质产生儿茶酚胺激素，如肾上腺素或去甲肾上腺素。这条通路使身体为有力的肌肉运动做好准备。交感神经系统还导致瞳孔扩张、心率增快和血压升高、支气管扩张、大肠运动减少。患有慢性 HPA 轴和交感神经激活的个体，容易出现肌肉紧张、头痛、胃部不适、心跳加快和呼吸急促等一系列身体、情感和行为症状，包括抑郁症。Benson 等研究了冥想过程中的生理变化，发现冥想可能通过激活副交感神经系统来抵消许多应激反应 [13, 14]。

除了能引起放松反应外，太极拳和气功的冥想动作还可能带来新的心理技能，如观察、描述、有意识地行动、不评判内心体验，以及对内心体验的惰性反应 [15]，这已被证明有助于情绪调节能力和幸福感。Shapiro 和同事提出了一种不同的心理模型，用以说明正念对健康相关结果的作用机制 [16, 17]。这个模型理论认为，冥想练习可能与重新感知（reperceiving）

或去中心化（decentering）有关，这意味着对一个人的想法和情感的依恋减少。重新感知至少会导致四种心理机制的变化：价值澄清、暴露、自我调节和认知灵活性。价值澄清包括确定个人的重要价值观，以增加价值观一致的行为。暴露，类似于痛苦的忍耐力，指的是忍受和"留在"消极情绪状态的能力。自我调节是指监控和调整自己的行为，以适应不断变化的环境，以实现相关目标的能力。认知灵活性是指个体在所处环境中处理重要可用信息以产生适应性行为反应的能力。在太极拳和气功的训练中，教练在教学中经常含蓄地传达这些品质，以避免使用武力对抗武力，并在练习过程中表现出冷静、克制和无反应性。

太极拳和气功练习可以通过影响大脑不同区域的变化来改善健康状况。Tang 等系统地回顾了正念训练对大脑区域的功能和结构磁共振成像影响的研究[18]。他们报告说，包括前扣带皮质（ACC）、前额叶皮质（PFC）、后扣带皮质（PCC）、脑岛、纹状体（尾状核和壳核）和杏仁核等大脑区域表现出与正念冥想相关的一致变化。他们还指出，大脑区域的变化可以通过达到冥想状态来触发，而冥想状态可以通过不同的冥想技术来实现，包括太极拳和气功。正念训练对注意力的影响与大脑的前扣带皮质和纹状体联系最为紧密；情绪调节与多个前额叶区、边缘系统和纹状体有关；自我意识与脑岛、内侧前额叶皮质、后扣带回皮质和楔前叶有关。

根据早期正念干预影像学研究的结果，太极拳和气功通过自我意识和增强本体感觉引起的冥想状态，可能会对脑岛、内侧前额叶皮质、后扣带回皮质和楔前叶产生影响，从而带来平静并促进心理健康[19-22]。

正念冥想不但可以通过前额叶皮质产生"下行"影响，还可以通过"上行"途径直接调节大脑中的应激反应，通过增加压力反应对副交感神经系统的活动，抵消其对交感神经系统的激活，改变交感神经 – 肾上腺 – 髓质轴（sympathetic-adrenal-medullary）和下丘脑 – 垂体 – 肾上腺轴。这个过程随后减少了压力相关的情绪症状[23, 24]。也有研究者提出，冥想练习关注的是内在感受，这可以增强对厌恶想法和冲动的非反应性，并为恢复体内平衡和产生适应性调节觉察的自主过程提供时间[25]。气功和其他正念冥想的缓慢呼吸，已被证明可以抑制交感神经系统，并增强免疫系统的功能[26-29]。

遗传因素可能影响包括抑郁症在内的健康结果。最近的研究表明，冥想和放松反应的激活，可以对表观遗传活动产生积极影响——表观遗传活动是染色体上的可遗传变化，可以在不改变基因组的情况下影响基因活性和基因表达。冥想已被证明可以增强与能量代谢、线粒体功能、胰岛素分泌和端粒维持相关的基因的表达，并减少与炎症反应和压力相关通路相关的基因的表达[30]。

四、中医气功的出现

中国自 1989 年以来，一直就把气功认为是"标准医学技术"，有时也将其列入中国主要高校传统中医培训的医学课程。中国官方教材 2013 年版《中医气功学》（*Chinese Medical Qigong*）中，将中医气功定义为"调身、调息和调心融为一体的身心锻炼技能"，并强调气功的基础是身体、呼吸和心理的"调控"（英文也译为"adjustment""regulation""tuning"或"alignment"）[31]。因此，练习者不仅仅将气功视为是普通的体育锻炼，因为气功将姿势、呼吸和心理的调控融为一体，以产生特殊的心理生理状态。虽然中医气功仍然是基于传统和经典理论，但现代练习者强调强大科学基础的重要性。根据 2013 年版《中医气功学》教材，气功的生理效应是多方面的；包括改善呼吸和心血管功能，以及可能对神经系统功能活动有益[31]。

在中国，中医气功通常用于治疗多种疾病，包括高血压、冠状动脉疾病、消化性溃疡、慢性肝病、糖尿病、肥胖、更年期症状、慢性疲劳综合征、失眠、肿瘤和癌症、腰背痛和腿部疼痛、颈椎病、近视[32]。在中国以外，气功常用于中西医结合，作为患者的补充医学治疗方法，具有放松、健身、康复的功效，并且可以治疗特定疾病[33]。

然而，要把太极拳和气功在内的身心干预作为适当的补充治疗，仍然需要获得更多的合法性。美国白宫补充和替代医学（Complementary and Alternative Medicine，CAM）委员会的政策认识到，对气功等补充和替代医学疗法的有效性和安全性的严谨研究面临着很多挑战和复杂性。委员会强调研究，必须遵循与传统研究相同的标准，包括具有统计学显著意义的样本量、适当的对照组、反应特异性的定义、结果的重复性。因此，他们建议加大研究经费的投入，以用于这些医学疗法的严谨研究。

大多数现有的太极拳和气功临床试验的样本量都很小，且许多都没有足够的对照组。这些研究面临着与药理学研究不同的一些挑战。例如在太极拳和气功的随机临床试验中，双盲和"假治疗"虽然可以进行，但实施起来有很大困难。另一个值得关注的问题是，选用何种形式的太极拳/气功；以及指导或实施治疗的医师的技能方面，如何标准化治疗或计量，如何将传统治疗个性化（即根据每个参与者的需求和能力，定制治疗方案）而不是提供标准化治疗，以及治疗的时长、强度和频率。

五、太极拳和气功越来越受欢迎

太极拳和气功在世界各地越来越受欢迎，各个年龄段的广大人群都在练习。Kachan 等进行的一项研究调查了美国劳动人群中练习正念的流行情况，估计有近 1.31 亿普通群众在过去的 12 个月里，参加了至少一种类型的身心锻炼（如太极、健身气功、瑜伽、呼吸技术和普拉提）。练习太极的人群主要是为了促进身心健康和治疗各种健康疾病[34]。

太极拳和气功练习是一种对身体冲击力小的中等强度的有氧运动，适用于不同性别、年龄和健康状况的患者群体。对于不同人群来说，气功和太极拳都被普遍认为是安全的运动[35]。临床试验未见不良反应。与气功相关的注意事项通常与其他体育活动相同，包括肌肉拉伤或扭伤的风险、预防受伤的适当拉伸、与常规医学疗法一起使用的一般安全性，以及与常规治疗结合时咨询医师的意见。除了良好的安全性，气功和太极拳的学习和练习成本较低，而且在团体培训中也很划算。这些好处也许可以解释为什么太极拳和气功被广泛用于非药物治疗、自我康复、促进心理健康、治疗和预防身心疾病（如关节炎、纤维肌痛）。

六、研究新进展

研究已经证明，太极拳和气功可以显著减少健康人群、慢性医学疾病患者和精神疾病患者的焦虑和抑郁症状。

（一）健康人群和慢性医学疾病患者

有大量证据表明，太极拳和气功有助于减轻健康人群和慢性医学疾病患者的焦虑和抑郁症状。Abbott 和 Lavretsky 在 2014 年的一份综述中表明，在那些研究太极拳和气功对这些人群焦虑和抑郁症状影响的研究中，大多数研究发现太极拳和气功有阳性效应[36]。在这些研究中，健康人群由那些症状没有达到诊断阈值的个体组成。

1. 焦虑症

在研究太极拳对焦虑症影响的 10 项随机对照试验中，有 9 项试验显示出显著的阳性效应[36]。在日本进行的一项试验将 34 名脑血管疾病患者随机分为干预组（接受太极拳治疗）和对照组（接受标准康复治疗）。研究发现，与标准康复治疗相比，太极拳治疗组患者的焦虑症状有所改善[37]。同样，在 2008 年的一项研究中，将 20 名类风湿关节炎患者随机分为太极拳治疗组和对照组。研究结果表明，在焦虑症和抑郁症的量表测量方面，太极拳治疗组比对照组有更大的改善[38]。在另一项对 65 名慢性心力衰竭患者的研究中，将受试者随机分配到太极拳治疗组或标准治疗组，接受为期 16 周的治疗。结果发现两组患者的焦虑评分均显著降低，但两组之间没有显著差异[39]。此外，Frye 等进行的一项研究将 84 名久坐不动的老年人分为两组，接受 12 周的太极拳治疗或接受低强度运动。研究发现，两组患者的焦虑水平都有所降低，而且降低程度相当[40]。

2. 抑郁症

除了对焦虑症有积极作用外，太极拳和气功也被证明在减少抑郁症状方面起着关键作用。在评估太极拳和气功对抑郁症状影响的 14 个随机对照试验中，有 13 个试验结果呈阳性[36]。在一项对 66 例纤维肌痛患者的研究中，将受试者随机分为太极拳组和伸展健康教育组。经过 12 周的研究，太极拳组的抑郁症状改善明显高于健康教育组，两组间差异也具有统计学意义[41]。在另一项为期 12 周的单盲研究中，将 40 名膝骨关节炎患者分配到太极拳组或健康教育组。研究人员也发现，与对照组相比，太极拳组受试者的抑郁症状的缓解率更高，两组之间的差异显著[42]。在 2008 年进行的一项随机对照试验中，将 14 名来自门诊的老年患者随机分到太极拳干预组或等待治疗对照组，接受为期 3 个月的治疗。在这项研究中，只有太极拳干预组患者的抑郁症状有所减轻[36]。在另一项试验中，将 112 名健康老年人分为两组，接受 25 周的太极拳课程或健康教育项目。研究发现，两组患者的抑郁症状均显著降低[36]。此外，在 2005 年进行的一项包含 311 名 70—97 岁受试者的随机对照试验发现，相比那些接受健康教育的受试者来说，那些接受 48 周太极拳训练的受试者的抑郁症状得到了显著更大的缓解[43]。最后，在 1998 年的一项试验中，将 51 名年龄在 18—60 岁的慢性腰痛患者分为太极拳组和对照组，接受为期 6 周的干预。研究发现，与对照组相比，太极拳组患者的抑郁症状更少 [44]。

3. 回顾研究和 Meta 分析

在 2009 年对老年人太极拳和气功的一项回顾研究证实了上述研究结果，该回顾研究了 36 项临床试验共 3799 名受试者，得出的结论认为，太极拳和气功练习可显著改善抑郁症和焦虑症 [45]。

这些研究结果得到了 Lee 和 Ernst 在 2012 年发表文章的进一步支持，该文章整理了 35 项系统性回顾研究，以确定太极拳在不同健康领域的有效性证据 [46]。在这些系统性回顾研究中，有 6 项研究了太极拳对心理健康和幸福感的影响，其中大部分都显示出阳性结果。在 1 项系统性回顾研究中，Wang 等研究发现，17 项随机对照试验显示，太极拳对心理健康有积极影响，并减少了焦虑和抑郁症状 [47]。在 Berghmans 等的另一项系统性回顾研究中，对 47 项随机对照试验进行了评估，结果表明，太极拳练习与心理健康状况的改善（包括焦虑和抑郁症状的减少）之间存在正相关 [48]。另外的系统性回顾研究所评估的随机对照试验样本相对较少，但也表现出心理健康状况的改善，包括抑郁症状的减少；并且这些心理健康状况的改善与进行太极拳练习相关 [49-51]。

（二）精神疾病患者

上述研究是在没有已知精神疾病的患者人群中进行的。然而，越来越多的证据表明，对于那些临床诊断为抑郁症的患者，太极拳和气功对其抑郁症和焦虑症可能有积极的效果。以下的这些研究，考察了太极拳和气功作为现有疗法的增强治疗或作为单一治疗的效果。

1. 增强治疗

在目前仅有的一项测试太极拳增强治疗的研究中，112 名年龄在 60 岁及以上的重度抑郁症患者接受 4 周的依他普仑治疗。在这 112 名受试者中，有 73 人对依他普仑治疗有应答，但症状没有得到缓解。这组患者继续每天接受药物治疗，并将他们分为两组，每周额外再接受 2h 的太极拳练习或健康教育，持续进行 10 周时间。结果显示，与健康教育组相比，太极拳组患者出现抑郁症状减轻和抑郁症缓解的可能性显著更大 [52]。

2. 单一治疗

在 Chou 等进行的另一项随机临床试验中，将 14 名年龄在 60 岁或以上的抑郁症患者随机分为两组，其中一半接受太极拳训练，另一半受试者进入等待治疗对照组。太极拳组受试者参加了为期 3 个月的太极拳训练项目，每周训练 3 次，每次 45min。研究结果显示，与没有治疗的老年抑郁症患者相比，太极拳能减轻抑郁症状 [53]。

两项类似的试验也研究了太极拳或气功对老年抑郁症患者抑郁症状的影响。其中一项是在香港进行的，研究了太极拳对老年抑郁症患者的疗效。在这项研究里，将 82 名诊断为抑郁症的患者随机分为干预组（进行 16 周的气功练习）和对照组（在研究过程中阅读报刊）。研究表明，在 8 周和 16 周时，接受气功训练的干预组患者的抑郁症状减少程度显著比对照组更大[54]。第二项随机对照试验旨在检验气功对减轻老年抑郁症患者抑郁症状的效果。将38名受试者随机分为两组，一组接受为期12周的气功练习，另一组阅读报刊。研究发现，在12周时，气功练习组患者的抑郁症状显著减少[55]。

Yeung等在2012年进行了一项研究，研究太极拳对患有重度抑郁症的华裔美国人的疗效。在这项研究中，将39名受试者以2∶1的比例随机分为干预组（接受12周的太极拳练习）和等待治疗对照组。总的来说，干预组患者抑郁症状的改善率为24%，而对照组的改善率为0%[56]。在一项类似的试点研究中，研究了气功治疗对患有重度抑郁症的华裔美国人的疗效。14名受试者接受了为期12周的气功干预，并显示出具有统计学意义的显著改善。具体来说，受试者的治疗反应阳性率为60%，缓解率为40%[57]。

最近，在2017年进行的一项随机临床试验研究了太极拳作为华裔美国人重度抑郁症患者主要治疗方法的有效性。在这项研究中，将67名华裔美国人受试者随机分为三组：干预组（接受为期12周的太极拳练习）、主动对照组（接受教育项目）和被动对照组（等待治疗）。总的来说，研究结果显示，与主动对照组和被动对照组相比，太极拳练习减少了抑郁症状[58]。

最后，2016年的一项综述回顾了21项将太极拳用作心理疾病干预手段的研究。这项分析发现，这些研究总体上显示太极拳对情绪和焦虑有许多积极的效果，该综述作者建议医师应该考虑向有心理健康问题的人推荐这种练习[59]。评估太极拳和气功对特定心理疾病疗效的随机对照试验结果表明，太极拳和气功可以有效改善帕金森病、创伤性脑损伤、睡眠障碍、物质滥用和认知障碍的症状。

值得注意的是，虽然这些结果表明，对于临床抑郁症患者太极拳和气功可能是有效的增强治疗或单一治疗，但这些研究有很大的局限性。大多数试验的受试者人数相对较少，而且研究人群（例如华裔美国人）比较单一，因此很难将结果推广到更广泛的人群。这些研究的"开放标签"性质（即患者知道他们正在接受的是什么干预，而不是"不知情"地接受治疗），这也引发了对安慰剂效应的担忧，这可能会导致干预之间缺乏分离。因此，还需要进行更多的研究来评估这些干预措施对不同人群和年龄组的影响。

七、临床应用及建议

太极拳和（或）气功作为一种低成本、低不良事件的体育锻炼、自我修炼方法，作为一种融入社会的群体活动，具有许多优势。对临床医师来说重要的是，要了解这些身心锻炼方法，以及它们在治疗医学疾患和心理疾病、预防疾病、促进健康幸福方面的有效性的相关证据，这样医师才能向患者提出有根据的建议。

临床医师的一个重要作用是消除对这些身心干预方法的误解。有些人认为气功是一种宗教或神秘的崇拜仪式，认为太极拳只是老年人的运动。另一个极端是，有些人夸大了太极拳和气功对慢性疾病、不可逆疾病的治疗前景和疗效：单独使用太极拳和气功就可以有效地治好癌症、骨关节炎、脑卒中、物质使用障碍、精神病等疾病。这种夸大的说法往往会让人失望，有时还会延误循证治疗，甚至可能带来悲剧性结果。

　　在教育患者、鼓励患者使用有强力证据支持的太极拳 / 气功方面，临床医师比较有优势和说服力。例如，有明确的证据表明，练习太极拳可有效预防跌倒，并能为老年人带来普遍的健康获益[43]。此外，太极拳和气功都被证明可以改善心理健康，尤其是那些患有慢性医学疾病的人群，而这些疾病在我们的社会中非常普遍。对于那些正在接受慢性疾病（如慢性疼痛、情绪障碍和物质滥用）标准治疗的患者，可以推荐将太极拳和气功作为增强治疗，以改善他们的体力和心理健康；对于健康人群，也可以通过练习太极拳和气功来缓减压力。太极拳和气功也可用于改善帕金森病、创伤性脑损伤、睡眠障碍、物质滥用和认知障碍的症状[36]。临床医师自己练习太极拳和（或）气功，可以为患者树立榜样和示范作用，并鼓励他们尝试这些运动。

　　在老年抑郁症治疗中，太极拳和气功可作为抗抑郁药物的增强治疗[52]。最近有些初步证据表明，在心理健康医师的监督下，太极拳和气功可以作为轻度或中度抑郁症患者的一线治疗；当这种治疗不充分或者患者的病情恶化时，心理健康医师可以提供常规心理健康治疗。虽然太极拳和气功对特定精神疾病的疗效尚不清楚，但这些身心干预练习可以改善患者生活质量和提高幸福感。考虑到太极拳和气功是非药物治疗和非侵入性治疗，临床医师应该向精神疾病患者推荐这些运动，特别是对易受药物治疗不良事件影响的老年人。还需要进行更深入的研究，以更好地了解太极拳练习可以在多大程度上有助于减轻抑郁症症状，以及太极拳和气功对不同人群的疗效。

八、常见问题及解答

Q1：为什么要考虑练习太极拳或气功呢？

A1：太极拳和气功是一种融合柔和、节奏、轻柔流畅动作和深呼吸的运动。它们是缓减压力、改善身体健康和情绪健康的一种有效运动。练习太极拳和气功不需要太多体力，任何年龄段、任何健康水平的人都可以练习。有时候，太极拳和气功甚至是比那些剧烈运动更有效的强身健体方法。太极拳和气功很容易学习，基本上没有安全问题，随时随地都可以进行练习，不需要任何额外的设备。

Q2：如果找不到合适的老师，是否可能会学到错误的太极拳 / 气功？

A2：是的。如果长时间练习错误的太极拳 / 气功，可能会造成有害影响，如膝盖疼痛和受伤。因此，我们建议向经验丰富的教练学习。目前，在中国可以通过国家体育总局获得气功教练培训和认证。向持有气功教练资格证书的教练学习气功是安全的。

Q3：太极拳 / 气功教练价格实惠吗？

A3：是的。对于一些简单形式的气功，如八段锦，只需要四节课，每节 1.5 小时。在得到指导和学习正确的动作之后，人们就可以自己进行练习了。

Q4：气功是一种宗教吗？

A4：虽然某些宗教人士可能会练习气功，但气功不是宗教。气功作为一种身心练习，在改善身体、心理和精神生活、提高整体幸福感方面，是一种简单有效的方法。

Q5: 经常看到老年人练习太极拳 / 气功。太极拳 / 气功主要是老年人练习的吗?

A5: 太极拳 / 气功不仅适合老年人或慢性病患者,也适合成年人和青少年在内的健康人群。气功 / 太极拳有多种流派和形式,它们的强度不同。人们可以根据自己的兴趣或健康状况,选择合适的太极拳 / 气功类型。健康人也可以通过练习太极拳 / 气功,来培养身体活力、精神专注和情绪平静,使他们身体更健康、精力更充沛、更灵活、更强壮,从而达到预防疾病和增进健康的目的。

Q6: 应该学太极拳或气功还是瑜伽?

A6: 太极拳、气功和瑜伽都是用温和的冥想动作进行的身心运动。气功和太极拳起源于中国古代,可以调身、调心和调息。太极拳注重调身和调息,是一种护身御敌的武术。瑜伽是起源于古印度的一种身体、精神和精神的练习(关于瑜伽的详细讨论见第 17 章)。你可以根据自己的兴趣和身体情况,选择最合适的练习。

Q7: 太极拳 / 气功可能有哪些不良反应?

A7: 太极拳和气功非常安全。有时,如果练习不当,人们可能会肌肉酸痛或扭伤。通常情况下,建议人们在饭后、很累或很饿时、有感染时,不要练习太极拳或气功。如果有健康问题、怀孕、年事已高、患有慢性疾病(如关节问题、骨折或严重骨质疏松症),应该谨慎地练习。

Q8: 可以在网上向老师学习吗?或者通过网上视频课程学习吗?

A8: 虽然在线教学是有帮助的,但我们不建议将这作为学习气功 / 太极拳的唯一来源。亲自向合格的教练学习,他可以给你指导,亲自教你,这是确保你正在学习正确技能的最好方法。在向教练学习之后,你可以使用在线材料来补充学习内容。

Q9: 学习太极拳 / 气功需要多长时间?应该多久练习一次?

A9: 这取决于你想学哪种太极拳和气功。与太极拳相比,气功通常更容易学。通常经过 4 ～ 6 次、每次 60 ～ 90min 课程的学习,就可以学会。每周一次的话,可以在 4 ～ 6 周内完成。对于一些简单的气功,完成一组 8 个动作,每个动作重复 6 次,只需 15min。根据我们之前的研究,每周至少需要练习气功 3 次,每次 30min,才能产生积极的效果。

Q10: 气功有哪些不同的形式?

A10: 有数千种不同的气功,大致可分为五种:医学气功、武术气功、佛家气功、道家气功和儒家气功。表 16-2 简要介绍了这五种不同的流派[60]。

Q11: 太极拳和气功有什么不同?

A11: 太极拳是气功的一种,属于武术气功。它旨在训练拳手强身健体,并教授复杂的自卫方法和武术。它比其他类型的气功更复杂,需要更多的体力和认知的努力,更适合年轻健康人群。

Q12: 太极拳作为自卫工具有用吗?

A12: 是的。太极拳不仅对身体健康和心理健康有益,而且在受到攻击时,可以作为自卫的工具。

Q13： 太极拳 / 气功和其他运动有什么不同？

A13： 太极拳 / 气功练习是根据中医理论设计的。旨在通过一定的动作促进身体经络系统内"气"或生命能量的循环，并通过一系列有规律的运动调节身心，促进"气"的再平衡。它们是整体和平衡的。同时，其他运动（如网球）只训练身体的一部分，因此不能认为是平衡和整体的运动。

表 16-2　主要气功流派 [60]

流派	基本原则和特点
医学气功	医学气功起源于公元前 3000—公元前 2000 年的"宣导舞"。在 2000 年前的《黄帝内经》中，将身体的导引、牵拉和按摩称为"导引按跷"，这是医学气功的最早记载。医学气功广泛吸收、学习各家气功之长，是发展得最快、内容最为丰富的流派。其气功功法的选择、操作和应用，都以中医理论为指导，以防病治病、强身健体为锻炼目的
道家气功	道家气功可以追溯到老子和庄子。道家气功的修行实践与道家哲学理论相结合，强调性命双修，内丹术的形成
佛家气功	佛家气功以修性为主，强调调心与调息，功法以静为多，如禅定、因是子静坐法等
儒家气功	儒学之祖孔子及其弟子是儒家气功最早的实践者。他们将练功修身作为治国平天下的前提。功法方面以静为主，强调修心养气
武术气功	早期的武术气功，可能源于医学、道家和儒家功法中的动功。它更注重锻炼人体之"形"，外练筋骨皮为主，以护身御敌。武术气功比较复杂，需要更多的身体和认知努力，更适合年轻的健康人群

参 考 文 献

[1] Tai chi. In: Wikipedia [Internet]. 2017. Available from: https://en.wikipedia.org/w/index.php?title=Tai_chi&oldid=812576750.

[2] Tzu L, Butler-Bowdon T. Tao Te Ching. In: Tao Te Ching. Hoboken: Capstone; 2012. p. 29–224.

[3] Larkey L, Jahnke R, Etnier J, Gonzalez J. Meditative movement as a category of exercise: implications for research. J Phys Act Health. 2009;6(2):230–8.

[4] Dantian. In: Wikipedia [Internet]. 2017. Available from: https://en.wikipedia.org/w/index.php?title=Dantian&oldid=810731256.

[5] http://www.nycqigong.com/qigong_dantian.php. Fig 1 based on this source.

[6] The Guild of Energists/Web: https://goe.ac/about.htm. The Association for Meridian and Energy Therapies. http://TheAMT.com. Fig 2 from this source.

[7] Qigong. In: Wikipedia [Internet]. 2017. Available from: https://en.wikipedia.org/w/index.php?title=Qigong&oldid=810744205.

[8] Lin Z. Qigong: Chinese medicine or pseudoscience? Amherst: Prometheus Books; 2000.

[9] A Brief Introduction of Health-Qigong. Chinese Health Qigong Association; 2004.

[10] Health Qigong Management Center introduced five sets of new exercises of Health Qigong. Chinese Health Qigong Association; 2012.

[11] Chyu M-C, von Bergen V, Brismée J-M, Zhang Y, Yeh JK, Shen C-L. Complementary and alternative exercises for management of osteoarthritis [Internet]. Arthritis. 2011. [Cited 2017 Oct 26]. Available from: https://www.hindawi.com/journals/arthritis/2011/364319/.

[12] Benson H, Beary JF, Carol MP. The relaxation response. Psychiatry. 1974;37(1):37–46.

[13] Benson H, Dryer T, Hartley LH. Decreased VO_2 consumption during exercise with elicitation of the relaxation response. J Hum Stress. 1978;4(2):38–42.

[14] Peng CK, Mietus JE, Liu Y, Khalsa G, Douglas PS, Benson H, et al. Exaggerated heart rate oscillations during two meditation techniques. Int J Cardiol. 1999;70(2):101–7.

[15] Baer RA, Smith GT, Lykins E, Button D, Krietemeyer

J, Sauer S, et al. Construct validity of the five facet mindfulness questionnaire in meditating and nonmeditating samples. Assessment. 2008;15(3):329–42.

[16] Shapiro SL, Carlson LE, Astin JA, Freedman B. Mechanisms of mindfulness. J Clin Psychol. 2006;62(3):373–86.

[17] Shapiro SL. The integration of mindfulness and psychology. J Clin Psychol. 2009;65(6):555–60.

[18] Tang Y-Y, Hölzel BK, Posner MI. The neuroscience of mindfulness meditation. Nat Rev Neurosci. 2015;16(4):213–25.

[19] Cahn BR, Polich J. Meditation states and traits: EEG, ERP, and neuroimaging studies. Psychol Bull. 2006;132(2):180–211.

[20] Hölzel BK, Ott U, Hempel H, Hackl A, Wolf K, Stark R, et al. Differential engagement of anterior cingulate and adjacent medial frontal cortex in adept meditators and non-meditators. Neurosci Lett. 2007;421(1):16–21.

[21] Tang Y-Y, Tang R, Posner MI. Brief meditation training induces smoking reduction. Proc Natl Acad Sci U S A. 2013;110(34):13971–5.

[22] Tang Y-Y, Posner MI. Training brain networks and states. Trends Cogn Sci. 2014;18(7):345–50.

[23] Thayer JF, Lane RD. A model of neurovisceral integration in emotion regulation and dysregulation. J Affect Disord. 2000;61(3):201–16.

[24] Creswell JD. Biological pathways linking mindfulness with health. In: Brown KW, Creswell JD, Ryan RM, editors. Handbook of mindfulness: Theory, research, and practice. New York: Guildford, Press; 2014.

[25] Nielsen L, Kaszniak AW. Awareness of subtle emotional feelings: a comparison of long-term meditators and nonmeditators. Emot Wash DC. 2006;6(3):392–405.

[26] Lee MS, Huh HJ, Jeong SM, Lee H-S, Ryu H, Park J-H, et al. Effects of Qigong on immune cells. Am J Chin Med. 2003;31(2):327–35.

[27] Collins MP, Dunn LF. The effects of meditation and visual imagery on an immune system disorder: dermatomyositis. J Altern Complement Med N Y N. 2005;11(2):275–84.

[28] Takahashi T, Murata T, Hamada T, Omori M, Kosaka H, Kikuchi M, et al. Changes in EEG and autonomic nervous activity during meditation and their association with personality traits. Int J Psychophysiol. 2005;55(2):199–207.

[29] Davidson RJ, McEwen BS. Social influences on neuroplasticity: stress and interventions to promote well-being. Nat Neurosci. 2012;15(5):689–95.

[30] Bhasin MK, Dusek JA, Chang B-H, Joseph MG, Denninger JW, Fricchione GL, et al. Relaxation response induces temporal transcriptome changes in energy metabolism, insulin secretion and inflammatory pathways. PLoS One. 2013;8(5):e62817.

[31] Liu TJ, Qiang XM. Chinese medical Qigong. 3rd ed. London: Jessica Kingsley Publishers; 2013.

[32] Wengell D, Gabriel N. Educational opportunities in integrative medicine. Atlanta: The Hunter Press; 2008.

[33] Kotsirilos V, Vitetta L, Sali A. A guide to evidence-based integrative and complementary medicine. London: Elsevier Health Sciences APAC; 2011.

[34] Kachan D. Prevalence of mindfulness practices in the US Workforce: National Health Interview Survey. Prev Chronic Dis. 2016;14. [Internet]. [Cited 2017 Oct 26]. Available from: https://www.cdc.gov/pcd/issues/2017/16_0034.htm.

[35] Tai Chi and Qigong for Health and Well-Being. National center for complementary and alternative (integrative health?) medicine. https://nccih.nih.gov/health/taichi.

[36] Abbott R, Lavretsky H. Tai Chi and Qigong for the treatment and prevention of mental disorders. Psychiatr Clin N Am. 2013;36(1):109–19.

[37] Wang W, Sawada M, Noriyama Y, Arita K, Ota T, Sadamatsu M, et al. Tai Chi exercise versus rehabilitation for the elderly with cerebral vascular disorder: a single-blinded randomized controlled trial. Psychogeriatrics. 2010;10(3):160–6.

[38] Wang C. Tai Chi improves pain and functional status in adults with rheumatoid arthritis: results of a pilot single-blinded randomized controlled trial. Med Sport Sci. 2008;52:218–29.

[39] Barrow DE, Bedford A, Ives G, O'Toole L, Channer KS. An evaluation of the effects of Tai Chi Chuan and Chi Kung training in patients with symptomatic heart failure: a randomised controlled pilot study. Postgrad Med J. 2007;83(985):717–21.

[40] Frye B, Scheinthal S, Kemarskaya T, Pruchno R. Tai Chi and low impact exercise: effects on the physical functioning and psychological well-being of older people. J Appl Gerontol. 2007;26(5):433–53.

[41] Wang C, Schmid C, Kalish R. Tai Chi is effective in treating fibromyalgia: a randomized controlled trial. Arthritis Rheum. 2009;60:S526.

[42] Wang C, Schmid CH, Hibberd PL, Kalish R, Roubenoff R, Rones R, et al. Tai Chi is effective in treating knee osteoarthritis: a randomized controlled trial. Arthritis Rheum. 2009;61(11):1545–53.

[43] Sattin RW, Easley KA, Wolf SL, Chen Y, Kutner MH. Reduction in fear of falling through intense tai chi exercise training in older, transitionally frail adults. J Am Geriatr Soc. 2005;53(7):1168–78.

[44] Bhatti T, Atkinson J, Jordan J, Golshan S, Garfin S. T'ai Chi Chih as a treatment for chronic low back pain: a randomized, controlled study. Altern Ther. 1998;4:90–1.

[45] Rogers CE, Larkey LK, Keller C. A review of clinical trials of tai chi and qigong in older adults. West J Nurs Res. 2009;31(2):245–79.

[46] Lee MS, Ernst E. Systematic reviews of t'ai chi: an overview. Br J Sports Med. 2012;46(10):713–8. https://doi.org/10.1136/bjsm.2010.080622. Epub 2011 May 16

[47] Wang C, Bannuru R, Ramel J, Kupelnick B, Scott T, Schmid CH. Tai Chi on psychological well-being: systematic review and meta-analysis. BMC Complement Altern Med. 2010;10:23.

[48] Berghmans C, Kretsch M, Branchi S. Effets du tai-chi-chuan sur la sante psychique et physique:

une revue systematique de question. J Ther Comportementale Cogn. 2009;19:4–29.

[49] Wang WC, Zhang AL, Rasmussen B, Lin L-W, Dunning T, Kang SW, et al. The effect of Tai Chi on psychosocial well-being: a systematic review of randomized controlled trials. J Acupunct Meridian Stud. 2009;2(3):171–81.

[50] Dechamps A, Lafont L, Bourdel-Marchasson I. Effects of Tai Chi exercises on self-efficacy and psychological health. Eur Rev Aging Phys Act. 2007;4(1):25–32.

[51] Sandlund ES, Norlander T. The effects of Tai Chi Chuan relaxation and exercise on stress responses and well-being: an overview of research. Int J Stress Manag. 2000;7(2):139–49.

[52] Lavretsky H, Alstein LL, Olmstead RE, Ercoli LM, Riparetti- Brown M, Cyr NS, et al. Complementary use of tai chi chih augments escitalopram treatment of geriatric depression: a randomized controlled trial. Am J Geriatr Psychiatry. 2011;19(10):839–50.

[53] Chou K-L, Lee PWH, Yu ECS, Macfarlane D, Cheng Y-H, Chan SSC, et al. Effect of Tai Chi on depressive symptoms amongst Chinese older patients with depressive disorders: a randomized clinical trial. Int J Geriatr Psychiatry. 2004;19(11):1105–7.

[54] Tsang HWH, Fung KMT, Chan ASM, Lee G, Chan F. Effect of a qigong exercise programme on elderly with depression. Int J Geriatr Psychiatry. 2006;21(9):890–7.

[55] Tsang HWH, Tsang WWN, Jones AYM, Fung KMT, Chan AHL, Chan EP, et al. Psycho-physical and neurophysiological effects of qigong on depressed elders with chronic illness. Aging Ment Health. 2013;17(3):336–48.

[56] Yeung A, Lepoutre V, Wayne P, Yeh G, Slipp LE, Fava M, et al. Tai chi treatment for depression in Chinese Americans: a pilot study. Am J Phys Med Rehabil. 2012;91(10):863–70.

[57] Yeung A, Slipp LE, Jacquart J, Fava M, Denninger JW, Benson H, et al. The treatment of depressed Chinese Americans using qigong in a health care setting: a pilot study. Evid-Based Complement Altern Med ECAM. 2013;2013:168784.

[58] Yeung AS, Feng R, Kim DJH, Wayne PM, Yeh GY, Baer L, et al. A pilot, randomized controlled study of tai chi with passive and active controls in the treatment of depressed Chinese Americans. J Clin Psychiatry. 2017;78(5):e522–8.

[59] Jiang D, Kong WJ, Jiang J. The role of Tai Chi in mental health management—lessons learned from clinical trials. Rev Recent Clin Trials. 2016;11(4):324–32.

[60] Liu TJ. The science of Chinese Medical Qigong (中医气功学). 2010.

第17章　瑜伽治疗抑郁症
Yoga as a Treatment for Depression

Maren Nyer　Regina Roberg　Maya Nauphal　Chris C. Streeter　著

案例

Maria 今年 54 岁，是名离异白种人女性，高中文化程度，有 3 个成年子女。她表现为重度抑郁症的主要症状，同时伴有焦虑症状；尽管接受了药物治疗，但这些症状仍然存在。Maria 有一份长期稳定的全职工作，需要适度的体力劳动。有些时候 Maria 有消极自杀念头（即希望死去），但没有其他自杀意念或自杀行为。

既往精神疾病和医学疾病史

Maria 在 15—19 岁期间经历过家庭暴力，随后出现了重度抑郁症、创伤后应激障碍、恐慌症和广场恐惧症。她从 20 岁开始接受各种药物治疗和心理治疗，以治疗焦虑和抑郁症。49 岁时，在 Maria 瑜伽练习期间，她开始接受每日 150mg 文拉法辛（怡诺思®）治疗。Maria 在 49 岁时接受了乳房肿瘤切除术和放射治疗，成功治疗了乳腺癌。她有慢性腰背痛的病史，未经手术治疗，在开始瑜伽练习之前就已经痊愈。

瑜伽治疗

Maria 完成了为期 12 周的每周两次每次 90min 的瑜伽练习。在开始练习瑜伽之前，她的 Beck 抑郁量表 - Ⅱ（BDI - Ⅱ）[1] 总分为 38，这表明她患有严重的抑郁症。经过 12 周的瑜伽练习，她的 BDI - Ⅱ 降到了 14，为轻度抑郁症，下降幅度超过 50%，通常认为这是对治疗的"有响应"。在开始瑜伽练习前，她在状态 - 特质焦虑量表（state-trait anxiety inventory，STAI）状态焦虑分量表[2] 上的得分为 47，经过 12 周每周两次的瑜伽练习后，得分下降至 23，降幅超过 50%。状态焦虑分量表上得分大于 39 ～ 40，被认为是临床焦虑水平的指标[3-5]——因此，在瑜伽干预后，Maria 的得分从临床焦虑水平降低到非临床范围。Maria 的病例说明了在评估使用瑜伽疗法治疗抑郁症时需要考虑的几个因素：①用抗抑郁药物治疗时抑郁症和焦虑症状的不完全反应或缓解；②合并焦虑症；③既往合并医学疾病。有证据表明，对于治疗抗抑郁治疗中未解决的抑郁症状[6-8]、创伤后应激障碍（PTSD）[9] 等的共病性焦虑症、乳腺癌[10, 11] 和腰背痛[12] 等医学并发症，瑜伽疗法都是有用的。

一、概述及定义

瑜伽是门古老的学科，作为一种精神修炼方法，在东方文化中已有 4000 多年的历史。大约在公元前 400 年，帕坦伽利在《瑜伽经》中，将瑜伽八支奉为经典（见下文"研究历程"）[13]。虽然瑜伽最初在西方被视为一种体育锻炼形式，但将它作为一种治疗方法或医疗干预的研究越来越多；不断增长的研究表明，瑜伽干预可以治疗多种身心疾病[14]。本章主要回顾瑜伽练习，将抑郁症的瑜伽疗法定义为瑜伽姿势和（或）瑜伽呼吸技术。

在美国，练习瑜伽的人群比例一直在增长。从 2002 年到 2012 年，美国所有年龄组中瑜伽练习者比例都在增加：18—44 岁人群中，练习者比例从 6.3% 增加到 11.2%；45—64 岁人群中，练习者比例从 5.2% 增加到 7.2%；65 岁以上人群中，练习者比例从 1.3% 增加到 3.3%[15]。在一项大规模研究（n=31 044）发现，在心理健康问题、肌肉骨骼疾病和哮喘患者中，自我报告的瑜伽练习者最多。即使在控制了社会人口因素、健康行为、健康状况和体重等因素的情况下，这些疾病中自我报告的瑜伽练习者仍然最多。在那些使用瑜伽来治疗心理健康问题的人群中，83% 的人报告说瑜伽有助于改善心理健康症状。虽然越来越多美国人使用瑜伽练习，并报告了瑜伽对心理健康的益处，但瑜伽干预并没有完全纳入常规的医疗保健中。在医师的治疗建议中，通常不包含瑜伽；而在使用瑜伽治疗特定病症的患者中，只有 22% 患者报告说常规医疗保健医师有向他们推荐瑜伽练习[16]。

二、研究历程

瑜伽的 8 个分支

帕坦伽利在《瑜伽经》中提出了瑜伽的八个分支，这是我们理解瑜伽练习的哲学基础。这八个分支包括：①持戒（Yamas；五种道德约束：非暴力、诚实、不偷盗、节欲和不贪婪）；②精进（Niyamas；五戒：内外洁净、知足、苦行、读圣书和顺从自然）；③调身（Asanas；姿势）；④调息（Pranayama；正念呼吸）；⑤制感（Pratyahara；转向专注内在状态）；⑥凝神（Dharana；专注）；⑦入定（Dhyana；冥想）；⑧合神（Samadhi；自我与冥想对象的结合）[17-19]。合一的八个分支是连续的，每一步都支撑着下一个步骤。

西方的研究主要集中在瑜伽姿势、正念呼吸和冥想[20]。在美国，"瑜伽"这词经常指的是哈塔瑜伽练习，它主要与身体姿势有关。哈塔瑜伽是科学文献中最常见的瑜伽形式[21]。在美国各地有不同的哈塔瑜伽练习流派，它们在身体强度、室温和具体关注点各不相同。哈塔瑜伽的一些常见形式集中在以下几个方面[19, 20]。

- Iyengar 瑜伽：身体姿势的调整。
- Ashtanga 瑜伽：使呼吸与渐进的一系列姿势同步。
- Vinyasa 瑜伽：意为随着运动"流动"的呼吸。
- Baptiste 瑜伽：在加热的房间里（90 ℉左右）进行的 Vinyasa 瑜伽。
- Bikram 瑜伽：在加热的房间里（105 ℉，40% 湿度），连续的 26 个哈塔瑜伽姿势和两个呼吸练习。

- Sudarshan kriya 瑜伽：强调呼吸练习，但也包括一些姿势。

科学的方法是建立在可测量的证据的基础上的，鼓励将瑜伽练习作为可测量证据的组成部分进行研究。然而，由于瑜伽中多个肢体同时参与，很难用科学的方法来研究瑜伽。在瑜伽的随机对照试验中，即使一个肢体是干预的主要目标，瑜伽练习时也会使用到多个肢体。如果哈塔瑜伽的干预仅仅只是集中在姿势，那么在练习过程中仍会有一定程度的正念呼吸和注意力被激活。瑜伽的组成部分是相互依存的。例如通过体位和正念呼吸来平静身心，从而更全然地集中注意力和冥想。因此，治疗效果可能是其组成部分的协同作用。因此，科学的方法倾向于解决由于瑜伽姿势干预导致的可测量的情绪差异，而不是解决呼吸和注意力造成的影响。试图用科学的方法来研究瑜伽练习，限制了我们的识别能力——识别瑜伽八支如何相互作用以减轻抑郁症状。

三、研究新进展

（一）瑜伽治疗抑郁症

评估抑郁症瑜伽疗法的临床研究正在迅速增加，过去二十年来，随机对照试验、综述和 Meta 分析的数量不断增加就证明了这一点。2005 年，Pilkington 等发表的一篇综述[22]回顾了 5 项随机对照试验，其中 4 项试验的受试者为诊断为抑郁症 / 重度抑郁症的患者，1 项试验的受试者为抑郁症症状加重但没有正式诊断的患者。2013 年，Cramer 等发表的一篇文章对 12 项瑜伽干预的随机对照试验（n=619）进行了 Meta 分析，这 12 项研究的对象为 2013 年 1 月前被诊断患有重度抑郁症 / 抑郁症症状加重的患者[23]。该研究发现，虽然方法学上存在局限性，但瑜伽练习对抑郁症患者有帮助。2017 年，Cramer 等对 2016 年 12 月前的 7 项随机对照试验（n=240）进行了一项系统回顾研究[24]，这 7 项试验的受试者只是被诊断为重度抑郁症的患者。结果表明，瑜伽的疗效与运动[25]或单独药物治疗[26]相当；其中一项试验表明，电休克疗法（ECT）的疗效比瑜伽更强[26]。其他关于"瑜伽 vs 注意力控制"的研究[26-28]或瑜伽作为药物治疗的补充治疗的研究[29, 30]，结果不一致，参差不齐。

自 Cramer 等发表的综述以来，2017 年又发表了 4 篇使用瑜伽治疗抑郁症症状的随机对照试验。在下面列出的所有研究中，瑜伽组受试者的依从性虽然低于规定的课程数量，但仍然很高，从 75% ～ 89%[8, 31-33]。Streeter 等对重度抑郁症患者进行每周"2 次 vs 3 次"Iyengar 瑜伽和连贯呼吸的比较研究。当 BDI – Ⅱ 评分＜ 14 时，两组间的结果相当；然而，当 BDI – Ⅱ 评分≤ 10 时，每周 3 次组的缓解率高于每周两次组。Prathikanti 等[33]报道，对那些轻至中度 MDD 患者（BDI – Ⅱ 评分在 14 到 28 之间）进行"哈塔瑜伽单一治疗（每周 2 次，每次 90min 课程）vs 注意力控制 / 教育"。结果表明，与对照组相比，瑜伽练习者的缓解率（BDI – Ⅱ 评分≤ 9 分）较高。Chu 等[31]报道，久坐不动的 BDI – Ⅱ 评分≥ 14 的 26 名女性进行 12 周的"瑜伽课程（每周 2 次，每次 60min）vs 对照干预"，瑜伽组的抑郁症症状明显减轻。Uebelacker 等的一项研究[8]对那些对抗抑郁药物没有反应的重度抑郁症患者进行"瑜伽课程（每周至少 1～2 次、每次 80min）vs 教育干预"。在为期 10 周干预后的 3 个月和 6 个月，瑜伽组观察到了显著差异，但在主要的 10 周终点没有观察到。这些发现表明，与教育对照组相比，瑜伽具有持久的效果；但是，瑜伽的益处可能需要更长的时间才能显现出来[8]。

这些研究存在方法学上的缺陷。这些缺陷包括瑜伽干预的异质性、不同的患者群体、不充分的随机化程序、有限的保真度评估、缺乏盲法评估者和对照组不足[14, 23, 34, 35]。虽然随机对照试验解决了自我选择偏差，但在开放研究中这种偏差依然存在。与所有的行为干预一样，必须考虑教练之间的个体差异，即使用的是统一方案；而且考虑到瑜伽课程的复杂性，每个班级和（或）干预的标准化也是很困难的[36]。由于临床人群中使用的瑜伽认证标准在不断变化，因此瑜伽教练的资质情况是瑜伽研究的另一个方法学问题。最后，对于标准化的瑜伽治疗方案还没有达成共识[34]；因此，有必要出版足够详细的用于治疗抑郁症的瑜伽治疗方案，以便将这种循证的干预措施推广到更大的人群[37]。

尽管上述研究目前存在局限性，但仍有令人信服的证据证明瑜伽有助于减轻抑郁症的症状。瑜伽作为抗抑郁单一疗法的益处可能包括，没有药物不良反应或药物间相互作用；对于那些不愿意或不能服用抗抑郁药物的患者来说，瑜伽也是一种可行的选择；瑜伽对孕妇尤其有用，因为在怀孕期间人们普遍担心药物对胎儿的影响[37-39]。还需要进行更大规模、更有力的随机对照试验，并提供安全数据和研究方法的详细信息，以促进将瑜伽练习纳入抑郁症的整体治疗计划。

（二）瑜伽作为抗抑郁药物的辅助疗法

大约 40% 的重度抑郁症患者对一线抗抑郁药物没有充分的反应[40]，而那些有更多抑郁残留症状的患者，其复发风险更大[41]。因此，瑜伽可以作为一种增强策略，就像前文提到的患者 Maria，她的症状并没有通过只服用抗抑郁药物而得到缓解。虽然本章只回顾了随机对照试验，但有来自非对照研究的初步数据表明，在服用抗抑郁药物的同时，增加瑜伽对抑郁症患者有益[5, 6, 31, 41]。此外，在 Cramer 等纳入综述的 7 项随机对照试验中，有 4 项研究允许稳定使用抗抑郁药物，前提是抑郁症状的严重程度达到进入研究所需的水平[24, 26, 27, 42, 43]。Uebelacker 和同事在 2017 年发表的一项最新随机对照试验中，证明了对于那些抑郁症未得到缓解的患者（正在服用抗抑郁药物，但仍然符合重度抑郁症标准）来说，瑜伽比健康教育课程更有益[44]。大多数试验表明，对于那些虽然接受了抗抑郁药物治疗，但仍然有症状的重度抑郁症患者，瑜伽可能是一种有用的辅助治疗方法。

（三）瑜伽治疗抑郁症的剂量

瑜伽练习最初是一种日常生活的哲学；但是，很多人并不这样练习瑜伽。需要练习多少瑜伽才能获得抑郁症状缓解的临床反应？这个问题的答案还不清楚。文献报道了广泛的瑜伽干预，包括姿势、呼吸和冥想。文献中指定的做法包括 12～90min 的课程，每周 1～7 次，为期 4～12 周[23, 34, 44]。还需要考虑依从性问题、规定的瑜伽量和实际练习量之间的差异。还需要进行更多的研究，来确定抑郁症患者获得临床反应的瑜伽练习的最小剂量和最佳剂量。

据我们所知，只有一项研究直接探讨了重度抑郁症患者的瑜伽剂量问题。在这项研究中，将受试者分配到低剂量或高剂量瑜伽干预组，在 12 周的时间里，高剂量组的瑜伽练习分钟数显著高于对照组 [37]。该研究比较了高剂量组和低剂量组，得出的结论是：每周 2 次的瑜伽练习与从基线开始抑郁症症状的显著减少相关，但每周 3 次的瑜伽练习与更大的症状减轻相关。对抑郁症患者的其他研究发现，每周练习两次瑜伽足以缓减抑郁症状 [45, 46]。我们还必须考虑干预的成本效益。瑜伽练习有时间需求，因此对患者的临床建议必须考虑患者可用的时间、经济成本和获益程度。这些研究提供的证据表明，每周 1 ～ 3 次的瑜伽课程可以缓解抑郁症状，这一时间需求可能对很多人来说是可行的，这类似于每周 1 次或 2 次的心理治疗。

（四）潜在作用机制

瑜伽可以有效减轻抑郁和焦虑症状的潜在机制是，瑜伽通过减轻压力带来的生理负担和后果。压力会在体内产生一系列的生理变化，如果长期处于激活状态，就会对健康造成破坏。生物体从应变稳态（如对压力的生理反应）恢复到体内平衡状态的能力，是复原力的标志，这对健康很重要。压力可扰乱自主神经系统（ANS），其特征是副交感神经系统（PNS）活性降低，交感神经系统（SNS）活性增加。交感神经系统活性过高和副交感神经系统活性过低，与抑郁症、焦虑症和创伤后应激障碍（PTSD）相关 [6]，同时还与癫痫 [6]、高血压 [47] 和心血管疾病 [48] 等常见的并发症有关。

有证据表明，瑜伽可以增加副交感神经张力 [46, 49]。某些行为状态与交感神经系统和副交感神经系统的主导状态相关。例如副交感神经系统活性与休息、放松和社交活动有关，而当侦测到环境中的威胁时，交感神经系统被激活，并做出战斗或逃跑反应 [50]。这不仅会影响到身处这些状态中的当事人，而且还提醒其他人是该接近还是避开一个人。面对急性应激源，交感神经系统活性增加，激活适当的战斗或逃跑反应，是适应性的；然而，如果在长时间的压力或创伤期间交感神经系统活性长期升高，可能会对心理和身体健康产生严重影响，包括自我调节、自我安慰和社交互动受损。抑郁症和焦虑症之间的高共病率，再加上有证据表明这两种疾病都可以通过相同的药物和瑜伽练习来进行治疗，表明了它们之间共同的潜在作用机制 [6]。

（五）团体治疗的益处

考虑到社交互动对促进心理健康的重要性，很难将团体瑜伽课程的团体效应与瑜伽练习本身分开。有证据表明，与在家练习相比，在课堂上练习瑜伽可能会带来更多益处。最近一项针对 306 名瑜伽练习者的研究发现，与一对一的练习者相比，团体练习者的心理健康得分更高 [51]。另一项研究在 6 周时也支持了这一发现，该研究在社区卫生服务机构将成年慢性病患者随机分到 12 个月的"体育锻炼项目 vs 家里锻炼项目"，在最初 10 周里，"家里锻炼项目"组受试者有 5 个监督电话（每个电话 25 ~ 30min）。研究发现，与家里锻炼组相比，体育锻炼组受试者的抑郁症症状明显较少[52]。社区瑜伽课程的结构、与他人的互动（即使是浅淡的交流），可能为瑜伽练习提供重要的、非特定的治疗成分。与家里练习相比，对参与团体练习的期待也可能有助于提高团体练习的依从性。

（六）瑜伽治疗与抑郁症并发的焦虑症

瑜伽是治疗原发性或并发性焦虑症的有效方法。与抑郁症相比，瑜伽治疗焦虑症的已发表的随机对照试验较少。因此，结果是初步的、不确定的，但令人鼓舞。目前，瑜伽治疗创伤后应激障碍（PTSD）的随机对照试验有 7 项，瑜伽治疗广泛性焦虑障碍（GAD）的非对照试验 2 项和病例系列 1 项，以及瑜伽治疗惊恐障碍的随机对照试验 1 项。这些研究大多显示出瑜伽对焦虑症状有积极作用。

在 7 项瑜伽治疗创伤后应激障碍的随机对照试验中，瑜伽干预对创伤后应激障碍症状的效应大小不一。所有研究的平均效应大小为中等（Cohen's d=0.48）[53]。瑜伽治疗广泛性焦虑障碍，有 2 项单独的单臂试验[54, 55]和 1 项病例系列[56]，所有这些试验的结果都令人鼓舞。瑜伽治疗惊恐障碍的 1 项随机对照试验，比较了为期两个月的"每周 100min 瑜伽 vs 每周 50min 瑜伽 + 认知行为治疗（50min）"。研究发现，两组患者的恐慌症症状都显著减少；"瑜伽 + 认知行为治疗"组受试者的症状有轻微改善，但症状改善不显著[57]。另一项"瑜伽 + 认知行为疗法"治疗广泛性焦虑症的非安慰剂对照研究，也证实了这种联合疗法具有很好的疗效[58]。瑜伽结合认知行为疗法的益处，反映了瑜伽与抗抑郁药联合使用时，观察到的症状的减少。

（七）热瑜伽对抑郁症的疗效

最近的研究表明，热量可能通过调节失调的体温调节系统（即重度抑郁症患者的核心体温有略微升高，降温能力受损），从而对情绪产生有益影响[59, 60]。这就提出了一个问题，即热瑜伽是否通过重置体温调节，对重度抑郁症产生特别的疗效。尽管社区里有热瑜伽，但尚未有关于热瑜伽治疗抑郁症的随机对照试验发表。探索热瑜伽治疗抑郁症的想法很吸引人，因为它结合了两种潜在的积极抗抑郁治疗，即将热疗和瑜伽结合成一种疗法。有关热瑜伽治疗抑郁症的研究正在进行中。

（八）瑜伽治疗与医学疾病并发的抑郁症

当前的整合医学承认个体的心理状态和身体状态之间的相互作用。抑郁症和躯体疾病之间的关系是复杂的。抑郁症和医学疾病共病的发病率的增加，反映了这种相互作用，抑郁症患者的医学疾病诊断率比普通人群的预期要高[61]。开创性的 STAR*D 研究（*n*=2541）发现，那些表现出较高躯体症状、胃肠道症状、严重瘫痪和交感神经兴奋的门诊重度抑郁症患者，有 50% 的患者存在一般的医学并发症[62]。值得注意的是，瑜伽已经被证明可以同时减少抑郁症状并改善特定疾病的结局，如癌症患者或癌症幸存者[10]、纤维肌痛[63]、肠易激综合征[64]、糖尿病/糖尿病前期[65]或产后抑郁症[66]。临床医师可能会考虑向那些患有抑郁症和医学并发症（研究已经证实可以通过瑜伽练习获益）的患者推荐瑜伽。

四、临床应用及建议

（一）融入常规治疗

瑜伽被认为是心理健康治疗范畴外的练习，但正日益融入医学治疗中。在一项研究中，61%接受调查的瑜伽使用者认为瑜伽对保持健康很重要，但只有25%的人有向他们的医师说明自己在练习瑜伽[16]。整合医学的目标是将替代疗法与常规疗法结合起来，以获得最佳效果，并制定以患者为中心的治疗计划。心理健康和瑜伽练习之间的融合，可以促进增强这两种治疗方式的疗效。虽然有证据表明瑜伽与许多疾病的症状减轻有关，但目前还没有随机对照试验比较不同形式的瑜伽练习对不同症状或人群的疗效。需要对不同瑜伽类型、不同患者人群、不同疾患进行比较研究，然后才能在医疗实践中提出确切的建议。

（二）安全考虑

目前缺乏关于瑜伽干预随机对照试验的安全性数据报告。大多数参加瑜伽试验的受试者都很年轻，身体也比较健康[23]，因此，对于年龄较大、身体不太健康的患者，其不良事件的发生率会更高，这些瑜伽干预可能更加困难，而且可能存在问题。对于老年人来说，更温和的瑜伽可能是个很好的开始。Cramer等（2013，2017）回顾了瑜伽治疗抑郁症的随机对照试验，他们都指出瑜伽的安全性尚未得到证实[23, 35]。此外，最近对瑜伽练习者与非瑜伽练习者之间的不良事件进行的大规模系统回顾表明，瑜伽练习者的12个月不良事件发生率为4.6%，终身不良事件发生率为21.3%，最常见的不良事件是肌肉骨骼方面的，如扭伤或拉伤，这与先前的文献一致[67]。严重不良事件非常罕见，瑜伽练习者的受伤率低于高强度运动[68]。这些发现与先前对瑜伽随机对照试验中不良事件的Meta分析一致，总体来说2.2%的受试者有出现不良事件；该回顾研究发现，瑜伽与常规护理和运动一样安全，虽然还需要更多的安全数据来最终确定瑜伽的安全性[69]。关于热瑜伽干预，可能需要考虑更多安全因素，以解决热瑜伽对怀孕和心血管系统的潜在影响。

（三）提醒和警示

虽然有很多令人鼓舞的研究结果，但瑜伽尚未成为任何精神疾病的一线或标准治疗方法。由于对更严重的症状/病症［包括严重的功能损害、安全性、自杀倾向、精神病和（或）狂躁］的安全性担忧，因此需要建立基于证据的干预措施。然而，有足够的证据表明，那些病情稳定（没有严重症状或安全问题）并希望进行瑜伽练习的患者，可以鼓励他们在经验丰富的教练的监督下进行瑜伽练习，教练的参与还可以降低患者在练习瑜伽时候身体受伤的风险。某些类型的瑜伽可以与更成熟的抑郁症治疗方法结合起来使用，以期获得额外的益处，或一般的健康好处。并非所有的瑜伽练习都对抑郁症状有益。应考虑康复训练相对于主动训练的益处，以避免主动训练带来比康复训练更多的不必要的不良反应。值得注意的是，极端运动或体重控制策略突出的饮食失调患者，很可能与瑜伽练习的关系更复杂，这些建议应该谨慎，并密切监督。

（四）达到症状缓解需要时间

长期存在的抑郁症状可能需要时间来解决。在两项使用瑜伽治疗抑郁症的研究中，超过3个月的长期观察，才观察到显著的益处。这些显著益处不是出现在主要研究终点8周[25, 41]和10周[5, 7, 27, 43]。应该鼓励那些开始瑜伽练习的抑郁症患者培养这样一种期望，即减少症状需要时间和规律的练习，而且在症状得到改善之前，他们要有耐心。

五、结论

越来越多的证据表明，瑜伽可能有助于治疗各种直接或间接与心理健康问题相关的病症和症状，即抑郁症、焦虑症和其他常见的并发性医学疾病。瑜伽作为一种辅助治疗，对于那些具有安全地练习瑜伽所需身体素质的个体来说，还没有明确的禁忌证。尽管总体上瑜伽的安全性数据有限，尤其是针对各种疾病/症状的安全性数据有限[69]，但与那些具有严重不良反应负担的精神药物相比，瑜伽的不良反应可能更少。如上所述，研究表明瑜伽可以作为主要的治疗方法，或者与常规干预手段（如药物治疗或心理治疗）联合使用，来缓解抑郁症的症状。

研究资助：本项研究得到了美国国家补充和综合卫生中心［编号：K23 AT008043 02（MBN）、R21AT004014 和 R01AT007483（CCS）、M01RR00533］和波士顿大学医学中心全科临床研究中心（编号：U11RR025771）的经费资助。

六、常见问题及解答

Q1：一般来说，哪些人练习瑜伽？

A1：大规模研究表明，瑜伽练习者中女性、白种人、年轻人和受过大学教育的人更多[16, 70, 71]。一项针对少数族裔低收入慢性腰背痛患者的研究发现，瑜伽被认为是缓解疼痛、改善情绪和管理压力的有效方法；但是，缺乏时间是练习的最大障碍[72]。考虑到低社会经济地位人群疾病负担的增加[73]，这项研究强调必须让低社会经济地位人群更容易获得瑜伽干预，特别减少瑜伽练习的时间障碍，例如提供综合托儿服务和交通便捷的练习场所。心理健康机构的临床医师和领导，可以考虑将瑜伽课程纳入他们的服务中，包括瑜伽练习作为各种团体疗法的一部分。心理健康从业者需要意识到，社会经济地位较低人群进行瑜伽练习的潜在障碍，他们的休闲时间较少，去瑜伽馆练习的机会（无论是经济上还是地理上）受限。他们需要长时间工作或做多份工作，还要照顾孩子/家庭，以及上下班通勤耗费大量时间，这极大地限制了他们的瑜伽练习和坚持练习时间。

Q2: 患者应该练习哪种瑜伽?

A2: 目前还没有研究表明哪种瑜伽形式比其他瑜伽形式更好。在对306项随机对照试验的系统回顾中,比较了不同瑜伽类型对疾病的阳性结果与非阳性结果,发现91%(277/306)项试验对所研究疾病有阳性结果,而且所研究的53类瑜伽干预之间没有差异[74],这表明阳性结果与特定瑜伽形式之间不存在相关性。这些发现几乎没有提供任何证据来指导医师向患者推荐特定形式的瑜伽。

Q3: 热瑜伽和非热瑜伽有什么区别?

A3: 目前还没有针对热瑜伽和非热瑜伽对心理健康症状的头对头比较研究。事实上,还没有热瑜伽治疗抑郁症的对照或非对照研究。在瑜伽练习中加热的潜在益处是有理论支持的:近期对全身热疗的研究表明,抑郁症患者的体温调节系统受损,这使得加热具有药疗效果[59, 61]。瑜伽姿势的关键是肌肉和筋膜的拉伸。据推测,拉伸具有治疗作用的,因为拉伸可以促进淋巴循环,而且可能与瑜伽练习相关的免疫标志物的变化有关[75, 76]。热瑜伽有助于拉伸。

Q4: 与运动相比,瑜伽对抑郁症更有益吗?

A4: 注意力下降是抑郁症的症状之一,这可能使冥想或正念练习变得比较困难。对某些人来说,做一系列瑜伽体式可能更容易,因为瑜伽的身体运动可以提供一个具体的关注焦点。有证据表明,对于那些在最初干预治疗中没有得到缓解的重度抑郁症患者来说,运动可以有效减少他们的抑郁症状[77, 78],并且对于那些治疗无应答患者来说,运动可以增加阳性反应[79]。对12项比较瑜伽和常规运动(即跑步、散步、骑自行车)的随机对照试验的回顾研究表明,无论是对健康人群还是患者群体,长期的瑜伽干预几乎在所有测量结果中都与运动的益处相当,甚至比运动的益处更多[80]。

参考文献

[1] Beck A, Steer RA, Brown G. Beck depression inventory – 2nd (BDI–Ⅱ). San Antonio: Psychol Corp; 1996.

[2] Spielberger CD, Gorsuch RL, Lushene RE. Manual for the statetrait anxiety inventory. 1970. [Cited 2018 Jan 11]. Available from: http://ubir.buffalo.edu/xmlui/handle/10477/2895.

[3] Addolorato G, Ancona C, Capristo E, Graziosetto R, Di Rienzo L, Maurizi M, et al. State and trait anxiety in women affected by allergic and vasomotor rhinitis. J Psychosom Res. 1999;46(3): 283–9.

[4] Knight RG, Waal-Manning HJ, Spears GF. Some norms and reliability data for the state – trait anxiety inventory and the Zung self-rating depression scale. Br J Clin Psychol. 1983;22(Pt 4): 245–9.

[5] Julian LJ. Measures of anxiety: State-Trait Anxiety Inventory (STAI), Beck Anxiety Inventory (BAI), and Hospital Anxiety and Depression Scale-Anxiety (HADS-A). Arthritis Care Res. 2011;63(Suppl 11):S467–72.

[6] Streeter CC, Gerbarg PL, Saper RB, Ciraulo DA, Brown RP. Effects of yoga on the autonomic nervous system, gamma-aminobutyric-acid, and allostasis in epilepsy, depression, and post-traumatic stress disorder. Med Hypotheses. 2012;78(5):571–9.

[7] Naveen GH, Thirthalli J, Rao MG, Varambally S, Christopher R, Gangadhar BN. Positive therapeutic and neurotropic effects of yoga in depression: a comparative study. Indian J Psychiatry. 2013;55(Suppl 3):S400–4.

[8] Uebelacker LA, Tremont G, Gillette LT, Epstein-Lubow G, Strong DR, Abrantes AM, et al. Adjunctive yoga v. health education for persistent major depression: a randomized controlled trial. Psychol

Med. 2017;47(12):2130–42.

[9] Duan-Porter W, Coeytaux RR, McDuffie JR, Goode AP, Sharma P, Mennella H, et al. Evidence map of yoga for depression, anxiety, and posttraumatic stress disorder. J Phys Act Health. 2016;13(3):281–8.

[10] Buffart LM, van Uffelen JGZ, Riphagen II, Brug J, van Mechelen W, Brown WJ, et al. Physical and psychosocial benefits of yoga in cancer patients and survivors, a systematic review and meta-analysis of randomized controlled trials. BMC Cancer. 2012;12:559.

[11] Greenlee H, DuPont-Reyes MJ, Balneaves LG, Carlson LE, Cohen MR, Deng G, et al. Clinical practice guidelines on the evidencebased use of integrative therapies during and after breast cancer treatment. CA Cancer J Clin. 2017;67(3):194–232.

[12] Saper RBM, Lemaster CM, Delitto A, Sherman KJ, Herman PMN, Sadikova E, et al. Yoga, physical therapy, or education for chronic low back pain: a randomized noninferiority trial. Ann Intern Med. 2017;167(2):85–94.

[13] Weintraub A. Yoga for depression: a compassionate guide to relieve suffering through yoga. New York: Broadway Books; 2004. p. 306.

[14] Balasubramaniam M, Telles S, Doraiswamy PM. Yoga on our minds: a systematic review of yoga for neuropsychiatric disorders. Front Psychol. 2012;3:117.

[15] Clarke TC, Black LI, Stussman BJ, Barnes PM, Nahin RL. Trends in the use of complementary health approaches among adults: United States, 2002–2012. Natl Health Stat Rep. 2015;79:1–16.

[16] Birdee GS, Legedza AT, Saper RB, Bertisch SM, Eisenberg DM, Phillips RS. Characteristics of yoga users: results of a national survey. J Gen Intern Med. 2008;23(10):1653–8.

[17] Bryant EF. The yoga Sutras of Patanjali. New York: North Point Press; 2009.

[18] Gates R, Kenison K. Meditations from the mat: daily reflections on the path of yoga. New York: Anchor Books; 2002.

[19] Nyer M, Nauphal M, Roberg R, Streeter C. Applications of yoga in psychiatry: what we know. Focus. 2018. https://doi.org/10.1176/appi.focus.20170055. [Online].

[20] Uebelacker LA, Broughton MK. Yoga for depression and anxiety: a review of published research and implications for healthcare providers. R I Med J. 2013. 2016 Mar 1;99(3):20–2.

[21] Bridges L, Sharma M. The efficacy of yoga as a form of treatment for depression. J Evid Based Complement Altern Med. 2017;22(4):1017–28.

[22] Pilkington K, Kirkwood G, Rampes H, Richardson J. Yoga for depression: the research evidence. J Affect Disord. 2005;89(1–3):13–24.

[23] Cramer H, Lauche R, Langhorst J, Dobos G. Yoga for depression: a systematic review and meta-analysis. Depress Anxiety. 2013;30(11):1068–83.

[24] Cramer H. A systematic review of yoga for major depressive disorder. J Affect Disord. 2017;213:70–7.

[25] Schuver KJ, Lewis BA. Mindfulness-based yoga intervention for women with depression. Complement Ther Med. 2016;26:85–91.

[26] Janakiramaiah N, Gangadhar BN, Naga Venkatesha Murthy PJ, Harish MG, Subbakrishna DK, Vedamurthachar A. Antidepressant efficacy of Sudarshan Kriya Yoga (SKY) in melancholia: a randomized comparison with electroconvulsive therapy (ECT) and imipramine. J Affect Disord. 2000;57(1):255–9.

[27] Sharma VK, Das S, Mondal S, Goswampi U, Gandhi A. Effect of Sahaj Yoga on depressive disorders. Indian J Physiol Pharmacol. 2005;49(4):462–8.

[28] Kinser PA, Bourguignon C, Whaley D, Hauenstein E, Taylor AG. Feasibility, acceptability, and effects of gentle Hatha yoga for women with major depression: findings from a randomized controlled mixed-methods study. Arch Psychiatr Nurs. 2013;27(3):137–47.

[29] Sarubin N, Nothdurfter C, Schüle C, Lieb M, Uhr M, Born C, et al. The influence of Hatha yoga as an add-on treatment in major depression on hypothalamic-pituitary-adrenal-axis activity: a randomized trial. J Psychiatr Res. 2014;53:76–83.

[30] Sharma A, Barrett MS, Cucchiara AJ, Gooneratne NS, Thase ME. A breathing-based meditation intervention for patients with major depressive disorder following inadequate response to antidepressants: a randomized pilot study. J Clin Psychiatry. 2017;78(1):e59–63.

[31] Chu I-H, Wu W-L, Lin I-M, Chang Y-K, Lin Y-J, Yang P-C. Effects of yoga on heart rate variability and depressive symptoms in women: a randomized controlled trial. J Altern Complement Med. 2017;23(4):310–6.

[32] Streeter CC, Gerbarg PL, Whitfield TH, Owen L, Johnston J, Silveri MM, et al. Treatment of major depressive disorder with Iyengar yoga and coherent breathing: a randomized controlled dosing study. J Altern Complement Med N Y N. 2017;23(3):201–7.

[33] Prathikanti S, Rivera R, Cochran A, Tungol JG, Fayazmanesh N, Weinmann E. Treating major depression with yoga: a prospective, randomized, controlled pilot trial. PLoS One. 2017;12(3):e0173869.

[34] Uebelacker LA, Epstein-Lubow G, Gaudiano BA, Tremont G, Battle CL, Miller IW. Hatha yoga for depression: critical review of the evidence for efficacy, plausible mechanisms of action, and directions for future research. J Psychiatr Pract. 2010;16(1):22–33.

[35] Cramer H, Anheyer D, Lauche R, Dobos G. A systematic review of yoga for major depressive disorder. J Affect Disord. 2017;213:70–7.

[36] Groessl EJ, Maiya M, Elwy AR, Riley KE, Sarkin AJ, Eisen SV, et al. The essential properties of yoga questionnaire: development and methods. Int J Yoga Ther. 2015;25(1):51–9.

[37] Streeter CC, Gerbarg PL, Whitfield TH, Owen L, Johnston J, Silveri MM, et al. Treatment of major depressive disorder with Iyengar yoga and coherent breathing: a randomized controlled dosing study. J Altern Complement Med. 2017;23(3):201–7.

[38] Curtis K, Weinrib A, Katz J. Systematic review of

yoga for pregnant women: current status and future directions [Internet]. Evid-Based Complement Altern Med ECAM. 2012;715942, 13 p, Online. https://doi.org/10.1155/2012/715942.

[39] Gong H, Ni C, Shen X, Wu T, Jiang C. Yoga for prenatal depression: a systematic review and meta-analysis. BMC Psychiatry. 2015;15:14.

[40] Fava M. Diagnosis and definition of treatment-resistant depression. Biol Psychiatry. 2003;53(8):649–59.

[41] Nierenberg AA, Husain MM, Trivedi MH, Fava M, Warden D, Wisniewski SR, et al. Residual symptoms after remission of major depressive disorder with citalopram and risk of relapse: a STAR*D report. Psychol Med. 2010;40(1):41–50.

[42] Shapiro D, Cook IA, Davydov DM, Ottaviani C, Leuchter AF, Abrams M. Yoga as a complementary treatment of depression: effects of traits and moods on treatment outcome. Evid-Based Complement Altern Med ECAM. 2007;4(4):493–502.

[43] Uebelacker LA, Battle CL, Sutton KA, Magee SR, Miller IW. A pilot randomized controlled trial comparing prenatal yoga to perinatal health education for antenatal depression. Arch Womens Ment Health. 2016;19(3):543–7.

[44] Kinser PA, Elswick RK, Kornstein S. Potential long-term effects of a mind-body intervention for women with major depressive disorder: sustained mental health improvements with a pilot yoga intervention. Arch Psychiatr Nurs. 2014;28(6):377–83.

[45] Woolery A, Myers H, Sternlieb B, Zeltzer L. A yoga intervention for young adults with elevated symptoms of depression. Altern Ther Health Med. 2004;10(2):60–3.

[46] Chu I-H, Wu W-L, Lin I-M, Chang Y-K, Lin Y-J, Yang P-C. Effects of yoga on heart rate variability and depressive symptoms in women: a randomized controlled trial. J Altern Complement Med N Y N. 2017;23(4):310–6.

[47] Mancia G, Grassi G. The autonomic nervous system and hypertension. Circ Res. 2014;114(11):1804–14.

[48] Carney RM, Freedland KE, Veith RC. Depression, the autonomic nervous system, and coronary heart disease. Psychosom Med. 2005;67(Suppl 1):S29–33.

[49] Bhaskar L, Kharya C, Deepak KK, Kochupillai V. Assessment of cardiac autonomic tone following long Sudarshan Kriya yoga in art of living practitioners. J Altern Complement Med N Y N. 2017;23(9):705–12.

[50] Porges SW. The polyvagal theory: new insights into adaptive reactions of the autonomic nervous system. Clevelaned Clin J Med. 2009;76(2):S86–90

[51] Birdee GS, Ayala SG, Wallston KA. Cross-sectional analysis of health-related quality of life and elements of yoga practice. BMC Complement Altern Med. 2017;17:83.

[52] Jansons P, Robins L, O'Brien L, Haines T. Gym-based exercise and home-based exercise with telephone support have similar outcomes when used as maintenance programs in adults with chronic health conditions: a randomised trial. J Physiother. 2017;63(3):154–60.

[53] Sciarrino NA, DeLucia C, O'Brien K, McAdams K.

Assessing the effectiveness of yoga as a complementary and alternative treatment for post-traumatic stress disorder: a review and synthesis. J Altern Complement Med N Y N. 2017;23(10):747–55.

[54] Katzman MA, Vermani M, Gerbarg PL, Brown RP, Iorio C, Davis M, et al. A multicomponent yoga-based, breath intervention program as an adjunctive treatment in patients suffering from generalized anxiety disorder with or without comorbidities. Int J Yoga. 2012;5(1):57.

[55] Dhansoia V, Bhargav H, Metri K. Immediate effect of mind sound resonance technique on state anxiety and cognitive functions in patients suffering from generalized anxiety disorder: a self-controlled pilot study. Int J Yoga. 2015;8(1):70–3.

[56] Morgan JR, Sullivan M, Masuda A, Tully E, Cohen LL, Anderson PL. A case series on the effects of Kripalu yoga for generalized anxiety disorder. Int J Yoga Ther. 2016;26(1):9–19.

[57] Vorkapic CF, Rangé B. Reducing the symptomatology of panic disorder: the effects of a yoga program alone and in combination with cognitive-behavioral therapy. Front Psychol. 2014;5:177. eCollection 2014.

[58] Khalsa MK, Greiner-Ferris JM, Hofmann SG, Khalsa SBS. Yogaenhanced cognitive behavioural therapy (Y-CBT) for anxiety management: a pilot study. Clin Psychol Psychother. 2015;22(4):364–71.

[59] Hanusch K-U, Janssen CH, Billheimer D, Jenkins I, Spurgeon E, Lowry CA, et al. Whole-body hyperthermia for the treatment of major depression: associations with thermoregulatory cooling. Am J Psychiatry. 2013;170(7):802–4.

[60] Janssen CW, Lowry CA, Mehl MR, Allen JJB, Kelly KL, Gartner DE, et al. Whole-body hyperthermia for the treatment of major depressive disorder: a randomized clinical trial. JAMA Psychiat. 2016;73(8):789–95.

[61] Lecrubier Y. The burden of depression and anxiety in general medicine. J Clin Psychiatry. 2001;62(Suppl 8):4–9. discussion 10–11.

[62] Yates WR, Mitchell J, John Rush A, Trivedi M, Wisniewski SR, Warden D, Bryan C, Fava M, Husain MM, Gaynes BN. Clinical features of depression in outpatients with and without co-occurring general medicalconditions in STAR*D: confirmatory analysis. Prim Care Companion J Clin Psychiatry. 2007;9(1):7–15

[63] Langhorst J, Klose P, Dobos GJ, Bernardy K, Häuser W. Efficacy and safety of meditative movement therapies in fibromyalgia syndrome: a systematic review and meta-analysis of randomized controlled trials. Rheumatol Int. 2013;33(1):193–207.

[64] Schumann D, Anheyer D, Lauche R, Dobos G, Langhorst J, Cramer H. Effect of yoga in the therapy of irritable bowel syndrome: a systematic review. Clin Gastroenterol Hepatol Off Clin Pract J Am Gastroenterol Assoc. 2016;14(12):1720–31.

[65] Keerthi GS, Pal P, Pal GK, Sahoo JP, Sridhar MG, Balachander J. Effect of 12 weeks of yoga therapy on quality of life and Indian diabetes risk score in normotensive Indian young adult prediabetics and

diabetics: randomized control trial. J Clin Diagn Res JCDR. 2017;11(9):CC10–4.

[66] Buttner MM, Brock RL, O'Hara MW, Stuart S. Efficacy of yoga for depressed postpartum women: a randomized controlled trial. Complement Ther Clin Pract. 2015;21(2):94–100.

[67] Fishman L, Saltonstall E, Genis S. Understanding and preventing yoga injuries. Int J Yoga Ther. 2009;19(1):47–53.

[68] Cramer H, Ostermann T, Dobos G. Injuries and other adverse events associated with yoga practice: a systematic review of epide-miological studies. J Sci Med Sport. 2018;21(2):147–54.

[69] Cramer H, Ward L, Saper R, Fishbein D, Dobos G, Lauche R. The safety of yoga: a systematic review and meta-analysis of randomized controlled trials. Am J Epidemiol. 2015;182(4):281–93.

[70] Saper RB, Eisenberg DM, Davis RB, Culpepper L, Phillips RS. Prevalence and patterns of adult yoga use in the United States: results of a national survey. Altern Ther Health Med. 2004;10(2):44–9.

[71] Quilty MT, Saper RB, Goldstein R, Khalsa SBS. Yoga in the real world: perceptions, motivators, barriers, and patterns of use. Glob Adv Health Med. 2013;2(1):44.

[72] Keosaian JE, Lemaster CM, Dresner D, Godersky ME, Paris R, Sherman KJ, et al. "We're all in this together": a qualitative study of predominantly low income minority participants in a yoga trial for chronic low back pain. Complement Ther Med. 2016;24:34–9.

[73] Banks J, Marmot M, Oldfield Z, Smith JP. Disease and disadvantage in the United States and in England. JAMA. 2006;295(17):2037–45.

[74] Cramer H, Lauche R, Langhorst J, Dobos G. Is one yoga style better than another? A systematic review of associations of yoga style and conclusions in randomized yoga trials. Complement Ther Med. 2016;25:178–87.

[75] Berrueta L, Muskaj I, Olenich S, Butler T, Badger GJ, Colas RA, et al. Stretching impacts inflammation resolution in connective tissue. J Cell Physiol. 2016;231(7):1621–7.

[76] Langevin HM, Keely P, Mao J, Hodge LM, Schleip R, Deng G, et al. Connecting (t)issues: how research in fascia biology can impact integrative oncology. Cancer Res. 2016 01;76(21):6159–62.

[77] Trivedi MH, Greer TL, Grannemann BD, Chambliss HO, Jordan AN. Exercise as an augmentation strategy for treatment of major depression. J Psychiatr Pract. 2006;12(4):205.

[78] Trivedi M, Greer T, Church T, Carmody T, Granneman B, Galper D, et al. Exercise as an augmentation treatment for nonremitted major depressive disorder: a randomized, parallel dose comparison. J Clin Psychiatry. 2011;72:677–84.

[79] Toups M, Carmody T, Greer T, Rethorst C, Grannemann B, Trivedi MH. Exercise is an effective treatment for positive valence symptoms in major depression. J Affect Disord. 2017;209:188–94.

[80] Ross A, Thomas S. The health benefits of yoga and exercise: a review of comparison studies. J Altern Complement Med N Y N. 2010;16(1):3–12.

第18章　抑郁症的光生物调节疗法

Photobiomodulation

Marco Antonio Caldieraro　Paolo Cassano　著

案例

　　一位 44 岁的已婚妇女，她母亲去世已有 10 年，目前她有 2 个青春期前的孩子。因为非常不满意医师为她重度抑郁症复发而开处的 5 个月抗抑郁药物治疗，去看精神科医师进行咨询。虽然她是一位非常成功的专业人士，但她在工作中很难完成行政管理工作；她觉得没有动力，并表达了对母亲的反复思念之苦，这被诊断为长期悲伤。有时她想去死，但是一想到要留下自己的孩子，她就感到更加悲伤，她哭得也更多了。她对抑郁症非药物干预的兴趣，是由于她对抗抑郁药物文拉法辛的不满意。她已经连续 6 周每日服用 75mg 文拉法辛了，虽然剂量很低，但文拉法辛已经导致了她的性欲下降和无法达到性高潮。值得注意的是，虽然这位女士患有抑郁症，但在服用文拉法辛之前，她的性功能并没有受到影响；但在服用抗抑郁药后，她的性欲明显下降，阴道润滑下降，性高潮缺乏。在服用文拉法辛治疗抑郁症的同时，增加了近红外光经颅光生物调节治疗，每周 2 次，持续 8 周。每次治疗使用两台 Omnilux 新 U 型（LED）治疗仪，在她前额双侧（与背外侧前额叶皮质对应的 F3 和 F4 位点，参见"经颅光生物调节治疗的临床研究"部分；使用 ELATED-2 研究中的治疗参数）治疗 25min。在基线时，她在汉密尔顿抑郁量表（HAMD17）上的总分为 21 分，而在经颅光生物调节治疗 8 周和 16 次后，她在该量表上的总分为 0 分。非常出乎意料的是，虽然她仍在继续服用文拉法辛，但她的性功能问题（性欲严重丧失、轻微阴道润滑问题、性高潮延迟）在 10 次经颅光生物调节治疗后都完全解决了。同样出乎意料的是，她对已故母亲的痛苦思念也消失了。急性期住院 8 周经颅光生物调节治疗结束后，患者自己购买了经颅光生物调节治疗仪，开始了每周 2 次、每次 20min 的右前额（F4 位点）的经颅光生物调节自我治疗。她的抑郁症缓解持续了 12 个月，甚至在停用文拉法辛 6 个月后也没有复发。值得注意的是，偶尔因家庭压力和没进行家里经颅光生物调节治疗（每周少于 1 次）而出现短暂的抑郁暴发。在缓解后的 12 个月，在家庭压力和 3 周未进行经颅光生物调节治疗的情况下，出现了带有消极自杀想法的抑郁症的完全复发。停止经颅光生物调节自我治疗后，出现了更频繁、生动、虚幻的现象，如旧事幻现的感觉和在陌生人身上看到熟悉面孔。在她第一次住院接受治疗后，她确实经历了 30min 的幻觉发作；但从那时以后，幻觉只是零星的、轻微的，与治疗情况没有相关。开始服用舍曲林，每日增加到 150mg；该方案耐受性良好，并得到了症状缓解；这些幻觉在转换抗抑郁药物治疗后 6 周内（或从停止经颅光生物调节自我治疗后 9 周）消失。患者服用舍曲林后没有出现性功能障碍；但她对母亲痛苦思念的悲伤又再次出现，只是偶尔提起就会引发"几分钟"的思念。这一临床病例提示了经颅光生物调节疗法的抗抑郁反应、取决于剂量的症状缓解，以及耐受性和潜在戒断症状方面的挑战。经颅光生物调节疗法对性功能障碍和复杂性悲伤的疗效尚不明确。

一、概述

光生物调节治疗（photobiomodulation，PBM），又称"低水平光治疗"或"低水平激光治疗"，是一种基于新型设备开发的针对重度抑郁症和其他神经精神疾病的治疗方法[1]。光生物调节治疗使用低功率激光或发光二极管发出的近红外光或红光，来调节不同组织、器官和大脑的新陈代谢和功能[2]。体外其他波长光波的生物活性（如可以刺激人类脂肪来源干细胞的成骨细胞分化）也有报道[3]；但是，关于光生物调节治疗的研究主要集中在近红外光谱上，因为这个波长范围内的光具有更好的组织穿透性和研究得较透彻的光受体——线粒体酶：细胞色素 C 氧化酶（cytochrome c oxidase，CCO）[4]。

光生物调节治疗是非侵入性的，近红外光是一种非电离的电磁辐射，可以被内源性发色团吸收，而且热能的耗散最小[5]。利用近红外光谱进行光生物调节作用的主要作用机制是，通过向细胞色素 C 氧化酶传递能量和增加三磷腺苷（ATP）的产生，来增强线粒体生物能代谢。近红外光谱的这种作用，可以改善与抑郁症相关的大脑基础代谢率减退和线粒体功能障碍[6-10]。事实上，有证据支持近红外光谱在与重度抑郁症相关的其他通路（如神经再生、炎症和氧化应激）的益处[2]。

针对重度抑郁症光生物调节作用的研究大多集中于经颅光生物调节治疗（transcranial PBM）。这种疗法用近红外光照射头皮，目的是直接调节位于刺激点下面的大脑皮质区域[11]。但是，间接或全身光生物调节治疗（systemic PBM）也被认为具有抗抑郁作用[12]。在全身光生物调节疗法中，光可以通过鼻内或经皮传送到身体的其他部位（不一定是照射头皮）。在这种情况下，对大脑的影响将由外周组织的成分介导，如血细胞[13]。

除了 3～4 类激光设备（这些设备如果意外照射视网膜，会导致黄斑严重损伤）之外，用于光生物调节的设备通常被 FDA 归类为非显著风险器械，可以非处方直接购买，但设备本身不得用于精神病适应证。而且，除了光激活药物，如癌症光敏化疗（光动力疗法），与药物相互作用的风险很低。与 FDA 批准的用于治疗重度抑郁症的设备［如重复经颅磁刺激（rTMS）和电休克治疗（ECT）］相比，光生物调节疗法在办公环境中更容易实施，而且费用明显更低。重复经颅磁刺激和电休克疗法需要患者经常到医院就诊，而与此不同的是，光生物调节治疗可以在家里进行，但要先对患者或家属进行适当的培训，而且要有足够的临床随访。

二、研究历程

在 1965 年，McGuff 及其合作者报道了红宝石激光对植入人类肿瘤的仓鼠和癌症患者的抗肿瘤作用[14]。两年后，匈牙利塞梅尔维斯医科大学的 Endre Mester 在小鼠身上尝试重复这一研究结果时发现了光生物调节作用。无意地，比起 McGuff 的研究，Mester 使用的激光功率要低得多，而且也未能复制出抗肿瘤的效果。但是 Mester 观察到，那些接受低功率激光治疗的小鼠的毛发生长速度更快[15]。在后来的一项研究中，他还报道了接受同样激光刺激的大鼠的伤口愈合[16]。在对光生物调节作用进行这些初步观察后，已经对近红外光谱和红光的生物学效应进行了广泛的研究。目前，在医学领域近红外光谱和红光用于治疗各种疾病，如肌肉疼痛[17]、创伤[18]、神经性疼痛[19]、头痛[20]、眶周皱纹[21, 22]、脱发[23]。

应用光生物调节治疗中枢神经系统（CNS）损伤的先驱是 Shimon Rochkind。他的研究小组证实，在脊髓损伤动物模型中，经皮近红外照射增强了的轴突发芽和脊髓修复[24-26]。后来的研究表明，光波通过皮肤穿透脊柱，穿透率最高的是近红外波长[27]。用经颅光波疗法治疗脑部疾病，始于其在急性脑卒中中的应用。大量的临床前动物研究[28-30]表明，在急性卒中发生后，应用近红外激光（波长 810nm）照射头部，对随后的神经功能和减小大脑病变范围有益。这些有希望的动物研究导致了一系列名为"NeuroThera 疗效和安全性试验"（NeuroThera effectiveness and safety trials，NEST）的临床试验的开展。总共对 1410 例急性脑卒中患者 [NEST-1（n=120），NEST-2（n=660），NEST-3（n=630）] 进行了三项大型研究[31-33]。NEST-1 旨在证明脑卒中后 24h 内单次经颅光生物调节治疗的安全性和有效性。接受积极治疗组受试者在脑卒中后 5 天和 90 天，改善程度显著高于对照组（通过美国国立卫生研究院卒中严重程度量表评估，NIH Stroke Severity Scale）。NEST-2 报道了经颅光生物调节积极治疗对中度脑卒中患者、中度至重度脑卒中患者的疗效优于对照组（假治疗，sham treatment），但对重度脑卒中患者没有疗效。尽管最初的试验取得了令人满意的结果，但 NEST-3 未能重复急性卒中后单次光生物调节治疗的任何临床益处。关于 NEST-3 与前两次试验结果之间的差异，目前尚无一致的文献解释。但是，得出了对未来试验的一些建议，如使用更高功率的光波、多次治疗、在脑卒中后最初几小时开始治疗[1]。值得注意的是，NEST 的试验表明，使用 4 类激光器发出的近红外光（波长 810nm）经颅照射是安全的，与假（模拟）照射相比，不良事件发生率没有显著差异。其他临床前研究和临床试验表明，经颅光生物调节治疗安全有效地减少了大脑损伤体积，减少炎症，刺激神经再生，增强急性脑外伤患者[34-39]和慢性脑外伤患者[40-42]的学习、记忆和执行功能，并对神经退行性疾病

（阿尔茨海默症和帕金森症）有益 [43, 44]。接下来将讨论关于重度抑郁症的研究。

三、研究新进展

（一）光生物调节治疗重度抑郁症的临床前研究

动物模型研究表明，光生物调节具有抗抑郁治疗的潜力，并为优化刺激参数提供指导。一项关于脑外伤后抑郁症的研究报告称，使用近红外激光（波长 810nm）单次光生物调节治疗可有效减少小鼠的抑郁样行为。在同一研究中，频率为 10Hz 的脉冲波（pulsed wave）在抗抑郁和神经保护作用方面，优于连续波（continuous wave）和频率为 100Hz 的脉冲波 [34]。

用红光和红外光（波长 600 ～ 1600nm）在大鼠身上进行的"每日 1 次 vs 每日 10 次"光生物调节治疗研究表明，每日多次治疗比每日 1 次更有效，因为在强迫游泳实验（forced swim test，抗抑郁药物治疗的初始试验动物模型）中，只在接受重复刺激（10 次）的试验组中观察到抗抑郁效应 [45]。在利血平诱导的抑郁症大鼠模型中，也报道了使用近红外光（波长 804nm）重复经颅光生物调节治疗（每日 7 次）的益处 [46]。同一项研究比较了三种照射功率（80mW、200mW 和 400mW），发现最低功率近红外光（80mW）的疗效最好。这一结果与生物调节治疗的钟形剂量 - 反应曲线一致，这说明在达到最佳水平后进一步增加能量剂量，会导致治疗效果下降，而且可能会增加不良反应 [35]。在强迫游泳实验和悬尾实验（tail suspension test，TST）中，每日 28 次近红外光（波长 808nm）的经颅光生物调节治疗产生了抗抑郁作用，并可增加三磷腺苷的生物合成，以及提高前额皮质（PFC）中线粒体复合物 Ⅳ 的表达和活性 [47]。

两项使用慢性轻度应激抑郁模型的研究，比较了 3 周"脉冲波激光经颅光生物调节治疗 vs 抗抑郁药物（氟西汀和西酞普兰）治疗"。根据行为试验（强迫游泳实验）和实验室参数评估，经颅光生物调节治疗的疗效与抗抑郁药物相似。在这两项研究中，在恢复正常体重方面，经颅光生物调节治疗都优于药物，而正常体重是动物健康的一个指标 [48, 49]。

（二）光生物调节治疗重度抑郁症的临床研究

光生物调节治疗重度抑郁症的临床研究尚处于初步阶段。大多数研究的样本量小，并且有明显的方法局限性。此外，最佳的刺激参数还有待确定。因此，目前的研究在治疗方案上非常不一致，这限制了联合治疗以及不同研究结果的比较。对于全身光生物调节治疗的研究，这些局限性更为显著。

1. 经颅光生物调节疗法的临床研究

在一项开放研究中，使用丸红（美国）公司生产的 LED 仪器对 10 名难治性抑郁症患者（其中 9 人伴有焦虑症）进行前额照射，接受单次近红外光经颅光生物调节治疗 [50]。近红外光在脑电图 F3 和 F4 位点进行传递，覆盖双侧背外侧前额叶皮质（DLPFC）。刺激参数为波长 810nm，辐照度 250mW/cm²，能量密度 60J/cm²，每个位点照射 4min。在治疗后第 2 周和第 4 周，抑郁和焦虑症状明显减少。重度抑郁症在第 2 周的缓解率为 60%［汉密尔顿抑

郁量表 –21 项（HAM–D21）评分＜ 10]。在治疗后第 4 周，抑郁症状低于治疗前，但显著高于治疗后第 2 周，这表明单次治疗的效果持续时间有限。

我们在麻省总医院的小组进行了一项试点研究，对 4 名中度至重度抑郁症（非难治性抑郁症）患者进行了每周 2 次、连续 3 周共 6 次近红外光（波长 808nm）经颅光生物调节治疗 [51]。每次治疗都是使用 PhotoThera 公司生产的 4 级激光器产生的近红外光照射前额两侧的 4 个位点（每个位点 2min，每个位点治疗面积 12.56cm²），治疗参数如下：近红外光辐照度 700mW/cm²，能量密度 84J/cm²，每次治疗的总红外光能量为 2.40kJ。通过汉密尔顿抑郁量表 –17 项（HAM–D17）评估的抑郁症程度从基线时的 19.8 ± 4.35 降至终点时（治疗结束后 5 周）的 13.0 ± 5.35。即使在这个小样本上，这种程度的症状改善也足以达到统计学意义。

注意偏向矫正（attention bias modification，ABM）是一种旨在通过减少负性注意偏差来改善症状的认知干预，但目前为止，注意偏向矫正对抑郁症的疗效尚未得到证实 [52]。一项随机临床试验评估了经颅光生物调节治疗是否可以增强注意偏向矫正对抑郁症状加重患者的疗效 [53]。将受试者（n=51）随机分配接受 2 次"右前额经颅光生物调节治疗 vs 左前额经颅光生物调节治疗 vs 假经颅光生物调节治疗"。两次治疗间隔为 48h，并且所有受试者在每次治疗前和治疗后都接受一次注意偏向矫正。使用 Cell Gen Therapeutics 公司生产的激光设备产生的近红外光（波长 1064nm）对两个位点（每个位点治疗面积 13.6cm²）照射 4min。治疗参数为：功率 3.4W，辐照度 250mW/cm²，每个位点的能量密度 60J/cm²，每次治疗的总能量为 1.63kJ。在对注意偏向矫正有反应的受试者中，那些接受右前额经颅光生物调节治疗的受试者，其疗效得到增强；而接受左前额经颅光生物调节治疗和假经颅光生物调节治疗的患者，没有观察到明显的疗效增强。

我们在麻省总医院的研究小组也进行了随机对照试验，目的是了解经颅光生物调节治疗作为重度抑郁症的主要治疗方法的疗效。将受试者（n=21）随机分为两组，接受为期 8 周、每周两次的双侧前额皮质（脑电图 F3 和 F4 位点）"经颅光生物调节治疗 vs 相同频率的假性治疗"（图 18–1）[54]。治疗使用的是 PhotoMedex 公司生产的发光二极管产生的近红外光（波长 830nm）。初始疗程为 20min，后续疗程可根据临床判断延长至 30min。治疗参数为：功率 1W、连续波、辐照度 33.2mW/cm²，每个位点的能量密度 40 ～ 60J/cm²，每次治疗的总能量 3.4kJ，整个治疗过程总能量 45.6kJ。实验发现，50% 接受经颅光生物调节治疗的患者和 18% 假治疗组患者的抑郁症状得到缓解（HAM–D17 ≤ 7）。这些结果显示出抑郁症状的缓解有显著性趋势（$P = 0.12$）；但是由于功率上的限制，没有检测到组间差异。初步研究数据表明，经颅光生物调节治疗可能会带来高缓解率，但还需要进行更有力的研究。

目前，对光生物调节治疗的长期抗抑郁作用知之甚少。我们的研究小组报告了一例患者，该患者接受了 31 个月的光生物调节治疗——作为焦虑性抑郁症的抗抑郁药物治疗的补充治疗 [55]。治疗刚开始时候，是鼻内光生物调节治疗；在最后 9 个月，增加了全身光生物调节治疗。治疗耐受性良好，在整个治疗随访期间观察到焦虑症状得到了持续改善；在增加全身光生物调节治疗后，观察到抑郁症状得到了更为显著的改善。

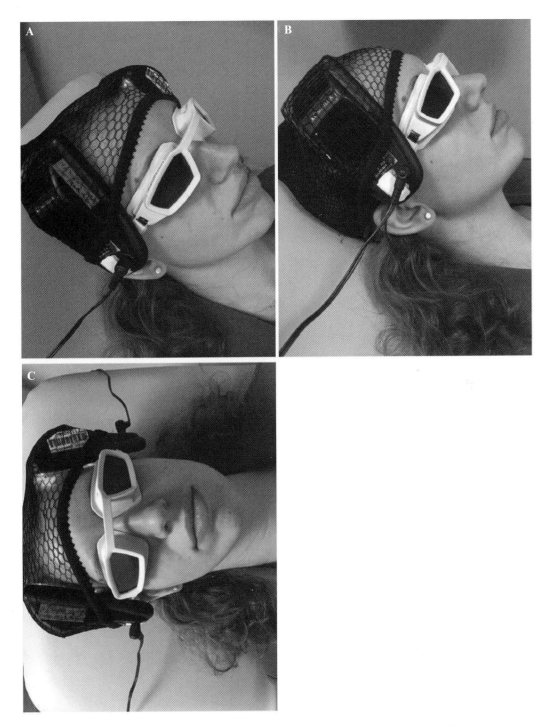

图 18-1　麻省总医院 ELATED-2 研究中治疗重度抑郁症的经颅光生物调节试验
实验设备是 PhotoMedex 公司生产的 Omnilux 新 U 型治疗仪

2. 全身光生物调节疗法的临床研究

虽然大多数关于重度抑郁症的研究都集中在经颅光生物调节治疗，但也有研究表明，光波照射外周组织（即全身光生物调节治疗）具有抗抑郁作用。俄罗斯的一个研究团队报道了两项开放研究，使用的是红光（波长 630nm）和近红外光（波长 890nm）的混合光波，通过静脉注射（IV）和光纤经皮传输。在第一项研究中，93 名难治性抑郁症患者分两个周期接受了 14～20 次全身光生物调节治疗，作为正在进行的药物治疗的补充。研究发现，抑郁评分（汉密尔顿抑郁量表，HAMD）和焦虑评分（汉密尔顿焦虑量表，HAMA）显著下降，以及健康、体力和情绪的全面改善。与只接受药物治疗的非随机和非盲对照组相比，接受全身光生物调节治疗的患者在这些测量指标取得了更好的结果[56]。在第二项研究中，使用系统的量表来评估同一组受试者在抑郁障碍（重度抑郁症、双相抑郁症或混合性焦虑抑郁障碍）缓解后全身光生物调节治疗的预防效果。一旦症状达到缓解，就进行一个周期的全身光生物调节治疗，在之后 3～4 个月进行第二个周期的治疗。首次缓解后一年，23% 接受过全身光生物调节治疗的患者复发。在具有相似特征的非随机和非盲对照组中，同期的复发率为 50%[57]。在这第一项中，没有报道关于耐受性的信息。虽然静脉注射存在一定的潜在风险和不适，但在第二项研究中未观察到光生物调节治疗相关的不良反应或并发症。

澳大利亚的一个研究小组也使用近红外光（波长 808nm）照射四肢和躯干的穴位来治疗重度抑郁症。他们发表了两项针对 5 个原发性抑郁症穴位的激光针灸临床试验（$n=30$ 和 $n=47$）[58, 59]。在这两个试验中，每次治疗的总能量为 3～5J。尽管这样的光波剂量明显很低，但只要持续治疗超过 8 周达到 12 次，每次治疗通过皮肤传导的总能量就足以使这两项研究受试者的抑郁症状显著减少。这两项研究都是在针灸模式（而不是光生物调节治疗模式）进行的，刺激只发生在穴位上。因此，不可能得出这样的结论，即抑郁症状显著减少是特异于这些刺激点的，或用相同的光波刺激非特异性点会观察到抑郁症状显著减少的结果。

这些经颅光生物调节治疗和全身光生物调节治疗的研究，都为重度抑郁症的治疗提供了初步证据。但是，还需要进行强有力的研究来证实光生物调节治疗的整体疗效、最佳治疗方式、最佳刺激参数，以及哪些患者可以从这种治疗中获得最大益处。

（三）光生物调节疗法的安全性

共有 1410 名受试者样本的三个大型 NEST 卒中研究，评估了单次经颅光生物调节治疗的安全性[31, 33, 60]。在不良反应发生率方面，接受近红外光（波长 808nm）治疗组与假（模拟）刺激组之间，没有观察到显著差异。此外，在已经总结的关于重度抑郁症的临床研究中，均未报道任何严重不良事件。

光生物调节治疗（按照本章报告的参数进行）造成热损伤的风险被认为是最小的，并且仅限于皮肤，因为皮肤吸收了大部分光波。皮肤烧伤或其他热效应在重度抑郁症患者的文献中没有报道。在 10 名接受 10～15W（这比大多数光生物调节治疗研究中所使用的功率要高得多）激光治疗的脑外伤患者中，在刺激结束后，皮肤温度升高不超过 3℃，并迅速冷却。患者报告说皮肤温度轻微升高，但没有不适感[61]。

使用任何激光设备都有潜在的风险，因为激光使用不当、激光束直接穿过晶状体而脱落、激光束在视网膜黄斑区聚焦，都会造成视网膜损伤。在使用 3 级和 4 级激光器时，建议戴防护眼镜。

四、治疗机制

（一）细胞作用机制

光生物调节疗法作用于与重度抑郁症相关的不同细胞通路。线粒体酶——细胞色素 C 氧化酶（CCO），被认为是近红外光和红光发挥疗效的主要发色团[4]。细胞色素 C 氧化酶对光波能量的吸收峰值发生在 4 个不同波段，其中一个峰值出现在 $812 \sim 846nm$ [62]，这与具有最佳脑穿透力的波长一致，如下所述。

大脑是人体的一个高能耗器官，能量供应不足会对大脑产生的有害影响[9]。与普通人群相比，那些患有线粒体疾病或线粒体 DNA 突变的个体更容易罹患抑郁症[63]。对重度抑郁症患者进行的一项磷磁共振波谱研究表明，对三碘甲腺原氨酸（T_3）的治疗反应与核苷三磷酸（NTP）的总体恢复之间存在相关，而核苷三磷酸的主要代表是三磷腺苷（ATP）[8]。在重度抑郁症患者的外周血中，血小板中的线粒体活性存在缺陷[13]，并且单核细胞中线粒体呼吸功能减弱与抑郁症状的严重程度相关[64]。这些结果表明，在重度抑郁症的病理生理学中，线粒体能量代谢障碍起重要作用。

近红外光将能量传输给细胞色素 C 氧化酶，并刺激线粒体呼吸链，从而增加三磷腺苷（ATP）的产生[5, 65, 66]。除了电子激发，近红外光还通过促进一氧化氮（NO）从细胞色素 C 氧化酶中的解离，从而释放氧的结合位点，并恢复氧化磷酸化，来提高线粒体活性[4]。释放的一氧化氮可能作为局部血管舒张药，从而增加脑血流量[67]。一项研究还发现，对分离线粒体（isolated mitochondria）进行低强度激光照射后，线粒体中 RNA 和蛋白质的合成增多[68]。

抑郁症与氧化应激增加和抗氧化能力降低有关[69-74]。光生物调节治疗对这一病理生理机制也有益。近红外光引起活性氧（ROS）的短暂爆发，导致二级抗氧化机制的激活，以及转录因子、核因子 κB（NF-κB）的激活，从而大量减少氧化应激[67]。在肌肉受创伤的大鼠模型中，近红外光（波长 904nm）的照射阻断了有害活性氧的释放，并减少了核因子 κB 的活性，以及减少了诱导型一氧化氮合成酶（iNOS）相关的过度表达[75]。一项体外研究发现，红光和近红外光（波长 $700 \sim 2000nm$）对人体红细胞的膜脂质过氧化具有保护作用[76]。这一结果表明，考虑到红细胞中没有线粒体，光生物调节治疗的抗氧化作用不只是与细胞色素 C 氧化酶和氧化磷酸化有关。红细胞的这种机制，是光化学解离氧合血红蛋白，使之成为脱氧血红蛋白，从而使膜蛋白磷酸化和弱化红细胞膜表面的氢键，进而缓和表面电荷，降低带点自由基进入细胞的可及性[76]。

最近的研究文献认为，炎症过程是抑郁性的。细胞因子是炎症信号分子，可引起多种生长因子的失调，包括脑源性神经营养因子（brain-derived neurotrophic factor，BDNF）。这种失调会促进抑郁症的发展[77]。在抑郁受试者中，观察到各种促炎细胞因子水平较高，这与在三项 Meta 分析研究中所报道的 IL-6 和 TNF-α 的持续升高一致[78-80]，并与抑郁症和自杀企图的严重程度相关[81]。此外，外周 IL-6 升高与抗抑郁治疗无反应相关[82]。近红外光和红光（波长 600 ～ 1600nm）降低了类风湿关节炎大鼠模型中滑膜 IL-6 基因的表达[83]。用于治疗类风湿关节炎患者疼痛的近红外光（波长 810nm），减少了 TNF-α、IL-1β 和 TNF-8 的生成[84]。在脊髓损伤的大鼠模型中，近红外光照射减少了与脊髓继发性损伤有关的细胞侵袭，包括巨噬细胞 / 活化的小胶质细胞和 T 淋巴细胞，抑制促炎细胞因子的表达，并改变参与免疫反应的基因的表达[27]。经颅近红外光照射减少了脑外伤小鼠的脑部神经炎症，同时也改善了认知功能[85]。但是，还需要进行更多临床研究，评估经颅光生物调节疗法对炎症过程的影响，以了解这些动物模型结果如何向人体实验转化。

重度抑郁症的神经营养假说认为，关键皮质和边缘脑区的脑源性神经营养因子的减少可能导致抑郁症，而抗抑郁药物可通过增加脑源性神经营养因子发挥疗效[86, 87]。为了支持这一假设，已经有研究表明，急性抑郁症患者血清中的脑源性神经营养因子水平较低[88]，在抑郁症缓解后恢复[89]。脑源性神经营养因子促进神经再生，而神经再生（尤其是海马结构的神经再生）可能是抗抑郁治疗促进症状改善所必需的[90]。

动物研究表明，光生物调节治疗能刺激神经再生，防止细胞死亡。波长比近红外光谱稍短的红光（波长 670nm），保护氧化应激后的细胞培养活力[91]。近红外光还刺激神经生长因子介导的神经突生长，促进轴突保护[91]。在线粒体对视神经病变影响的研究中发现，波长 670nm 的红光有神经保护作用[92]。波长比近红外光谱稍短的红光（波长 670nm）也被证明可以保护神经元细胞免受氰化物的不良反应[93]。研究还观察到，接受近红外光经颅光生物调节治疗的大鼠海马神经再生增多[45]。在创伤性脑损伤的动物模型中，近红外光（波长 810nm）照射是一种有效的治疗方法，并能通过增加脑源性神经营养因子来改善神经再生和突触产生[34, 37, 38, 94, 95]。其他神经营养机制认为，光生物调节治疗能抑制 GSK-3β、促凋亡分子，以及刺激蛋白激酶 B（Akt）/ 雷帕霉素靶蛋白（mTOR）/ 细胞周期蛋白 D1 的信号通路[67]。有趣的是，在脑卒中和脑外伤动物模型中，在近红外照射停止后，神经元的增殖和迁移仍在持续，这表明光生物调节治疗可能触发了神经营养级联反应[61]。

对重度抑郁症的研究揭示了该疾病的几种病理生理机制：线粒体功能障碍、氧化应激、神经发生紊乱和炎症。光生物调节治疗对细胞色素 C 氧化酶（CCO）的主要作用是改善线粒体功能，并启动其他信号通路的级联反应，最终在所有这些机制中发挥作用。这些效应在重度抑郁症的临床前研究和其他疾病的临床研究中都有观察到。还有必要进行更多的研究，来了解重度抑郁症患者的光生物调节治疗如何影响这些过程。

（二）神经心理作用机制

进一步的研究表明，光生物调节治疗的作用不只是细胞水平和促进大脑的神经生理改化。使用 LED 设备（9mW/cm²）产生的 660nm 波长的红光对大鼠进行经颅照射，发现大鼠额叶皮质的耗氧量增加[96]。用激光器（1.6W/cm²）发出的 808nm 波长的近红外光照射小鼠的研究，报道了由一氧化氮(NO)和影响 N- 甲基天冬氨酸的谷氨酸介导的脑血流量增加[97]。用激光器（640mW/cm²）发出的 804nm 波长的近红外光进行经颅照射，发现皮质脑电图参数有发生变化[46]。

　　抑郁症与大脑代谢减退、血流量减少和葡萄糖消耗减少有关[6, 7, 98, 99]。在使用 3.4W 激光（1064nm）进行经颅光生物调节治疗后，健康受试者的脑氧合(氧合血红蛋白浓度)增加[100]。在老年妇女中，用 0.2WLED 设备发出的光波（627nm）进行经颅光生物调节治疗后，她们的脑中动脉和基底动脉血流量增加[101]。在一项研究中，使用激光器（50mW/cm²）发出的光波（905nm）进行经颅光生物调节治疗，降低了单脉冲经颅磁刺激引起的运动诱发电位，也证实了对皮质兴奋性的调节作用[102]。在慢性失语症患者中，使用 0.5WLED 设备发出的红光（633nm）和近红外光（870nm）的混合光波进行左侧经颅光生物调节治疗，发现患者的默认模式网络的功能连接增加[103]。

　　在全身光生物调节治疗中，也观察到类似的结果。在人类试验中，一项激光针灸（即利用低强度激光刺激穴位）的研究，用近红外光（808nm）照射四肢和躯干上的不同穴位，导致了大脑活动的调节——通过功能磁共振成像（fMRI）进行评估[104]。

　　综上所述，这些研究结果证实了经颅光生物调节治疗或全身光生物调节治疗对大脑功能的影响超出了细胞水平。更具体地说，其对大脑功能的一些作用（如改善大脑代谢减退）可能与重度抑郁症的治疗效果有关。

五、技术性问题

（一）近红外光的穿透性

　　为了向细胞色素 C 氧化酶（CCO）传输能量并调节线粒体活性，近红外光需要穿过不同的组织到达与治疗效果相关的细胞。这与经颅光生物调节治疗尤其相关。然而，当近红外光穿过组织时，其光子通量的大小会呈指数衰减[105]。对于经颅光生物调节治疗模式，光波需要穿透皮肤、颅骨、脑膜和脑脊液并到达大脑。2% ~ 3% 的穿透率可以让大脑的近红外光能量密度，相当于在动物模型研究中能引起神经系统益处的能量密度[4]。两项研究报告了使用激光器产生的近红外光的穿透性情况。在第一项研究中，在未固定尸体头部（*n*=8）皮肤表面 4cm 处，追踪由 5W 激光器产生的可测量功率的近红外光（808nm）。在这项实验中，波长为 808nm（近红外光）的光波的穿透性，优于 940nm（近红外光）和 660nm（红光）的光波[106]。第二项研究发现，由 15W 激光器产生的近红外光（810nm），在刚屠宰的羊头皮肤表面 3cm 处的穿透率为 2.9%[107]。不同研究团队发现的 LED 设备产生的光波的渗透率，存在相当大的差异。Henderson 和 Morries[107] 发现，由 0.2WLED 设备产生的红光（650nm）和近红外光（800nm）的能量，不能穿透 2mm 厚的前活体人体皮肤。Jagdeo 等[108] 报道的穿透性明显更好，他们声称使用 1WLED 设备产生的近红外光（830nm）在固定尸体头部（$n=3$）的正面皮肤表面穿透 1cm 后，可传递 2% 的光波。由 0.5WLED 设备产生的近红外光（850nm）在透过 3 ~ 6cm 厚的人类尸体头部标本（包括皮肤、颅骨、脑膜和脑组织）后，仍可检测到光波[109]。同一研究组报道称，虽然考虑到光波的指数衰减，光波在距离皮肤表面 2cm 深处不太可能具有治疗作用，但是相比单个穴位的刺激，多个穴位的刺激向大脑深部传输的能量更多；而且还证实了近红外光（850nm）比红光（650nm）的穿透性质更好[105, 109]。Pitzschke 等用尸体头部进行的实验，证明了近红外光（808nm）也可经蝶窦传递至大脑深部结构；因此，经蝶窦和口腔联合进行的光生物调节治疗可能具有疗效[110]。脉冲波可能也有治疗效果，一些研究者认为，脉冲波的穿透力可能比连续波更强[111]。

（二）刺激参数

1. 波长

红光和近红外波段的光波可以向细胞色素 C 氧化酶（CCO）传输能量，增强氧化磷酸化[62]。在重度抑郁症研究中，特别是那些经颅光生物调节治疗重度抑郁症的研究，所研究的主要都是近红外波段的光波；因为如上所述，有研究表明这个波段的光波比红光具有更好的穿透性。但是，很少有研究直接比较不同波长光波的治疗效果，而且都还只是动物研究[49]。

2. 连续波和脉冲波

与连续波相比，脉冲波具有更好的穿透深度和安全性[111]。也有研究表明脉冲波的治疗效果较好[34]；但是，这尚未在重度抑郁症患者中进行研究。

3. 剂量

治疗期间的总剂量取决于几个参数，如光源的功率、刺激窗口（即光束的大小）、每次治疗的持续时间，以及治疗的总次数。激活靶标组织的实际剂量也取决于光波的穿透率。光生物调节治疗的剂量–反应曲线是一条双相曲线，这意味着增加能量产生更大的刺激效果，直到达到平台；但遗憾的是，能量的进一步增加会产生抑制作用。目前的证据表明，达到靶标组织的理想能量密度为每次治疗 0.3 ~ 3J/cm^2 [112]。经颅光生物调节治疗重度抑郁症的临床研究，每周 2 次治疗，每次给予头皮 0.12 ~ 3.4kJ 的光波照射[50, 51, 53, 113]。但尚未进行不同剂量方案之间的直接比较。

4. 经颅光生物调节治疗与全身光生物调节治疗的比较

如上所述，已有针对重度抑郁症经颅光生物调节治疗和全身光生物调节治疗的研究，而且这两种治疗方法都对重度抑郁症有潜在疗效。在我们研究小组报告的一个病例中，在经颅光生物调节治疗之后，加入全身光生物调节治疗，抑郁症状的改善更为明显[55]。但是，在已有文献中没有对这两种治疗方法的比较研究。

六、临床应用及建议

光生物调节疗法有可能使那些对其他疗法没有反应的抑郁症患者受益。虽然其作用机制仍有待研究阐明，但它的抗抑郁作用一致，而且不同于其他现有的重度抑郁症治疗方法。然而，光生物调节疗法尚未获得 FDA 批准用于治疗抑郁症，而且也没有其用于抑郁症的大型临床试验。因此，不能将光生物调节疗法作为重度抑郁症的一线治疗手段。对于那些拒绝接受抗抑郁药物治疗和循证心理治疗，或对这些治疗没有反应、不能耐受的患者，可以考虑使用光生物调节疗法。鉴于支持光生物调节治疗抑郁症的科学证据有限，对光生物调节疗法感兴趣的抑郁症患者可以安全地参与光生物调节疗法研究方案，在这些研究方案中，他们将受到密切监测，并有助于对光生物调节疗法有更深入全面的科学理解。如果没有研究方案或患者拒绝参与研究，医师应在咨询光生物调节治疗领域的专家后，再就是否确实需要进行光生物调节治疗、具体选择什么治疗参数做出临床决策。这一点特别重要，因为患者可以使用家用治疗仪，因此适当的指导是很重要的。

　　在我们的麻省总医院精神科光生物调节诊所，意向患者会收到一份具体的宣教讲义，并签署一份知情同意书。临床医师与患者一起学习宣教讲义和检查协议表格，并进行全面的临床评估，特别注意诊断疾病、并发症和既往治疗情况。与患者讨论光生物调节疗法和所推荐的光生物调节治疗仪（图 18-2）的益处和风险，并与现有的治疗方法进行比较，包括那些经 FDA 批准用于相同适应证的其他基于器械的干预措施。总而言之，在解释清楚现有替代疗法、最终尊重患者偏好的基础上，如果医学上是合理的，患者签字同意进行这种实验性的、未经证实的抑郁症干预方法——光生物调节疗法。

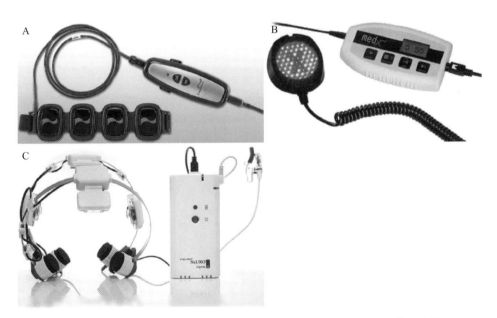

图 18-2　麻省总医院精神科通常推荐的几款家庭经颅光生物调节治疗仪

A. BioCare 公司生产的 LumiWave 治疗仪（经授权使用）；B. MedX Health 公司生产的 MedX 新式家庭治疗仪（经授权使用）；C. Vielight 公司生产的 Vielight Neuro-α 理疗仪和 Vielight Neuro-γ 理疗仪（经授权使用）

虽然局部的非电离辐射（如使用红光和近红外光的经颅光生物调节治疗）对胚胎和胎儿不太可能造成影响，但缺乏对孕妇和哺乳期妇女的研究，这使得我们不鼓励对这类患者人群使用光生物调节疗法。目前尚不清楚光生物调节疗法对大脑发育有什么影响；因此，在对儿童群体进行严格研究之前，我们不建议让儿童进行光生物调节治疗。由于已发现光生物调节治疗可增加脑血流量，因此理论上存在造成脑内植入物移位的风险，如支架、动脉瘤夹或植入大脑内分流器（例如 Hakim 瓣膜），或造成栓塞的血管畸形破裂的风险；因此，上述这些情况是经颅光生物调节疗法的禁忌证。同样地，对于近期（过去 3 个月）的出血性卒中患者，经颅光生物调节疗法是相对禁忌的，因为有血管舒张性可能导致出血复发，以及由于深部血肿吸收光波而引起大脑温度升高的风险。

七、结论

临床前研究和临床研究所提出的作用机制、安全性、低成本和积极结果，促进了光生物调节治疗重度抑郁症的研究。但是，值得注意的是，这一领域的研究仍处于初级阶段。临床前研究使用不同的刺激参数，因此很难比较或合并不同研究得出的结果。对人类的研究也是如此。此外，目前报道的临床研究是开放的或小规模的临床试验，因此不能认为光生物调节疗法对重度抑郁症的疗效已经有足够充分的证据。要获得更一致的疗效证据，就还需要进行更多的研究，来确定最佳刺激参数，并指导设计更严格严谨的随机临床试验。

八、常见问题及解答

Q1：光生物调节疗法与其他基于设备的重度抑郁症治疗方法有何不同？

A1：用于治疗重度抑郁症的其他基于设备的治疗方法使用电流 [如电休克治疗（ECT）、经颅直流电刺激] 或磁脉冲（如重复经颅磁刺激）来调节神经元膜电位。光生物调节疗法的确切作用机制尚不完全清楚，但它通过增强线粒体的代谢作用而发挥疗效，从而改善神经元功能，继而改善氧化应激、炎症和神经再生。

Q2：光生物调节疗法与其他基于光的治疗方法有何不同？

A2：光生物调节疗法是无创的，近红外光和红光为非电离电磁辐射，可以被特定的内源性色素团吸收，而且热能的耗散最小[5]。大功率激光器用于烧蚀治疗和加热。光动力疗法，如癌症化疗，利用光波激发外源性发色团（如光敏抗癌药物）产生治疗性活性氧（ROS）[67]。光照疗法使用可见光谱中的光波刺激视网膜，抑制褪黑激素的释放，延长光周期[114]。

Q3：孕期和哺乳期进行光生物调节治疗安全吗？

A3：考虑到光生物调节疗法的作用机制和近红外光的组织穿透性有限，光生物调节疗法有可能成为妊娠期和哺乳期重度抑郁症的一种安全治疗方法。但是，由于缺乏光生物调节疗法对这一特殊人群安全性的证据，包括对胚胎和胎儿的风险，我们不建议孕妇或哺乳期妇女进行光生物调节治疗。

Q4： 光生物调节疗法能与其他抗抑郁药物联合使用吗？

A4： 已对光生物调节治疗联合心理治疗和抗抑郁药物治疗进行了研究，而且没有报道这些联合治疗的严重不良反应。目前尚无光生物调节治疗与重复经颅磁刺激（rTMS）、经颅直流电刺激（tDCS）或电休克治疗（ECT）等联合应用的研究报道。没有理由避免同时使用光生物调节疗法和其他基于设备的治疗：联合使用可能会增强抗抑郁药物的疗效，并且可能会减轻某些不良反应，如电休克治疗（ECT）引起的记忆损伤。

Q5： 光生物调节治疗重度抑郁症需要多长时间？

A5： 单次经颅光生物调节治疗可减少抑郁症状，但这种疗效是暂时性的[50]。在接受为期3～8周的多次光生物调节治疗急性抑郁症患者的研究中，观察到更一致的改善[51, 113]。光生物调节疗法的安全性表明，可以将它作为响应者的维持治疗。但是，长期使用的唯一证据来自病例报告[55]。

Q6： 激光器和 LED 光源有什么不同？

A6： 激光器产生的是单一波长的光波，而 LED 设备可以产生接近标称波（通常是30nm波段）的小范围不同波长的光波[1]。最近的研究主要使用的是 LED 设备，因为它们比激光器便宜，而且临床疗效并不取决于光源的种类。

Q7： 与其他治疗方法相比，光生物调节疗法的成本如何？

A7： 光生物调节疗法目前尚未得到美国保险公司报销。因此，在医疗机构进行的光生物调节治疗费用昂贵，而且完全自费，不像那些获得FDA批准的重度抑郁症治疗方法，如重复经颅磁刺激（rTMS）、电休克治疗（ECT）和抗抑郁药物。在家自己进行光生物调节治疗仍然需要自己预先付费，根据所选择的经颅LED治疗仪，平均费用在400～2000美元。一些制造商有6个月的退货政策：在这段时间内如果因为没有疗效而退货，可以全额退款。

参考文献

[1] Hamblin MR. Shining light on the head: photobiomodulation for brain disorders. BBA Clin. 2016;6:113–24.

[2] Cassano P, Petrie SR, Hamblin MR, Henderson TA, Iosifescu DV. Review of transcranial photobiomodulation for major depressive disorder: targeting brain metabolism, inflammation, oxidative stress, and neurogenesis. Neurophotonics. 2016;3(3):031404.

[3] Wang Y, Huang Y-Y, Wang Y, Lyu P, Hamblin MR. Photobiomodulation (blue and green light) encourages osteoblastic- differentiation of human adipose-derived stem cells: role of intracellular calcium and light-gated ion channels. Nat Publ Group. 2016;6(1):33719.

[4] Chung H, Dai T, Sharma SK, Huang Y-Y, Carroll JD, Hamblin MR. The nuts and bolts of low-level laser (light) therapy. Ann Biomed Eng. 2012;40(2):516–33.

[5] Mochizuki-Oda N, Kataoka Y, Cui Y, Yamada H, Heya M, Awazu K. Effects of near-infra-red laser irradiation on adenosine triphosphate and adenosine diphosphate contents of rat brain tissue. Neurosci Lett. 2002;323(3):207–10.

[6] Kennedy SH, Konarski JZ, Segal ZV, Lau MA, Bieling PJ, McIntyre RS, et al. Differences in brain glucose metabolism between responders to CBT and venlafaxine in a 16-week randomized controlled trial. Am J Psychiatry. 2007;164(5):778–88.

[7] Mayberg HS, Brannan SK, Tekell JL, Silva JA, Mahurin RK, McGinnis S, et al. Regional metabolic effects of fluoxetine in major depression: serial changes and relationship to clinical response. Biol Psychiatry. 2000;48(8):830–43.

[8] Iosifescu DV, Bolo NR, Nierenberg AA, Jensen JE, Fava M, Renshaw PF. Brain bioenergetics and response to triiodothyronine augmentation in major depressive disorder. Biol Psychiatry. 2008;63(12):1127–34.

[9] Bansal Y, Kuhad A. Mitochondrial dysfunction in depression. Curr Neuropharmacol. 2016;14(6):610–8.

[10] Klinedinst NJ, Regenold WT. A mitochondrial bioenergetic basis of depression. J Bioenerg Biomembr. 5 ed. Springer US. 2015;47(1–2):155–71.

[11] Salehpour F, Rasta SH. The potential of transcranial photobiomodulation therapy for treatment of major depressive disorder. Rev Neurosci. 2017;28(4):441–53.

[12] Sommer AP, Trelles MA. Light pumping energy into blood mitochondria: a new trend against depression? Photomed Laser Surg. 2014;32(2):59–60.

[13] Hroudová J, Fišar Z, Kitzlerová E, Zvěřová M, Raboch J. Mitochondrial respiration in blood platelets of depressive patients. Mitochondrion. 2013;13(6):795–800.

[14] McGuff PE, Deterling RA, Gottlieb LS. Tumoricidal effect of laser energy on experimental and human malignant tumors. N Engl J Med. 1965;273(9):490–2.

[15] Mester E, Szende B, Gärtner P. The effect of laser beams on the growth of hair in mice. Radiobiol Radiother (Berl). 1968;9(5):621–6.

[16] Kovács IB, Mester E, Görög P. Stimulation of wound healing with laser beam in the rat. Experientia. 1974;30(11):1275–6.

[17] Ferraresi C, Hamblin MR, Parizotto NA. Low-level laser (light) therapy (LLLT) on muscle tissue: performance, fatigue and repair benefited by the power of light. Photon Lasers Med. 2012;1(4):267–86.

[18] Chaves ME de A, Araújo AR, de Piancastelli ACC, Pinotti M. Effects of low-power light therapy on wound healing: LASER x LED. An Bras Dermatol. 2014;89(4):616–23.

[19] Harkless LB, DeLellis S, Carnegie DH, Burke TJ. Improved foot sensitivity and pain reduction in patients with peripheral neuropathy after treatment with monochromatic infrared photo energy – MIRE. J Diabetes Complicat. 2006;20(2):81–7.

[20] Allais G, De Lorenzo C, Quirico PE, Lupi G, Airola G, Mana O, et al. Non-pharmacological approaches to chronic headaches: transcutaneous electrical nerve stimulation, laser therapy and acupuncture in transformed migraine treatment. Neurol Sci. 2003;24(Suppl 2):S138–42.

[21] Hersant B, SidAhmed-Mezi M, Bosc R, Meningaud JP. Current indications of low-level laser therapy in plastic surgery: a review. Photomed Laser Surg. 2015;33(5):283–97.

[22] Russell BA, Kellett N, Reilly LR. A study to determine the efficacy of combination LED light therapy (633 nm and 830 nm) in facial skin rejuvenation. J Cosmet Laser Ther. 2005;7(3–4):196–200.

[23] Zarei M, Wikramanayake TC, Falto-Aizpurua L, Schachner LA, Jimenez JJ. Low level laser therapy and hair regrowth: an evidence-based review. Lasers Med Sci. Springer London. 2016;31(2):363–71.

[24] Rochkind S, Barr-Nea L, Bartal A, Nissan M, Lubart R, Razon N. New methods of treatment of severely injured sciatic nerve and spinal cord. An experimental study. Acta Neurochir Suppl (Wien). 1988;43:91–3.

[25] Rochkind S, Ouaknine GE. New trend in neuroscience: lowpower laser effect on peripheral and central nervous system (basic science, preclinical and clinical studies). Neurol Res. 1992;14(1):2–11.

[26] Rochkind S, Vogler I, Barr-Nea L. Spinal cord response to laser treatment of injured peripheral nerve. Spine. 1990;15(1):6–10.

[27] Anders JJ. The potential of light therapy for central nervous system injury and disease. Photomed Laser Surg. 2009;27(3):379–80.

[28] Lapchak PA, Salgado KF, Chao CH, Zivin JA. Transcranial nearinfrared light therapy improves motor function following embolic strokes in rabbits: an extended therapeutic window study using continuous and pulse frequency delivery modes. Neuroscience. 2007;148(4):907–14.

[29] Lapchak PA, Wei J, Zivin JA. Transcranial infrared laser therapy improves clinical rating scores after embolic strokes in rabbits. Stroke. 2004;35(8):1985–8.

[30] Oron A, Oron U, Chen J, Eilam A, Zhang C, Sadeh M, et al. Lowlevel laser therapy applied transcranially to rats after induction of stroke significantly reduces long-term neurological deficits. Stroke. 2006 Oct;37(10):2620–4.

[31] Hacke W, Schellinger PD, Albers GW, Bornstein NM, Dahlof BL, Fulton R, et al. Transcranial laser therapy in acute stroke treatment: results of neurothera effectiveness and safety trial 3, a phase III clinical end point device trial. Stroke. American Heart Association, Inc. 2014;45(11):3187–93.

[32] Zivin JA, Albers GW, Bornstein N, Chippendale T, Dahlof B, Devlin T, et al. Effectiveness and safety of transcranial laser therapy for acute ischemic stroke. Stroke. Lippincott Williams & Wilkins. 2009;40(4):1359–64.

[33] Lampl Y, Zivin JA, Fisher M, Lew R, Welin L, Dahlof B, et al. Infrared laser therapy for ischemic stroke: a new treatment strategy: results of the NeuroThera Effectiveness and Safety Trial-1 (NEST-1). Stroke. 2007;38(6):1843–9.

[34] Ando T, Xuan W, Xu T, Dai T, Sharma SK, Kharkwal GB, et al. Comparison of therapeutic effects between pulsed and continuous wave 810-nm wavelength laser irradiation for traumatic brain injury in mice. PLoS One. 2011;6(10):e26212.

[35] Huang Y-Y, Sharma SK, Carroll J, Hamblin MR. Biphasic dose response in low level light therapy – an update. Dose Response. 2011;9(4):602–18.

[36] Huang Y-Y, Gupta A, Vecchio D, de Arce VJB, Huang S-F, Xuan W, et al. Transcranial low level laser (light) therapy for traumatic brain injury. Kirillin M, Sokolov K, Shakhova N, Steiner R, editors. J Biophotonics. 2012;5(11–12):827–37.

[37] Xuan W, Agrawal T, Huang L, Gupta GK, Hamblin MR. Low-level laser therapy for traumatic brain injury in mice increases brain derived neurotrophic factor (BDNF) and synaptogenesis. J Biophotonics. 2015;8(6):502–11.

304

[38] Xuan W, Vatansever F, Huang L, Wu Q, Xuan Y, Dai T, et al. Transcranial low-level laser therapy improves neurological performance in traumatic brain injury in mice: effect of treatment repetition regimen. Borlongan CV, editor. PLoS One. 2013;8(1):e53454.

[39] Xuan W, Vatansever F, Huang L, Hamblin MR. Transcranial low-level laser therapy enhances learning, memory, and neuroprogenitor cells after traumatic brain injury in mice. J Biomed Opt. 2014; 19(10):108003.

[40] Naeser MA, Martin PI, Ho MD, Krengel MH, Bogdanova Y, Knight JA, et al. Transcranial, red/near-infrared light-emitting diode therapy to improve cognition in chronic traumatic brain injury. Photomed Laser Surg. 2016;34(12):610–26.

[41] Naeser MA, Zafonte R, Krengel MH, Martin PI, Frazier J, Hamblin MR, et al. Significant improvements in cognitive performance post-transcranial, red/near-infrared light-emitting diode treatments in chronic, mild traumatic brain injury: open-protocol study. J Neurotrauma. 2014;31(11):1008–17.

[42] Naeser MA, Saltmarche A, Krengel MH, Hamblin MR, Knight JA. Improved cognitive function after transcranial, light-emitting diode treatments in chronic, traumatic brain injury: two case reports. Photomed Laser Surg. 2011;29(5):351–8.

[43] Purushothuman S, Johnstone DM, Nandasena C, Mitrofanis J, Stone J. Photobiomodulation with near infrared light mitigates Alzheimer's disease-related pathology in cerebral cortex – evidence from two transgenic mouse models. Alzheimers Res Ther. BioMed Central. 2014;6(1):2.

[44] De Taboada L, Yu J, El-Amouri S, Gattoni-Celli S, Richieri S, McCarthy T, et al. Transcranial laser therapy attenuates amyloid-β peptide neuropathology in amyloid-β protein precursor transgenic mice. J Alzheimers Dis. IOS Press. 2011;23(3):521–35.

[45] Tanaka Y, Akiyoshi J, Kawahara Y, Ishitobi Y, Hatano K, Hoaki N, et al. Infrared radiation has potential antidepressant and anxiolytic effects in animal model of depression and anxiety. Brain Stimul. 2011;4(2):71–6.

[46] Mohammed HS. Transcranial low-level infrared laser irradiation ameliorates depression induced by reserpine in rats. Lasers Med Sci. Springer London. 2016;31(8):1651–6.

[47] Xu Z, Guo X, Yang Y, Tucker D, Lu Y, Xin N, et al. Low-level laser irradiation improves depression-like behaviors in mice. Mol Neurobiol. 2016;34(1):13.

[48] Wu X, Alberico SL, Moges H, De Taboada L, Tedford CE, Anders JJ. Pulsed light irradiation improves behavioral outcome in a rat model of chronic mild stress. Lasers Surg Med. Wiley Subscription Services, Inc., A Wiley Company. 2012;44(3):227–32.

[49] Salehpour F, Rasta SH, Mohaddes G, Sadigh-Eteghad S, Salarirad S. Therapeutic effects of 10-HzPulsed wave lasers in rat depression model: a comparison between near-infrared and red wave-lengths. Lasers Surg Med. 2016;48(7):695–705.

[50] Schiffer F, Johnston AL, Ravichandran C, Polcari A, Teicher MH, Webb RH, et al. Psychological benefits 2 and 4 weeks after a single treatment with near infrared light to the forehead: a pilot study of 10 patients with major depression and anxiety. Behav Brain Funct. 2009;5(1):46.

[51] Cassano P, Cusin C, Mischoulon D, Hamblin MR, De Taboada L, Pisoni A, et al. Near-infrared transcranial radiation for major depressive disorder: proof of concept study. Psychiatry J. 2015;2015:352979.

[52] Mogoaşe C, David D, Koster EHW. Clinical efficacy of attentional bias modification procedures: an updated meta-analysis. J Clin Psychol. Wiley-Blackwell. 2014;70(12):1133–57.

[53] Disner SG, Beevers CG, Gonzalez-Lima F. Transcranial laser stimulation as neuroenhancement for attention bias modification in adults with elevated depression symptoms. Brain Stimul. 2016;9(5):780–7.

[54] Joffe RT, Uhde TW, Post RM, Minichiello MD. Motor activity in depressed patients treated with carbamazepine. Biol Psychiatry. 1987;22(8):941–6.

[55] Caldieraro MA, Sani G, Bui E, Cassano P. Long-term near-infrared photobiomodulation for anxious depression complicated by Takotsubo Cardiomyopathy. J Clin Psychopharmacol. 2018;38(3):268–70.

[56] Kartelishev AV, Kolupaev GP, Vernekina NS, Chebotkov AA, Lakosina ND, Ushakov AA. Laser technologies used in the complex treatment of psychopharmacotherapy resistant endogenic depression. Voen Med Zh. 2004;325(11):37–42.

[57] Kolupaev GP, Kartelishev AV, Vernekina NS, Chebotkov AA, Lakosina ND. Technologies of laser prophylaxis of depressive disorder relapses. Voen Med Zh. 2007;328(2):31–4.

[58] Quah-Smith I, Smith C, Crawford JD, Russell J. Laser acupuncture for depression: a randomised double blind controlled trial using low intensity laser intervention. J Affect Disord. 2013;148(2–3):179–87.

[59] Quah-Smith JI, Tang WM, Russell J. Laser acupuncture for mild to moderate depression in a primary care setting – a randomised controlled trial. Acupunct Med. 2005;23(3):103–11.

[60] Huisa BN, Stemer AB, Walker MG, Rapp K, Meyer BC, Zivin JA, et al. Transcranial laser therapy for acute ischemic stroke: a pooled analysis of NEST-1 and NEST-2. Int J Stroke. 2013;8(5):315–20.

[61] Morries LD, Cassano P, Henderson TA. Treatments for traumatic brain injury with emphasis on transcranial near-infrared laser phototherapy. Neuropsychiatr Dis Treat. Dove Press. 2015;11:2159–75.

[62] Karu TI, Kolyakov SF. Exact action spectra for cellular responses relevant to phototherapy. Photomed Laser Surg. 2005;23(4):355–61.

[63] Morava E, Kozicz T. Mitochondria and the economy of stress (mal)adaptation. Neurosci Biobehav Rev. 2013;37(4):668–80.

[64] Karabatsiakis A, Böck C, Salinas-Manrique J, Kolassa S, Calzia E, Dietrich DE, et al. Mitochondrial respiration in peripheral blood mononuclear cells correlates with depressive subsymptoms and severity of major depression. Transl Psychiatry.

2014;4(6):e397.

[65] Yu W, Naim JO, McGowan M, Ippolito K, Lanzafame RJ. Photomodulation of oxidative metabolism and electron chain enzymes in rat liver mitochondria. Photochem Photobiol. 1997;66(6):866–71.

[66] Oron U, Ilic S, De Taboada L, Streeter J. Ga-As (808 nm) laser irradiation enhances ATP production in human neuronal cells in culture. Photomed Laser Surg. 2007;25(3):180–2.

[67] de Freitas LF, Hamblin MR. Proposed mechanisms of photobio-modulation or low-level light therapy. IEEE J Sel Top Quantum Electron. 2016;22(3):348–64.

[68] Greco M, Guida G, Perlino E, Marra E, Quagliariello E. Increase in RNA and protein synthesis by mitochondria irradiated with helium-neon laser. Biochem Biophys Res Commun. 1989;163(3):1428–34.

[69] Black CN, Bot M, Scheffer PG, Cuijpers P, Penninx BWJH. Is depression associated with increased oxidative stress? A systematic review and meta-analysis. Psychoneuroendocrinology. 2015;51:164–75.

[70] Sarandol A, Sarandol E, Eker SS, Erdinc S, Vatansever E, Kirli S. Major depressive disorder is accompanied with oxidative stress: short-term antidepressant treatment does not alter oxidative-anti-oxidative systems. Hum Psychopharmacol. John Wiley & Sons, Ltd. 2007;22(2):67–73.

[71] Eren I, Naziroğlu M, Demirdaş A. Protective effects of lamotrigine, aripiprazole and escitalopram on depression-induced oxidative stress in rat brain. Neurochem Res 3rd ed. Kluwer Academic Publishers-Plenum Publishers. 2007;32(7):1188–95.

[72] Shungu DC, Weiduschat N, Murrough JW, Mao X, Pillemer S, Dyke JP, et al. Increased ventricular lactate in chronic fatigue syndrome. III. Relationships to cortical glutathione and clinical symptoms implicate oxidative stress in disorder pathophysiology. NMR Biomed John Wiley & Sons, Ltd. 2012;25(9):1073–87.

[73] Spanemberg L, Caldieraro M, Arrua Vares E, Wollenhaupt de Aguiar B, Yuri Kawamoto S, Parker G, et al. Biological differences between melancholic and nonmelancholic depression subtyped by the CORE measure. Neuropsychiatr Dis Treat. 2014;10:1523.

[74] Ozcan ME, Gulec M, Ozerol E, Polat R, Akyol O. Antioxidant enzyme activities and oxidative stress in affective disorders. Int Clin Psychopharmacol. 2004;19(2):89–95.

[75] Rizzi CF, Mauriz JL, Freitas Corrêa DS, Moreira AJ, Zettler CG, Filippin LI, et al. Effects of low-level laser therapy (LLLT) on the nuclear factor (NF)-kappaB signaling pathway in traumatized muscle. Lasers Surg Med. Wiley Subscription Services, Inc., A Wiley Company. 2006;38(7):704–13.

[76] Chludzińska L, Ananicz E, Jarosławska A, Komorowska M. Nearinfrared radiation protects the red cell membrane against oxidation. Blood Cells Mol Dis. 2005;35(1):74–9.

[77] Anisman H, Hayley S. Inflammatory factors contribute to depression and its comorbid conditions. Sci Signal. 2012;5(244):pe45–5.

[78] Dowlati Y, Herrmann N, Swardfager W, Liu H, Sham L, Reim EK, et al. A meta-analysis of cytokines in major depression. Biol Psychiatry. 2010;67(5):446–57.

[79] Liu Y, Ho RC-M, Mak A. Interleukin (IL)-6, tumour necrosis factor alpha (TNF-α) and soluble interleukin-2 receptors (sIL-2R) are elevated in patients with major depressive disorder: a meta-analysis and meta-regression. J Affect Disord. 2012;139(3):230–9.

[80] Köhler CA, Freitas TH, Maes M, de Andrade NQ, Liu CS, Fernandes BS, et al. Peripheral cytokine and chemokine alterations in depression: a meta-analysis of 82 studies. Acta Psychiatr Scand. 2017;135(5):373–87.

[81] Lindqvist D, Janelidze S, Hagell P, Erhardt S, Samuelsson M, Minthon L, et al. Interleukin-6 is elevated in the cerebrospinal fluid of suicide attempters and related to symptom severity. Biol Psychiatry. 2009;66(3):287–92.

[82] Yoshimura R, Hori H, Ikenouchi-Sugita A, Umene-Nakano W, Ueda N, Nakamura J. Higher plasma interleukin-6 (IL-6) level is associated with SSRI- or SNRI-refractory depression. Prog Neuropsychopharmacol Biol Psychiatry. 2009;33(4):722–6.

[83] Araki H, Imaoka A, Kuboyama N, Abiko Y. Reduction of interleukin-6 expression in human synoviocytes and rheumatoid arthritis rat joints by linear polarized near infrared light (Superlizer) irradiation. Laser Ther. 2011;20(4):293–300.

[84] Yamaura M, Yao M, Yaroslavsky I, Cohen R, Smotrich M, Kochevar IE. Low level light effects on inflammatory cytokine production by rheumatoid arthritis synoviocytes. Lasers Surg Med Wiley Subscription Services, Inc., A Wiley Company. 2009;41(4):282–90.

[85] Khuman J, Zhang J, Park J, Carroll JD, Donahue C, Whalen MJ. Low-level laser light therapy improves cognitive deficits and inhibits microglial activation after controlled cortical impact in mice. J Neurotrauma. 2012;29(2):408–17.

[86] Duman RS. Pathophysiology of depression and innovative treatments: remodeling glutamatergic synaptic connections. Dialogues Clin Neurosci. 2014;16(1):11–27.

[87] Autry AE, Monteggia LM. Brain-derived neurotrophic factor and neuropsychiatric disorders. Daws LC, editor. Pharmacol Rev. 2012;64(2):238–58.

[88] Molendijk ML, Spinhoven P, Polak M, Bus BAA, Penninx BWJH, Elzinga BM. Serum BDNF concentrations as peripheral manifestations of depression: evidence from a systematic review and meta-analyses on 179 associations (N=9484). Mol Psychiatry. 2014;19(7):791–800.

[89] Molendijk ML, Bus BAA, Spinhoven P, Penninx BWJH, Kenis G, Prickaerts J, et al. Serum levels of brain-derived neurotrophic factor in major depressive disorder: state-trait issues, clinical features and pharmacological treatment. Mol Psychiatry. 2011;16(11):1088–95.

[90] Neto FL, Borges G, Torres-Sanchez S, Mico JA,

Berrocoso E. Neurotrophins role in depression neurobiology: a review of basic and clinical evidence. Curr Neuropharmacol. 2011;9(4):530–52.

[91] Giuliani A, Lorenzini L, Gallamini M, Massella A, Giardino L, Calzà L. Low infra red laser light irradiation on cultured neural cells: effects on mitochondria and cell viability after oxidative stress. BMC Complement Altern Med. 2009;9(1):8.

[92] Rojas JC, Lee J, John JM, Gonzalez-Lima F. Neuroprotective effects of near-infrared light in an in vivo model of mitochondrial optic neuropathy. J Neurosci. 2008;28(50):13511–21.

[93] Wong-Riley MTT, Liang HL, Eells JT, Chance B, Henry MM, Buchmann E, et al. Photobiomodulation directly benefits primary neurons functionally inactivated by toxins: role of cytochrome c oxidase. J Biol Chem. 2005;280(6):4761–71.

[94] Wu Q, Xuan W, Ando T, Xu T, Huang L, Huang Y-Y, et al. Low-level laser therapy for closed-head traumatic brain injury in mice: effect of different wavelengths. Lasers Surg Med Wiley Subscription Services, Inc., A Wiley Company. 2012;44(3):218–26.

[95] Oron A, Oron U, Streeter J, De Taboada L, Alexandrovich A, Trembovler V, et al. Low-level laser therapy applied transcranially to mice following traumatic brain injury significantly reduces long-term neurological deficits. J Neurotrauma. 2007;24(4):651–6.

[96] Rojas JC, Bruchey AK, Gonzalez-Lima F. Low-level light therapy improves cortical metabolic capacity and memory retention. J Alzheimers Dis. IOS Press. 2012;32(3):741–52.

[97] Uozumi Y, Nawashiro H, Sato S, Kawauchi S, Shima K, Kikuchi M. Targeted increase in cerebral blood flow by transcranial nearinfrared laser irradiation. Lasers Surg Med. Wiley Subscription Services, Inc., A Wiley Company. 2010;42(6):566–76.

[98] Videbech P. PET measurements of brain glucose metabolism and blood flow in major depressive disorder: a critical review. Acta Psychiatr Scand. 2000;101(1):11–20.

[99] Drevets WC, Bogers W, Raichle ME. Functional anatomical correlates of antidepressant drug treatment assessed using PET measures of regional glucose metabolism. Eur Neuropsychopharmacol. 2002;12(6):527–44.

[100] Tian F, Hase SN, Gonzalez-Lima F, Liu H. Transcranial laser stimulation improves human cerebral oxygenation. Lasers Surg Med. 2016;48(4):343–9.

[101] Salgado ASI, Zângaro RA, Parreira RB, Kerppers II. The effects of transcranial LED therapy (TCLT) on cerebral blood flow in the elderly women. Lasers Med Sci. 2015;30(1):339–46.

[102] Konstantinović LM, Jelić MB, Jeremić A, Stevanović VB, Milanović SD, Filipović SR.

Transcranial application of nearinfrared low-level laser can modulate cortical excitability. Lasers Surg Med. 2013;45(10):648–53.

[103] Ho MD, Martin PI, Yee MK, Koo B, Baker E, Hamblin MR, et al. Increased functional connectivity in default mode network associated with application of transcranial, light-emitting diodes to treat chronic aphasia: case series. J Int Neuropsychol Soc. 2016;22(S1):229.

[104] Quah-Smith I, Wen W, Chen X, Williams MA, Sachdev PS. The brain effects of laser acupuncture in depressed individuals: an fMRI investigation. Med Acupunct. 2012;24(3):161–71.

[105] Yue L, Humayun MS. Monte Carlo analysis of the enhanced transcranial penetration using distributed near-infrared emitter array. J Biomed Opt. 2015;20(8):88001.

[106] Tedford CE, DeLapp S, Jacques S, Anders J. Quantitative analysis of transcranial and intraparenchymal light penetration in human cadaver brain tissue. Lasers Surg Med. 2015;47(4):312–22.

[107] Henderson TA, Morries LD. Near-infrared photonic energy penetration: can infrared phototherapy effectively reach the human brain? Neuropsychiatr Dis Treat. Dove Press. 2015;11:2191–208.

[108] Jagdeo JR, Adams LE, Brody NI, Siegel DM. Transcranial red and near infrared light transmission in a cadaveric model. Hamblin M, editor. PLoS One. 2012;7(10):e47460.

[109] Yue L, Monge M, Ozgur MH, Murphy K, Louie S, Miller CA, et al. Simulation and measurement of transcranial near infrared light penetration. San Francisco, California. SPIE BiOS. 2015;9321:93210S1–6.

[110] Pitzschke A, Lovisa B, Seydoux O, Zellweger M, Pfleiderer M, Tardy Y, et al. Red and NIR light dosimetry in the human deep brain. Phys Med Biol. 2015;60(7):2921–37.

[111] Hashmi JT, Huang Y-Y, Sharma SK, Kurup DB, De Taboada L, Carroll JD, et al. Effect of pulsing in low-level light therapy. Lasers Surg Med. 2010;42(6):450–66.

[112] Sharma SK, Kharkwal GB, Sajo M, Huang Y-Y, De Taboada L, McCarthy T, et al. Dose response effects of 810 nm laser light on mouse primary cortical neurons. Lasers Surg Med. 2011;43(8):851–9.

[113] Cassano P, Petrie SR, Mischoulon D, Ionescu DF, Cusin C, Katnani H, et al. Transcranial photobiomodulation for the treatment of major depressive disorder: the ELATED-2 clinical trial. Neuropsychopharmacology. 2016;41:S354–5.

[114] Golden RN, Gaynes BN, Ekstrom RD, Hamer RM, Jacobsen FM, Suppes T, et al. The efficacy of light therapy in the treatment of mood disorders: a review and meta-analysis of the evidence. Am J Psychiatry. 2005;162(4):656–62.

附录

重庆市精神卫生中心介绍

　　重庆市精神卫生中心是一所集医、教、研、预防、康复、公共卫生六位一体的国家三级专科医院，隶属重庆市卫生健康委员会。中心历史悠久，于2000年由原重庆市第一精神病医院（成立于1954年）和重庆市第二精神病医院（成立于1958年）合并而成。总占地面积约110 000m²，绿化占地44.95%，环境优美，鸟语花香，绿树成荫，利于患者的治疗、康复、休养。中心开放床位达1200张，设置临床科室19个。目前职工近850名，其中高级专业技术职称85名，享受政府津贴的专家2名，硕士、博士研究生60余名，英国籍心理治疗高级专家1名。

　　该中心是一所对外开放的医院，专业技术力量雄厚，多次接待国际学术交流团体和外宾，曾与加拿大多伦多、美国西雅图等友好城市进行学术交流；与泰国精神卫生机构保持友好互往、学术交流和合作；担负重庆市精神卫生、心理健康的医疗、预防、教学、科研、康复及社区精神卫生服务指导等任务；承担重庆市12320心理援助热线咨询；牵头负责重庆市精神卫生知识的宣传普及、重庆市精神卫生三级防治网的建立工作、重大突发事件心理救助任务；承担重庆市精神司法鉴定工作；是重庆市强制医疗唯一救治点。

　　该中心挂牌有：国家药物临床试验机构；重庆市心理卫生中心；西南大学附属心理医院；重庆市心理危机干预中心；重庆市医学心理咨询中心；重庆市精神科医疗质量控制中心；重庆市精神科住院医师规范化培训基地；重庆市心理卫生科普教育基地等。

　　该中心逐步形成了有优势、有特色、学科齐、专业设施设备齐全、服务好的精神卫生防治康复体系。先后获得"重庆市文明单位""重庆市工人先锋号""青年文明号""重庆市十佳巾帼文明岗""市民最喜欢的特色医疗机构"等荣誉称号。在重庆市政府、市卫生健康委大力支持下，该中心完成了对院区的风貌改造和建设，正以全新的姿态，以创建国内一流、西部领先的精神卫生中心为目标，不断进取，为广大人民群众提供优质的精神卫生服务。

　　地址：重庆市江北区金紫山红金路102号

　　网址：http://www.cqsjwzx.com

　　电话：023-67511695